妄想の臨床

編集
鹿島晴雄　国際医療福祉大学保健医療学部
古城慶子　東京女子医科大学医学部精神医学教室
古茶大樹　慶應義塾大学医学部精神神経科学教室
針間博彦　東京都立松沢病院精神科
前田貴記　慶應義塾大学医学部精神神経科学教室

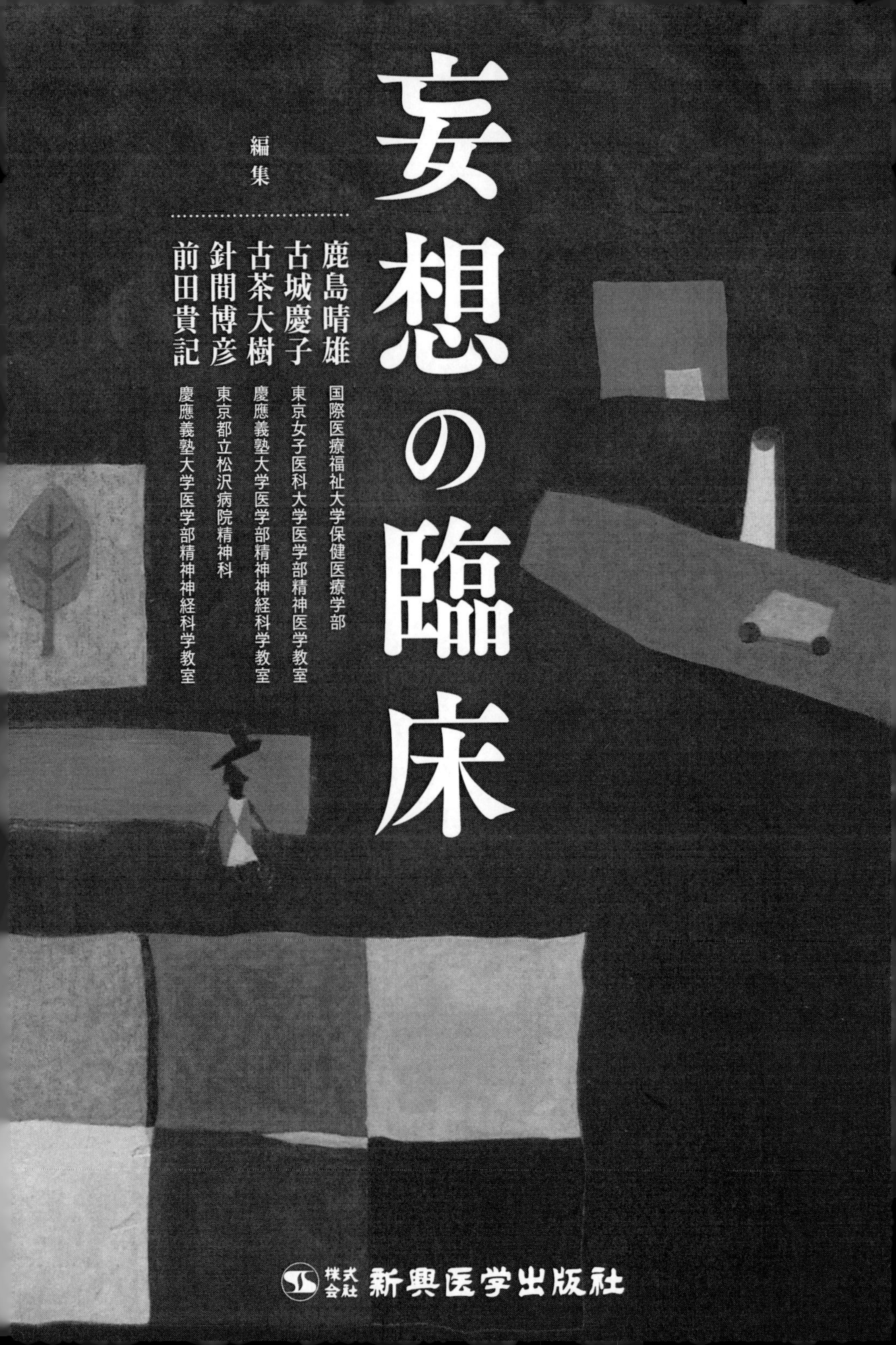

株式会社　新興医学出版社

Clinical Aspects of Delusion and Related Symptoms

SHINKOH IGAKU SHUPPAN CO. LTD., TOKYO.

Printed & bound in Japan

JCOPY 88002-834

まえがきにかえて―一次妄想のこと―

「妄想の臨床」と題して、臨床の立場から妄想を多面的に取り上げた。近年、妄想に関する生物学的な検討は増えているが、それらは他書に譲りたい。

三部構成で、第1部の総論では妄想という現象についての概念の歴史とさまざまな学派の考え方、および精神病理学的な観点から妄想についての主要な事柄を取り上げた。第2部の各論ではライフステージ別に妄想を論じている。ライフステージと関連の深い妄想は従来よりさまざまな名称のもとに語られてきており、系統的、網羅的とはいえないが、操作的診断に慣れた若い精神科医の方々にはあまりなじみのないものもあろう。第3部の治療では、身体療法以外に精神療法、認知行動療法も取り上げた。

第1部のⅪとしてKurt Schneider（クルト・シュナイダー）の論文「Eine Schwierigkeit im Wahnproblem. Nervenarzt 11：461-465, 1938」の翻訳を載せた事情に触れておきたい。ただし以下は編者を代表してということではなく個人的な考えであることをお断りしておく。

筆者は〝訴えをそのままに聴く〟(1)ことを第一にしてきたが、特に統合失調症において特異的とされる訴えを〝そのままに聴く〟と、それらは外界の変化に関するものが圧倒的に多い。これは当然のことと思われる。総じて人は〝自分は変わらない〟というべき原則で感じ体験するものであるからである。安永のファントム理論でいう〝それまでの体験図式の固執性〟である。階段を踏み外したそのときは階段がなくなったと思うであろう。外界が変わったのである。ただ次の瞬間に目で見て踏み外したことに気づく。つまり階段がなくなったとする体性感覚をその感覚とは独立した視覚が訂正するのである。しかし統合失調症における一級症状、自我障害、仮性幻覚などのいわば〃内界と外界〃の混乱、錯覚の場合は、体性感覚に対する視覚のような独立した訂正機構は存在せず、この〃内界と外界〃の混乱、錯覚は容易には訂正されがたい(2)。統合失調症という疾患に罹患したことに気づかなければ、外界が変化したと感ずるのは当然であろう。疾患という内界の変化によって、それまでの内界と外界の関係は変化することになるが、〃自分は変わらない〃というべき原則があり、そして独立した訂正機構がないとすれば、必然的に〃外界が変化した〃との体験が多くなるであろう。一方、妄想とは頭の中でのことで、そうとしか考えられないとしても、またイメージを伴わない考えはないとしても、やはり自分が思っている、考えているという能動性の感じがあり、外界の変化という受動性の知覚体験とは異なる。

妄想を一次妄想と二次妄想に分ける見方がある。統合失調症においても、内界と外界の混乱である一級症状、自我障害などの体験に対する解釈としての二次妄想といえるものは多いと考える。シュナイダーは周知のように妄想気分、妄想知覚、妄想着想を一次妄想としたが、〃訴えをそのままに聴く〃と妄想気分と妄想知覚は、外界に結びついた体験である。妄想気分はそのまま外界の変化であり、妄想知覚は二節性といわれるが、それを見、聴いたこととその意味は一体の体験で、Matussek（P・マトウセック）ではないが〃高次〃の知覚変化というべきであり、外界の変化といいえよう。残る妄想着想こそが一次妄想ということになり、本書の企画段階では、〃妄想着想〃を巡っての座談会を計画し自由に語ることで妄想の中核に触れたいと考えた。しかるに難しくなかなか内容が煮詰まらず時間が経過した。当時たまたま筆者が精神科の後期研修医の諸君とドイツ語の勉強ということで、テキストに選んだのが一九三八年にNervenarztに掲載されたシュナイダーの論文であった。そのなかでは、後年に比べより直截に妄想着想の問題点が述べられており、訳出して座談会に代えることとした次第である。訳は直訳調であるがご寛恕いただきたい。

編者のまえがきとしたが、編者代表ではなく私の個人的意見となってしまったことをお詫びしたい。

平成二五年四月

編者　鹿島　晴雄

文献

（1）鹿島晴雄「訴えをそのままに聴く」（シンポジウム・動く「こころ」を読む）、第二七回日本医学会総会、2007年4月
（2）古茶大樹、前田貴記、鹿島晴雄「統合失調症の仮性幻覚について」『Schizophrenia Frontier』10巻2号、112–116ページ、2009

執筆者一覧

編集

鹿島　晴雄　国際医療福祉大学保健医療学部教授、慶應義塾大学医学部客員教授
古城　慶子　東京女子医科大学医学部精神医学教室講師／臨床准教授
古茶　大樹　慶應義塾大学医学部精神・神経科学教室専任講師
針間　博彦　東京都立松沢病院精神科部長
前田　貴記　慶應義塾大学医学部精神・神経科学教室専任講師

分担執筆者（執筆順）

濱田　秀伯　群馬病院院長
久松　徹也　足利赤十字病院神経精神科
熊﨑　努　虎の門病院分院精神科
秋久　長夫　神経研究所附属晴和病院
阪井　恵子　精神医学研究所附属東京武蔵野病院精神科
大前　晋　虎の門病院精神科部長
針間　博彦　東京都立松沢病院精神科部長
橋田　昌也　群馬病院診療部長

古茶 大樹　慶應義塾大学医学部精神・神経科学教室専任講師
古城 慶子　東京女子医科大学医学部精神医学教室講師／臨床准教授
前田 貴記　慶應義塾大学医学部精神・神経科学教室専任講師
沖村 宰　慶應義塾大学医学部精神・神経科学教室
岡田 直大　東京大学大学院医学系研究科脳神経医学専攻精神医学分野
久江 洋企　桜ヶ丘記念病院
深尾 憲二朗　帝塚山学院大学人間科学部心理学科教授
江口 重幸　精神医学研究所附属東京武蔵野病院副院長兼教育研究部長
栗原 稔之　駒木野病院精神科
工藤 由佳　慶應義塾大学医学部精神・神経科学教室
野原 博　慶應義塾大学医学部精神・神経科学教室
森口 翔　慶應義塾大学医学部精神・神経科学教室
笠原 麻里　駒木野病院児童精神科診療部長
阿部 隆明　自治医科大学とちぎ子ども医療センター子どもの心の診療科教授
西園 マーハ 文　白梅学園大学子ども学部発達臨床学科教授
本田 秀夫　山梨県立こころの発達総合支援センター所長
柴山 雅俊　東京女子大学現代教養学部人間科学科心理学専攻教授
中安 信夫　原病院顧問
関 由賀子　国立国際医療研究センター病院精神科医長

加藤　華子　国立病院機構東京医療センター精神科
千葉　裕美　慈雲堂内科病院精神科
小林　聡幸　自治医科大学精神医学教室准教授
白波瀬丈一郎　慶應義塾大学医学部精神・神経科学教室専任講師
松本　俊彦　国立精神・神経医療研究センター精神保健研究所薬物依存研究部診断治療開発研究室長／自殺予防総合対策センター副センター長
武井　茂樹　慶應義塾大学病院中央臨床検査部神経機能検査室室長
森本　陽子　国立病院機構東京医療センター精神科
古野　毅彦　東京歯科大学市川総合病院精神科部長
船山　道隆　足利赤十字病院精神神経科部長
小野江正頼　東京拘置所医務部病院法務技官医師
小口　芳世　慶應義塾大学医学部精神・神経科学教室
上田　諭　日本医科大学精神医学教室講師
内田　裕之　慶應義塾大学医学部精神・神経科学教室専任講師
三浦聡太郎　駒木野病院精神科医長
満田　大　桜ケ丘記念病院心理士
中川　敦夫　慶應義塾大学医学部クリニカルリサーチセンター特任講師
冨田　真幸　慶應義塾大学医学部精神・神経科学教室

目　次

第1部 総論

I　ルサンチマンと妄想形成

群馬病院　濱田　秀伯

1. はじめに

ルサンチマン（ressentiment）とは弱者が強者に抱く、価値を転倒させた感情である。怨恨、反感、逆恨みなどと訳されるこの概念が、妄想形成を考えるうえで示唆を与えてくれる。本稿の目的は、ドイツの哲学者M・シェーラー（Scheler M）に端を発する哲学的人間学の思想をもとに、人間学的精神病理学の立場から、被害妄想がルサンチマンからもたらされる可能性を示すことにある。

2. 感情と価値の階層的序列

愛や憎しみなど、私たちの精神生活を豊かに彩る感情は、理性と感性を対置したギリシャ以来、非合理的なものとして看過されてきた。オランダの汎神論哲学者スピノザ（de Spinoza B）は情欲が人間の理性を曇らせると考えており、I・カント（Kant I）の合理主義では理性にのみ根源性を認め、倫理学から感情を排除している。啓蒙主義のもとに成立した近代精神医学においても、J・E・D・エスキロール（Esquirol JED）[1]の著作にみられるように、精神病が熱情あるいは情念（passion）に支配されて理性を失った状態とみなされてきた歴史がある。

シェーラーは一九一三〜一九一六年に主著である『倫理学における形式主義と実質的価値倫理学』[2]において、

知性や意志に対する感情、情緒の優位を主張している。彼はまず現象学の志向性（Intentionalität）概念を用いて、二種類の感情すなわち何かについて感じる志向感受（intentionales Fühlen）と、これを持たない感情状態（Gefühlzustände）を区別した。志向感受は次の四段階にわけられている。

①感覚感受（Gefühlsempfindungen）
②生命感受（Vitalgefühl）
③心的感受（seelische Gefühl）
④霊的感受（Geistesgefühl）

感覚感受は、身体の特定部位を刺激されたときに、感覚に伴って起こる低次元の感情のことで、美しい色、耳障りな雑音、芳しい香り、刺すような肌ざわり、おいしい味などがある。生命感受は、心身に感じる全体的な感情で、健康時のきびきびとした、あふれるような生命感、不調時のものういけだるさ、張りのなさなどが含まれる。これは「森の爽快さ」のように、環境の付加価値を帯び、追体験して感情移入することができるとされる。

心的感受は、人間の日常心理生活に伴う感情である。悲しみ、喜び、怒り、苦悩、羞恥のように自我全体に広がり、自分自身に直接結びつくとともに、世界を志向し、他者との共同感情や愛を育む感情を指している。霊的感受は、絶望、至福、憧憬、帰依などの特定の対象を持たない高次感情である。この感情の層的区分を、K・シュナイダー（Schneider K）[3]が彼の精神病理学に取り入れたことは、よく知られている。

このような感情分析をもとにシェーラーは、カントの形式主義倫理学と、F・W・ニーチェ（Nietzsche FW）、H・ベルグソン（Bergson H）ら生の哲学を統合し、感情が知的作用に先行する実質的かつアプリオリな情緒的価値倫理学を構想した。彼によると、人間が世界と最初にかかわるのは、知的認識ではなく何かしらの価値を感受することによるという。

「世界に対する根本的な関係はすべて—外界に対してだけでなく内界に対しても、他者に対してだけでなくわれわれ自身の自己に対しても—概念的なものでもなければ、認識的な関係でもない。それは常に… まず情緒的で、価値実現的なものである」（『倫理学における形式主義と実質的価値倫理学』）

価値には高いものと低いものがある。価値は持続するほど、分割されにくいほど、基礎に置かれるほど高く、一方高くなるほど満足が深くなり、相対的なものから絶対的なものへ向かう。シェーラーは、それぞれの感受に対応する価値の序列を記載している。

快価値、感覚価値は、快・不快、愉快・不愉快など、感覚感受をもとにした最低の価値系列である。生命価値は、健康、生命力、病気、老化、死など個人や共同体の幸福にかかわる価値で、生命感受に対応している。心理価値は心的感受により把握されるもので、美醜の美的価値、正不正の法的価値、知識そのものの哲学的価値などを含んでいる。心的な喜び、悲しみは身体により媒介されないもので、生物レベルに還元することができない。

最上位の聖価値は、超越的なもの、聖なるもの、絶対的なものに対する価値のことで、単なる幸福や不幸とは異なり、至福、絶望などの形で霊的に感受されるという。この霊的に感受される聖なる価値が最上位に置かれているところが、初期から中期までのシェーラー哲学の特徴で、キリスト教の影響が色濃くみられる。

3. ルサンチマンと価値の転倒

快価値から聖価値にいたる価値のどれに重きを置くかは、人や時代によって異なる。シェーラーは後に、勤勉、節約、適応、几帳面など社会経済活動にかかわる有用価値を加え、特に近代社会、資本主義経済において優先されると述べている。しかし価値の高低、序列（Rangordnung）そのものは、あらかじめ決まっており、アプリオリな普遍妥当性を持つことを強調した。

より高い価値を実現する意志が善であり、悪とは、より低い価値を選ぶ意志のことである。私たちは肉体的な快楽を、健康や幸福のために犠牲にしなければならない。しかし時には社会的な幸福さえ、より高い真理、正義、美のために失うことを厭わない。人間は本質的に、より高い価値を求めて生きようとする存在であると同時に、時代の要請や状況に応じて、柔軟に価値の優先順序を変え、新しい価値を発見しながら適応する存在でもある。

ルサンチマンは一八八七年、ニーチェが『道徳の系譜』④において取り上げた価値の転倒である。ニーチェによると、良い（良質、gut）とは強者、高貴な人々が自らに与えた評価であり、その対極に置かれた弱者、低級なものは悪い（劣悪、schlecht）とされてきた経緯がある。弱者は強者を憎悪するが、現実にはその上下関係を逆転できないために、強者を悪い（邪悪、böse）、弱者を良い（善良、gut）と互いの価値を転倒させ、報復しない無力を善良に、臆病な卑劣を謙虚に、憎む相手への服従を恭順へすりかえたというのである。

「復讐と憎悪の、ユダヤ人的な憎悪の…あの樹幹から、同じく比類のないあるものが、一つの新しい愛の姿、あらゆる種類の愛のうちで最も深くかつ崇高な愛が生じてきたのだ…愛の福音の化身としてのナザレのイエス、貧しき者、病める者、罪ある者に至福と勝利をもたらすこの「救世主」…によってこそ、イスラエルはその崇高な復讐欲の最後の目標に到達したのではなかったか… 道徳上の奴隷一揆が始まるのは、ルサンチマンそのものが創造的になり、価値を生み出すようになった時である」(『道徳の系譜』)

このようにニーチェは、キリスト教そのものがニヒリズムであり、宗教改革をローマ的、貴族的価値の復興を破壊するルサンチマン運動ととらえている。そしてキリスト教および近代市民社会の道徳を、ルサンチマンから形成されたと考えた。

これに関連するシェーラーの重要な著作が『道徳の構造におけるルサンチマン』(5) であり、一九一二年に精神病理学雑誌に別の題で発表され、のちに増補、改題された。シェーラーは、高貴にして健康なものが自ら低く身をかがめて卑しいもの、貧しいものに与える愛のなかに無力感はなく、ニーチェの誤りは、宗教における聖なる価値を認めず、すべてを生物学的価値に還元した点にあると批判している。

シェーラーは、ルサンチマンを「魂の自家中毒」「愛の秩序の惑乱現象」とみている。ルサンチマンは、まず他人の行為や存在への反感であるが、主体がただちに反撃できない状況にあるために、心の内面に押し込めることで育まれる。無意識に抑圧するとみればS・フロイト (Freud S) のいう防衛機制であり、どうしても変えられない外界を、内面において価値を転倒させることで自ら錯覚し、倒錯した復讐をとげる対処行動ないし自助努力ということもできる。ルサンチマンと精神障害は関連がありそうにみえる。

4. ルサンチマンと妄想

精神障害では、ある価値への固執、価値の転倒が生じる。摂食障害の患者は、健康より体型の維持を優先する。E・ニクラウ (Nicoulaou E) は一八九二年、死を極端に恐れるあまり自殺に走る、価値の転倒した一群の患者を死恐怖（thanatophobie）の名で報告した。妄想においても、自己の内面で価値の転倒が生じているようにみえる。

シェーラーはルサンチマンを生み出しやすい状況として、中年未婚女性、老人、姑、僧侶、ロマン主義者などを挙げている。これらの社会的地位に置かれた人は、受身、力の衰え、理想と現実との解離などから無力感を抱きやすく、ルサンチマンを形成しやすいとされているが、これはE・クレッチマー（Kretschmer E）[6]が敏感関係妄想を起こしやすいとした条件によく一致する。

妄想とは、自分に結びついた、誤った確信である。主題が被害であれ誇大であれ、妄想はすべて関係妄想である。H・S・サリヴァン（Sullivan HS）[7]は妄想を、患者にとっての安全保障とみている。すなわち限界状況に陥り震撼した人間が、低いレベルにおいて人格を再統合する試みであり、ルサンチマンと同じく、無力感や不安から逃れようとする一種の自助努力とみることも可能である。

被害妄想は統合失調症の代表的な妄想主題であるが、なぜこの主題が選ばれるのか、従来からその形成にはさまざまな解釈がある。フロイト[8]は同性愛願望の抑圧と投影の機制から説明し、次のように図式化した。

①私は彼を愛する。
②（この同性愛願望を抑圧して）私は彼を愛さない。いや私は彼を憎む。
③（これが投影されて）それは彼が私を迫害してくるからだ。

P・ジャネ（Janet P）[9]はその起源を、同性愛の抑圧ではなく、自分の不全、空虚、強制などの収用感受あるいは影響感受（sentiment d'emprise）を、他人に客観外在化（objectivation）することに置いている。それは人間の社会活動が、つねに命令と服従を基礎にした能動と受動を、自他が互いのなかに表象しながら行うことによるからだという。保崎[10]は、おのれを見失った主体が自他の対立関係を明瞭化させておのれを見出そうとする努力が被害妄想をつくり、しだいに力を失うより低い段階では誇大妄想をもたらすと考えた。

被害妄想は何の前ぶれもなく生じるわけではない。統合失調症ないし妄想性障害の患者には、被害妄想が現れる前に、自分には価値がない、他人に迷惑ばかりかけていると訴える微小妄想、罪業妄想を抱く無力性の段階がある[11]。他人と比較して低い自己評価に苦しむ患者は、ルサンチマンを用いて内面の価値を転倒させ、自分は悪くない、本当は他人から迷惑をかけられていると確信する被害妄想へと転じるのではないだろうか。

フランスの解釈妄想病（délire d'interprétation）は、周囲の出来事に誤った解釈を加える妄想性障害である[12]。対象が主体に関連した特定の意味を帯びるという特有の構造をK・コンラート（Conrad K）[13]はアポフェニーと名づけたが、妄想解釈とは価値の転倒である。主体は被害妄想を抱くことで、責任を他人に転嫁し、自責を軽くすることができる。妄想患者が病識を欠くのは、価値の転倒を自らに気づかせては、その目的を果たせないからに違いない。

境界性パーソナリティ障害の患者は、内的な不安を自分では解決できないために、しばしばあたかも周囲の人のほうに落ち度があるかのような態度をとる。自分の落ち度にされないように、自分の手をよごさず他人のせいにする、他人から自分に謝罪させるなどの操作（manipulation）を行うことが少なくない。これも価値の転倒であり、一種のルサンチマンとみることができる。

被害妄想と微小妄想はしばしば互いに交代し、あるいは同時に存在する。薬物により被害妄想が消失した患者の、いわゆる精神病後抑うつ（post-psychotic depression）の段階には、微小妄想がみられる。配偶者の浮気を確信する嫉妬妄想は、高齢女性にしばしば生じる妄想性障害であり、クレランボー（Gatian de Clérambault G）の記載した熱情精神病（psychoses passionnelles）の代表的類型の一つでもある。嫉妬は被害的であると同時に微小的、強力性であると同時に弱力性の妄想主題である。患者は不貞の証拠をあげつらい、相手を激しく攻撃する一方で「自分がもう若くはなく、ふがいないからこんなことになった」などと、低い自己評価と自責を漏らすことが少なくない。

E・クレペリン（Kraepelin E）[14]は教科書第六版の退行期精神病のなかに、本来自分に属しているはずの権利を不当に奪われると訴える一群の被害妄想を、初老期侵害妄想（präseniler Beeinträchtigungswahn）の名で記載した。侵害妄想は無力性の被害妄想であり、自責から他罰へ、微小から被害へと発展する移行段階とみられる。嫉妬妄想を、配偶者という当然の権利を奪われ自分の生活領域を侵犯され、微小と被害が混じり合う侵害妄想ともいえるだろう。

無力性の侵害妄想が強力性に転じ、他罰性が増すと復権妄想病（délire de revendication）になる。復権妄想病は、自分が不当な扱いを受けているとの確信から一方的に補償を求めて生涯にわたって興奮、闘争を繰り返す妄想性障害である[12]。フランスでは解釈妄想病と復権妄想病をパラノイアの二類型としている。これを以下のように図式化することができる[15]。

①私が周囲に迷惑をかけている。私は自分を責める。（無力妄想、微小妄想、解釈妄想）
②彼から、私が迷惑をかけられている。私こそが被害者だ。（侵害妄想、被害妄想、解釈妄想）
③私には自分の権利を守り、彼を攻撃する正当な理由がある。（侵害妄想、復権妄想、加害的被害者）

いずれも主体の内面において、ルサンチマンによる価値の転倒と考えると理解しやすい。

5. まとめ

妄想の形成や主題の変遷の少なくとも一部には、ルサンチマンから理解できそうなところが少なくない。精神病は価値秩序の惑乱であり、妄想とは主体がそれを病的に転倒させることで自らの内的安定をはかる自助努力である。

文献

(1) Esquirol JED : Des passions. Thèse, Paris, 1805
(2) Scheler M（吉沢伝三郎、岡田紀子、小倉志祥 訳）「倫理学における形式主義と実質的価値倫理学」『シェーラー著作集1-3』（飯島宗享、小倉志祥、吉沢伝三郎 編）、白水社、東京、2002
(3) Schneider K（針間博彦 訳）『新版臨床精神病理学』文光堂、東京、2007
(4) Nietzsche FW（木場深定 訳）『道徳の系譜』岩波文庫、東京、1964
(5) Scheler M（林田新二 訳）「道徳の構造におけるルサンチマン」『シェーラー著作集4』（飯島宗享、小倉志祥、吉沢伝三郎 編）、白水社、東京、2002
(6) Kretschmer E（切替辰哉 訳）『敏感関係妄想』文光堂、東京、1962
(7) Sullivan HS（中井久夫、山口 隆 訳）『現代精神医学の概念』みすず書房、東京、1976
(8) Freud S（小此木啓吾 訳）「自伝的に記述されたパラノイア（妄想性痴呆）の一症例に関する精神分析的考察」『フロイト著作集9』（井村恒郎、小此木啓吾、懸田克躬、他 編）、人文書院、京都、1983
(9) Janet P（松本雅彦 訳）『被害妄想』みすず書房、東京、2010

(10) 保崎秀夫「分裂病における被害妄想について—特に誇大妄想との関係において」『保崎秀夫著作集Ⅱ』(濱田秀伯 編)、群馬病院出版会、群馬、101-128ページ、2011
(11) 濱田秀伯「無力妄想」『メランコリー』(濱田秀伯、古茶大樹 編)、弘文堂、東京、184-198ページ、2008
(12) Sérieux P, Capgras J : Les folies raisonnantes : le délire d'interprétation. Alcan, Paris, 1909
(13) Conrad K (山口直彦、安　克昌、中井久夫 訳)『分裂病のはじまり』岩崎学術出版社、東京、1994
(14) Kraepelin E : Psychiatrie, 6Aufl. Barth, Leipzig, 1899
(15) 濱田秀伯『精神病理学臨床講義』弘文堂、東京、2002

Ⅱ　「妄想」概念の歴史

ドイツ語圏の妄想

足利赤十字病院　神経精神科　久松　徹也

K・シュナイダーによれば、妄想研究の始まりは、一九一三年、K・ヤスパースの精神病理学総論初版の出版された年である。ヤスパースはデルタイの説明と了解の概念を使用し、そこから、人格の発展（Entwicklung）と病的過程（psychische Prozeß）の概念を確立した。同時に忠実な現象学的記述をもって、心的現象そのものを現在的、直接的に把握する方法としての、記述現象学的方法を精神医学に導入した。総論初版の出版の前年に発表された、「嫉妬妄想~人格の発展か病的過程かの問題への寄与~」では、妄想形成における、「人格の発展」と「病的過程」の概念を利用した最初の症例分析をみることができる。そのなかで、本来の偏った人格が、特定の環境下での体験をもとに、了解可能な（感情移入可能な、ある点合目的的な）、支配観念を形成する場合を前者とし、人格の発展に、まったくの動機なく、了解不能な、なにか新しい、異質なものが接木され、それは因果的説明により、脳の病的過程を想定する意外に、説明方法がないものが後者であると定義した。

彼は、精神病理学総論初版のなかで、今までの妄想の、「誤って作られた、判断」という漠然とした概念にかわる、妄想の外部指標を挙げている。すなわち①並々ならぬ確信（比類なき主観的確実性）、②経験や動かすべからざる推理によって影響を受けないこと、③内容が不可能であること、の三点である。次に妄想を発生の点からみて、二種類に区別する。一つは、感動や、心を揺り動かし、または傷つけ、責罪感を起こすような体験や、妄覚から、了解できるがごとくに発生する、妄想様観念であり、もう一つは心理学的に遡れない、現象学的に究極なものとしての、真正妄想である。そして、この特別な妄想体験である、真正妄想（一次的妄想体験）を究めようとするとき、「我々は、自分が全然知らぬ体験様式は明白に、自分の心に描き出せないということに気づくようになる。把握できないもの、直感的にわからないもの、了解できないものの大きな残部はいつでも残っている」とした。彼の研究は、以降の妄想研究の方向性が、まずは、この了解不能を特徴とする統合失調症の妄想へと向かう、基礎づけをしたということができる。

また、ヤスパースは思考、知覚、体験に内在する、「意味」の存在を取り出して、一次性妄想体験を「直接的に迫ってくる意味の知」と定義している。そして、妄想においてはこの意味意識が根本的に変化を蒙っていると指摘する。

ヤスパースに続いて、H・グルーレ（Gruhle H）は、真正妄想を「動機なき関係づけ」と定義し、知覚体験において障害されているのではなく、象徴把握の強迫性について障害があるとした。

一九四五年ハイデルベルグ大学の戦後の初代主任教授に就任した、シュナイダーは、まず、ヤスパースでは一部分漠然としていた概念であった、妄想気分、妄想知覚、妄想着想などの概念の区別を明確にした。妄想知覚とは「実際の知覚に悟性的または感情的に了解可能な原因なしに、多くは自分と関係のあるような、異常な意味が与えられる場合」であるとした。さらに、妄想知覚について、その構造を考察した。つまり、妄想知覚の二分節構造である。第一分節は知覚するものから、知覚される対象に向かう要素であり、第二分節は知覚される対象から、異常な意味に向かう要素であるとした。そして、妄想知覚においては、第一分節については、無傷であり、変化をこうむっているのはこの第二分節であるとした。そして、正常の象徴体験と区別して、精神病におけるこの動機のない、第二分節を、ヌミノーゼ（聖にして不合理なもの）と命名した。この妄想知覚の二分節構造説に対しては、P・マトウセック（Matussek P）がゲシュタルト心理学的観点から反論しているが詳細は後述の議論を参照していただきたい。一九五〇年以降のハイデルベルグを一つの中心としたドイツの妄想研究は、ヤスパース、シュナイダーの了解概念を拡大し、説明の領域にまで踏み込んで、精神病者の経験を全体として把握する方向に向かう。

そのなかで、記述現象学の姿勢をもっとも堅持し、シュナイダーの業績をさらに詳細に検討研究したのが、G・フーバー（Huber G）である。彼は「妄想—分裂病妄想の記述現象学的研究—」（一九七七）のなかで、ハイデルベルグ、ボン両大学での自験例を土台に、妄想現象の類型学、経過学、妄想に対する確信度などについて検討している。彼によると、すべての妄想形式を含み、ある程度満足の得られる、妄想の概念規定や本質規定は存在していない。ヤスパース以降の妄想研究では、妄想はヤスパースの規定する、判断能力の障害ではなく、「信念の病的な特殊性」として、規定するしかない。それは、「直接的に感覚のように感覚される、明白な事実」で、しかも根底に認識機能の障害を認めない、とする。そして、一般的な臨床上の定義としては、「他の体験から演繹不可能で、知能は損なわれていないのに、また今までの経験関連や再験できる客観的現実と矛盾しているのに、長期間あるいは持続的に、すべての反証に対して動揺することなく、またそれを受け入れようとせず、直接的確信があり、患者がそれにしがみついている、内容的に誤った確信であると理解される」としている。彼はK・コンラート（Conrad K）およびW・ヤンツァーリク（Janzarik W）らの研究を踏まえて、妄想現象相互の関係と、特に妄想知覚の分化について、検証を行っている。

一方、ハイデルベルグ学派による妄想研究と並行して、チュービンゲンにおいては、R・ガウプ（Gaupp R）、E・クレッチマー（Kretschmer E）を中心として、自由連想分析の影響を受け、了解不能の妄想に対して、人格の反応として理解する理論が形成される。全経過が三〇年に及ぶ診察となり、一九三二年に南西ドイツ精神医学会でガウプが発表した、教頭ワグナーの症例、およびクレッチマーの一九一八年の「敏感関係妄想」の発表である。ガウプはワグナーを偏執性妄想の感情誘発性発病の典型例とし、クレッチマーは、性格研究を基礎として、性格、体験、環境の相互作用として、力動心理学的な観点から、妄想の発生について研究をした。「敏感関係妄想」においては、たとえば、内因性の諸条件（遺伝負因）を持ち、無力性の性格素質に強力性の性格が加味されることにより、またそれが自覚されることにより、強い内的な緊張状態にあった女性が、失恋という羞恥に満ちた無力的、道徳的敗北感を起こす体験によって、絶望し、道徳的自責から、関係妄想と一過性の急性精神病にまで至る経過（症例ヘレーネ・レンナー）などを典型例として挙げている。このチュービンゲン学派の力動的発生的妄想理解はフーバーによる妄総論の分類では、力動発生的妄想論に入る。フロイトによるシュレーバー症例の研究以降、精神分析による妄想の研究も、主に、投射の防衛機制と同性愛の概念を利用して続けられた。精神分析に直接影響を受けた、E・ブロイラーは、統合失調症の妄想を、人間的共感の欠如の表現として考えた。妄想の基礎に人間関係の障害を考え、さらに情動欲求に応ずるために、妄想が形成されると考えた。妄想の意味、目的の側面に注目する考えは、「耐え難い現実を改造するため」あるいは「自己性を再獲得するため」（A・クローンフェルト、Kronfeld A）「脅かされた自己からの体験の軽減化」（O・カント、Kant O）などと表現され、妄想を精神力動的に理解していく理論であるといえる。病者の体験に直接迫り、病者固有の存在様式を理解する、人間学的現存在分析的研究方向がE・ミンコフスキー（Minkowski E）、L・ビンスワンガー（Binswanger L）、M・ボス（Boss M）、A・シュトルヒ（Storch A）、J・ツット（Zutt J）、C・クーレンカンプ（Kulenkampff C）、W・v・バイヤー（Baeyer Wv）、W・ブランケンブルグ（Blankenburg W）らにより進められ、彼らによる、人間学的、現存在分析的妄想研究が大戦前後より盛んになった。さらに統一的、構造的観点から、統合失調症と妄想を説明する理論が、コンラート、K・P・キスカー（Kisker KP）、ヤンツァーリクにより構成され、妄想学に持続的な影響を与えた。

フロイトの弟子として、精神分析から出発したビンスワンガーは一九二〇年代前半より現象学の精神医学への応用を始める。一九二三年にはフッサールと会い、「生命機能と内的生活史」（一九二八）を完成させている。一九二七年にハイデッガーの「存在と時間」が出版されると、現存在分析学による病者の実存の解析を行い、「夢と実存」「観念奔逸」「精神分裂病」「失敗した現存在の三形式」を出版した。晩年に至って、フッサール現象学への回帰により、「うつ病と躁病」「妄想」を出版したが、彼の妄想論の概略は、五七年の主著「精神分裂病」のなかに描写されている。ビンスワンガーによると、統合失調症の基礎的な現存在の特徴は、経験の非一貫性（あるがままにあらしめる態度、つまり逗留、の不可能性）である。そしてその無秩序の苦痛に耐えられなくなり、現存在は二者択一（あれかこれか）への分裂という形に進展する。二者のうちの一方である、「奇矯な理想形成」という形を追求し、仮想的な支えを得ようとする。奇矯な理想の断念は二者択一のうちのもう一つの、受け入れ難く、不安な、耐え難い側面に引き渡されることを意味するからである。現存在の矛盾の緊張に耐えられず、退却が起きるとき、自立的、自主的な自己という意味での生を放棄し、自己とは無縁の力に自らを引き渡す。つまり他者の力への完全な自己委譲が起きる。矛盾の緊張に代わり、今度は一方的な、しかもそのためにより一貫した、「訂正不能」な「矛盾を含まぬ」経験が妄想的経験の原型の意味を持って登場し、この原型によりすべての新しい経験がかたどられる、このことにより妄想が形成される、とした。

人命と都市の大規模な破壊と荒廃、民族間の不信を体験した、第二次世界大戦後のドイツで、妄想の発生に対して、（異常なほど過酷な）状況が関与するという妄想の状況論が、バイヤー、H・ヘフナー（Häfner H）らにより始められた。「迫害者の精神医学」（一九六四）のなかで、バイヤーは、賠償鑑定を行った、五〇〇例のユダヤ人のうちで、三七例が統合失調症あるいは統合失調症様状態の診断を受け、さらに、そのうち二一例で戦争中の迫害と病状との部分的な因果関係がみられたとした。そのなかで、彼は「重荷を担った生活状況から妄想への滑らかな移行」という表現によって表される、症例を報告している。そこでは、ナチス、秘密警察に対する恐怖現象が、妄想様反応に限局されず、未来の災いの予兆として直接的に現れている。バイヤーは、「不安は身体だけでなく、状況を硬化させる」という。そして状況硬化の外部的な側面として、「異質なものに接する」「見捨てられる」という環界の状態を指摘している。不安が人間を過去に固着させ、生成と経過の生命的な流れは中断され、新たな課題は受けられないという。不安現実的な状況の硬化は、病因発生的に作用し、未来への自由な企投が阻害されるという。さらに、慢性的な迫害の記憶から来る不安のもとで、妄想様自己関係づけが支配的になると、相貌的に要素的で強烈になり、アポフェニーから妄想精神病、さらに欠陥に至る。彼はアポフェニーにおいては、「不安は操縦棹のある場所に座っている」と結論している。また、不安はいつも妄想において、生命をいとなんでいくことの停滞を引き起こす、とも論じている。

一九五〇年代にフランクフルトで活躍したツットは、統合失調症患者において、聴覚的な幻覚である幻聴が多いのに比べて、視覚的な幻覚である、幻視がまれであることから考察して、幻聴に対応する、異常な視覚体験は、幻視ではなく、「まなざされること」である被注察感であると解明した。そして、統合失調症を、相貌的な交わりに敗北し、他者にまなざされることにより、立場を喪失し、曝露され、境界を喪失して侵入され、征服され、硬直している存在様式である、と結論した。彼はクーレンカンプとともに、妄想的世界変容の本質を、本来の、世界内存在の共同性、現存在が、他者とわかち合うように投げ込まれた共世界（ハイデッガー）、私の人間的現実の変わらない事実としての他者に対しての存在（サルトル）の変容、「信頼の崩壊」であるとした。

一九五九年に異常危機状況に関しての論文を発表したクーレンカンプは、Nervenarzt誌上で人間学の立場から発病の状況因を主張し、それに反論したコンラートと論争を展開した。クーレンカンプの症例は幼少時に母親を失い、戦後に困難な生活を束独で送っていた若者が、西側の豊かさに憧れて、亡命し、工場に勤める。内気で、女性に自信を持てない彼が、カーリンという女性に会い、度を越して熱中する。しかし、破局によって、重症の幻覚妄想を伴う、統合失調症に陥る、というもので、患者は人生の選択の過程で、次第に自由を失い（危機に陥り）、導かれるように、不可能への強制的な志向の結果として発病に至った。そして、不可能な現実（カーリンとの愛の回復）への強制を可能な非現実である、妄想によって置換したのだとした。ここには妄想を埋め草であるとする伝統的な精神分析の影響をみることができる。それに対してのコンラートの主張は、そのような危機は発病の原因ではなくて、すでに発病していた統合失調症過程の結果であるというものであった。

ブランケンブルグはビンスワンガーの現象学的人間学を引きつぎ、ハイデルベルグ、ついでマールブルグで活躍した。彼の病理学は病理現象の解明から、正常の機能の解明をも含有しているが、観念、認知機能の弁証法的構造が規定されることが多い。彼は、観念の表象においては、表象する人の自己構成と、表象されるべきものがそれ自身を構成することが、互いに競合関係にあるという。そして、主題が主体を横取りしてしまうと、主体（の主観性）は自らを主張できず、最後には同一性の拡散にまでいたり、逆に主体が際立つと、対象は主体に主観的色づけされたり歪曲が起こる。妄想患者は、後者にあたり、観念は、自閉的な実存関心である、自己の構成あるいは自己の組み換え構成に奉仕していて、事物の構成に奉仕できない状態であるとする。また、人間特有の、現実を超えて、可能性をとらえる能力からは、絶対化と相対化の能力の制御系を考える。妄想患者を、絶対化傾向の抑制のはずれた状態（相対化能力とはつまり、可能性から、そのつどの現実的なものへと帰還する能力であるが、その喪失）とした。「偶然の排除」（ミンコフスキー）という妄想の基準からは、そのマトウセックの言う信頼の崩壊にかえて、彼は、「慣れ親しんでいること」の喪失を挙げ、それは「生活世界の間主観性的構成」が不足している、とした。さらにパースペクティブの運動の減少とも考えられる妄想と、健常者のパースペクティブの「乗り越え」可能について、など種々の観点から妄想を考察した。

一九三〇年代より神経精神症候群のゲシュタルト分析を発表し、戦前はクレッチマーのもとで、てんかん患者の体格と性格など、素質学の研究を行った、コンラートは、ゲシュタルト心理学の応用を模索していたが、野戦病院での経験をもとに統合失調症性シュープのゲシュタルト分析症例を発表した（妄想のゲシュタルト分析の試み、一九五八）。彼は統合失調症の基礎に、エネルギー減退を指摘し、そのために私から他への視座の自由な移動が困難になり（コペルニクス的転回の不能）、それが自己にとらわれ、反省意識のなかで起きる、アポフェニー体験、異常意味意識の特徴であるとした。要素心理学に対する反発と全体心理学の精神疾患への応用は、コンラートにより触発されて、ヤンツァーリクの構造力動論などへ展開した。

ヤンツァーリクは、クリューガーら第二ライプチヒ学派の構造概念に影響を受け、さらにロマン期精神医学からの概念である力動概念から出発した（循環病性罪責主題の研究、一九五八）。彼は、身体にもっとも近い、人間学的次元としての、「情意―促進の二側面からなる根源領域」を力動とし、力動を分節化し概念化したものを表象とした。そして力動的に加重された、表象成分が持久し、体験の背景的素地全体である、（心的）構造を形成する、とした。体験場（心的場）に対して、流動し、呪縛する力動の顕勢性に対して、心的場を開放し、調整する能力を力動の顕勢抑止過程であるとした。力動の顕勢化と顕勢抑止という弁証法により、心的領域が形成されることになる。そして、症候学的に統合失調症とみなされる現象は、構造力動論では、構造の機能的、あるいは恒常的な崩壊と、構造に担われる、力動の顕勢抑止能の減弱となる。彼はフーバー、グロスらの基底症状の諸症状を構造力動面から、分類するが、たとえば、妄想気分などの気配体験は力動の不安定性の主要症状であり、妄想知覚を除く、一級症状は、構造の自立化であるとする。妄想はその経過変遷により、力動構造関係は変遷をするが、概略的には「顕性抑止が効かず、偶然や主観的にしか妥当しないことを受けつけない確信」と定義される。

フーバーもすでに、一九七七年のモノグラフで指摘しているように、ドイツにおいても、精神病理研究の衰微とともに、妄想研究も減少しつつある。妄想を、想像との観点（M・シュミット）から、あるいは直感と関連しての研究などもみられるが、ヤスパース以来の妄想の再定義として注目されたのが、M・シュピッツァー（Spitzer M）の定義である。

シュピッツァーは、ヤスパース以来の妄想の定義に対して、新しい定義を提唱している。彼はヤスパースの三つの基準を吟味することから始め、DSMⅢ-Rにおける妄想の概念の批判を行った（一九九〇）。彼によると、妄想は、健常者が自らの精神状態、内的世界を陳述するように、外的現実を陳述することである、と定義できるという。そして、陳述内容の、真偽にではなく、自閉的思考のなかで、対話や間主観的修正を受けつけないまま、間主観的な正当性を不当に主張することが、信念を妄想にしている、とした。また、躁病やうつ病に比べて、統合失調症でより顕著である、内的あるいは外的両世界の、経験そのものの、特徴的な変化については、妄想に含まれるべきではなく、経験の障碍に含まれるべきであるとした。そのような例として、離人症状から考想伝播にまで及ぶ、自我障害の諸症状を挙げている。彼の定義に沿うと、経験の変化から、妄想に発展する経過が考えられるとしている。

参考文献

(1) K・シュナイダー『臨床精神病理学』文光堂、東京、1957
(2) G・フーバー、G・グロス『妄想』金剛出版、東京、1983
(3) 笠原　嘉『妄想論』みすず書房、東京、2010
(4) W・ヤンツァーリク『精神医学の構造力動的基礎』学樹書院、東京、1996
(5) L・ビンスワンガー『精神分裂病Ⅰ・Ⅱ』みすず書房、東京、1960
(6) W・ブランケンブルグ『自明性の喪失』みすず書房、東京、1978
(7) 木村　敏『分裂病の現象学』弘文堂、東京、1975
(8) Spitzer M : On defining delusions. Compr Psychiatry 31 : 377-397, 1990

フランス語圏のパラノイアとパラフレニー

群馬病院　濱田　秀伯

1. はじめに

パラノイア（Paranoia）、偏執狂（Verrücktheit）はドイツ語圏精神医学の概念である。E・クレペリン（Kraepelin E）がこれに明確な定義を与え、その範囲を整理縮小しながら早発痴呆、躁うつ病を確立する過程は、近代精神医学のたどった道のりにほかならない。フランスでもパラノイアに相当する病像は古くから知られていたが、両国の精神科医は一九世紀から二〇世紀にかけて議論を重ね、互いの分類を洗練させる。その流れをフランス側から概観する。

2. 一九世紀のフランス

P・ピネル（Pinel P）は精神障害を前景にたつ病像からマニー、メランコリー、痴呆（デマンス）、白痴に分類したが、ここに登場するメランコリーはうつ病ではなく、一つの対象に限定された部分精神病で妄想性障害を含んでいる。J・E・D・エスキロール（Esquirol JED）はメランコリーを抑うつ性のリペマニーと高揚性のモノマニーにわけたが、後者がフランスにおけるパラノイアの原型である。

C・ラゼーグ（Lasègue C）は一八五二年に部分精神病の一つとして被害妄想病（délire de persécutions）を提唱したが、ここではJ-P・ファルレ（Falret J-P）の考えに基づいてモノマニー概念を批判し、妄想の発展経過に重点が置かれている。

V・マニャン（Magnan V）はファルレ、ラゼーグらの経過観察、B・A・モレル（Morel BA）の変質理論を統合して一九世紀後半のフランスを代表する分類を確立し、このなかに潜伏期、被害妄想期、誇大妄想期、痴呆期の四病期を規則的に経過する体系・進行的経過をとる慢性妄想病（délire chronique à évolution systématique et progressive, マニャンの慢性妄想病）、急性錯乱（bouffée délirante）、加害的被害者（persécuté-persécuteur）などを記載した。後に慢性妄想病は妄想型統合失調症、急性錯乱は非定型精神病、加害的被害者は復権妄想病へと発展する。

J・ファルレ（Falret J, J-P・ファルレの息子）は一八七八年、ラゼーグの被害妄想病が妄想解釈期、幻覚期、妄想体系期、誇大妄想期の四病期を経過し終末の痴呆を欠くこと、被害妄想患者が加害者に転じる理性型（forme raisonnante）の存在を指摘した。これらがフランスのパラノイア概念を形成することになる[1、2]。

3. サルペトリエール学派と慢性妄想病群[3]

サルペトリエール学派とは、一九世紀末から二〇世紀初頭にパリのサルペトリエール病院においてC-M・シャルコー（Charcot C-M）から直接、間接に影響を受けたJ・セグラ（Séglas J）、G・バレ（Ballet G）らの精神科医たちである。彼らはマニャンの変質理論と分類体系に批判的で、病的な体質のうえに発病メカニズムが働いて妄想が形成されるとする機械論的な考えを好み、ドイツのクレペリンにも関心があった。クレペリンがフランスに紹介されたのは一八八七年ころであり、早発痴呆概念は一八九九年に導入された。

クレペリンは教科書五版（一八九六）においてパラノイア（偏執狂、Verrücktheit）に妄想性の結合型と幻覚性の空想型を区別し、後者がマニャンの慢性妄想病に相当するとした。さらに六版（一八九九）では空想型をパラノイアから早発痴呆へ移したので、結果的に早発痴呆は拡大し、パラノイアは好訴妄想を中心とする幻覚のない妄想精神病に縮小した。

セグラは一九〇〇年、マニャンの慢性妄想病は経過が長く、体系化が強く、痴呆が必発でないことから早発痴呆と同一に扱うことはできないとしてクレペリンの六版を批判した。P・セリュー（Sérieux P）は一九〇二年に早発痴呆のモノグラフを書き、同じく早発痴呆の拡大を批判し、結合型パラノイアに妄想解釈を基盤とする精神病（psychose à base d'interprétation）と名づけた。これが後に解釈妄想病へ発展する。

サルペトリエール学派は二〇世紀初頭の一〇年間に、マニャンとクレペリンの分類をすり合わせ、後者の早発痴呆概念をおおむね五版に記載された狭い範囲に限定するとともに、痴呆にならない体系妄想の領域に独自の慢性妄想病群を展開する。

3-1. 解釈妄想病（délire d'interprétation）(4)

一九〇九年にセリューとJ・カプグラ（Capgras J）が提唱した体系妄想で、その特徴は多数の妄想解釈を形成し、幻覚を欠く、あるいはあっても重要ではなく、明晰性と精神活動が保たれ、解釈は進行性に発展し、不治ではあるが痴呆には至らない、とされている。病因は生来的に妄想を生じやすいパラノイア体質（尊大、不信、生硬、判断の誤りなど）のうえに、妄想解釈が加わって機械的に生じるとされ、マニャンの変質理論から離れてきている。

妄想解釈とは、実際の感覚や現実の出来事を出発点とする誤った推論である。患者の周囲に起こる外的な出来事や内的な身体感覚は、誤った演繹や帰納により訂正できない推論に至る。解釈は絶えず増殖し、拡散（diffusion）と放散（rayonnement）によって拡大進展する。

解釈妄想病患者には加害者（persécuteur）と忍従者（résigné）がある。前者は社会に積極的にかかわるので、時に計画的で冷静な犯罪を起こす危険がある。後者は受動的で、J-J・ルソー（Rousseau J-J）のように迫害や毒殺を恐れて住居を転々と変えて身を隠す。解釈妄想病はクレペリンの八版に記載されたパラノイアにほぼ相当する。

3-2. 復権妄想病（délire de revendication）[4]

同じくセリューとカプグラが解釈妄想病から区別した妄想精神病である。その特徴は、解釈が少なく、執拗な支配観念にとらわれ、高揚した慢性興奮状態にあり、乱暴な反応や行動に至ることがあり、発作と寛解を繰り返すところにある。生来のパラノイア体質のうえに、仮想あるいは現実の些細な出来事（隣人との不和、解雇、損害など）を契機として生じ、幻覚を欠き妄想も表面化しないが、自分が不当な扱いを受けているとの確信から一方的に保証を求めて闘争する。マニャンの加害的被害者、ドイツの好訴妄想（Querulantenwahn）、闘争パラノイア（Kampfparanoia）にほぼ相当するが、クレペリンの八版では心因性疾患に分類された。解釈妄想病とは同じ体質のうえに生じるので、互いに移行があるとされている。

3-3. 空想妄想病（délire d'imagination）[5]

E・デュプレ（Dupré E）らが一九一〇年に提唱した妄想精神病である。血統、発明など誇大的な主題を持ち、空想・想像性が強い。嘘をつきやすい病的体質（虚言症、mythomanie）のうえに、外界の解釈ではなく内界の空想によって妄想が形成されるという。暗示や誘導で活発化し、体系化に乏しく、新しい材料を取り入れて際限なく発展する傾向を持つ。クレペリンの八版に記載された空想パラフレニーに相当する。

3-4. 慢性幻覚精神病（psychose hallucinatoire chronique）[6]

バレが一九一一年に提唱した幻覚優位の妄想精神病である。その特徴は、解釈妄想病と共通のパラノイア体質のうえに、体感異常や不安ではじまり、幻覚、特に幻聴と被害妄想が前景にたち、誇大妄想は必発ではなく、多様な経過をたどるが長期予後は不良で症状が常同化ないし知的荒廃に至るとされる。クレペリンの八版に記載された系統パラフレニーに相当する。

バレが一九〇三年に編集した精神病理提要はサルペトリエール学派の集大成である(7)。その体系妄想の項目を執筆したF・L・アルノー(Arnaud FL)の分類は以下のようである。

(1) 急性体系妄想(急性パラノイア)
(2) 慢性体系妄想(慢性パラノイア)

A. 抑うつ型
①体系的経過をたどる被害妄想―ラゼーグ-ファルレ型およびマニャンの慢性妄想病、セグラの精神運動型
②自責的被害者およびメランコリー性被害者
③一次性体系自責妄想
④体系心気妄想

B. 発揚型
①誇大妄想
②宗教妄想
③恋愛妄想

4. 二大戦間のフランス

第一次世界大戦の勃発により、ドイツとフランスの精神科医は互いに交流し議論する場を失った。フランスに

は精神分析が浸透し始め、時代は機械論から力動論へ移行する。H・エー（Ey H）が器質力動論を構想するのは一九三〇年代であり、妄想精神病にも深化が訪れる。

4-1. 熱情精神病（psychoses passionnelles）[8]

G・G・de・クレランボー（Gatian de Clérambault G）が一九二一年に提唱した非幻覚性の妄想精神病である。妄想は病的な熱情（愛情、怒り）のうえに、唯一つの公準（postulat）ないし根本観念（idée mère）から発して扇形（en secteur）に進展する。中核は恋愛妄想（エロトマニー、érotomanie）で、妄想の対象が固定してほかに拡散せず、愛しているはずの患者に向けて矛盾した不可解な態度（わざと無視する、苦難を強いるなど）をとる点に特徴がある。ほかに嫉妬妄想、復権妄想、心気妄想（心気的加害者）が含まれ、いずれも強固な信念に支えられ、闘争的で興奮しやすい。

4-2. パラノイアの分類

パラノイアの範囲をめぐる議論が活発になり、妄想、人格傾向、行動のいずれに重点をおくのか見解の違いが表面化した。G・ジェニル-ペラン（Génil-Perrin G）は一九二六年、これらを次のように整理した[9]。

①妄想性の大パラノイア―体系妄想を持つもので、フランスの解釈妄想病やクレペリンの八版のパラノイアに相当する。

②体質性の小パラノイア―パラノイアの人格傾向のみを持つもので、明らかな妄想はなく大パラノイアの不全型とみなされる。

③非定型パラノイア―パラノイアと密接に関連するが異なる臨床像を持つもので、ドイツの好訴妄想、フランスの復権妄想病、熱情精神病などが含まれる。

4-3. 過程後精神病（psychose post-processuelle）[10]

C-H・ノデ（Nodet C-H）は一九三七年に器質力動論をもとに、パラフレニーを先行する病的過程により解放された過程後精神病と考えた。統合失調症による空想パラフレニー、躁病による誇大パラフレニーに加えて、うつ病によるメランコリー性パラフレニーがありコタール症候群に相当するという。

5. 今日のとらえかた

エーは一九七三年、マニャンの慢性妄想病の四病期にクレペリンのパラノイアとパラフレニー、フランスの古典を**表**のように対比させている[11]。

現代のフランスでは、解釈妄想病と復権妄想病がパラノイアの二つの類型とされている。慢性幻覚精神病はＩＣＤ-９のパラフレニーに相当するが、ＩＣＤ-10、ＤＳＭ-Ⅳ-ＴＲには該当するものがない。空想妄想病はフランスでいうパラフレニー（paraphrénie）のことで、国際分類に登場したことはない。これらはパラノイア周辺に位置する特色のある妄想精神病として、今日なおフランス精神医学の臨床で使用されている。

一七世紀フランスの思想家Ｂ・パスカル（Pascal B）[12]は、人間を崇高と悲惨の両面を併せ持つ矛盾した存在とみなした。パラノイアとは、内面において自我を肥大させ、ルサンチマンにより価値を転倒させた、人間に特

表　クレペリンとフランスの分類

19世紀の慢性妄想病	クレペリン	フランス古典
第１期： 解釈、懸念 幻覚の欠如	パラノイア	熱情精神病 体系妄想 解釈妄想病
第２期： 幻聴 体感幻覚	系統パラフレニー	慢性幻覚精神病
第３期： 誇大念慮 メガロマニー	作話パラフレニー 空想パラフレニー	空想妄想病
第４期： 知的欠損 ウェザニア痴呆	早発痴呆の妄想型	統合失調症の妄想型

有の病的表現と考えることができるように思う。

文献

（1）濱田秀伯『精神病理学臨床講義』弘文堂、東京、２００７

（2）小木貞孝『フランスの妄想研究』金剛出版、東京、１９８５

（3）濱田秀伯「パラフレニーとフランスの慢性精神病群」『精神医学』27巻、２５６-２６５ページ、３７６-３８７ページ、１９８５

（4）Sérieux P, Capgras J : Les folies raisonnantes : le délire d'interprétation, Alcan, Paris, 1909

（5）Dupré E : Pathologie de l'imagination et de l'émotivite. Payot, Paris, 1925

（6）Ballet G : La psychose hallucinatoire chronique et la désagrégation de la personnalité. Encéphale 8 T1 : 501-508, 1913（三村將、濱田秀伯 訳「慢性幻覚精神病」『現代精神医学の礎Ⅱ―統合失調症・妄想』（松下正明、影山任佐 編）、時空出版、東京、３７８-４０７ページ、２００９）

（7）Ballet G（ed）: Traité de pathologie mentale. Doin, Paris, 1903

（8）Gatian de Clérambault G : Psychoses passionnelles. In : Œuvre psychiatrique. Press Universitaire de France, Paris, 1942（木村敏夫、時澤哲也、関 忠盛、他 訳『熱情精神病』金剛出版、東京、１９８４）

（9）Génil-Perrin G : Les paranoïaque. Maloine, Paris, 1926

（10）Nodet C-H : Le groupe des psychoses hallucinatoire chroniques. Thèse, Paris, 1937

（11）Ey H : Traité des hallucinations（2 vol）. Masson, Paris, 1973（宮本忠雄、小見山実 監訳『幻覚（全6巻）』金剛出版、東京、１９９５-２００２

（12）Pascal B（津田 穣 訳）『パンセ』新潮文庫、１９５２

英語圏の妄想論

虎の門病院分院 精神科　熊﨑　努
晴和病院　秋久　長夫
東京武蔵野病院 精神科　阪井　恵子
虎の門病院 精神科　大前　晋

1. はじめに

英語圏の妄想論の歴史については、すでにG・E・ベリオス（Berrios GE）[1]が、近代的精神医学が確立される以前のホッブズ、ロックらの議論にまで遡って詳細に述べている。しかしながら英語圏の過去の妄想論が、現在の日本の精神科臨床に与えた影響を見出すことは難しい。そこでここでは、現在の日本の臨床にも少なからず影響を与えていると考えられる、英語圏の妄想論の現代史とよべる領域について簡潔に述べる。

2. 連続体的な妄想論

2-1. ストラウスの「画期的」研究

J・S・ストラウス（Strauss JS）[2]による研究は、妄想研究にとって「画期的」とされる。その理由は、妄想と幻覚は伝統的に「ある／ない」という二分法で診断されていたのに対し、「ある／ない」を二つの極とする連続体として考えるべき、という結論に達したことにある。

ストラウス[2]は、世界保健機構WHO国際統合失調症パイロット研究IPSSにおいて、統合失調症患者一一九名について現在症診察表PSEに基づく半構造化面接を行った。そのさい、妄想と幻覚に関する問診に対する患者の反応が「ある/ない」のカテゴリーに簡単にあてはまらないものが多い、という印象を面接者は受けた。明確な質問がなされたにもかかわらず、症状があるのかないのか面接者が確信できない場合、「?」と記録された。

確実な妄想を持つ患者が九一名に対して「?」が七四名（重複あり）おり、確実な幻覚を持つ患者が三八名に対して「?」が四一名（重複あり）いた。このことは、確実な妄想と正常な信念とは離散した二つのカテゴリーではなく、一つの連続体の両極であることを示唆している。すなわち、確実な妄想と正常な信念とは、一つの連続体のうえにある。幻覚と正常な知覚についても同様である。

このようにストラウスは、これまでの妄想と幻覚に対する「ある/ない」の二分法に疑義を訴え、今後の症状アセスメントは連続的変数に則して、「ある」と「ない」の中間例を測定するよう提案した。さらにストラウスは、妄想と幻覚を多次元でもって把握する方法を提案した。その次元とは、①病的確信度、②文化的刺激的決定要素（悪魔が行動に影響を及ぼす、というような原理主義的宗教のバックグラウンドなど）、③時間的な心的占有度、④体験のありえなさ、の四つである。

2-2. ガレティら[3]による妄想の概念(*)

P・A・ガレティ（Garety PA）らは、一次妄想（真正妄想）と二次妄想（妄想様観念）を区別し、さらに前者を妄想知覚、妄想着想、妄想気分にわけるといったヤスパースの妄想論が、これまでの英米の精神医学においても主流であったとしている。また、それらがDSM-Ⅲ-RやPSEに採り入れられていることを指摘したうえで、妄想の二分法への批判を行っている。二分法への批判の論拠として先に述べたストラウスの研究を紹介し、ガレティらも、妄想と健常者の信念は連続体をなしているとの仮説を支持する立場を表明している。さらに妄想の定義についても、二分法にとらわれないT・F・オルトマンス（Oltmanns TF）の定義を採用している。オルトマンスの妄想の定義は、信念の特徴を七つリストアップし、それらを総合したもの（個々の特徴は必要条件でも十分条件でもない）として妄想を定義する方法であり、ヤスパースの定義法よりも、正確に妄想を記述できるとガレティらは評している。以下にガレティらが実際に行った研究について紹介する。

＊ガレティらのモノグラフ[3]については、文献4を参照しつつも、原書に忠実に要約するよう努めた。

（1）ガレティらの研究①

ガレティらはJ・P・N・フィリップス（Phillips JPN）の序数的PQ法（個人別質問紙法）を用いて、妄想の固定性と変化をとらえることを試みた。まず、面接を行い、各被験者の妄想内容に関する質問文を作成する。「あの犬が私を避けているのは」、「人が私のことをあれこれ言うのは」、「鳥たちが私を責めて見つめているのは」（実際に用いられた例）などに、「比較対照文」として「太陽は明日も昇るだろうというのは」、「神が存在するのは」、「私が存在するのは」などを加える。各々について「確かに真実である／おそらく真実である／真実かもしれないし、間違いかもしれない／おそらく間違いである／確かに間違いである（真偽度）」、「私は—事実として知っている／強く信じている／信じている／少し疑っている／疑っている（確信度）」を組み合わせた各質問文を用意する。それらについて被験者に「より強く感じている」か「より弱く感じている」かのいずれかを判断させて「真偽度」、「確信度」を評定している。PQ法は週一回、一〇週間行われ、比較対照文においてはまったく変化がないことを確認している。結果として、①固定した妄想でさえも、ある程度変動すること、②妄想の諸側面は、互いに関係なく変化することがある、といった知見を得ている。

(2) ガレティらの研究②

「妄想は、一次元的な現象でなく、多次元的な現象である」との仮説に基づき、ガレティらは妄想の多次元性を正面からとらえようとした研究を行った。新たに開発した「確信度」、「心的占有度」などの一一項目からなる妄想特性評定尺度(CDRS)を用いて、さまざまな診断の患者五五名の妄想を評定し、妄想の特徴の量的な記述を試みている。また一一項目の尺度の相関について統計学的分析を行った。本研究から、妄想は少なくとも四つの次元からなり、妄想の評定には「苦痛度」、「確信度」、「心的占有度」、「証拠探し」という四つの尺度を用いる必要があるとの結論を導いている。

以上の研究①②から、ガレティらは、妄想について、「持つ—持たない」という二分法ではなく、「持つ—持たない」を両極とする連続体として考えるべきであり、また、「持つ—持たない」という一次元ではなく、確信度や訂正不能性など、さまざまな要因がからんだ多次元的な現象であると論じている。

3. 妄想の認知科学的な成因論

妄想を正常心理からの連続的な偏倚としてとらえる場合、妄想の成因についても、必然的に正常心理からの連続的な逸脱を想定することになる。本節では、妄想の原因を認知機能の部分的な障害に求める諸研究を紹介する。

3-1. ガレティら[3]による成因論

ガレティらは妄想の発生についての理論を、古典的理論と現代的理論にわけて紹介している。古典的理論をまとめ、①脳の器質的な病理による妄想(心理学的に説明できない)、②異常知覚や幻覚(誤った説明や判断を引き起こす）、③パーソナリティの異常（「虚言症」のような人格障害、満たされない願望を抑圧する傾向など）などと記述している。そして、現代的理論については①感情とパーソナリティの障害、②知覚の障害、③注意や意識の障害、④神経心理学的な障害、⑤推論の障害にわけて紹介しており、とりわけ推論障害の観点から「共変動（covariation）」に対して過剰に因果判断を下す傾向を重視している。

L・D・フィリップス（Phillips LD）とW・エドワーズ（Edwards W）は、ベイズ統計学に基づいた人間の推論、および信念形成のモデルを実験に応用して「確率推論課題」という方法を考案した。ガレティらは妄想の推論障害を検出するために、「妄想を持つ統合失調症患者は、ベイズ統計学の規範から逸脱した推論バイアスを示すだろう」という仮説のもとに、妄想群（統合失調症）、非妄想群（統合失調症以外）、健常群の三群に対し、「確率推論課題」として「ビーズ玉課題」を実施した。以下に実際の方法を示す。

赤と緑のビーズ玉を一〇〇個ずつ入れた瓶を二つ（A—赤八五個、緑一五個、B—赤一五個、緑八五個）用意する。実験者は、被験者にAとBの瓶のビーズ玉の割合を伝え、「被験者から見えない状態で、AかBの一方の瓶から一つずつビーズ玉を取り出し、被験者に見せる」と実験方法を説明する。被験者が、何個のビーズ玉が取り出されたときに、実験者の選んだ瓶がAかBかを決定するのかを記録する（「決定までの取り出し個数」）。実際には、ビーズ玉を取り出す順序は「赤赤赤赤緑赤赤赤赤…」のようにあらかじめ決められている。

ベイズ統計学の確率計算からは、最初に赤いビーズ玉が出た時点で選ばれた瓶がAである確率は八五%であり、二個目の赤で九七%、三個赤が続くと九九・七%となる(3, 4)。しかし、一般の被験者は三〜四個のビーズ玉が取り出されてから、ようやく瓶を決定する(4)。性急な答えを避けて慎重に答えるこうした傾向を、エドワーズは心理的確率評価の「保守性」とよんだ(3)。

実験の結果、妄想群は他の群に比し、決定までの取り出し個数が平均二・二二個と有意に少なく、結論への飛躍（jumping to conclusion）というバイアスを持ち、自身の判断に対して強い確信を持つことが示された。ベイズ統計学的には、妄想群のほうが「合理的な」判断をしているともいえるが、「保守性」のような適応的バイアスを欠いているともとらえられる。また、ガレティらは同結果から確率推論課題のような中立的課題（実験の素材が被験者の持つ妄想内容に無関係であること）においても、推論バイアスが認められたことを強調している。

さらに、ガレティらは妄想を持つ統合失調症群、妄想を持つ妄想性障害群についても検証している。統合失調症群のほうが、いくらか推論バイアスを示しやすいようにも見受けられたが、両群に有意差を認めなかったことから、このバイアスは、妄想の特徴であるとしている。

次の段階として、ガレティらは、これまでの信念の形成についての研究に加えて、信念の維持についても検証した。ビーズ玉課題において反証や逆転（取り出しはじめの一〇個のほとんどを赤とし、Aの瓶であることを確信させた後に、続く一〇個では緑がほとんどといった状況）にさらされた際に、妄想を持つ患者の信念がどのように変化するかを調べた。その結果、妄想を持つ群は、信念に固執するような「訂正不能性」を示さずに、予想に反して、反証や逆転があると信念をすぐに捨て、新しい信念を形成した。こうした結果から、ガレティらは妄想の訂正不能性について、推論障害に起因するのではなく、重大であり強固に保持された信念に対する固執の正常な現れである可能性を指摘している。

3-2. 他の成因論との比較

その後ガレティら[5]は、自らと異なる立場の研究として、被害妄想を帰属バイアス（帰属スタイルの偏り）によるものとするR・P・ベントール（Bentall RP）らの説と、被害妄想は心の理論の障害から生ずるとするC・D・フリス（Frith CD）らの説をそれぞれ紹介し、検討を加えている。

ベントールらの説によると、被害妄想は、好ましくない出来事の原因を外在化することにより、低い自己評価に対する防衛としての役割を果たしているという。この説の背景には、不安を外部に投影して自我を防衛するという精神分析的な観点がある[6]が、これを実証的に示そうとするのがベントールらの研究の特徴である。この説を実証するには、二種類の実験結果が必要と考えられている[5, 6]。一つは、被害妄想を持つ患者は、好ましくない出来事の原因を外部、それも他者に帰属するということであり、もう一つは、被害妄想を持つ患者では、顕在的な自己評価と潜在的な自己評価との間に差があることである。ガレティら[5]は、諸研究のメタ解析を行い、このどちらについても根拠が不十分であるとしている。前者の仮説については、一般人にも帰属バイアスはあるので、対照群と妄想患者とのあいだに必ずしも有意差が出ないことがある。後者の仮説については潜在的な自己評価をどのような尺度で測るのかという困難がある。ベントール[6]らも、これらの仮説について諸研究から一貫した結果を導き出すのは難しいと認めている。

ガレティら[5]は、心の理論と妄想との関係についての研究は、他の仮説についての研究よりも少ないと留保をつけつつも、被害妄想は心の理論の障害から生ずるとする説について検討を加えている。その結果ガレティらは、統合失調症患者に確かに心の理論の障害は認められるものの、それが妄想よりもむしろ陰性症状や一般的な認知機能の低下と関連している可能性を指摘している。

R・ラングドン（Langdon R）ら[7]は、やはり代表的な妄想論として、確率的な推論の誤り、帰属バイアス、心の理論の障害の三つを挙げて、検討を加えている。彼らは、確率的推論の誤りは妄想一般にみられる異常であるのに対し、後者二つは被害妄想という特定の妄想主題と関連しうる異常だとしている。彼ら自身の研究結果から、被害妄想は確率的推論の誤りと心の理論の障害の二つと相関し、帰属バイアスとはあまり相関しないと結論している。

ガレティら[5]は自らの仮説についても検証し、結論への飛躍だけでは、妄想のモデルとしては不十分であることを認めている。すでに述べたように、少ない情報で結論に達するならば、同じく不十分な情報から何度も反対の結論に意見を変えることになる。したがって妄想の固定性を説明するには別の要因が必要となる。そこでガレティらは、情動的な要因が妄想形成に影響を与えている可能性を指摘している。

3-3. 妄想形成における感情と認知の相互作用のモデル

その後D・フリーマン（Freeman D）、ガレティら[8]は、感情も考慮に入れた妄想の認知科学的モデルを提示している。このモデルでは被害妄想に焦点をあてている。その理由は、被害妄想は危険の予期（anticipation of danger）、脅威の信念（threat belief）であり、不安など他の症状と共通点があること、また被害妄想が頻繁にみられる症状だということである。ベントールらのモデルとは異なり、このモデルでは、被害妄想は防衛ではなく個人の情動を反映するものであり、妄想は自己、他者、世界についての既存の考えから連続して起こるものであるとしている。

フリーマンらによれば、妄想の形成は、ライフイベントやストレスのかかる出来事、薬物乱用などさまざまな誘因から起こる（図）。それにより情動が喚起され内的葛藤を引き起こし、

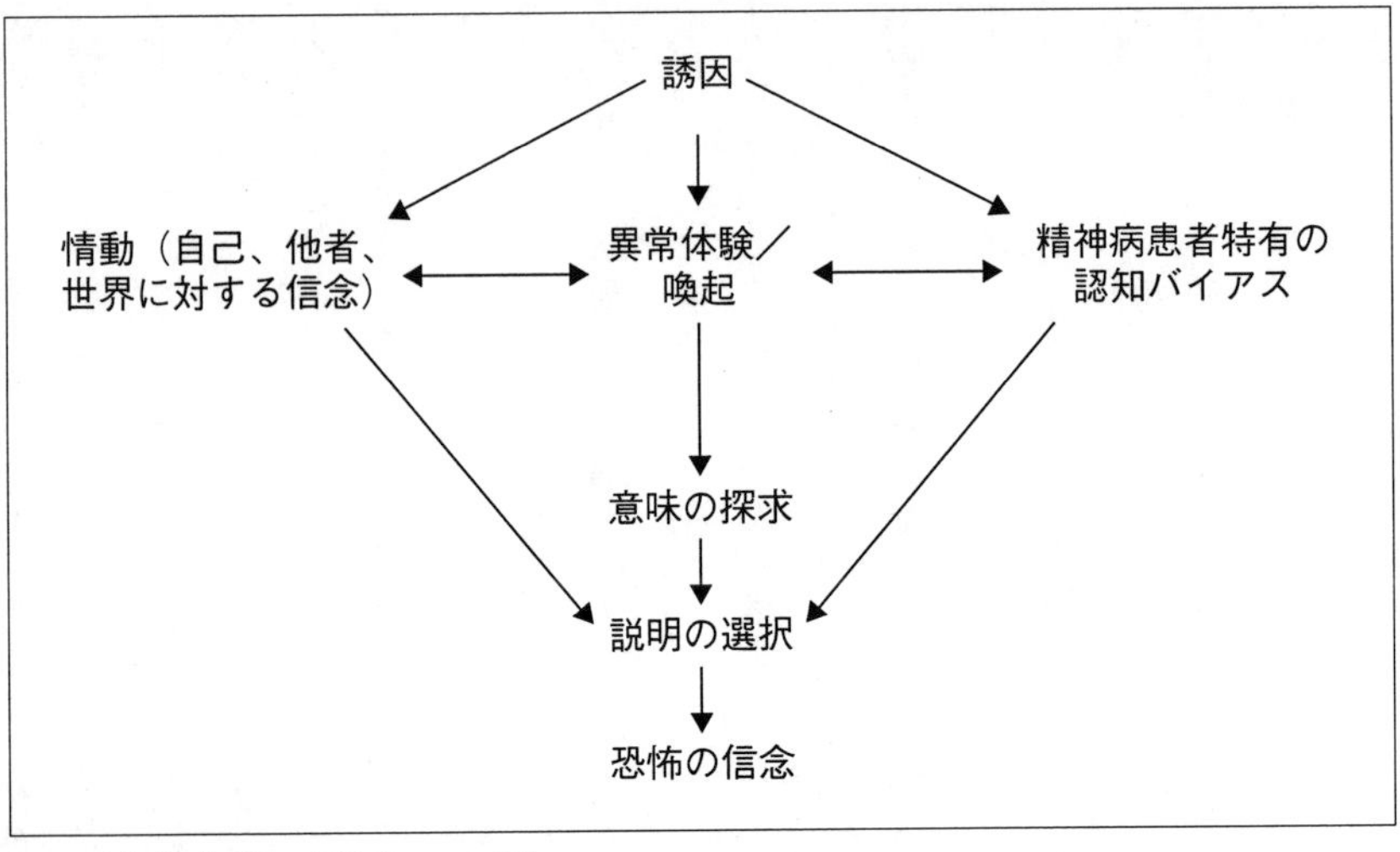

図　被害妄想の形成のモデル
（Freeman D, et al.：Br J Clin Psychol 41：331-347, 2002[8] より引用）

異常体験を引き起こす。異常体験の発生は誘因のみならず、不安や抑うつを背景にすることもあるし、精神病特有の認知バイアスの起こしやすさから起こることもある。一方で、異常体験が情動の障害を起こすこともあれば、精神病の認知バイアスの原因となることもある。異常体験が起こると人は意味を探求するようになる。意味を探求するうえで、自己や他者、世界に対する既存の信念が影響してくるため、発症前の不安や抑うつは被害妄想の形成に関与する。特にそのなかでも強い不安は被害妄想の形成において関連が強い。内的または外的な出来事、それに既存の概念と認知バイアスとから説明が形成されるが、その三つの要素はもちろんそれぞれに独立ではない。

不安はこのモデルにおいて中心的な役割を果たしている。そしてフリーマンらは、妄想や幻覚を発症する症例の多くに情動障害が伴い、しかも情動障害が先行するという研究を紹介し、情動障害が陽性症状の発展に重要な役割を果たすと主張している。

フリーマンらは、妄想の維持には、確証を得ることと、反証を排除していくことの二つの要素があるとしている。確証を得るときには、確証バイアスや注意バイアス、記憶バイアス、そして精神病に関連する認知バイアスなどがかかわってくる。しかし、なぜ被害妄想は予期した悪い出来事が起こらなくても、維持されるのであろうか。フリーマンらは二つの理由があるとしている。一つ目の理由は、安全行動である。安全行動は不安障害における恐怖の維持を説明する概念であり、それをフリーマンらは被害妄想に応用している。安全行動はこの場合、被害妄想を持つ人が恐怖を減らすためにとる行動を指し、回避や逃避、従順、攻撃性などの形をとる。その人は、自らの安全行動が害を防いだのだと推論することがあり、そうすると妄想に対する反証を得ることができない。二つ目の理由としては、妄想を反証する出来事も、妄想体系のなかに取り込まれてしまうために棄却されることがありうる。

上記モデルは、情動的苦痛は妄想内容から、および妄想体験の追加的評価から生ずるという仮説を含んでいる。情動の認知的な内容が妄想において表現され、妄想内容は情動の維持および増悪に寄与する。情動的苦痛に関連した悲観的な信念は、妄想内容に影響し、妄想内容に反映される。いったん妄想が形成されると、感情に関連した信念にフィードバックされ、情動的苦痛の持続および強化へと至る。もし個人が抑うつ的であると、彼らは害を受けるに値すると信じ、そうすると、脅威の信念は抑うつ的な考えを裏づけ、それゆえに抑うつは増す。妄想内容や妄想体験に関する追加的な評価も情動に影響するが、その重大さは個人ごとに違ったものになる。

4. 連続体的な妄想論に対する反駁

英語圏の連続体的な妄想論の背後には、米国におけるマイヤー流ディメンジョン主義、すなわち精神科病院に入院が必要な病態も、一般人の生活上の悩みも、すべては重症度が違うだけで本質的には同じであるという思想がある。これは精神分析学やK・メニンガー（Menninger K）による単一精神病論によって継承され、DSM-Ⅲ以降表面的にはディメンジョンでなくカテゴリー重視となったものの、米国では現在も根強い思想である。

ストラウスの研究(1)において、妄想があるかないか明確でない「?」の例は、以下のようなものである。ある女性は、「休息のためにベッドに行く」という観念が、自分自身のものか、異質な何らかの外からの力による意思なのかわからない」という。この例は、ストラウスがいうように、妄想が「ある」と「ない」の中間例といえるだろうか。

たとえばその女性が、「外からの意思でベッドに行くよう強制されていると感じる、理屈のうえではありえないことは理解しているのに、変だ」と狼狽している場合、ストラウスは妄想が「ある」「?」のいずれと判断するだろうか。ドイツの精神病理学を継承する内沼(9)によれば、統合失調症性の妄想知覚において、妄想意味の体験は直接的確証性を伴い、それを支える根拠を必要としない一方で、患者は対象の意味（知覚の意味）に関して少なくとも一般論としてなら正常者と同一の場に立てるという。この二つの相いれない意味体験には深い断裂があり、患者は戸惑い、狼狽する。

このように、ストラウスが「?」と判定した妄想の少なからずが、ドイツや日本の精神病理学では「ある」に移しかえられることが推測される。ドイツの精神病理学にとって、統合失調症性の妄想知覚は、妄想と正常な知覚の中間に位置されるわけでなく、妄想と正常な知覚の相反性に引き裂かれている。そしてこの体験こそが、統合失調症に特異的な妄想である。

英語圏の妄想論においても、妄想を正常心理からの連続的な偏倚としてとらえる考え方に対し異論を唱える動きが一部にはある。R・マレン（Mullen R）[10]は次元（dimension）と連続（continuum）とを概念的に区別する必要性を指摘している。すなわち、妄想にさまざまな特徴があり、妄想を多次元的にとらえる必要があるということは、妄想が正常な体験と連続しているということを必ずしも意味しない。妄想にただ一つの本質ではなくさまざまな特徴があるとしても、なお妄想を通常の思考とは異なる一つのカテゴリーとしてとらえうる可能性はある。R・G・T・ギプス（Gipps RGT）ら[11]は、妄想の本質など存在しないかもしれないという可能性を認めつつも、そのように仮定すること自体が妄想の性質の探究を妨げると指摘している。そのうえで彼らは、妄想について哲学的に考える必要性を説いている。

このように英語圏でも妄想の概念的な特徴を探究する動きはあるが、その場合にも分析哲学的な思考を背景に考察を進めていることが、一つの特徴といえる。たとえば、二〇〇〇年代以降、『確実性の問題』[12]などヴィトゲンシュタイン後期の哲学を参照しつつ、妄想を論じる研究が複数みられる[13~15]。M・ライマー（Reimer M）[16]は、なぜかヴィトゲンシュタインを引用していないが、哲学的な懐疑論を参照しつつ妄想について論じており、これも同じ系統の研究といえる。

ヴィトゲンシュタイン[12]は、論理的に真な命題ではないにもかかわらず、我々にとって絶対的に確実な一群の命題があることを指摘している。妄想はそのような我々にとって確実なことがらに抵触しているというのが、これらの妄想研究の主張である。そこから、妄想は通常の推論の誤りとは異なるもっと深いレベルの異常であるという、認知科学的研究とは反対の主張が帰結される。日本では英語圏の研究に先だって生田[17]が『確実性の問題』[12]を援用して妄想について論じているので、議論の詳細はそちらに譲る。ただし、生田が、患者と周囲との関係のなかで妄想が「反」常識として立ち現れるありさまに注目したのに対し、英語圏の研究は、あくまでも患者の側の異常が何であるのか仮説を立てようとする傾向があることが、大きな違いである。

英語圏において、間主観的な観点も視野に入れて妄想を論じているのは、より以前のL・A・サス（Sass LA）[18]の研究である。サスは、ドイツ精神医学と同様に、統合失調症の妄想と、優格観念とを区別する立場に立つ。そのうえで、了解不能であるはずの統合失調症の妄想をいかに把握しうるかを探究している。サスは真正妄想が奇異な内容であるにもかかわらず絶対的な確信、訂正不能性を伴うことについて、前期ヴィトゲンシュタインが思考実験で描き出した独我論的世界と対比して論じている。「私」しかいない世界を想定すると、「私」に立ち現れるすべては私にとって偽でありえない。一方、「私」と対比すべき他者が存在しないならば、「私」の見方、考え方だと主張する意義もなくなる。ここで、私だけの体験が、あたかも揺るぎない事実であるかのようになるという逆説が生じる。妄想の特徴は、独我論的世界と同じような確信を、他者とともに生活する世界において主張することにあると、サスは指摘する。

サスの研究は最近になってようやく注目されつつある[19]。しかし、サスが不用意に用いたと思われる妄想の「感情移入的了解」という言葉をとらえて、彼の理論では妄想を「了解」できないと指摘するような批判が目立っており[19, 20]、彼の示した理論的枠組み自体を正当に評価することは、現在でも困難なようである。

5. おわりに

以上、英語圏における連続体的な妄想論と、それに対する反駁を概観した。連続体的な妄想論を主張する研究者たちは、伝統的な精神病理学は妄想が「ある／ない」のカテゴリーに分類されるという信念にとらわれていると批判する。ベントール[21]はさらに、最近になって精神医学の診断・治療体系そのものを否定し、既存の体系に代わる「科学的な」研究が必要だと発言している。しかし彼らもまた、「妄想と正常な信念はひとつながりである」という信念にとらわれているということもできる。それに、妄想と通常の信念は連続しているとする立場のなかでも、妄想の成因については考え方がわかれてくる。ここでは代表的な三つの考え方を紹介したが、いずれも通常の認知機能について何らかの理論的仮説を持ち、その仮説に基づいて妄想を研究するという手順をとっている。何の理論的先入見も持たずに妄想の成因を解き明かすのは不可能であろう。そしてこのような思想の対立に、解決をもたらすことは困難である。

謝　辞

本論の草稿を御高閲くださり、貴重な御意見をくださった晴和病院　松浪克文先生にお礼申し上げます。

文 献

(1) Berrios GE：Delusions. In：The History of Mental Symptoms：Descriptive Psychopathology since the Nineteenth Century. Cambridge University Press, Cambridge, pp85–139, 1996

(2) Strauss JS：Hallucinations and delusions as points on continua function. Rating scale evidence. Arch Gen Psychiatry 21：581–586, 1969

(3) Garety PA, Hemsley DR：Delusions：Investigations into the Psychology of Delusional Reasoning. Oxford University Press, Oxford, 1994

(4) P・ガレティ，D・ヘムズレイ，丹野義彦『妄想はどのようにして立ち上がるか』ミネルヴァ書房，京都，２００６

(5) Garety PA, Freeman D：Cognitive approaches to delusions：A critical review of theories and evidence. Br J Clin Psychol 38：113–154, 1999

(6) Bentall RP, Corcoran R, Howard R, et al.：Persecutory delusions：a review and theoretical integration. Clin Psychol Rev 21：1143–1192, 2001

(7) Langdon R, Ward PB, Coltheart M：Reasoning anomalies associated with delusions in schizophrenia. Schizophr Bull 36：321–330, 2010

(8) Freeman D, Garety PA, Kuipers E, et al.：A cognitive model of persecutory delusions. Br J Clin Psychol 41：331–347, 2002

(9) 内沼幸雄「妄想世界の二重構造性」『精神経誌』69巻，７０７–７３４ページ，１９６７

(10) Mullen R：Delusions：the continuum versus category debate. Aust N Z J Psychiatry 37：505–511, 2003

(11) Gipps RGT, Fulford KWM：Understanding the clinical concept of delusion：From an estranged to an engaged epistemology. Int Rev Psychiatry 16：225–235, 2004

(12) Wittgenstein L：Über Gewißheit. Basil Blackwell, Oxford, 1969（黒田　亘　訳『確実性の問題─ウィトゲンシュタイン全集9』大修館書店，東京，１９７５）

(13) Campbell J：Rationality, meaning and the analysis of delusion. Philos Psychiatr Psychol 8：89–100, 2001

(14) Klee R：Why some delusions are necessarily inexplicable beliefs. Philos Psychiatr Psychol 11：25–34, 2004
(15) Rhodes J, Gipps RGT：Delusions, certainty, and the background. Philos Psychiatr Psychol 15：295–310, 2008
(16) Reimer M：Only a philosopher or a madman：Impractical delusions in philosophy and psychiatry. Philos Psychiatry Psychol 17：315–328, 2010
(17) 生田　孝「統合失調症の妄想における確信の構造―妄想と「反」常識―」『語り・妄想・スキゾフレニア―精神病理学的観点から』金剛出版，東京，86-114ページ，2011［初出2003］
(18) Sass LA：The Paradoxes of Delusion：Wittgenstein, Schreber, and the Schizophrenic Mind. Cornell University Press, Ithaca, NY, 1994
(19) Gipps RGT：The intelligibility of delusion. Curr Opin Psychiatry 23：556–560, 2010
(20) Thornton T：Wittgenstein and the limits of empathic understanding in psychopathology. Int Rev Psychiatry 16：216–224, 2004
(21) Bentall RP：The point is to change things. Philos Psychiatr Psychol 18：167–169, 2011

今日の操作的診断基準における妄想

東京都立松沢病院 精神科 針間 博彦

本稿では今日の代表的な操作的診断基準であるDSM-Ⅳ-TR[1]とICD-10（DCR）[2]における妄想の定義、分類、診断上の位置づけなどについて概説し、それに関連してparanoidという語の現在の用法についても触れる。

1. 妄想の定義

1-1. DSM-Ⅳ-TR

DSM-Ⅳ-TRでは妄想（delusion）は次のように説明されている（1〜3の番号は筆者による）。

（1）「妄想とは、外部の現実に関する不正確な推論に基づく誤った信念（belief）であり、他のほとんどの人が信じていることに反しているにもかかわらず、また議論の余地のない明白な証拠や反証にもかかわらず、強固に維持される。その信念はその人の文化や下位文化の他の成員が通常受け入れているものではない（たとえば、宗教的信条ではない）」

（2）「誤った信念が価値判断を含む場合、その判断が信用できないほど極端な場合にのみ、妄想とみなされる。妄想的確信は連続体上に生じ、ときにその人の行動から推論されうる」

（3）「妄想と優格観念を区別することは，しばしば困難である（後者の場合，不合理な信念や観念を有しているが，妄想の場合ほど強固に確信していない）」

（1）は妄想の定義であり，DSM-Ⅲ[3]から不変である（ただしDSM-Ⅲ，Ⅲ-R[4]の「誤った個人的信念」という表現から，「個人的」が削除されている）。これを要約すれば，妄想は①強固に維持される誤った信念である，②不正確な推論に基づく，③証拠や反証にかかわらず維持される，④その人の文化的背景に反している，ということによって特徴づけられる。これは，K・ヤスパース（Jaspers K）[5]による妄想の外的メルクマールである，1．いちじるしい主観的確実性と尋常でない確信度，2．経験にも説得力のある反論にも影響されえない，3．内容が不可能である，ときわめて類似している。すなわち①は1に，③は2に，④は部分的に3に対応していて，②のみが新たに加えられた指標である。しかし，ヤスパースがこの妄想の外的メルクマールを示したのちに，発生的了解が不能な真正妄想と，それが可能な妄想様観念の区別を強調しているのに対し，DSMではそうした区別は行われていない。

（2）は妄想と誤判断との区別である。DSM-Ⅲ，Ⅲ-Rではその例として「ほとんどの人によって適度にやせていると判断されるのに，自分は太っていると主張する人は，妄想性とはみなされないであろう。だが極度のるいそう時に自分は太っていると主張する神経性無食欲症の人は，妄想性とみなしてもよいだろう」と説明されている。DSM-Ⅳ-TRでは，この適切とは思われない例は削除されたが，一方で新たに「妄想的確信は連続体上に生じる」という文言が追加されていて，妄想に関するディメンション的な考え方への接近をみせている。

（3）は妄想と優格観念との区別である。DSM-Ⅲ，Ⅲ-Rでは「妄想は優格観念からも区別することができる」と説明され，妄想の「あるかないか」という性質が強調された。だがDSM-Ⅳ-TRでは一転して，優格観念との区別は困難であるとしており、ここでも正常な思考から妄想に至る連続体が想定されている。

まとめると、DSM-Ⅳ-TRではヤスパースによる妄想の外的メルクマールが採用され、妄想は正常な観念や信念とは質的に異なり、「あるかないか」という性質があるという視点に立っている一方、妄想性の思考と非妄想性の思考の相違は確信の強度にあり、両者の間に明確な区別がないことも示唆しており、妄想の定義に矛盾が生じている。

1-2. ICD-10[6]

ICD-10では妄想は定義されていない。だがWHOが別に用意した用語集[7]のなかでは、「現実とも、また患者の背景や文化が有する社会的に共有された信念とも一致しない、誤った訂正不能な確信ないし判断」と定義されている。この定義は、「不正確な推論に基づく」という指標がないことを除けば、DSM-Ⅳ-TRのものと基本的に同一である。用語集では、続けて「一次妄想は、患者の生活史・パーソナリティから本質的に了解不能である。二次妄想は心理学的に了解可能であり、病的および他の精神状態、たとえば感情障害や猜疑心から生じる。一九〇八年にK・ビルンバウム（Birnbaum K）に、また一九一三年にヤスパースによって真正妄想と妄想様観念との区別が行われた。後者は過度に保持される誤判断にすぎない」と記載され、DSMとは異なり、了解可能性による一次妄想（真正妄想）と二次妄想（妄想様観念）との区別に触れている。ICD-10のテキストのなかでは、この区別は直接には触れられていないが、統合失調症の診断基準のなかに、真正妄想の一形態である妄想知覚が挙げられている。

2. 妄想の分類

DSM-Ⅳ-TRでは、妄想は内容によって**表1**のように下位分類される。だが形式による妄想の下位分類は行われていない。すなわち、一次妄想（真正妄想）と二次妄想（妄想様観念）は区別されず、したがって一次妄想である妄想気分、妄想着想、妄想知覚という区別は言及されていない。以下、関係妄想、気分に一致する／しない妄想、奇異な妄想に若干の注釈を加える。

2-1. 関係妄想

DSMでは関係妄想は次のように定義されている。「その人の間近な周囲の出来事、事物、他の人が、通常は否定的あるいは侮辱的な、だがときに誇大的な内容を有する、特別で普通でない意味を持っているという内容の妄想」（DSM-Ⅳ-TR）。例として次のような体験が挙げられている。「担当医の診察室の番号が、父が亡くなった病室の番号と同じだったことに気づくと、これは自分を殺そうとする企みがあることを意味していると感じる」（DSM-Ⅲ、DSM-Ⅲ-R）。定義と例から明らかなように、これは単なる自己関係づけではなく、知覚されたものに異常な意味づけが付与されていることから、妄想知覚を含むものと考えられる。

2-2. 気分に一致する／しない妄想

DSM-ⅢからDSM-Ⅳ-TRまでとICD-10（DCR）では、気分障害に伴う精神病症状は、気分に一致するか否かが特定される。躁病エピソードに伴う幻覚や妄想は、その内容（主題）が誇大的なものであれば気分に一致し、うつ病エピソードに伴う幻覚や妄想は、その内容が微小的、自己非難であれば気分に一致するとされる。DSM-Ⅲ、Ⅲ-Rでは気分に一致しない幻声は、統合失調症の特徴的症状Aのうち一つあれば十分なものに含まれたが、DSM-Ⅳ-TRではこの要件が削除され、いかなる幻覚や妄想が存在しても、気分エピソード中であれ

表1　DSM-Ⅳ-TRにおける妄想の分類

• 被害妄想	• 気分に一致する妄想
• 誇大妄想	• 気分に一致しない妄想
• 嫉妬妄想	• 奇異な妄想
• 被愛妄想	• 被支配妄想
• 貧困妄想	• 考想伝播
• 関係妄想	• 考想吹入
• 身体妄想	

ば気分障害と診断されることになった。一方、ICD-10（DCR）では、幻覚妄想が統合失調症状（統合失調症の全般基準G1（1））であれば、気分に一致する／しないにかかわらず、気分障害は除外される。

2-3. 奇異な妄想

操作的診断基準における「奇異な妄想」は、Research Diagnostic Criteria（RDC）[8]に端を発する。妄想が「奇異」であるとは、DSMでは以下のように定義される。

【DSM-Ⅲ】内容が明らかに馬鹿げていて、事実に基づく可能性がない。

【DSM-Ⅲ-R】その人の文化がまったくありえないと見なす現象に関するもの。

【DSM-Ⅳ-TR】明らかにありえない、また通常の生活経験から理解できず、それに由来しない。

DSMの作成に中心的役割を果たしたR・L・スピッツァー（Spitzer RL）[9]によれば、奇異な妄想という概念は、E・クレペリン（Kraepelin E）が早発性痴呆（統合失調症）における妄想を「無意味性」という概念で規定し、またヤスパースがそれを「了解不能」とみなしたことに由来するという。M・セルモラス（Cermolacce M）ら[10]によれば、DSMによる「奇異」の定義は、物理的ないし論理的に不可能であること、文化的に一般には受け入れられていないこと、通常の経験に基づけばありえない、あるいは理解不能であることとまとめられる。

DSM-ⅢからⅣ-TRまででは、考想伝播、考想吹入、考想奪取、および感情・衝動・行動の領域における他者によるさせられ体験・被影響体験（被支配妄想（delusion of control）とよばれる）は、すべて奇異な妄想に含まれる。奇異な妄想は、統合失調症の特徴的症状Aのうち一つあれば十分なものに含まれる。

ICD-10では「奇異な妄想」という語は用いられていないが、統合失調症の全般基準（1）（d）「文化的に不適切でまったくありえない持続的妄想」は、DSMによる奇異な妄想の定義に相当するものであり、DSMと同様に、統合失調症の包含基準のうち一つあれば十分な項目である。ただし、考想伝播、考想吹入、考想奪取など考想被影響体験は（1）（a）に、また被支配妄想、被影響妄想は（1）（d）に含められており、DSMとは異なり、これらを奇異な妄想に含めていない。

3. 精神病症状としての妄想

「精神病性（psychotic）」という語は、DSM-Ⅱ[11]では「生活の通常の要求を満たす能力にいちじるしい支障をきたすほど精神機能が障害されている」と広く定義されていたのに対し、DSM-ⅢとⅢ-Rでは「現実検討のいちじるしい障害」というより狭い定義が採用され、精神病症状（psychotic symptom）として妄想、幻覚、滅裂な会話、解体した行動が挙げられた。DSM-Ⅳ-TRでは「精神病性」は狭義には妄想、幻覚を、広義には解体した会話、解体した行動、緊張病性行動をも示す記述用語として用いられている。

ICD-10のなかでも、「精神病性」は「精神力動的機序に関する推測を含まない、便利な記述用語」として用いられ、「幻覚、妄想、およびいちじるしい興奮と過活動、いちじるしい精神運動制止、緊張病性行動などいくつかの重度の行動異常」の存在を示す。精神病症状が存在する場合、F0からF3までの診断が与えられる。すなわち、妄想を伴う障害は、F0群のうち認知症、せん妄、器質性精神病性障害、F1群のうち精神作用物質使用による急性中毒、せん妄を伴う離脱状態、精神病性障害、遅発性精神病性障害、F2群のうち統合失調症、妄想性障害、急性一過性精神病性障害、感応精神病、統合失調感情障害、F3群のうち精神病症状を伴う気分障害（うつ病、躁病あるいは混合性エピソード）である。

このように、DSM-Ⅳ-TRとICD-10では妄想は精神病症状とされる。妄想反応（paranoid reaction）はK・シュナイダー（Schneider K）[12]によれば精神病ではなく異常体験反応であるが、こうした機序による区別は、DSM-Ⅳ-TRとICD-10では行われない。妄想反応はICD-10では「F23　急性一過性精神病性障害」のうち

「F23・3　妄想を主とする他の急性精神病性障害」、ＤＳＭ-Ⅳ-ＴＲでは「短期精神病性障害」と診断される。

4．診断基準における妄想

4-1．統合失調症と妄想性障害の鑑別

ＤＳＭ-Ⅲでは妄想性障害（Paranoid Disorders）の下位群としてパラノイアが挙げられていたが、これは妄想内容が被害妄想と嫉妬妄想に限定されるなど、きわめて狭い概念であった。このことを反映して、統合失調症の診断に一つあれば十分な症状のうち、妄想に関するものは（1）被支配妄想、思考伝播、思考吹入、思考奪取を含む奇異な妄想、（2）被害妄想、嫉妬妄想以外の妄想、（3）幻覚を伴う被害妄想、嫉妬妄想であった。ＤＳＭ-Ⅲ-Ｒでは、妄想性障害（Delusional（Paranoid）Disorder）は妄想内容が被害妄想、嫉妬妄想に限定されず、クレペリンに一致した形の「非統合失調症性の妄想性精神病」という広い範囲の疾病学的位置づけが与えられた。これに呼応して、統合失調症の基準から上の（2）がなくなり、妄想に関して統合失調症の範囲は狭まった。このことは、ＤＳＭ-Ⅳ-ＴＲの妄想性障害（Delusional Disorder）に引き継がれた。その包含基準は、奇異でない妄想（すなわち現実生活で起こる状況に関するもの）が一カ月以上持続するというものである。

ＩＣＤ-10ではＤＳＭ-Ⅳ-ＴＲと異なり、統合失調症診断にとって一つあれば十分な妄想として、妄想知覚が挙げられている。この点においてＩＣＤ-10はシュナイダーの一級症状により忠実である。させられ体験・被影響体験という意味での自我障害は、すべてシュナイダーの一級症状であるが、上述したようにＩＣＤ-10では、そのうち思考に関するものが項目（1）（a）にまとめられているのを除いて、すべて妄想に含められ、被支配妄想、被影響妄想などとよばれる（ＤＳＭ-Ⅳ-ＴＲでは、自我障害はすべて奇異な妄想に含められる）。ＩＣＤ-10でも、統合失調症の全般基準を満たさないことが、妄想性障害の除外基準の一つである。すなわち、①妄想知覚、

②させられ体験・被影響体験という意味での自我障害、③奇異な妄想のうち一つでもあれば、妄想性障害は除外される。

4-2. 統合失調感情障害と気分障害の鑑別

DSM-Ⅳ-TRでは、統合失調感情障害と気分障害の鑑別において、著明な気分症状なしに幻覚や妄想が二週間以上みられる場合、気分障害は除外される（統合失調感情障害の基準B）。すなわち、こうした期間が二週間未満であれば、精神病症状を伴う気分障害と診断される。診断上、統合失調症状の存在は気分症状の存在に優先するというヤスパース—シュナイダー(13)の階層原則は、DSM-Ⅳ-TRでは放棄されているはずであるので、この基準はその例外ということになる。

ICD-10では、DSM-Ⅳ-TRとは反対に、統合失調感情障害が気分障害の除外基準とされているため、こうした時期の存在は要件とされない。したがって、気分エピソードに一致した時期にのみ統合失調症状が出現する場合（「F25・x0 感情症状と統合失調症状が同時にのみ出現する」）と、そうでなくても上の基準Bを満たさない場合は、ICD-10では統合失調感情障害、DSM-Ⅳ-TRでは「精神病症状を伴う気分障害」と診断がわかれる。

5. paranoidの用法と混乱

5-1. 英語圏におけるparanoidの用法

本来、paranoidは paranoia + oid (form, resemblance) であり、クレペリンはこれをparanoiaに似て非なるもの、すなわち「類パラノイア性」との意味で用いた(14)。だが英語圏では、paranoidは必ずしもこうした正確な意味で用いられなかった。たとえば英国のF・フィッシュ (Fish F)(15)は、すでに一九六七年、「英語圏の精神科医は

"paranoid" を被害的、猜疑的、敵意のあるといった意味で用いているが、その本来の意味は "like paranoia" (パラノイアのような)、すなわち "delusional" (妄想性) である」と指摘している。

ＤＳＭ-Ⅲでは、paranoid はParanoid Disorderという用語のなかでは「妄想性」という本来の意味で用いられた一方、Paranoid Personality Disorderのなかでは、フィッシュが指摘した不正確な意味で用いられた。ＤＳＭ-Ⅲ-Ｒでは、paranoidの用法に関するこうした混乱を解決するため、いずれかの呼称の変更が検討された。その結果、前者はDelusional (Paranoid) disorderと表現され、paranoidは括弧に括られた。一方、paranoidが不正確な意味で用いられたParanoid Personality Disorderという呼称は、変更されなかった。その理由をＤＳＭ-Ⅲ-Ｒは「"paranoid"は英語では通常、猜疑心のみを意味するため」と説明した。ＤＳＭ-Ⅳ[16]では、括弧付きのparanoidが削除され、Delusional Disorderという現在の呼称になった。ＩＣＤ-10でもこの呼称が採用された。一方、Paranoid Personality Disorderという呼称はＤＳＭ-Ⅳ-ＴＲでもＩＣＤ-10でも存続している。こうした経緯から、ＤＳＭ-Ⅳ-ＲとＩＣＤ-10では、「妄想性」という意味ではparanoidではなくdelusionalが用いられる。

こうしてparanoidという語は現在の英語圏では、ＷＨＯが「一つあるいは複数の主題に関する自己関係づけの病的な支配的観念あるいは妄想を示す記述的用語」と定義し、ＤＳＭ-Ⅳ-ＴＲがparanoid ideation (パラノイド観念形成) を「猜疑心や、いやがらせされている、迫害されている、不当な扱いをうけているという思い込みなど、妄想性 (delusional) よりも程度が軽い観念形成」と定義し、Ａ・シムズ (Sims A)[17]が「精神医学ではparanoidという語は〝自己関係づけ〟を意味するようになった」というように、本来の妄想性ないし類パラノイア性という意味ではなく、自己関係づけや猜疑心を意味する記述的用語として用いられている。ＩＣＤ-10では、この語は**表2**に示す表現のなかで用いられている。ＤＳＭ-Ⅳ-ＴＲでも、その用法はほとんど同じである。例外として、ＩＣＤ-10にみられるparanoid delusionという語は、ＤＳＭ-Ⅳ-ＴＲでは用いられていない。その理由は、「この語の意味は複数あり、混乱を招き、相反する」（DSM-Ⅲ）からである。

5-2. 「妄想性パーソナリティ障害」は誤訳である

DSM-Ⅳ-RとICD-10におけるParanoid Personality Disorderは、paranoid ideationが顕著なパーソナリティ障害である。ICD-10による診断基準を要約すれば、①挫折や拒絶に対する過敏、②持続する恨み、③猜疑心と曲解、④自己の権利に対する固執、⑤配偶者の不貞に対する疑念、⑥自己関係づけ傾向、⑦「陰謀」による説明へのとらわれであり、「妄想が生じやすい」という特徴は含まれない。DSM-Ⅳ-TRでも同様である。A・ムンロ（Munro A）[18]はこのパーソナリティ障害について、「delusionalという意味でparanoidな病態ではなく、混乱を招くので名称を変えるべきである」と主張している。paranoidがこうした意味で用いられている以上、これは妄想を持ちやすいパーソナリティ障害であるという誤解を生じないようにするため、「妄想性パーソナリティ障害」ではなく「パラノイドパーソナリティ障害」と邦訳すべきである。

このパーソナリティ障害にみられるparanoid ideationは優格観念である。つまり、パラノイドパーソナリティ障害に関する診断上の問題は、その人に妄想が存在する場合に、パラノイドパーソナリティ障害と診断するか、それとも妄想性障害など精神病性障害と診断するかというカテゴリー診断ではなく、その人の持つ信念や観念が優

表2　paranoidが用いられている診断カテゴリー（ICD-10、DCR）

- Paranoid attitude（パラノイド的態度）
  - —F01　血管性認知症
- Paranoid idea（tion）（パラノイド観念（形成））
  - —F07.0　器質性パーソナリティ障害
  - —F1x.0　大麻類、コカイン、カフェインおよび他の精神刺激薬、幻覚剤使用による急性中毒
  - —F13.3　鎮静薬や睡眠薬による離脱状態
  - —F21　統合失調型障害
- F60.0 Paranoid personality disorder（パラノイドパーソナリティ障害）
- F20.0 Paranoid schizophrenia（妄想型統合失調症）
  - —paranoid delusions（パラノイド妄想）
  - —paranoid symptoms（パラノイド症状）

格観念であるのか、それとも妄想であるのかという症状診断である。ＤＳＭ-Ⅳ-ＴＲのように妄想と優格観念の区別は困難であるという立場に立つと、まさにそうした理由から、パラノイドパーソナリティ障害と妄想性障害との鑑別は困難ということになる。

文献

（1）American Psychiatric Association：Diagnostic and Statistical Manual of Mental Disorders, 4th Ed, Text Revision. APA, Washington DC, 2000

（2）World Health Organization：The ICD-10 Classification of Mental and Behavioural Disorders；Diagnostic criteria for research. WHO, Geneva, 1993（中根允文、岡崎祐士、藤原妙子、他 訳『ＩＣＤ-10精神および行動の障害—ＤＣＲ研究用診断基準（新訂版）』医学書院、東京、２００８）

（3）American Psychiatric Association：Diagnostic and Statistical Manual of Mental Disorders, 3rd ed. APA, Washington DC, 1980

（4）American Psychiatric Association：Diagnostic and Statistical Manual of Mental Disorders, 3rd Ed, Revised. APA, Washington DC, 1987

（5）Jaspers K：Allgemeine Psyhopathologie, 5 Aufl. Springer, Berlin, 1948（内村祐之、西丸四方、島崎敏樹、他 訳『精神病理学総論』岩波書店、東京、１９５３）

（6）World Health Organization：The ICD-10 Classification of Mental and Behavioural Disorders; Clinical descriptions and diagnostic guidelines. WHO, Geneva, 1992（融 道男、中根允文、小見山実、他 訳『ＩＣＤ-10精神および行動の障害—臨床記述と診断ガイドライン（新訂版）』医学書院、東京、２００５）

（7）World Health Organization：Lexicon of psychiatric and mental health terms, 2nd ed. WHO, Geneva, 1994

（8）Spitzer R, Endicott J, Robins E：Research Diagnostic Criteria (RDC) for a Selected Group of Functional Disorders. New York State Psychiatric Institute, Biometrics Research, New York, 1975

(9) Spitzer RL, First MB, Kendler KS, et al.：The reliability of three definitions of bizarre delusions. Am J Psychiatry 150：880–884, 1993

(10) Cermolacce M, Sass L, Parnas J：What is Bizarre in Bizarre Delusions? A Critical Review. Schizophr Bull 34：667–679, 2010

(11) American Psychiatric Association：Diagnostic and Statistical Manual of Mental Disorders, 2nd ed. APA, Washington DC, 1968

(12) Schneider K：Klinische Psychopathologie, 15 Aufl. mit einem aktualisierten und erweiterten Kommentar von Huber G und Gross G. Thieme, Stuttgart, 2007（針間博彦 訳、クルト・シュナイダー『新版 臨床精神病理学』文光堂、東京、２００７）

(13) 古茶大樹、針間博彦「病の「種」と「類型」、「階層原則」―精神障害の分類の原則について」『臨床精神病理』31巻、7–17ページ、２０１０

(14) 内沼幸雄『正気の発見―パラノイア中核論』岩波書店、東京、１９８７

(15) Fish F：Clinical Psychopathology：Signs and Symptoms in Psychiatry. John Wright & Sons, Bristol, 1967

(16) American Psychiatric Association：Diagnostic and Statistical Manual of Mental Disorders, 4th ed. APA, Washington DC, 1994

(17) Sims A：Symptoms in the Mind. An Introduction to Descriptive Psychopathology, 3rd ed. Saunders, London, 2003

(18) Munro A：Delusional Disorder：Paranoia and Related Illnesses. Cambridge University Press, Cambridge, UK；New York, 1999

JCOPY 88002-834

III 真性妄想と妄想様観念、敏感関係妄想、支配観念

群馬病院 橘田 昌也
慶應義塾大学医学部 精神神経科学教室 古茶 大樹

1. 妄想の定義

思考の障害を思路障害、体験様式の障害、そして内容の障害とわけるならば、妄想（delusion, Wahn）は、思考内容の障害として理解されている。この精神症候学上もっともよく知られ、まさに精神病を象徴する「妄想」という術語について、意外ではあるかもしれないが、誰もが納得できる確定した定義はない。ここではK・ヤスパース（Jaspers K）をはじめとする諸家のメルクマールに、笠原が修正と補足を加えた妄想（厳密には真性妄想）の定義を引用しておこう[1]。

①平均人の確信に比しはるかに強い並々ならぬ確信、比類のない主観的確信性。
②他人の合理的説得によっても、また彼自身のこれまでの人生経験などに照らしてみても、絶対に訂正不能であること。一見訂正しうるかにみえることがあっても長続きしないこと。これまでの体験世界や客観的に他者と共有のこの現実と相容れぬことを知りながら、無媒介の明証性を理由に訂正を拒否すること。
③その内容に多少とも現実にありうべからざる側面を含むこと。
④例外的な場合（たとえばfolie à deux）を除いて、その確信も内容も他者と共有されぬこと。つまり妄想とは

〃一人での精神病〃であること。

⑤時間的には多少とも持続的であり、かついわゆる妄想加工を核心の周辺に必ず持つこと。

⑥原則として他の葛藤的体験から反応的にまったく導きだされぬか、導きだされるとしてもせいぜい一部であって、全部を他の体験から了解しつくすこと、導出しつくすことはできぬこと。

⑦そのような誤謬の成立を説明するに足る意識、知能、情緒の障害を背景に持たぬこと。

ここでは、妄想の主要な形式である真性妄想と妄想様観念を扱うが、前者と比較すると脇役になりがちな後者について、特に敏感関係妄想と支配観念を中心に論ずることとしたい。

2. 真性妄想

妄想は発生に関して了解心理学的立場から、真性（真正）妄想（echter Wahn）と妄想様観念（wahnhafte Idee）の二つにわけられる。よく知られている二分法だが、実際の臨床場面で、ある患者の抱いている観念が、真性妄想なのか、妄想様観念なのかを鑑別することは簡単ではないことが少なくない。その大きな理由は、上記の妄想の定義にもあるように、われわれが実際に観察するものは、出発点にある体験から多かれ少なかれ加工の施された産物（妄想体系（Wahnsystem）または妄想構築（Wahngebäude））であるからである。この加工のプロセスを妄想加工（Wahnarbeit）とよぶが、これは括弧つきではあるが「正常心理学的」な働きである。この「真性妄想か妄想様観念か」という鑑別は、観念の発生の仕方、その出発点を問題にしているので、そこまでさかのぼらなければわからない。それが時として難しいのである。にもかかわらず、この鑑別にこだわるのはなぜだろうか。そこに精神病理学上の「疾病であるのか、ないのか」という判断基準があるからにほかならない。

真性妄想は一次妄想（primarer Wahn）ともいう。感情や他の体験から導かれず、ひとりでに生じたもの、つまり心理学的にそれ以上さかのぼれず、現象学的に究極的なものであるから、その発生を了解することはできない。追体験し感情移入しても了解できないとすると、それは何かしらの病的過程（Prozeß，正常心理の枠内にある反応ではなく、究極的には身体に帰せられるべき疾患を意味する）によるものであるとヤスパースは述べている[2]。この主張は、存在概念に基づく身体医学の疾病定義を超えた精神医学固有の疾病定義につながるもので、統合失調症を反応ではなく疾患とみる、重要な（しかし暗黙の）コンセンサスとなっている。

ヤスパース[2]は真性妄想として、一次的妄想体験（妄想気分）を記述し、さらに現象学的に妄想知覚、妄想表象（心のなかに記憶や過去のことが新しい意味を持って現れる妄想追想と、突然あり得ない考えを思いつく妄想着想とにわけられる）、妄想意識性（途方もない世のなかの事件を知っているが、それを感覚的、具象的には少しも知っていないこと）にわけて記述した。その後K・シュナイダー（Schneider K）[3]は妄想表象と妄想意識性を妄想着想に一括し、妄想気分と妄想知覚を明確に区別することで、妄想気分、妄想知覚、妄想着想という用語が定着することになる。伝統的なドイツ精神医学は、真性妄想は統合失調症に特有であるという立場をとる。妄想知覚と妄想着想については別項で詳細に取り上げられるのでここでは、これ以上詳しくは論じない。

3. 妄想様観念

真性妄想が究極的に了解不能であるのに対して、妄想様観念（wahnhafte Idee）は、患者の異常体験、感情状態、人格特徴、状況などから妄想の発生や内容が心理学的に了解可能なものをいう。二次妄想（sekundärer Wahn）や妄想類似の反応（wahnähnliche Reaktion）（シュナイダー[3]）も同義であり、ここに含まれるものをいくつか挙げてみよう。妄想様観念と一括されているが、その基盤となる精神状態やその発展の仕方はそれぞれ異なっている。

②から④については、感情が妄想形成の背景で重要役割を演じているという点で共通している。

①幻聴や作為体験などの病的体験を説明するために生じた説明妄想

「体がびりびりしびれるのは、冷蔵庫になにか仕掛けがしてあってそこから電磁波のようなものが出ているからだ」というような物理的被害妄想、「体が操られているのは、昔出会った占い師が私にとりついているのだ」というような憑依妄想がこれにあたる。一次性の病的体験を、論理的に説明しようとしたものであるが、その説明しようとする心の動きは妄想加工と同じく必ずしも病的ではない。患者にとっては得体のしれない病的体験を、自分のこれまでの生活体験と意図的に結びつけることで、その得体の知れなさから逃れようとしている、つまり一種の心理的な安定化作用とみることもできる。

②病的な感情状態に基づく妄想

躁状態での高揚気分から生ずる誇大妄想、およびうつ状態での抑うつ気分から生ずる微小妄想がこれにあたる。ＤＳＭでも、「気分に調和する（mood congruent）」妄想と記されており、妄想形成は二次性ととらえている。もっともわれわれの臨床的な観察の印象は必ずしもこの見解を支持するものではない[4]。軽度、中等度、重度と抑うつ状態が順に悪化し、最終的に微小妄想が出現するという展開はまれである。躁状態も抑うつ状態も、どちらも異常な気分状態ではあるが、はたしてその程度の問題として（重症化することで）これらの妄想が生ずるのだろうか。いずれの場合も自己価値感情の変化が生じない限り、妄想形成には至らないし、むしろ誇大妄想や微小妄想は、そのような肯定的あるいは否定的な自己価値感情の表現そのものである。その意味では一次性の体験とみることもできよう。

③特異的な人格に関連した妄想

特異的な人格特徴を持つ人に、その葛藤を刺激するような特別な体験をすることで生ずる妄想である。敏感関係妄想、狂信的な異常性格者にみられる好訴妄想（いわゆるパラノイア）がこれにあたる。パラノイアについては本書で古城が詳細に論じている。敏感関係妄想については項を改めてとりあげる。

④状況との関係で起こる妄想

特定の状況と結びついた妄想も、二次性とみなされている。昔からよく知られているのは、長期拘禁者の赦免妄想、難聴者や異文化での孤立した生活状況で生ずる被害妄想がある。特有の状況であることが強調されるが、むしろその背景にある願望や恐怖あるいは劣等感といった、その状況に結びついた強い感情が妄想形成の源となっている。たとえば摂食障害患者が「周り人はみな自分のことを太っていると思っている」という被害妄想、軽度精神発達遅滞者にみられる劣等感から発生する被害妄想もまたここに含めてよいだろう。

妄想様観念に共通する心理機制は自己暗示に近いように思う。ヤスパースは自己暗示について「了解しうる理由からある観念や期待や推測が浮かび上がると、その人の精神生活のなかでその内容が現実化される。ある事柄を推測するともうそれが本当だと確信してしまう」と記載している(2)。自己暗示の機制は、もっと注目されるべきで、たとえば覚せい剤や有機溶剤などの中毒性精神病で観察される妄想に、自己暗示の産物と思われるものは少なくない。

4. 敏感関係妄想

4-1. 「軽症パラノイア型」と「頓挫性パラノイア」

敏感関係妄想を論ずるうえで、触れておくべき先行研究が二つある。

一九〇五年、M・フリードマン（Friedmann M）[5]によって名づけられた軽症パラノイア型（milde Paranoia）は、次のような症例である。大多数は三〇～四〇歳の女性である。これまで経験したことのないほどの強い外的葛藤に直面するか大きな失望や精神的外傷を受けると、数カ月あるいはもっと緩慢に、その外傷と関連して、特定の人物に容疑をかけ、もっぱらこのような唯一の思考連鎖に限定された妄想体系が発展する。同じく限定された注察妄想が加わることもあるが、明らかな幻覚はない。しかも分別が保たれ、彼らは以前と変わらずにその社会的職務を果たすことができる。一～二年間持続する極期を経過すると情動は鎮静化するが妄想そのものは訂正されることはなく、むしろ患者は頑固にその現実性を主張する。つまり厳密な意味での治癒には至らないが、ほぼ一様に二～三年の経過で実際的な意味では治癒したとみなされる。フリードマンは、この類型をC・ウェルニッケ（Wernicke C）の限局性自己精神病（zirkumskripte Autopsychose）、あるいはクレペリンが「情動が和らいで鎮静化してゆく特殊な症例」に相当するものとして、パラノイアの治癒可能性について論じている。

一九一〇年にR・ガウプ（Gaupp R）[6]は頓挫性パラノイア（abortive Paranoia）を報告した。その症例は二五～四五歳の教養ある男性である。思いやりがある、遠慮深い、心配症、良心的、反省的といった性格傾向は、好訴者とは対照的である。このような人間に、感情を揺り動かす体験が加わると、病的な自己関連づけを基調とする妄想がきわめて緩徐に形成される。しばしば神経衰弱症状を随伴することで、患者はそれに対してはある種の病感を抱く。妄想は論理的に根拠づけられ、特定の人物や警察などの組織に向けられる。倫理的な繊細さが妄想に反映され、自分の行動が迫害の原因ではないかと反省し、情緒は抑うつ性に傾く。妄想は確固とした体系をつくることはなく、全人格を支配するほどでもない。関係妄想は長年にわたって保持されるのだが、その特徴は動揺性の経過にある。進行性経過をとることはまれで、荒廃には至らない。ガウプはこれを性格因的な妄想形成とみなし、抑うつ―良心的な素質から生じるという点で、好訴妄想の対極に位置づけた。

妄想形成に関して、フリードマンは主として外的体験から、またガウプはその性格基盤から理解しようとした（両者は同一ではない）が、これらはE・クレッチマー（Kretschmer E）の敏感関係妄想の重要な先駆的概念となった。

4-2. 敏感関係妄想

ガウプと弟子のクレッチマーを中心とするチュービンゲン学派は、当初よりヤスパースの流れを汲むハイデルベルク学派の記述現象学的立場とは異なった視点（心因性妄想論）から、妄想の成立をめぐって考察を続けた。ヤスパースが統合失調症の発病に「これまでとは異質で不可逆的な病的過程（Prozeß）のはじまり」(2)を想定し、シュナイダーも「妄想が生じるところ、すべての了解可能性は道を絶たれる」として、どうしても疾病を要請しなければならないとした(3)。このような見解は健康な心身状態と疾患的な心身状態とは絶対的に異なっていて両者の間には移行がなく鑑別することができるという前提から出発している。一方、クレッチマー(7)はそういった見地とは一定の距離を置き、ある種の妄想は心理学的に了解可能な精神病質的反応の一つであると主張する。

クレッチマー(7)は心を「絶えず新たに与えられる外部刺激に対し、絶えず生起し働き続ける反応作用の錯綜」とみる。そして「体験が心を通り抜ける経路を初めから終わりまで追ってゆく」ことで、心の持つ印象能力、保持能力、精神内部の活動性と伝導能力という基礎概念を導き出した。このような観点から心の動きを観察することで、保持力の欠損を特徴とする原始反応と転轍反応（筆者注―いわゆるヒステリー性機制を指す）、減衰力の欠損を特徴とする発揚性反応とその発展、伝導能力の欠損を特徴とする敏感性反応とその発展、精神内部の活動性低下を特徴とする純粋な無力性反応という精神病質的反応型を区別している。ここでいう反応とは、現実によって制約された体験をその本質的成立原因としているもので、単純な反応なら限られた期間内に精神の基礎状態に復帰しうる。反応的発展とは、ある体験によって、もはや出発点へは戻ることのないような精神運動の変化が生ずるものだが、その生じた変化とそもそもの体験との内的関連は保持されている。精神病質的とは、通常の性格よりも容易に体験に対する反応としての病的障害を引き起こしやすい性格に基づいているということである。

敏感関係妄想（クレッチマー、一九六六）⑺は敏感性発展が妄想形態をとったものである。それは特有の性格傾向を持つ人に生ずるのだが、ここでいう特有の性格傾向―敏感性格とは、一面では並はずれた情性の豊かさ、弱さ、繊細な傷つきやすさを示し、他面ではある種の自意識に満ちた野心、我意を示すような二面性を持っている。言い換えるなら無力性の不全感を地としながら、そこに強力性の自尊心の棘が刺さっている性格特徴をいう。さらに彼らの性格の生物学的な特徴として易疲労性がある。仕事や感動による疲労蓄積が障害の発生を促進する要因となっている。そのような敏感性格者が、ある困難な対人的・社会的環境に置かれ、その状況下で、敏感性性格を刺激するような体験（鍵体験）をする。そのような鍵体験には、性衝動と結びついた恥ずべき倫理的な体験（中年独身女性の遅まきの恋や小心な若者の自慰行為）、その他の色情性の情意葛藤や職業上の葛藤を惹き起こす体験がある。無力性性格部分を強く刺激するような「恥ずべき不全感」が鍵体験に共通する特徴である。鍵体験によって内的葛藤が惹起されるが、精神内部の高い活動性と伝導能力の欠損ゆえに、その葛藤は単純に消えることはなく、むしろ繰り返され増強されていく。そのような強い感情を帯びた表象群を意識的に保持することを抑留（Verhaltung）とよぶ。そして抑留がもっとも高度な段階に達したとき、（ある観念連合上近似の小さな日常生活体験―この体験は鍵体験ではなくごく些細なものである―がきっかけとなって）一次的な体験内容が無意識的に改変され、二次的な、病的な一見異物的な表象群へと変化する。これを転化（Inversion）という。転化された表象群に対する現実判断は実にさまざまである。それは強度になれば妄覚を生ずることもあるし、それ以後、分離・独立した二次的精神機構として作用するようになる。この二次的機構が積極的な現実判断を伴って持続的に活動すると、敏感関係妄想の臨床像が発展してくる。この機構は、端緒となった鍵体験と観念連合上近似ではあるが、鍵体験そのものから結合的に発展してくるものではない。意識的自我は転化の瞬間には純粋に受け身の役割しか持たず、二次的体験が生まれたときに再び積極的なかかわりを始める。敏感関係妄想は、発揚性発展すなわち真性好訴者の辿る直線的展開ではなく、転化において、体験の意識的・精神的加工が一瞬折れ曲がる。意識外のスイッチにより中断されるという点では、ヒステリー性転轍との類似性を指摘することもできる。この転化の機制を正常心理の枠内（連続性が保持されている）とみるか、そこに断裂があるとみるかで、敏感関係妄想を反応とみるのか、それとも疾患とみるのかという意見がわかれるのではないかと思う。

彼の呈示したヘレーネ・レンナー症例を検討してみるとわかることだが、敏感関係妄想患者はそれにとどまり続けるわけではない。ヘレーネ・レンナー症例の病像の推移をごく簡単にいくつかの術語を使って表現するなら、それは体質性精神病質（konstitutionellen Psychpathie）に始まり、慢性パラノイア段階（chronische-paranoides Stadium）へと移行し、短期間だが彼の言う敏感性疲労精神病（sensitive Erschöpfungspsychose）を一過性に経過した後に、慢性関係神経症（chronische Beziehungsneurose）へと移り変わっている。ある時期の病像（敏感性疲労精神病）は、今日の、あるいは当時の診断基準でも妄想型統合失調症と診断されてもおかしくはないように思える。続くアンナ・フェルトヴェーク症例は、躁うつ病の経過に近いものが呈示されていることも興味深い。そうなるとクレッチマーは、(妄想型) 統合失調症や躁うつ病をどのように鑑別したのだろうか。強調されているのは、発病についての感情移入可能性、厳密な体験集中化、全経過を通じて活発な心理的反応性があること、重症例であっても人格が完全に維持されていることである。そして関係妄想が豊富であっても、内的連関なしにそれが形成された場合はここには含まれないとして、動機なき自己関係づけを特徴とする妄想知覚にまで、この概念を広げようとはしていない。

数は少ないが、このような心理的な布置から、かなり了解できる妄想が形成される例は存在する。妄想があるとただちに薬物療法と条件反射的に治療方針を決めてしまうのではなく、（限界はあるとしても）ここに精神療法的アプローチの可能性を見出そうとするクレッチマーの思想には、精神科医として見習うべき姿勢がある。

5. 支配観念

妄想様観念と関係が深いものに支配観念（überwertige Idee）がある。優格観念、固着観念、固定観念ともいうが、強い感情に結びついて、意識内に長時間とどまり、これを占有し続ける観念のことである。歴史的にはウェルニッケ（一八九二）[8]が支配観念による限局性自己精神病を記載したことに遡る。彼が明らかにしていることは、限局された関係妄想のなかには、実際の体験に直接起因し、この体験が持続的に中核となっているような形態の関係妄想があるということである。「ことに、その内容上、自己同化が特に困難な、すなわち既存の意識内容と相容れない体験は、支配観念を生じやすい」と述べ、関係妄想を生じたのは高度の感動が伴ったためであると述べている。

クレッチマーは『医学的心理学』[9]で支配観念（邦訳書では優格観念の訳語が使われているが、ここでは支配観念に統一しておく）を次のように説明している。支配観念は人間の行為の重要な推進力となる。「最小点に最高力を集中する」もので、深く掘り下げて考えるのに適し、研究家や発明家の仕事にふさわしい。恋愛や結党もここに含まれる。正常かつ有意義で社会的価値の高い目的を成し遂げようとする原動力になりうる一方で、利己的で社会的には容認されない、時には異常とみなされるものもある。支配観念は、「鉄の粉に対する磁石の作用」にたとえられる。すべての考えは、その周りに集まり、それに向かっている。提供された材料のなかから、それに適合し都合の良いように解釈できる観察や追想だけを選択的に取り出し、その一方でその観念に利用できないものやそれに反するものはすべて意識から締め出されまったく想起されない。それゆえ視界は非常に狭くなる（精神的視野狭窄）。記憶や観察を強く変形させるように作用するために、精神病質者では系統的に組み立てられた妄想体系（妄想様観念）を生ずる。

支配観念の場合、誤りが認められれば訂正可能である点で妄想とは区別されることになっている[2]。しかし、訂正困難な支配観念は少なくない。むしろ簡単に訂正されてしまうならばそもそも支配観念とはよばないだろう。この訂正可能性は背景にある感情に依存している。その根底にある強い感情が何らかの形で解消されるか弱まらない限り、訂正されることは難しいはずである。ちなみに支配観念という術語は通常、正常心理の枠内あるいはその延長線上にあるものとして使われる。より正確に表現するならば、ある観念を支配観念とよぶなら、それは正常心理との連続性を強調することになるし、妄想様観念とよぶならば、妄想との類似、つまり異常性をより強調することになる。時に、どちらの術語を選択するかで、たとえば司法精神医学上の責任能力判定に影響を及ぼす可能性がある。

支配観念と敏感関係妄想や軽度パラノイア型との関係については、これらを単純なベン図のような集合関係で表現することはできない。いずれも、それぞれの提唱者が実際の症例を観察するなかで、いくつかの特徴を抽出してできあがった「理念型」として提唱された類型概念だからである[10]。類型概念そのものは実際に存在する疾患であるという保証はなく、それぞれの提唱者の視点が反映され考え出された観念的虚構や仮説として扱われるべきものである。これらはどれが正しいかでも、どれがどれかに含まれるでもなく、症例を測るための物差しのような役割を果たす。目前にある症例を、整理したり、治療を考えたり、誰かに簡潔に伝えるための有用な手段として理解されるべきものだろう。

文献

(1) 笠原　嘉「妄想の定義」『妄想論』みすず書房、東京、6-31ページ、2010
(2) Jaspers K : Allgemeine Psychopathologie. Springer, Berlin, 1913（西丸四方 訳『精神病理学原論』みすず書房、東京、1971）
(3) Schneider K : Klinische Psychopathologie, 15 Aufl. Georg Thieme Verlag, Stuttgart, 2007（針間博彦 訳『新版臨床精神病理学 原著第15版』文光堂、東京、2007）
(4) 古茶大樹、古野毅彦「退行期メランコリーについて」『精神神経誌』111巻、373-387ページ、2009
(5) Friedmann M : Beiträge zur Lehre von der Paranoia. Monatsschrift für Psychiatrie und Neurologie 17 : 467-484, 532-560, 1905（茂野良一、佐久間友則、大橋正和 訳『パラノイア学説への寄与』時空出版、東京、408-432ページ、2009）
(6) Gaupp R : Über paranoische Veranlagung und abortive Paranoia. Zentralb Nervenheilk Psychiat 33 : 65-68, 1910
(7) Kretschmer E : Der sensitive Beziehungswahn, 4 Aufl. Springer, Berlin, 1966（切替辰哉 訳『新敏感関係妄想』星和書店、東京、1979）
(8) Wernicke C : Zirkumskripte Autopsychose aufgrund einer überwertigen Ideen. Dtsch Med Wschr 18 : 581-582, 1892
(9) Kretschmer E : Medizinische Psychologie. Georg Thieme Verlag, Stuttgart, 1950（西丸四方、高橋義夫 訳『医学的心理学』みすず書房、東京、1985）
(10) 古茶大樹、針間博彦「病の「種」と「類型」、「階層原則」―精神障害の分類について―」『臨床精神病理』31巻、7-17ページ、2010

JCOPY 88002-834

Ⅳ パラノイア問題再考

東京女子医科大学医学部 精神医学教室　古城　慶子

1. はじめに

U・H・ペータース (Peters UH) のドイツ語事典[1]によれば、Paranoia (Nebenverstand) は「頭がおかしい人」を指す古代ギリシアの俗語であった。一七九八年にI・カント (Kant I) が身体疾患に見舞われていない「正気とは思えないことをいう人 (Irreredende)」全体に「狂気 (Verrücktheit)」の語を導入した。これを一八一八年にJ・C・A・ハインロート (Heinroth JCA)[2]がパラノイア (Paranoia) と翻訳することで、思考力の過剰緊張による精神の不自由さと感覚は損なわれていない概念の倒錯とに意味を限定して精神医学に採用したのだという。その後多くの下位分類が提出されたが、ある種の思考の障害という意味で共通していた。パラは「傍らに」あるいは「偏り」を、ノイアは「知性」を意味するので、パラノイアは知性が偏っている状態として「偏執狂」と邦訳されてきた。一八九三年にE・クレペリン (Kraepelin E)[3]が教科書第四版で「疾病単位」としてのパラノイアを提唱して以来、パラノイア問題は精神医学の歴史とともに繰り返し議論の俎上に載せられてきたのである。

ここではパラノイアの本質とは何かという根本問題を改めて考えてみたい。そのために次の三点に絞って論及する予定である。第一はパラノイアと歴史的に言い慣わされてきた固有の病像とはどのような状態あるいは性質のものを呼称しているのか、症状学の横断的あるいは縦断的脈絡でのパラノイア性病像の対象範囲の限定から始めなければならない。第二にパラノイアとは何か、という成因論解明に先行するパラノイア問題の源泉について再考する。第三にパラノイア人（Paranoiker）の世界とはどのようなものか、パラノイア人を貫いている意味を雛型的症例に基づき精神病理学の水準で考察したいと思う。

2. パラノイア（Paranoia）の概念規定

2-1. 自己関係づけ（Beziehungssetzung）をめぐっての妄想問題とパラノイア問題
—妄想性（paranoid）とパラノイア性（paranoisch）—

H・W・グルーレ（Gruhle HW）[4]は妄想（Wahn）をきっかけのない自己関係づけとした。K・シュナイダー（Schneider K）[5]は「妄想のあるところには性格的了解はなく、了解可能なところに妄想はない」と二者択一的に要約して真正妄想（echter Wahn）の概念規定を固守し、真正妄想をその出現形式をめぐって了解可能性あるいは意味法則性の彼岸に置いた。両者の暫定処置を考慮して、K・ヤスパース（Jaspers K）[6]が「妄想様ないしは妄想的（wahnhaft）」と呼称した体験反応の一切を多くの諸家とともに妄想性体験反応（paranoide Erlebnisreaktion）あるいは妄想性発展（pranoide Entwicklung）とする、その妄想性（paranoid）が含む範囲はパラノイア性（paranoisch）とよばれる体験反応のそれよりも広く、後者は前者の一種と考えてその範囲を限定しておくべきであろう。

クレペリンのパラノイアの含む対象範囲は迫害、嫉妬、発明、血統、予言者、恋愛の妄想群であって、好争者妄想（Querulantenwahn）は含まれなかった。ただし好争者を迫害された迫害者とする意見もあり、パラノイアに入れないわけにはいかない。シュナイダーも「真の好争者妄想は陰険な目にあわされたという意味で迫害妄想である」としている。今日では発明、血統、予言者の妄想は、迫害妄想、好争者妄想とは同列に置き難くパラノイアに入れられてはいない。嫉妬妄想は相手の冷たい仕打ちと表裏をなした迫害妄想ともみなし得る。千谷[7]は

「好争性こそパラノイアの中核になる。迫害妄想と好争者妄想とは，攻勢防御と守勢攻撃とのいずれに傾斜するかは条件次第であり，身を守る点，つまり自我感情を固執する点は一つである」という。したがって迫害妄想と好争者妄想とを一つのものの両側面として持つものを指示あるいは表徴する概念がパラノイアと考えられる。

2-2. 症状学の横断的あるいは縦断的脈絡でのパラノイア性病像

パラノイア性病像は数々の基礎疾患にも出現する。それら基礎疾患の初期にはパラノイア性発展とみられていた病像が基礎疾患の消長による一時的感情障害を基盤にした回復可能なパラノイア性反応あるいは頓挫性パラノイア（R・ガウプ，Gaupp R[8]）である場合もある。クレペリンも周知の躁うつ病の軽い病相期に前景を支配する症状としても出現する。この病像は統合失調症の辺縁型（シュナイダー[9]，E・クレッチマー，Kretschmer E[10]）であるばかりではなく，器質性疾患や躁うつ病の辺縁型でもある。さらに誘発的基礎疾患から離れて，性格類型学の立場からシュナイダー[11]はパラノイアの第二の供給源として狂信性，誇大性，猜疑性，自信欠乏性，敏感性の各精神病質人を指摘し，パラノイア性病像の構成要件として広義の内因性基層（endogener Untergrund）の動揺や崩れ，性格や状況による多次元診断の立場に導かれている。このような成因非特異性から，パラノイア性素因の仮定から出発するクレペリンの疾病単位論やパラフレニー性過程と妄想性発展との中間にパラノイアを位置づけるガウプの疾病単位論は影を潜め，パラノイア性症候群が論じられることになった（H・クランツ，Kranz H[12]）。

さてパラノイア性症候群の形式に注目すれば，妄想論の歴史を回顧[13～15]すると，症状学の横断的脈絡でのパラノイア性病像は，フランス語圏の分類[16，17]での熱情妄想病あるいは復権妄想病に相応する。それは主体性が保持された単純な自己関係づけが一次性の症状である。知覚の変化は目立たず，実際の出来事が特定の問題に関する期待や不安の感情の方向と一致した主観的な歪曲（尖鋭化あるいは偏り）という形で妄想的に解釈される。

妄想という限りで現実連関を失っており訂正可能性は奪われている。しかし、この段階ではこの感情の由来や主観的な歪曲の方向は、生活史や状況、性格から一応理解できると思われるほど一定の現実連関は保たれている（基調気分に調和した妄想つまりkatathymer Wahnの意味で筆者らは感情性妄想系列と呼称してきた）のであって、特定の問題を離れれば妄想的歪曲を免れた広い領域が残されている。ただし一次性の自己関係づけからの解釈が繰り返されるうちに、物語化（着想）の意味での整合性の範囲が拡大し体系化されていく。

縦断的脈絡での症状学をみていくと、実地臨床上は妄想的解釈が単純な自己関係づけの範囲にとどまるパラノイア性病像の系列だけで経過する場合も、妄想知覚を主たる症状としたフランス語圏の解釈妄想病性系列へと移行する場合もある。解釈妄想病とよぶ段階では患者の認識と現実との連関喪失は明瞭になる。解釈のきっかけとなる知覚自体がある変化を被り始める。錯覚の傾向や人物誤認にまで至るが、訂正不可能という意味で妄想である。パラノイア性病像の段階とは異なり、自分の感情の動きとは無関係にさしあたりは意味不明、ただし意味ありげな出来事に出会う。現実は表とは違う裏の意味（妄想知覚）を持ち始める。ここでも物語化の意味での解釈、着想によって意味が見出されていくが、現実の出来事が解釈に果たす役割は乏しい。解釈の論理性は緻密さを失い局面的な妥当性しか持たず、局面的解釈相互の矛盾が目立ってくる。現実は判断訂正のきっかけにはならず、妄想を免れた領域はほとんど失われてしまう。かろうじて世間という背景はあるが、パラノイア性病像の段階と比べれば世界は自由な観点交代の場としては十分に開かれていない。

以上の二つの妄想系列までの妄想病性病像が初期から慢性に持続する慢性妄想病性経過であることも、急性（睡眠短縮ないしは喪失、不安緊張の亢進）の病相期性経過で終わることもある。これらの慢性あるいは急性の妄想病性経過の後に幻覚性妄想系列の妄想幻覚状態が訪れる。そこで役割を果たすのは幻聴である。幻聴のために自主性判断は無力化され、かろうじて外部的現実は残っている妄想系列（環界連関性妄想[18]）ではあるが、幻

表　妄想形成の諸形式（妄想を形成する心的過程：陽性症状）

感情性妄想系列	解釈性妄想系列	幻覚性妄想系列	空想性妄想系列
基調気分の異常な前景化あるいは人格的に準備された特定関心の尖鋭化によって、特定の問題が世界から際だち、結晶していく妄想過程。	世界体験という背景性を持ち得る妄想過程。しかし、世界の客観的展開は十分ではなく、世界は自由な観点交代の場として開かれていない。	世界という背景性のない、ある感知的性質の現在化と、背景性欠如に由来するそれへの妄想的呪縛。	世界との現実連関を持たず、空想により開かれる地平を現存させつつ、そこに増殖する妄想生活。世界という背景性を欠いた空想への呪縛が幻覚性妄想系列よりもさらに全面化。
妄想着想 （誇大、微小妄想） **パラノイア** **（敏感性、好訴性）** ＼ **自己関係づけ** ➘	妄想気分（Janzarik W の気配体験、Conrad K のいう「純粋アポフェニー reine Apophänie」） 意味妄想 妄想知覚	五官性幻覚（特に言語性幻覚） 体感性幻覚（いわゆる身体的被影響体験を含む） 影響体験（意志の被影響体験、筒抜け体験等々）	妄想着想 妄想追想 妄想覚性（Jaspers K） 妄想作話 妄想願望

注釈：太字と矢印は症状学の横断的あるいは縦断的脈絡からみたパラノイア性病像の位置づけを示す。

聴の現実性と比較すると力を持たない。さらに段階が進むと外部的現実はなくなる。外部は患者の内部であり、自らの生み出す心象風景に翻弄される。非環界連関性の空想性妄想（パラフレニー）系列への移行である。以上の四つの妄想系列については別著(19～21)で詳述してきたので、要約したものを**表**に示すだけにしたい。**表**に照らせば、パラノイア性病像は感情性妄想系列から解釈性妄想系列への移行の途上で、自己関係づけを結節点とした、妄想知覚にまでは至らない感情性妄想系列に重心のある病像と位置づけられるであろう。

3．パラノイアとは何か
―成因論解明に先行するパラノイア問題の源泉―

パラノイア論の領域では自主性が保持されているので、人格、その内部の諸種変動、状況因性の反応との絡み合いがどうしても問題になる。「パラノイアは存在しない。あるのはパラノイア人だけである」という発言（クレッチマー）をみることになる。クレッチマーが「現実の生き方を定義によって切り離すことはできない。人生は論理的体系の過程ではなく、ただ生きた過程なのだから」というのはたしかなことである。しかし、パラノイア人をパラノイア人とよぶゆえんのものがパラノイアであるとすれば、パラノイアは疾病単位としての病名ではなく、パラノイア人の本質を指示する意味単位として用いるべきであろう。その中味は迫害妄想と好争者妄想とを二側面として持つものと先にまとめておいた。

この中身の本質を解明していかなければならない。これこそパラノイア問題の源泉であろう。それは病因論ばかりではなく、多次元診断学や成因論的構造分析（K・ビルンバウム、Birnbaum K[22]）に先行するものであり、必ずしもある疾患を必要としない。諸疾患の辺縁型として出現する場合でも諸疾患の発生、進行にもかかわらず、保持されている自我性の一面の尖鋭化、突出、あるいは代償としての出現とみられるからである。指示概念としてのパラノイアはパラノイア性の誤った態度あるいは表出という言い方も妥当であろう。しかしまたL・クラーゲス（Klages L）[23]の性格学の用語に照らして、パラノイア的動向（paranoische Triebfeder）とすれば類型論ではない性格学あるいは人間学の基礎につながるように思われる。パラノイア問題は内容からみれば性格学あるいは人間学の領域にあって、その異常な妄想的確信性に特徴があるからである。したがってパラノイア人の世界が問題にされなければならない。

4．パラノイア人の世界とはどのようなものか

4-1．雛型としてのヴァーグナー（Wagner）例呈示—ガウプによる精神鑑定例—

ここでは歴史的に有名なヴァーグナー（大量殺人犯）事件をめぐるガウプ（チュービンゲン大学教授）の優れた症例記載[24]として、諸家[25~27]がパラノイア問題の敷石にしてきた雛型的症例ヴァーグナーを宮本らの邦訳[24]

を参照しながら紹介してみようと思う。

家庭と生育歴については、ヴァーグナーは精神病の遺伝負因（母方祖母の兄弟に二人の精神病患者、一名は統合失調症）を持って生まれた。父は酒飲みで自惚れが強く大ぼら吹きで本人二歳時に死亡。母は愚痴っぽく陰険で性的にだらしなく、父の死去後に何人かの男と関係を持ち農夫と再婚。母が本人七歳時に再婚相手と離婚。極貧の家庭環境のなか、惨めな少年時代を送ったが、賢く才能に恵まれ活発で空想力が旺盛な優秀な特待生であった。母からは人間の暗い面ばかりを聞かされ、追跡される悪夢に悩んだ。一方では名誉欲が強く異性への関心は早くから目覚めた。国民学校を経て小学校教員養成所の給費生となった。熱心、几帳面、繊細な性格で好成績。言葉の面で才能を発揮し文学を好み詩作への関心が芽生えた。

一八歳からオナニー癖に陥り苦悩の日々を過ごしていた。非常勤教員として各地に回されることに「役所から不当に処遇されている、故意に悪い場所に送られる」と感じていたが、周囲からは有能で熱心な教師と評価され、性的苦悩も文学的野心も気づかれなかった。一九〇一年（二七歳）、運命の地となる村ミュールハウゼンに転勤。居酒屋の帰りに獣姦の過ちを犯したことが鍵体験となってパラノイアの妄想が生まれ、大量殺人の犯行につながった。誰にも知られなかったが、獣姦を何度も重ねて自己嫌悪に陥り「全人類を冒瀆するようなことをした」と後に語っている。同年、居酒屋の娘アンナ（Anna）を妊娠させた。この性的逸脱は村でも公にされたために一九〇二年小さな村ラーデルシュテッテンに転勤させられた。一九〇三年、結婚してくれなければ身を投げて死ぬとアンナに脅されて結婚。犯行前年の一九一二年まで妻、子供四人でこの地にとどまった。大量殺人の決行は一九一三年九月四日未明、三九歳のときである。

凶行前夜『シュトゥットガルト新報』に獣姦の罪を手紙で告白。その晩家族や家主の家族と庭で談笑し別れを告げ家のなかに入った。数時間後の四日未明、眠る妻子をナイフで刺殺。子供たちは忌まわしい世から抹殺されることで救済され、自分の不名誉な死の後まで生き永らえることを憐れんだからだという。三丁の銃と五百発以上の弾丸、二丁のモーゼル拳銃を旅行鞄に入れ、兄宅に寄って夜一一時頃目的地のミュールハウゼンに到着。納屋に放火。村人九人を射殺、一一人に重傷を負わせ、数匹の家畜に傷を負わせた。彼は屈強な男達に打ち倒され重傷を負って倒れた。そのとき村人が彼の性的過ちを口にするかどうかに関心があったが、一言も聞かなかったという。病院へ運ばれ、ハイルブロンの未決監での収容を経てチュービンゲン大学精神科病院に六週間入院した。ガウプに精神鑑定が委ねられ、一二年前（一九〇一年）からパラノイアに罹患し、治癒不能で精神疾患のため責任無能力と診断された。

一九一四年一月の鑑定で大量殺人の背景と動機についてガウプは次のように要約している。ヴァーグナーは精神病の重い遺伝を負って生まれた。過敏性と誇大性とが混合した性格の少年として困窮と悲惨のなかで成長。母親から受け継いだ激しい性欲と強い功名心や道徳心との葛藤に苦しみ、成人後の挫折の原因となった。オナニーの罪悪を過大評価して罪責感を強めた。飲酒の影響下で獣姦という恥ずべき逸脱を犯したことが契機（鍵体験）となり、狭い村社会のなかで関係妄想を発展させ自分自身への嫌悪と蔑視は村全体に敵意として投影された。迫害の苦痛が村人への憎しみと破壊衝動へ、さらには自らの堕落した家系の抹殺と村の撲滅計画へ向かった。妻子の殺害は憎悪からではなく憐憫に基づくものであるとしている。

一九一四年二月初旬にヴィネンタール療養所へ移され、死に至る一九三八年まで保護室に収容されていた。療養所での最初の六年間についてガウプは不都合な環境に影響されて彼の妄想が強まり、平穏な環境で弱まる傾向について述べている。他の患者が暇つぶしに動物の鳴き声をまねているとひどく興奮した。自分の惨めさを故意に嘲るものでそれを療養所の首脳部が許している感じがしたからだという。当時関係妄想は以前の激しさで顕現した。妨害がなければ書物や研究に没頭し、創作に励むことができた。彼が自分の病気のことを取り上げているガウプの本を読んでどれほどの成果を収めたか、それは一九二一年に療養所で書き上げられた最高の作品と自賛した戯曲『妄想』で明らかになった。この戯曲では彼がパラノイア患者とみなすバイエルン王ルートヴィヒ二世を素材にしたパラノイア性妄想形成の発展が描かれている。ガウプは「ヴァーグナーが多くを彼に関する私の本や他の医師との談話から学んだとしても、パラノイア性妄想の形態や発生条件に関する学説に彼自身が広く賛同したのは一五年間の彼自身の深刻な体験と学説とが一致していたからにすぎない」と論評した。さらに重要なのは「一九一五年から一九二〇年の間、医師との話し合いの折にミュールハウゼンの村人に迫害の罪をかぶせたのは正しかったか、復讐者を気取る権利があったか、時折確信を抱けなくなったことがあったが、本当の改悛は一度もなかった」という点である。

この戯曲を書いたとき、ある種の寛解期にあったとガウプはみている。しかし、医師に「当時の考えが妄想であったと承知しています」と言いながらも、その数日前の痛みに悩まされていたときには同じ医師に「もう人々のなかで生きていくことはできないでしょう。彼らが私についてあれこれしゃべるのを耳にするなんて耐えられない苦しみですから」と述べてもいた。「半年前にも病院中で動物とやった男と噂していました」と続けたとき、例の獣姦の愚弄を指していたことは疑いの余地はないとして、パラノイアの萌芽が常々あることもガウプは見過ごさなかった。「刺激のない療養所で数年経つうちに感情的緊張やそれと結びついた関係妄想が多少とも弱まって行ったし、犯行について改悛は一度として生じなかったものの平穏な状態では何カ月もある種の病識があった。改悛、この感情には彼の性格構造全体、過度のエゴイズムと傲慢さが矛盾した。日記に自ら偉大なエゴイストと書き、世界中の誰よりも苦しんできたと常に考えていた」とガウプは記載している。

一九二八年（五四歳）、戯曲『妄想』がシュトゥットガルト劇場から拒否された直後、『妄想』と同じく精神病者が主役を演じる詩人ヴェルフェル（Werfel）の戯曲『沈黙の人』がその劇場で上演されると興奮した。それが再び自己関係づけの波をかきたて、パラノイア性妄想形成の第二期に至る。ヴェルフェルは彼の作品の剽窃者であり、文学者としての名声を奪ったとして、翌一九二九年『剽窃者（ヴェルフェル）』と題する小論文にしてあらゆるところに送った。それが一九一四年から一九二三年までの精神的資産をヴェルフェルが食い物にした証明になると信じた。ヴェルフェルは彼の日記を知っていたに違いなくそれを盗み出したのだから、ヴェルフェルはヴァーグナーの弁護士（両者ともにユダヤ人と彼は推測）を買収して記録かその写しを渡してもらったと推測した。裁判所は彼の希望に沿ってヴェルフェルが彼の書類や原稿を読んで知っていたという証拠集めの調査を進めたが、成果はなかった。しかしヴェルフェルが実際にユダヤの出であることを知ると、全ユダヤ民族に対する激烈な憎悪を発展させた。この誇大な迫害妄想は死ぬまで続いた。

たしかに一九三五年以後の数年間は身体的衰弱がひどくなるとともに闘争力も弱まって行った。しかし彼の作品やヴェルフェルのことに話が及ぶと憤慨して、剽窃の証明の支援をしてほしいとガウプに繰り返し頼んだという。「私には一年中が聖金曜日であり、私のさまよえる場所はゴルゴダの丘である」という三八歳のときの彼の文章を想起しながら、一九三八年になっても「何百人の死者が出たところで私の苦悩に比べれば何だというのでしょう」という彼の言葉をガウプは記載している。そして彼の胸のうちを「ミュールハウゼンの村人を皆殺しにして村を破壊しつくしたとしても復讐にはならなかったであろう」と代弁してもいる。なおユダヤ系文学や芸術が排斥されると喜び、第三帝国（ナチズム）の国内政治姿勢を彼自身の学説のユダヤ人著述家たちに対する闘争の承認とみなした。ヴァーグナーが肺結核で死亡したとき、彼が真正のパラノイア患者であったと改めてガウプは診断を確定したのである。

4-2．疑心暗鬼に基づく自己関係づけの支配 ―主体性が保持された関係妄想からの展開―

ヴァーグナー例をみてきたあとではクレペリン[3]の関係（連繋）妄想（Beziehungswahn）の命名、J・ランゲ

(Lange J)(3、28)の「自我の価値抗争」の要約はパラノイア概念の歴史を深め、パラノイア人の臨床の現実性を保証する現象発見的記述であることは間違いない。自己関係づけは人間のどのような出会いにも随伴する。この普遍的な連繋感情には契機に対する価値づけが内在する。不安な気持ちが相手の態度をめぐって気を悪くする。要は思い込みである。ヴァーグナーの把握の方向は疑心暗鬼の構造、つまり人間一般にみられる連繋感情の構造とみなし得る。クレペリンが関係妄想で示した領取方向である。無害な村人や他の患者の態度、ヴェルフェルをめぐる出来事のなかに敵対的企みであれ、計画的陰謀であれ、自分の存在感情、自分の価値意識を脅かす事件としてその確実な徴候をみるその方向である。パラノイア人の第一の特徴は基調ないしは背景にある疑心暗鬼に基づく自己関係づけの亢進であり、思い込みではなく妄想であるのは現実の抵抗にあっても訂正されない現実連関(現実感情)喪失による。

ちなみに現実感情と連繋的価値感情との識別を妨げる条件はいくつか挙げられる。クラーゲス(23)の性格学に照らせば生命開放性の不足、それは主として自我(生命に宿った精神)の生命支配によるもので、内因性基層の諸変動もこのなかに入れられるであろう。ヴァーグナーのようにナチズムの潮流のなか、時代精神の枠にとらえられていることも条件になる。自我をして現実の諸生起に対して自分を固執しようとして、生の現実を受けつけないようにしている感情的素地、自己主張の特殊動向(ヴァーグナーに認められた憎悪、怨恨、名誉欲、支配欲)もこの条件に入れられる。パラノイア人では単なる猜疑、邪推だけとは言い切れず、そのときどきの契機によってはこれらの特殊動向のいずれも取り得る関係のものである。

それは連繋感情の起点である自意識、厳密には自我の価値感情の無制約の主張そのものの動向であろう。自分の意欲と意欲実現の能力との釣り合いを錯覚した自己錯覚のために無制約に行われる自己主張の動向は、他者に同種の動向しかみない。自我の存在をかけての優劣あるいは勝ち負けの強弱の力関係の世界しかない。同時に現実感情はまったくといってよいほどに覆われてしまうので、パラノイア人だけのひとり舞台、ヴァーグナーの世界に終わる。無論、自己錯覚は人間自我性の担う宿命的なもので、個人差はあっても誰にでも与えられている。パラノイア人の世界を「人間のこの自己錯覚の固執的側面をほとんど現実が姿を消さんばかりに上限にまで推し進めた尖鋭化の戯画」と千谷(7)はいう。単に現実の誰かにつなげられているだけのことで、かろうじて現実に鎖を下ろしている姿といえるであろう。

4-3. 人間つまり世間を舞台にした世界が自己連携の対象

第二の特徴は、ヴァーグナーでみられたように、パラノイア人の舞台は世間であるということを挙げておく。パラノイア人の自己錯覚の自我の主張だけの動向は周囲に同種の動向しかみないことはすでにみてきた。それは敵対意志あるいは権力意志としてだけ行く手に出現する。意志の担い手は宇宙のなかで人間だけであるので、パラノイアの対象が人間つまり世間に限定されるのは自明のことといえる。H・ミュラー-ズーア (Müller-Suur H)(29) は統合失調症者の対象との識別について「統合失調症のいわゆる初期妄想を象徴体験と把握して、その特徴を非合理的―超越的意味内容、超越的形式的意味内容、神秘的―蒼古的意味内容の三つの地平としてとらえ、三つの地平は一般的意味内容のそれである。パラノイアの妄想体験は広範にわたって個人的意味地平のうちで行われている」と述べている。彼のいう個人的意味地平が「世間」といえるであろう。ただし彼は「まだ個人的生活（個人的意味地平）から出現する意味連繫の働いている統合失調症者も存在する。その際、体験反応的症状が統合失調症の症状に比べて前景に出ていると、症状の診断上の帰属が議論になることがある」とも述べている。統合失調症問題としての考察は重要ではあるが、これ以上はここでは触れない。

4-4. 主観的確信性の相対性

第三の特徴として考察しようとするのは、結果として生じた妄想確信意識と残されている「自由」との関係である。この点ではクレペリンの記載にもすでに触れられてはいるが、詳しくは、ミュラー-ズーアの確証意識の視点からの統合失調症との妄想体験の比較に関する記述はいっそう示唆に富むものである。「パラノイア性妄想は体験的推定から始まるが、統合失調症性妄想（妄想知覚の意味）は体験的事実から始まる。パラノイア人は証明を経て確信に達する相対的確証であるが、統合失調症者は証明を必要としない絶対的確証である」と述べている。「やはりそうだった」というための証明がパラノイア人には要る。ヴァーグナーのヴェルフェルに対する執拗な調査資料の収集がそうである。パラノイア人の領取方向は健常人にもみられる主観的領取方向への極限的傾斜であるので、そこに質的変化はない。共通する自信ある態度が残されている。統合失調症者には直接的妄想確証性はあるものの受動的所与的確証であって、自信ある態度はなく、被影響体験あるいは幻聴にみられるように、個人の態度としてはとりとめがないことと比較されるであろう。

4-5. 宿命的構造

第四の特徴はクレペリンも述べているパラノイア人の運命的構造である。「やがて次第に泉が枯れてくる。感情的関与が消失し、妄想の結果も次第にぼやけてくる。患者は自分の運命に服従する」と記載している。ヴァーグナーは自分に襲いかかるいかがわしさを運命的世界内の客観的変化とみて、予想のできない不可抗力に行き当たって最後は諦めに終わったが、自己錯覚から免れることはなかった。「運命」つまり命を運ぶとはどういうことか、ここでは筆者の依拠するクラーゲス(30)の言葉を手がかりにして考えてみる。彼は成書「意識の本質」のなかで「諸形象消滅の現実の権勢によって、諸物の力学的世界に及ぼすところのものを運命（Schicksal）とよぶ。そして二つの世界の殺伐的闘争が白熱化すればするほど、運命は重く、恐ろしいものになるので、運命はほとんど宿命（Verhängnis）を意味する」と述べている。同書のなかで物と力については「物はそれとして外に移された自我の現存在であり、原因として外に移された自我の固執でもある。物質の世界は見つけ出す精神に照応し、力の世界は意欲する精神に照応する」と解説している。これに照らせば，この運命はパラノイア人のあくなき自我の現存在固執の動向に対し，そのまま宿命を意味している。そこでクレペリンの述べた運命的構造を宿命的構造と言い換えて特徴に挙げた。運命を宿命として受けるか，生命が知性を運ぶこと，つまり命のわけ前が信じられるという意味でのクラーゲスのいう運命愛に進むか，そこにパラノイア人と健常人とのわかれ道があるのかもしれない。

5. おわりに

以上みてきたように，知性の偏りというパラノイアの語義は歴史の先達を通して現在に伝承されていることが確認された。パラノイア性病像は，症状学の横断的脈絡では主体性が保持された単純な自己関係づけが一次的症状であり，そこから因果の糸が結ばれた解釈あるいは着想と規定された。症状学の縦断的脈絡では，基調気分に調和した感情性妄想系列から妄想知覚を一次的症状とする解釈性妄想系列への連続的移行の途上で自己関係づけを結節点とはするが，妄想知覚には至らない感情性妄想系列に重心のある病像と位置づけられた。その現象像がパラノイア人であった。パラノイアは疾病単位ではなく，パラノイア人の本質を示唆する意味単位（指示概念）であった。その中身は迫害妄想と好争者妄想とを二側面に持つもので，保持されている自我性の一面の尖鋭化とみられるものであった。

パラノイア人の諸特徴の第一は主体性が保持された基調ないしは背景にある疑心暗鬼に基づく自己関係づけの亢進からの展開であり，妄想といわれるのは現実の抵抗や否定にあっても訂正不能な現実連関喪失の存在にあった。第二に自己関係づけの対象は世間であること，第三に主観的確信性が証明を経て確証に至るその相対性，第四に自我の現存在固執の動向に対して，パラノイア人は運命的世界内の客観的変化とみて最後は諦めに終わるが，自己錯覚からは免れることのない宿命的構造と特徴づけた。運命を宿命として受けるか、運命愛に進むか、そこにパラノイア人と健常人とのわかれ道があるように思われた。しかし「運命の形而上学」ともいうべき、この大問題は今後の課題にしたいと思う。

文 献

（1）Peters UH : Paranoia. Peters UH(Hrsg). Lexikon–Psychiatrie Psychotherapie Medizinische Psychologie, 6 Aufl. Elsevier GmbH, Urban& Fischer, München–Jena, PP387-388, 2007
（2）Heinroth JCA : Lehrbuch der Störungen des Seelenlebens oder der Seelenstörungen und ihrer Behandlung. Vogel, Leipzig, 1818
（3）Kraepelin E : Psychiatrie, 3, 4, 5 und 8 Aufl. Barth, Leibzig, 1889, 1893, 1896 und 1913（E・クレペリン著、内沼幸雄、松下昌雄 訳編『パラノイア論』医学書院、東京、１９７６）
（4）Gruhle HW : Über den Wahn. Nervenarzt 22 : 125-126, 1951
（5）Schneider K : Über den Wahn. Thieme, Stuttgart, 1952
（6）Jaspers K : Allgemeine Psychopathologie, 4 Aufl. Springer, Berlin–Heidelberg, 1946
（7）千谷七郎「Paranoiafrageについて」『精神医学』7巻、１０３３-１０４１ページ、１９６５
（8）Gaupp R : Über paranoische Veranlagung und abortive Paranoia. Allgemeine Zeitschrift für Psychiatrie und ihre Grenzgebiete 67 : 317-320, 1910
（9）Schneider K : Klinische Psychopathologie, 6 Aufl. Thieme, Stuttgart, 1962
（10）Kretschmer E : Der sensitive Beziehungawahn, 4 Aufl. Springer, Berlin 1966（切替辰哉 訳『敏感関係妄想』星和書店、東京、１９７２）

（11）Schneider K：Die psychopathischen Persönlichkeiten, 9 Aufl. Deuticke, Wien, 1950（クルト・シュナイデル 著，懸田克躬，鰭崎　徹 訳『精神病質人格』みすず書房，東京，1974）
（12）Kranz H：Das Thema des Wahns im Wandel der Zeit. Fortschr Neurol Psychiat 23：58-72, 1955
（13）吉増克實「内因型妄想幻覚状態の症状連関（その2）」『精神医学研究（東京女子医科大学神経精神科学教室）』3巻，84-114ページ，1983
（14）Spitzer M：Was ist Wahn? Untersuchungen zum Wahnproblem. Springer, Berlin–Heidelberg–New York–London–Paris–Tokyo, 1989
（15）Janzarik W：Zur Psychopathologie des Wahns. Begriffsgeschichte und strukturdynamische Anmerkungen. Lammel M, Sutarski S, Lau S, et al.（Hrsg）. Wahn und Schizophrenie：Psychopathologie und forensische Relevanz. Jahresheft für Forensische Psychiatrie. Medizinisch Wissenschaftliche Verlagsgesellschaft, Berlin, pp1-15, 2010
（16）Ey H：Traité des hallucinations. Masson,Paris, 1973
（17）濱田秀伯『精神症候学 Sémiologie psychiatrique 第2版』弘文堂，東京，2009
（18）Janzarik W：Der Wahn in Strukturdynamischer Sicht. Studium Generale 20：628-638, 1967
（19）古城慶子「慢性化病像における恋愛妄想主題の構造分析―陰性構造と観念情動性妄想作業との相互連関について―」『臨床精神病理』19巻，157-162ページ，1998
（20）古城慶子「構造力動論の精神病理学総論への寄与　第2部　構造力動論からみた精神分裂病症候群の諸水準―診断学的，症状学的，精神病理学的水準での精神分裂病―」『臨床精神病理』22巻，147-162ページ，2001
（21）古城慶子「空想作話性妄想と空想について―慢性化病像の一症例の妄想世界からみえてきたものとは何か―」『福岡行動医誌』17巻，61-72ページ，2010
（22）Birnbaum K：Kriminalpsychopathologie und psychobiologische Verbrecherkunde, 2 Aufl. Springer, Berlin, 1931
（23）Klages L：Die Grundlagen der Charakterkunde. Barth, Leipzig, 1926（赤田豊治 訳『性格学の基礎』うぶすな書院，東京，1991）
（24）Gaupp R：Krankheit und Tod des paranoischen Massenmörders Hauptlehrer Wagner. Ein Epikrise. Zeitschrift für die

gesammelte Neurologie und Psychiatrie 63：48–82, 1938（宮本忠雄，平山正美 訳『精神医学』23巻，611–624ページ，725–740ページ，1981）
(25) Janzarik W：Die "Paranoia（Gaupp）". Arch Psychiat Nervenkr 183：328–382, 1949
(26) Schulte W, Tölle R 編（飯田 眞，市川 潤，大橋正和 訳）『妄想―R. Gaupp 生誕100年記念論文集』医学書院，東京，1978
(27) 中谷陽二『精神鑑定の事件史 犯罪は何を語るか』中公新書，東京，1997
(28) Lange J：Kurzgefasstes Lehrbuch der Psychiatrie, 2 Aufl. Thieme, Leipzig, 1936
(29) Müller-Suur H：Erlebnishintergrund und Persönlichkeitshaltung. Nervenarzt 25：431–433, 1954
(30) Klages L：Vom Wesen des Bewusstseins, 4 Aufl. Barth, Leipzig, 1955（吉増克實，平澤伸一 訳『意識の本質について』うぶすな書院，東京，2010）

V 妄想知覚論

慶應義塾大学医学部 精神神経科学教室　前田 貴記
慶應義塾大学医学部 精神神経科学教室　沖村 宰

1. はじめに

〝妄想知覚（Wahnwahrnehmung）〟とは、ありふれた日常的な知覚が、了解可能な動機なしに（無媒介的に）、当人にとって重大な意味をもって体験されるという妄想形式で、多くの場合〝自己関係づけ（Eugenbeziehung）〟の方向性を伴っている。しばしば教科書的には、妄想着想（Wahneinfall）や妄想気分（Wahnstimmung）とともに一次性・真性妄想とされ、同列に扱われているきらいがあるが、妄想知覚は妄想のなかで唯一、K・シュナイダー（Schneider K）の〝一級症状（Die Symptome ersten Ranges）〟に列せられているように、統合失調症の〝診断〟に関してきわめて特異性が高く、一次性・真性妄想のなかでも特別な地位を占めている。妄想知覚は、妄想の臨床において文字どおり〝第一級〟の意義があるのである。

本章では、まず第一に妄想知覚の臨床診断学上の意義について述べるが、さらに、妄想知覚のような統合失調症に特異的な症状を通じて、統合失調症の基本病理についても考えてみたい。

2. 妄想知覚の臨床的意義

生物学的精神医学が発展してきている今日においても、残念ながら統合失調症の病因は未だに不明であり、科学的な診断方法が存在しないのが現状である。しかしながら、そのような状況にあっても、日々の臨床では、正しい診断を行ったうえで適切な治療を進めなければならない。では、実際には統合失調症の診断をどのように行っているのであろうか？

統合失調症の診断は、もっぱら症候学的に、臨床症状のなかでも特異性の高い症状に基づいて成されているが、問題はその特異性は主観的異常体験において現われるという点である。つまり、統合失調症の診断は、患者さんの〝訴え〟に依拠して下されるということである。そのような訴えのなかから、特異性の高い〝体験形式〟として抽出されたものがシュナイダーの一級症状にほかならない。

以上のように、統合失調症の診断学は〝主観〟に依拠しているために、〝客観〟を扱ういわゆる〝科学〟とは方法論的に異なっている。しかしながら、科学的ではなくとも、論理的（logisch）な診断学というものはあり得、その到達点がシュナイダーの診断学であり、それを越える診断学は今のところ見あたらない。

シュナイダーは、妄想には妄想知覚と妄想着想の二形態があるとしている。妄想知覚と妄想着想を比較したとき、その臨床診断学的意義から、妄想知覚のみが決定的に重要であるとし、一級症状に組み入れた。その理由は、妄想知覚には、精神病（Psychose）、すなわち疾患（Krankheit）であることを示す固有の異常体験構造があるが、妄想着想には、そのような固有の構造がないというものである。妄想着想は、体験構造的に優格観念や強迫観念と区別することは難しく、また非精神病性の単なる着想、さらには健常な着想とすら区別がつかないとしている。両者の体験構造の違いについて、シュナイダーは妄想着想の体験構造は論理的に〝一分節（eingliedrig）〟であり、一方、妄想知覚は、〝二分節（zweigliedrig）〟であるとした。妄想知覚は、この二分節性という固有の異常体験構造ゆえに、妄想様の体験反応から明確に境界づけられるとしている。そして、この境界こそは、論理的に絶対的な境界であるとし、妄想知覚がとらえられたのであれば、妄想知覚自体が精神病＝疾患であることの論拠となるとした[1]。

3. 妄想知覚の〝二分節性〟が意味するもの

シュナイダーによって示された妄想知覚の二分節性は有名で、誰もが知るところのものであるが、その意味することについて正しく理解されているかは疑問である。この二分節性の問題は、シュナイダー診断学の〝論理(Logik)〟の何たるかを知るための要諦であり、あらためて確認しておきたい。

シュナイダー診断学において、精神病＝疾患とは「生活発展の完結性・意味合法則性・意味連続性の断絶」と定義されるが[2]、そのなかから、身体に基礎づけられる疾患を除いた精神病を内因性精神病とする。そして、異常体験の構造から、統合失調症と循環病（躁うつ病）とをわけるのである。内因性精神病は身体的な病因が想定されているにもかかわらず、原因は不明なので、やむをえず患者さんの異常体験、すなわち主観的な訴えのみに依拠して診断を下さねばならない。このとき、患者さんの異常体験そのものを知ることはできないので、患者さんから訴えられたことばのみに基づいて診断を下すためのLogikが必要になるのであるが、まずは主観的体験を語る際の〝ことばの問題〟について、よく認識しておかねばならない。

3-1. 主観的体験と〝ことばの問題〟

妄想知覚はもとより、そもそも知覚は主観的なものであり、その体験そのものについて知ることは原理的に不可能であることを、まず理解しておく必要がある。妄想知覚などの異常体験のありようは、本人のことばによらずしてはうかがい知ることはできないが、ことばを介してもなお、当事者の体験そのものからはほど遠い。というのも、患者さんにとっても異常体験は新奇の体験であり、それを的確に表現することばは持ち合わせておらず、語られたことばは、患者さんのことばによる規格化を介して表現されたものにすぎない。シュナイダーも、「語られることはやむを得ず、日常語が有する構造、論理、関連の必要性に適応し、それらに相応するように正しく方向づけられざるを得ない。したがって、語る者は矛盾に満ちた、浮動的な、断片的なものを、整然とした、言葉で表現し得るものに置き換える」と述べている(3)。さらに過包括、具象化傾向、言語新作などの統合失調症性思考障害も加わるため、患者さんの体験そのものはさらに理解し難いものとなる。このように、異常体験についての表現には、さまざまな水準でのわからなさが潜在しているため、異常体験の真のありようを知ることはきわめて困難なのである。なお、このことは、統合失調症の症状全般に通底するきわめて重大な問題である。

とはいえ、ことば以外に異常体験にアプローチする方法はないのであり、訴えをそのままに聴くことが何より重要になってくるのである。このようなことばの問題があるにもかかわらず、統合失調症における異常性について、なお十分な情報が残っており、診断は十分に可能であるとシュナイダーも述べている(3)。

3-2. 診断の論理（Logik）

このようなことばの問題が存在する状況において、シュナイダーが呈示した方法論は、患者さんが訴えた〝ことば〟のみに基づいて診断を行うための、ありうべき〝Logik〟についてである。前述したように、語られたことばは、異常体験そのものとは大きくかけ離れているであろうが、異常体験について語ることばを仔細に記述すれば、そのことばのありようから異常体験を同定するためのLogikというものはあり得るというのである。

患者さんが、妄想知覚について体験報告するとき、①通常な知覚が、②何か特別のものを〝意味する〟という二分節の論理構造を持っていることがとらえられる。このとき、実際の体験そのものが二分節になっているということを意味しているのではなく、語られたことばを聴くかぎり、知覚は〝正常〟と言わざるを得ないため、特別な意味が〝意味づけられる〟ということになり、患者さんの言辞は論理的に二分節になるということである。

知覚心理学的には、妄想知覚の体験そのものは全一で直截的であり、到底二分節となっているとは考えられず、高次のレベルでの知覚障害をきたしていると考えるべきであり、シュナイダー自身も、二段階の体験構造を有しているとは考えていなかったであろう。しかし、確かめようのないことについては、扱わないのがシュナイダーであり、あくまでも、異常体験について語られたことばという〝事実〟のみに依拠した診断学のあり方について呈示したものと考える。シュナイダーの方法論には何ら理論（Theorie）はなく、というよりも理論を排し、〝事実〟のみに基づいてきわめて論理的（logisch）に構成されているのである。その方法論は徹底しており、清々しさを覚えるほどである。

以上のように、妄想知覚の問題は、シュナイダー診断学のLogikが、もっとも切れ味鋭くその効力を発揮する主題であり、本書で訳されている「Eine Schwierigkeit im Wahnproblem」は、その面目躍如たる論文であり、是非精読されたい(1)。

4. 妄想知覚の病態論

前項では、あくまでも、妄想知覚の臨床的意義について述べた。本項では、妄想知覚の体験構造の病理について考えてみたい。まずは、K・コンラート（Conrad K）の妄想知覚論について紹介したい。彼は、その有名な著書「統合失調症のはじまり（Die beginnende Schizophrenie）」において、妄想知覚の発現過程における体験形式の構造変化について丹念に記述し、症状分析を行った(4)。シュナイダーが一級症状において、個々の症状の列挙にとどめ、あえて症状間の関係については言及しなかったことに飽きたらず、症状間の関係のみならず、その経過、病型についても、統一的視野のもとにとらえ、秩序づけようと試みたのである。

4-1. コンラートの妄想知覚論

コンラートも、統合失調症の特異性は、患者さんの主観的体験、特にその〝体験形式〟に現れるとし、統合失調症の初回シュープ（Schub）の患者さんの訴えを丹念に記述し、発病過程における体験形式の構造変化についてきわめて精緻な症状分析を行った。彼はシュープを五段階のPhase—「トレマ期（Das Trema）」、「アポフェニー期（Die apophäne Phase）」、「アポカリプス期（Die apokalyptische Phase）」、「固定化期（Die Konsolidierung）」、「残遺状態（Der Residualzustand）」にわけるに至った。これらのPhaseは、あくまでも患者さんの体験構造のありように基づいてわけたもので、身体疾患でいうところの病期とは異なるとらえ方であることに留意しておくべきである。

シュープの第一段階であり、アポフェニーの前段階であるトレマにおいては、ただならぬ気配が外界全体にしみわたり、「今にも何かが起こりそうだ」あるいは「何かが切迫している」という発病前の緊張状態（Spannungszustand）にある。自己と世界との関係でいえば、それまでの親密な関係ではなくなり、深い溝が世界・他者と自己とを隔てはじめていると感じている。妄想知覚とは異なり、自己との関係づけや、特定の意味の顕現はなく、むしろ逆に、外界との疎隔体験（Entfremdungserlebnis）となっている。コンラートは、この状態を離断する裂溝（scheidende Kluft）と表現した。この状態がきわまれば、心的全体野の相貌変化である妄想気分に至るが、これは正常体験と妄想体験の間にある境界、すなわち発症の臨界状態である。

このような臨界状態を越えてしまうとアポフェニーへと進展することになるが、「異常意味意識（abnormes Bedeutungsbewußtsein）」（K・ヤスパース、Jaspers K）あるいは「契機なき関係づけ（意味づけ）（Beziehungssetzung（Deutung）ohne Anlaß）」（H・W・グルーレ、Gruhle HW）などと表現される、いわゆる妄想知覚が出現する。コンラートは、妄想知覚の形成過程について次の三段階からなるとしている。①事象が自己に向けられていることは感じるが、その理由を述べられない（純粋アポフェニー（reine Apophänie））、②事象が〃誰か〃に仕組まれたものとして明確に自己へと関係づけられるが、特定の意味は未だ現れない、③特定の意味の顕現（狭義の妄想知覚の成立）。第一段階では、世界全体が意味ありげで、すべての事象が自分に向けられているように感じられるが、この段階では、なぜ自分に向けられているのかを言うことができない。第二段階として、〝誰か（無名の他者）〟によって「罠を仕掛けられている」、「仕組まれている」、「試されている」など、自己関係づけが明らかとなってくる。そのうえで、第三段階として、最終的に特定の意味や特定の他者が顕現することで、狭義の妄想知覚が成立するという。健常人にとっても、外界の意味はまずは自己にとっての意味であり、自己に関係づけられているのは当然のことではあるが、アポフェニーにおける自己関係づけは、その強度において、また外界のすべてのものが自己へと関係づけられていると体験されている点で異常であり、自由度を失ってしまっている。これがコンラートの言う〝関連系（Bezugssystem）の変換障害〟である。

妄想知覚の体験構造には、以上のように、異常な意味づけと、自己への関係づけという二つの重要な特徴があるが、コンラートは、自己関係づけのほうが、より重要な体験構造であると考えているようである。シュナイダーは、契機なく特別の意味が付与される点について強調したが、この違いは両者の目的の違いによるもので、シュナイダーは、あくまでも診断学を第一義としていたため、確実に妄想知覚とみなすことのできる、特別の意味の顕現を最重要視したのである。一方、妄想知覚の本質の理解を目指すコンラートにとっては、体験場の全体において自己と世界とが病的に結びついている事態こそが特異的であると考えた。実際、急性期の妄想知覚における特別な意味内容は、次々と現れては消えてしまうような不安定なものであり、むしろ自己関係づけの構造だけは、常に強固に存在し続けているものであり、コンラートの主張は頷けるものである。

アポフェニーにおける自己と世界の結びつきは、無名の〝誰か〟によって外界から自己へと意味を押しつけられるような受動的な体験が優勢であるが（コンラートいわくカフカ的世界）、逆に、自己から世界への作用方向でも強く結びついているという体験もみられる。たとえば、「自分がふしぎな形でドイツ国防軍のすべての行動に同期して作用を与えているという感じ」、「天候が自分の念じたとおりになる」、「私のからだから特別な力が出ていました」など、世界を動かすことができるという「万能体験（Omnipotenzerlebnis）」もみられるのである。これらの体験はセットになっており、アポフェニーにおいては、必ず両作用方向が同時に体験されているという。このように妄想知覚の体験構造においては、自から他へ、そして他から自へという、両方向の関係づけが併存するが、いずれにしても自己と世界との結びつきが病的に強くなっているということである。なお、アポフェニーは、以上のように、あくまでも世界の側の変化についての表現であるが、アポフェニーの際には、必ず同時に自己の側の変化も起こっており、意識を自己に転じれば、外界のすべてが自分を中心に回っているように感じられ、これをアナストロフェ（Anastrophé）とよんだ。アポフェニーとアナストロフェとは、異常体験について、外界を中心に語るか、自己を中心について語るかの違いに過ぎず、同一の事態の異なった側面にすぎないとのことである。統合失調症において相矛盾する症状が併存するという問題について、以上のように明快に説明している。このような世界と自己の強い結びつきは、自己の内界にまで及び、思考など内界での精神活動にも外界が影響を及ぼすことになるとして、思考奪取など思考領域での被影響体験についても説明している。逆に、内界の事象も外界に結びつけられて体験されるとして、思考伝播・思考察知についても説明している。アポフェニーにおいては、「内界は世界につつぬけになる。世界と私との間の隔壁はいくらでも通り抜けできるようになる」と。

なお、アポフェニーにおいて、なぜ自己と外界とが否応なく強く結びついてしまうのかについては謎である。さらに重要なのは、離人症や妄想気分などの外界との疎隔体験といえる体験構造（トレマ）から、自己と外界とが否応なく結びついてしまうというアポフェニーという体験構造へと、自己と外界との関係でいえばまったく逆の現象へと進展するという症状論的に不連続な変曲点の存在である。この体験構造上の不連続点は、統合失調症の精神病理の最大の問題といっても過言ではない。トレマとアポフェニーという体験構造の決定的な違いを、発症臨界点としてあぶり出したコンラートの功績は非常に大きい。コンラートの妄想知覚論については、G・フーバー（Huber G）とG・グロス（Gross G）の「妄想」でも詳しく考察されており、一読されたい(5)。

4-2. 自我障害としての妄想知覚―自己と外界の異常な〝結びつき〟

コンラートの妄想知覚論をふまえ、妄想知覚を自己と世界との〝結びつき〟の障害という観点からみると、妄想知覚も自我障害としてとらえることができる可能性がある。妄想知覚において、外界から自己へという方向で、自己に関係づけられた特定の意味が押しつけられてくるという受動的・作為的な体験構造は、外界や他者からの作用をうけるという作為体験などの自我障害と同じ形式の異常とみなすことができるのである。妄想知覚においても、無名の他者にさらされ、翻弄されているのである。

コンラートは、アポフェニー第一段階では、特定の意味は顕現しておらず、自己と外界とが無媒介的に結びついてしまうという自己関係づけが萌芽しつつある段階であるとした。初発統合失調症において、たとえば、「人とチャンネルが合ってしまう。一緒になってしまう。遠くにいても近くにいるような感じ」（自験例）という特異な訴えや、「テレビを見ていると吸い込まれて、入ってしまいそうで見られない。アニメなら見られる」（自験例）、「私の心と彼女の心は糸のようなものでつながっている」（高野良英）、「あたりは水中の世界に代わったような気がした。そして遠くの人からも、直接的に何かが交感し、共振するようだった…」（安永浩）などの訴えが聴かれ、また、安永浩は、被影響体験の一種である〝偽憑依〟体験の前段階において「他者に吸い込まれてしまう」、「つりこまれて同じような動きをしてしまう」などの訴えが聴かれると述べており、また自己関係づけの特徴について、「主体と他者とが、それこそ糸でつながったように引きあって回転するような仮現の関係を形作るのである」とも述べている。これらの症状は、いずれも自己と他者とが両方向性に円環をなして、病的に結びついていることが問題である。これらの体験は、主観的体験距離の異常という観点からみると、それまで適切に距離をとれていた周囲の事物から距離がとれなくなり、それらから徐々に圧せられ絡め取られつつある体験となっている。アポフェニーにおいては、あらゆる体験モダリティーにおいて、抗いがたい力の働く体験世界へと変質してしまっていることが重要である。そして、これらの症状を原基として、妄想知覚をはじめとして、被影響体験などの明らかな精神病症状が形成されるものと考えられる。

4-3. 妄想における「他者の問題」

最後に、妄想知覚における重要な問題として、なぜ〝他者〟が現れるかという「他者の問題」がある。我々の通常の体験においては、他者は、他のさまざまな外的事象と同じように、はじめは無名の他者として存在しているが、通常は意識の背景に潜在しているものである。アポフェニーにおいて、他者と自己とが無媒介的に結びつきを強めていけば、自ずと他者が抗いがたい力をもって顕在化してくるであろう。そして、無意味なものから特定の意味が顕現するように、無名の他者から特定の他者が顕現し、妄想知覚が成立するのであろう。統合失調症の精神病理のなかに、本来的に、他者・世界との関係の問題を孕んでいるということである。

5. 一級症状再考―DSM-5における統合失調症診断基準への危惧

以上に述べてきたように、妄想知覚は、統合失調症の診断そして病態理解のうえできわめて重要である。しかるに、生物学的精神医学およびEBMの進展に従い、近々改訂されるDSM-5をはじめとして、精神医学において妄想知覚などの一級症状が低格化されつつある。

DSM-Ⅳでは、criterion Aにおいて五つの特徴的症状のうち二つ以上の症状がなければならないものの、一級症状が一つでもあればよしとされていたが、DSM-5では、一級症状の特異性を示すエビデンスがないということで、一級症状は特別扱いされることはなくなった。統合失調症に特異的な幻覚・妄想というものの存在を排除していているため、まったく浅薄な診断基準になってしまっている。ＤＳＭ-5は、研究におけるinclusion criteriaとしても利用されるが、診断基準が疎で緩ければきわめて間口の広い診断基準となり、異質なものが混ざり合うheterogeneousな統合失調症群となるため、結果として、ＤＳＭ-5を用いた研究によってバイオロジカル・マーカーを見出すことが困難になりかねないという、きわめて葛藤的な状況に陥ることになろう。

我が国の臨床精神医学の実践においては、伝統的にシュナイダーの診断学を基軸としたドイツ精神医学に依拠してきた系譜がある。そして、少なくとも臨床においては困っていないばかりか、むしろそれに基づいて診断を進めるほうが適切な治療を行うことができており、シュナイダーのきわめて論理的な診断学を放棄する理由はない。少なくとも、統合失調症のバイオロジカル・マーカーが見つかり、確実に診断することが可能となる日が来るまでは、歴史的に積み重ねられてきた伝統的診断学を矜持しておくべきであろう。臨床実践においては、これまでと同様に、いわば〝二重帳簿〟のように診断学の使いわけをしていくことである。

いずれ、一級症状の重要性が再発見されるような揺り戻しがあると考える。そのときのために、我が国においてはぶれることなく、これまで積み重ねられてきた精神医学の知の水準をさらに高めていくことが肝要であろう。

6. おわりに

妄想知覚について、臨床的意義と病態論的意義について述べた。臨床的意義としては、何よりもまず、統合失調症の臨床診断学の中心的問題であることを述べた。病態論的には、妄想知覚の体験構造において、自己関係づけのほうが、特別な意味づけよりも、より本質的である可能性があり、妄想知覚を自我障害として理解することの意義について述べた。妄想知覚は、臨床的にも、また研究主題としても、きわめて重要な症状である。ＤＳＭ-

5をはじめとして、精神医学の浅薄化が危惧される今日、妄想知覚の問題を通じて、あらためて精緻な症候学の重要性について考える機会になればと思う。

文献

（1）Schneider K：Eine Schwierigkeit im Wahnproblem. Nervenarzt 11：461-465, 1938

（2）Schneider K（針間博彦 訳）『クルト・シュナイダー 新版 臨床精神病理学』文光堂、東京、9ページ、2007

（3）Schneider K（針間博彦 訳）『クルト・シュナイダー 新版 臨床精神病理学』文光堂、東京、114ページ、2007

（4）Conrad K：Die beginnende Schizophrenie：Versuch einer Gestaltanalyse des Wahns. Georg Thieme Verlag, Stuttgart, 1958（吉永五郎 訳、西園昌久 校閲『精神分裂病─その発動過程─妄想のゲシュタルト分析試論』医学書院、東京、1973／中井久夫、山口直彦、安 克昌 訳『分裂病のはじまり』岩崎学術出版社、東京、1994）

（5）Huber G, Gross G：Wahn-Eine descriptive-phänomenologische Untersuchung schizophrenen Wahns. Ferdinand Enke Verlag, Stuttgart, 1977（木村 定、池村義明 訳『妄想─分裂病性妄想の記述現象学的研究─』金剛出版、東京、1983）

VI シュナイダーの一級症状について

東京都立松沢病院 精神科 針間 博彦
東京大学医学部附属病院 精神神経科 岡田 直大

1. はじめに

ICD-10[1]とDSM-Ⅳ-TR[2]では、統合失調症の診断に要する症状は一つあればよいものと二つ以上必要なものにわかれているが、前者はK・シュナイダー（Schneider K）[3]による一級症状の概念に影響されたものである。ここでは、彼が提唱した一級症状がいかなるものであったのかを再考し、現在の診断基準との異同についても触れる。

2. 一級症状の提唱

2-1. 統合失調症診断における症状の等級づけ

シュナイダーは内因性精神病における統合失調症と躁うつ病というE・クレペリン（Kraepelin E）の二分法に変更を加える意図はなかったが、その診断に関しては、身体的診断学の原則にのっとり、基本的に経過ではなく状態像に基づくと主張した。なぜなら、その状態像はいまだ不明の身体疾患の症状であると推定したからである。統合失調症の診断においては異常体験様式を重視し、そのうち診断的重要性の大きいものを一級症状として取り出し、他の異常体験様式は二級症状とした。シュナイダーによれば、一級症状はE・ブロイラー（Bleuler E）の基本症状のような理論的な可能性ではなく、実際の診断的使用のみのために意図されたものであった[4]。すなわち、一級症状は非精神病性の心的異常や循環病（彼は躁うつ病をこうよんだ）に対して診断上特に重要と考えられたものであった。これらの体験様式を取り出す記述現象学的方法は、K・ヤスパース（Jaspers K）[5]の発生的了解による方法論的診断学を補完するものであった。すなわち、一級症状は「明らかに存在する場合、心理学的に一次的なものであり、何に帰することもできない」[4]。

2-2．階層原則と一級症状

一級症状に関するシュナイダーの考え方は、次の一文に集約される。「（一級症状という）体験様式が存在し、身体的基礎疾患を見いだすことができない場合、われわれは臨床上、謙虚さを持ちつつ統合失調症と呼ぶ」

「身体的基礎疾患を見いだすことができない場合」という除外基準が示すように、シュナイダーは一級症状が身体疾患を基盤とした精神病状態にも時に出現することを指摘している。このことは、シュナイダーの診断学がヤスパースの階層原則[6,7]に基づいていることを示している。この階層原則とは、患者にさまざまな精神症状が同時あるいは継時的に出現する場合、精神病質性、神経症性、躁うつ病性、統合失調症性、精神器質性という順で、経過中にもっとも深く到達したものが診断にとって決定的である、というものである。この原則に従い、一級症状の明らかな存在は、精神病質や異常体験反応など非精神病性の障害に対する鑑別診断と、循環病に対する鑑別類型学（彼にとって統合失調症と循環病は内因性精神病の類型にすぎない）を可能にする（**表1**）。

シュナイダーのこうした包含基準（一級症状が存在すること）と除外基準（身体的基礎疾患が見いだせないこと）による統合失調症診断は、のちに発展する操作的診断学の第一歩となった。

2-3．「謙虚さを持ちつつ」とは

また、この「謙虚さを持ちつつ（in aller Bescheidenheit）」という表現は（「ごく控え目に」[8]とも訳された）、シュナイダーの後継者G・フーバー（Huber G）によれば、「私（シュナイダー）も、この点において私の学説を引き継ぐ精神科医たちも、小疾患単位、すなわち統合失調症や循環病の証拠となる疾患特異的な身体（脳）所見のない、純粋に精神病理学的な状態—経過単位に関して、他の精神科医が同じ状態を独自の基準に従って別の呼び方をするのを排除するほど、思い上がり、横柄で、厚かましいわけではない」[9]ことを意味している。すなわち、身体的基盤が明らかな疾患が本来の意味での疾患単位（「大疾患単位」）であるのに対し、統合失調症は診断的慣習にすぎない状態—経過単位（「小疾患単位」）[10]であるため、「ある症状を統合失調症のものと呼ぶことは、できる限り私だけとの取り決めではなく、他の人と共同した取り決めでもあるべき」だが、「私は誰に対してもそうするよう強制できない」[3]とされた。だがシュナイダーのKlinische Psychopathologieを英訳したM・W・ハミルトン（Hamilton MW）[11]は、この部分を「われわれは統合失調症という決定的な臨床診断を下してよい（we may make the decisive clinical diagnosis of schizophrenia）」と訳したため、英語圏では一級症状に対する誤った期待が生じることになった。一九八二年、J・ヘーニッヒ（Hoenig J）[12]は、英語圏でシュナイダーの精神医学が十分に理解されていないことが問題と誤解を引き起こしていると警告し、ハミルトンよるこの部分の翻訳は「完全に正確ではない」として、「we speak clinically in all mod-

表1　精神障害の4つの階層（ヤスパース-シュナイダーの分類）

	層の名称		種と類型の区別	身体的原因	カテゴリーの性質	診断の性質
第1層	心の在り方の異常変種		純粋な類型	想定されない	類型学的分類	類型であって診断ではない
第2層	内因性精神病	循環病（躁うつ病）---（中間例）--- 統合失調症（循環病以外の内因性精神病）	種であることが想定されている類型	要請される	状態—経過に基づく類型学的分類（「小疾患単位」）	第1層および第4層との境界は鑑別診断 内因性精神病の中では鑑別類型学
第3層						
第4層	身体的原因が明らかな精神病		種	明らかに存在	疾患単位	鑑別診断

（古茶大樹、他：臨床精神病理 31：7-17, 2010[7] より許諾を得て一部改変し転載）

esty of schizophrenia」という正確な英訳を示している。

2-4. 二級症状、表出症状

シュナイダーにとって一級症状は診断にとって必要条件ではなく、二級症状や表出症状のみに基づいて統合失調症診断が行われることもあった。二級症状とは統合失調症に出現する一級症状以外のすべての異常体験様式を指す。シュナイダーは二級症状の例として「他の幻覚、妄想着想、困惑、抑うつ気分変調と爽快気分変調、患者によって体験される感情貧困化、その他いくつかの症状」しか挙げていないが、フーバー⑹は**表2**のように整理している。これらの二級症状は循環病にも非精神病性の障害にもみられるため、診断上の重要性は一級症状に劣り、二級症状しかみられない場合、臨床的な全体関連が診断にとって重要であるとされた。

表出症状とはブロイラーが基本症状として重視した形式的思考障害のほか、感情症状、緊張病症状、狭義の表出症状（硬さ、わざとらしさ、衒奇症、ひねくれなど）を含む広義の客観所見である。シュナイダーは、それらは明らかに顕著でなければ「はなはだ疑わしい症状」であり、一級

表2　シュナイダーによる統合失調症の1級・2級症状

異常体験形式		1級症状	2級症状
幻覚	幻聴	考想化声 対話性幻声 解説を加える幻声	他の幻聴
	身体幻覚	身体的被影響体験	狭義の体感異常
	他の感覚領域の幻覚	—	幻視 幻嗅 幻味
統合失調症性自我障害		考想吹入 考想奪取 考想伝播 意志被影響	—
妄想		妄想知覚	妄想着想 妄想反応

（Huber G：Psychiatrie. Lehrbuch für Studium und Weiterbildung, 7 Aufl. Schattauer, Stuttgart, New York, 2005[6] より一部改変して引用）

症状や二級症状よりも診断的重要性が小さいと考えた。だがその一方で、表出症状のみに基づいて統合失調症診断が行われる場合があることも認めていた。

3. 個々の一級症状の定義

一級症状は三種の幻声（考想化声、言い合う形の幻声、自身の行動とともに発言する幻声）、妄想知覚、自我障害に大別され、自我障害には思考に関するもの（考想奪取、考想吹入、考想伝播）、身体感覚に関するもの（身体的被影響体験）、感情・欲動・意志の領域のものがある[13]。以下、各症状について簡単に解説する。

3-1. 考想化声（Gedankenlautwerden）

U・H・ペータース（Peters UH）[14]によれば、もともと考想化声には「自分の考えが声になって聞こえる」という幻覚性の考想化声と、「自分の考えが人に知られているので、考えが声になっていると思う」という妄想性の考想化声という二つの意味があった。シュナイダーは幻聴である前者を一級症状に数え入れている。フランス語圏のécho de la pensée（思考反響）[15]は、広義にはこの意味での考想化声と同義である。だがＩＣＤ-10では、この英訳であるthought echoは「自分の考えが繰り返されるが、声に出して言われるわけではなく、繰り返されるもの自体は思考として知覚される」[16]と定義され、幻覚ではなく思考の障害に分類されている。

3-2. 言い合う形の幻声（Stimmen in der Form von Rede und Gegenrede）

“Rede und Gegenrede”とは「発言と言い返し」すなわち声同士の対話ないし言い合いであり、「話しかけと応答の形の幻聴」とも訳される。「対話性幻声」「三人称幻聴」「患者のことを話し合う幻聴」などともよばれる。なお、これとは形式が異なる話しかけられる形の幻聴は、シュナイダーによれば一級症状ではないが、統合失調症によくみられ、それに対して患者が応答（しばしば独語となる）すると、声と患者の間に対話が生じる。フーバー[6]はこの話しかけられる形の幻聴のうち、命令幻聴のみを一級症状に数え入れている。

3-3. 自身の行動とともに発言する幻声（Hören von Stimmen, die das eigene Tun mit Bemerkungen begleiten）

フランス語圏ではénonciation des actes（行為言表）[15]とよばれる。ICD-10では「患者の行動に実況解説を加える幻声（hallucinatory voices giving a running commentary on the patient's behavior）」とよばれる。このrunning commentaryとは日常語で"a verbal description of events, given as they occur"[17]（出来事をその都度言葉で描写すること）との意味であり、時に日本語訳されるような「批評」「注釈」といった意味ではない。もっとも、発言内容の調子はしばしば患者に対して批判的である[18]。

3-4. 身体的被影響体験（leibliche Beeinflussungserlebnisse）

シュナイダーは幻覚のうち、上記の三種の幻聴のほかに、この身体的被影響体験のみを一級症状として挙げている。この体験は体感異常に「させられ」という基準が加わったものであるので、幻覚であると同時にさせられ体験・被影響体験でもある。英語では、ハミルトンの「somatic passivity experiences」という訳語によって紹介された。この「passivity」は、自己能動感の欠如という意味での「被動性」を表し、「made（させられ）」「influenced（被影響）」の同義語として用いられる。ICD-10ではdelusion of passivityが「抵抗できないという妄想」と日本語訳されているが、以上述べたことより、これは「させられ体験」「被影響妄想」などと訳すべきである。診断上は、これらが一次的体験である自我障害であるのか、あるいは二次的症状である説明妄想であるのかを鑑別することが重要である。

3-5. 考想奪取および他の考想被影響体験（Gedankenentzug und andere Gedankenbeeinflussungen）

シュナイダーは考想被影響体験の例として考想奪取と考想吹入を挙げた。

【考想奪取（Gedankenentzug）】シュナイダーはこの症状に関して「確実に統合失調症性の障害が想定されるのは、

他の人が考えを取り去る、と陳述される場合に限るべきである」と述べ、単なる思考の中断を一級症状とはみなさなかった。

【考想吹入（Gedankeneingebung）】「他の人から考えが吹き入れられる」という、考想奪取とは逆方向の体験である。

3-6．考想伝播（Gedankenausbreitung）

これはシュナイダーによって新たに命名された症状である。「他の人々が考想内容を無媒介的に共有している」と定義され、「考えが自分だけのものでなく、他の人々がその考えを共有し、町中、世界中がその考えのことを知っている」と説明されている。この「無媒介的（unmittelbar）」とは、この体験が幻声、妄想知覚、妄想着想といった他の症状に基づかない一次的な障害であることを示す。考想奪取と考想伝播の相違は、考想伝播では内容の保有感が自己にあるとともに他者にもあるが、考想奪取では自己保有感がなくなり、もっぱら他者の保有するところになっていることである[19]。

英語ではthought broadcastとよばれるが、これには複数の定義がある[20]。そのうちもっとも広く用いられているのは、「自分の考えが声に出して話されているのが聞こえ、その結果、他の人はそれが聞こえると確信する」というものである。これは考想化声に基づく二次妄想であり、シュナイダーによる本来の意味とは異なっている。だがDSM-Ⅳ-TRもこの定義を採用している。

3-7．妄想知覚（Wahnwahrnehmung）

シュナイダーは当初、統合失調症に特異的な症状として真正妄想を挙げたが[21]、のちに一級症状として真正妄想のうち妄想知覚に限定した[22]。この妄想知覚は「真の知覚に対し、知的（合理的）あるいは感情的（情動的）に了解可能な動機なしに、ほとんどの場合自己関係付けという方向に、異常な意味付けが付与される」と定義され、妄想着想（特に知覚結合性の妄想着想）と妄想反応から区別された。妄想知覚には了解可能な「第一分節」（知覚する者から知覚された対象まで）と、「第二分節」（知覚された対象から異常な意味づけまで）という二つの「分節」がある。妄想知覚はこの了解不能な第二分節の付与という点において、こうした構造のない妄想着想から区別され、妄想着想は二級症状とされた。

3-8．感情・志向（欲動）・意志の領域における他のすべてのさせられ体験・被影響体験（alles von andern Gemachte und Beeinflußte auf dem Gebiet des Füehlens, Strebens（der Triebe）und des Wollens）

上に挙げた身体的被影響、考想被影響だけでなく、あらゆるさせられ体験・被影響体験が一級症状とされている。「精神病性の意志被影響は異和的な干渉として非媒介的に体験される」と体験の直接性が要件とされ、「暗示、憑依、催眠、装置」などによる二次的な説明妄想や、「かのごとき」体験との鑑別が強調された。だがICD-10では、こうした体験の直接性は強調されず、delusion of control, influence, passivityとして「妄想」に位置づけられている。DSM-Ⅳ-TRでも同様である。

4．ICD-10とDSM-Ⅳ-TRにおける一級症状

4-1．統合失調症の診断基準における一級症状

ICD-10（DCR）とDSM-Ⅳ-TRにおいて、統合失調症の診断にとって一つあればよい症状は、シュナイダーの一級症状と広く一致している（**表3**）。

三種の幻声のうち、考想化声はICD-10ではthought echo（思考反響）として採用されているが、DSM-Ⅳ-TRでは上述したように考想伝播の定義に吸収されている。他の二種の幻声はいずれの診断基準にも採用されている。

妄想知覚はICD-10に採用されている。一方、DSM-Ⅳ-TRではその用語は見当たらず、関係妄想の一部とされているものと思われる。

自我障害のうち、ICD-10では考想に関するものが項目（1）（a）にまとめられているが、他の症状は（1）（b）に「被支配、被影響、させられ」の妄想として一括され、そこで自我障害と妄想は区別されていない。DSM-Ⅳ-TRでは考想奪取、考想吹入、考想伝播という用語は取り上げられているが、他のさせられ体験・被影響体験は「被支配妄想」とよばれる。DSM-Ⅳ-TRでは、これらの自我障害はすべて「奇異な妄想」とされる。

なお、先に公表されたDSM-5ドラフト[23]は、DSM-Ⅳ-TRが挙げる一つあればよい症状が、他の症状に比べて診断特異性が高いことは確認されず、したがってこれらの症状を疾病特異的なものとして扱う根拠がないという理由を挙げ、その削除を提案している。この変更によって、シュナイダーの一級症状は、DSMにおける統合失調症の診断基準から姿を消す予定である。

表3　シュナイダーの1級症状vs.ICD-10、DSM-Ⅳ-TRにおいて統合失調症診断に1つあればよい症状

	シュナイダー（1957、2007）	ICD-10（1992）	DSM-Ⅳ-TR（2000）
幻覚	考想化声	（1）（a）考想化声（思考反響）	（考想伝播）
	言い合う形の幻声	（1）（c）患者について話し合う幻声	2つ以上の声が話し合う幻声
	自身の行動とともに発言する幻声	（1）（c）患者の行動に実況解説を加える幻聴	患者の行動や思考に実況解説を加える幻声
	—	（1）（c）身体のある部分から聞こえる他の型の幻声	—
妄想	妄想知覚	（1）（b）妄想知覚	—
	—	（1）（d）文化的に不適切かつまったくありえない他の種類の持続的妄想	奇異な妄想
自我障害	考想奪取	（1）（a）考想奪取	考想奪取（奇異な妄想）
	考想吹入	（1）（a）考想吹入	考想吹入（奇異な妄想）
	考想伝播	（1）（a）考想伝播	考想伝播（奇異な妄想）
	身体的被影響体験	（1）（b）身体あるいは手足の動きあるいは特定の思考・行為・感覚に明確に関係付けられた被支配、被影響、させられの妄想	被支配妄想（奇異な妄想）
	感情・欲動・意志の領域における他者によるあらゆるさせられ体験・被影響体験		

4-2. 一級症状と気分症状の優先度

ＤＳＭ-Ⅳ-ＴＲでは、一級症状を含む統合失調症状よりも気分エピソードの存在を診断上優先することにより、気分障害を統合失調症の除外診断としている。すなわち、統合失調症状と気分エピソードが同時に存在する場合、気分エピソードなしに幻覚や妄想が存在する期間が二週間未満であれば気分障害と診断され、二週間以上であれば統合失調感情障害と診断される。

一方、ＩＣＤ-10（ＤＣＲ）では、気分障害に伴う精神病症状はＦ20・0～Ｆ20・3の典型的に統合失調症性のもの（基準Ｇ1（1）（b）、（c）、（d）に挙げられたもの、**表3**参照）ではないこと、すなわち一級症状以外の幻覚や妄想でなければならないとされる。したがって、一級症状と気分症状が同時に存在する場合、気分障害ではなく、統合失調感情障害あるいは統合失調症と診断される。この点において、ＩＣＤ-10はＤＳＭ-Ⅳ-ＴＲよりもヤスパース―シュナイダーの階層原則に近いと考えられる。これは、統合失調症と気分障害という二分法に関するＤＳＭ-Ⅳ-ＴＲとＩＣＤ-10の重大な相違点の一つである。

5. 一次体験としての一級症状

ＩＣＤ-10（ＤＣＲ）では、統合失調症における異常な主観的体験と行動の存在を評価するにあたり、偽陽性の判定を避けるよう注意がうながされており、例として、表現と行動の仕方が文化的あるいは下位文化的影響を受けている場合や、知能レベルが正常以下である場合が挙げられている。すでにシュナイダーはこうした偽陽性に気づいており、その鑑別に言及している。彼は上に述べたように、「異和的な干渉として非媒介的に体験される」意志被影響に関して、「かのごとき」体験が比喩としてではなく文字どおりに理解されてしまうことが時にあるので、実際に体験されていることを詳細な質疑応答によって明らかにしなければならない、と述べている。

考想伝播においても無媒介性を特徴として挙げ、また幻聴については、「人格の全体的変化がない場合、幻覚を精神病性、少なくとも統合失調症性と評価してよいことは稀であろう」と述べるなど、一級症状は還元不能、発生的了解が不能な一次的体験であることが強調されている。

こうした一次体験と「かのごとき」体験の区別は、ヤスパース(5)も強調している。彼は、一次妄想体験である真正妄想は、発生的了解が不能な、新たな意味の無媒介的な体験であり、人格（了解関連の総体）の変容を伴うことが特徴であるとした。そのうえで、真正妄想を含む要素的、無媒介的な心的生活を、思考媒介性の心的生活と区別した。前者は発生的了解ができず、一次的には内容がないのに対し、後者は発生的了解が可能であり、内容を有している。彼はこうした対比の例として、真正妄想と単なる思い違い、実体的意識性とそうである「かのごとき」体験、メランコリー状態と神経症性抑うつ、真正幻覚と空間に錯覚性投射された空想表象、自己二重化体験とそうである「かのごとき」体験などを挙げている。こうした区別は、特に解離性障害との鑑別において重要である。柴山(24)によれば、解離性障害では妄想知覚と身体的被影響体験を除く一級症状に類似した体験がみられることが多いが、その鑑別においては患者が訴える言葉をそのまま表面的に受け取るのでなく、体験全体を構造的に把握する必要がある。彼は統合失調症の症状に共通する基本構造として、事後性と他者の先行性を挙げている。

6. おわりに

ヤスパース―シュナイダーの現象学的アプローチは、統合失調症診断への近道を示したものではない(25)。一級症状を患者から聞き出すには、十分な臨床経験とともに、現象学的方法に対する熟練が必要であり、診断用チェックリストとして使用できるものではない(26)。一級症状の意義は、診断基準に採用されるか否かにあるのではなく、それが発生的了解による方法論的診断を補完する異常体験様式であり、統合失調症の一次的、無媒介的な症状をとらえる視点を与えることにある。

文 献

（1）World Health Organization：The ICD-10 Classification of Mental and Behavioural Disorders；Diagnostic criteria for research. WHO, Geneva, 1993（中根允文、岡崎祐士、藤原妙子、他 訳『ICD-10精神および行動の障害—DCR研究用診断基準 新訂版』医学書院、東京、2008）

（2）American Psychiatric Association：Diagnostic and Statistical Manual of Mental Disorders, 4th ed, Text Revision. APA, Washington DC, 2000

（3）Schneider K：Klinische Psychopathologie, 15 Aufl. mit einem aktualisierten und erweiterten Kommentar von Huber G und Gross G. Thieme, Stuttgart, 2007（針間博彦 訳『クルト・シュナイダー 新版 臨床精神病理学』文光堂、東京、2007）

（4）Schneider K：Primäre und sekundäre Symptome bei der Schizophrenie. Fortschr Neurol Psychiat 25：487-490, 1957

（5）Jaspers K：Allgemeine Psychopathologie. Neunte, unveränderte Aufl. Springer, Berlin, Heiderberg, New York, 1973

（6）Huber G：Psychiatrie. Lehrbuch für Studium und Weiterbildung, 7 Aufl. Schattauer, Stuttgart, New York, 2005

（7）古茶大樹、針間博彦「病の「種」と「類型」、「階層原則」—精神障害の分類の原則について」『臨床精神病理』31巻、7-17ページ、2010

（8）Schneider K：Klinische Psychopathologie, 6 Aufl. Thieme, Stuttgart, 1962（平井静也、鹿子木敏範 訳『臨床精神病理学』文光堂、東京、1964

（9）Huber G：私信、2007

（10）Schneider K：Kraepelin und die gegenwärtige Psychiatrie. Fortschr Neurol Psychiat 24：1-7, 1956

(11) Hamilton MW：Clinical Psychopathology by Kurt Schneider. Grune and Stratton, New York, 1959
(12) Hoenig J：Kurt Schneider and Anglophone psychiatry. Compr Psychiatry 23（5）：391-400, 1982
(13) 針間博彦、岡田直大、白井有美「Schneiderの一級症状の診断的意義」『精神医学』50巻９号、８３８−８５５ページ、２００８
(14) Peters UH：Lexikon Psychiatrie, Psychotherapie, Mediziniche Psychologie, 6 Aufl. Urban & Fischer, München, 2007
(15) de Clérambault G：Œuvre Psychiatrique. PUF, Paris, 1942（針間博彦 訳『クレランボー精神自動症』星和書店、東京、１９９８）
(16) World Health Organization：ICD-10 Symptom Glossary for Mental Disorders. WHO, Geneva, 1994
(17) Oxford University Press：Oxford Dictionary of English, Second Edition,Revised. 2005
(18) Mellor CS：First rank symptoms of schizophrenia. I. The frequency in schizophrenics on admission to hospital. II. Differences between individual first rank symptoms. Br J Psychiatry 117：15-23, 1970
(19) 中安信夫「背景思考の聴覚化」『分裂病の精神病理 14』（内沼幸雄 編）、東京大学出版会、東京、１９９−２３５ページ、１９８５
(20) Pawar AV, Spence SA：Defining thought broadcast. Semi-structured literature review. Br J Psychiatry 183：287-291, 2003
(21) Schneider K：Psychiatrische Vorlesungen für Ärzte, 2 Auf.Thieme, Leipzig, 1936（西丸四方 訳『臨床精神病理学序説』みすず書房、東京、１９７７）
(22) Schneider K：Beiträge zur Psychiatrie. Thieme, Wiesbaden, 1946
(23) American Psychiatric Association：Schizophrenia Spectrum and Other Psychotic Disorders（http://www.dsm5.org）
(24) 柴山雅俊「解離性障害と統合失調症の鑑別診断」『精神経誌』113巻９号、９０６−９１１ページ
(25) Crichton P：First rank symptoms or rank-and-file symptoms? Br J Psychiatry 169：537-540, 1996
(26) Sims A：Symptoms in the Mind. An Introduction to Descriptive Psychopathology, 3rd ed. Saunders, London, 2003

VII　妄想と二重見当識

桜ヶ丘記念病院　久江　洋企

1. はじめに

二重見当識（double orientation, doppelte Orientierung）とは、妄想を持つ患者が、妄想と現実の互いに矛盾する二つの世界に同時に生きており、あたかも見当識が二重に存在しているかのようにみえる状態をいう。複式簿記（二重帳簿・二重記帳、doppelte Buchführung）はほぼ同義として用いられるが、若干の差異があると考えられた。その相違については後述するが、ここでは特に区別を要しない箇所では「二重見当識」の語を用いる。

ここでは二重見当識に関する代表的な論考として、E・ブロイラー（Bleuler E）、K・ヤスパース（Jaspers K）、J・ウィルシュ（Wyrsch J）の文献を取り上げ、さらに我が国における近年の文献を概観し、理論的考察を跡づけたい。

諸家の記述の紹介に先立ち、まず理解に供するため自験例を呈示する。記述に当たっては個人のプライバシーに配慮し、病像の内容を損なわない範囲で適宜改変した。

2. 症例T　五八歳男性

高校を一年で中退し、工員、飲食店店員などの職を転々とした。二九歳のとき工場で作業中に、同僚の首を絞め、幻聴や被害関係妄想の存在が疑われたため入院した。以来現在まで入院生活を続けている。「親から催眠術をかけられている」「空気電波でほかの患者さんの声が伝わってくる」「からかっているような声が体から聞こえる」「鼻の奥にイザ虫とかミザ虫という虫が住んでいる」「胃のなかから魚の腐ったような匂いがしている」という被害関係妄想、幻聴・幻臭、体感異常を認める。病的体験は活発だが、自分からほかの患者や職員に訴えたり話しかけることはなく、一人で静かに過ごしていた。その一方で、突然ほかの患者や職員を殴打することを繰り返し、理由を尋ねると「おまえを女にしてやる」という声が伝わってきた、職員に「辞書を無断でテレビ局に持っていかれた」「えげつないことを言われた」からと述べた。隔離処遇や抗精神病薬の注射など、本人が望まない処置について告知すると強く抵抗するが、準備しようとすると協力的になった。髭や髪の手入れや入浴は自発的に行わず、不潔であったが、医師を見ると深々と頭を下げて挨拶し、身体診察には応じる。頭痛や立ちくらみ、便秘などの症状を素直に訴えるが、「カクサンが起きると食事に時間がかかる」「通帳に二億あるから薬出してほしい」「インドク（陰毒？）の匂いが手首からする」など言語新作を交えた荒唐無稽な訴えもあった。診察を快く受け入れているかと思うと、別のときには「また尋問ですか、いいかげんにしてください」と拒絶することもあった。五〇代になり、自分の名字は仮のもので本名はサイジョウと言うようになった。「テレビ局で整備のカメラマンをやっていて悪くなってここに入った」「七年前地下室でT（本名）になった。サイジョウでいたけど精神病院に入っていては都合悪いからTにした」「政府でTを名乗るように言われて年金もTを名乗って出すと言われている」。また父からの衣類の小包の送り札を見て、送り札の主は父ではなく叔父で、本当の父はサイジョウといい向かいのアパートにいると言う。妄想性の人物誤認がありながら父からの仕送りは疑うこともなく受け取っていた。時や場所の見当識に問題はない。

五三歳になり、入院形態を任意入院に変更した。外出しては大量の服やジャズ・クラシックのCDを買い込みベッド周りに積んである。促されると作業にも参加するが飽きやすく続かない。病的体験は依然みられ、「荷物が病院の外に勝手に持ち出されている、ササキ夫妻がしている」「催眠をかけられた」と言い、服を盗られたからとほかの患者を殴りつけた。「僕の目からソチナミン、ヌガトミンが引き抜かれた、ベゾンという毒が埋め込まれた、病院が実験台にしている」といった言語新作や被害妄想も残存している。「大統領の子供が血清をうって、その子供から自分が生まれた」「自分は東大文学部を出て、テレビ局で稼いでいる」という誇大・血統妄想もみられた。病棟では目立たず、職員の指示にも応じ、身体診察や処置の後は感謝している。

最近の処方はブロムペリドール一八mg、ゾテピン七五mg。

本症例を要約すると、二一歳頃幻聴・幻臭・体感異常、被害関係妄想で発症し、思路弛緩や自発性低下に至った。約四〇年の経過中病的体験は持続しているが、妄想の対象は周囲の他者から非現実・空想的なものにまで及び、内容も被害から誇大と広がっている。ほかの患者や職員を巻き込んだ妄想を訴え、時に暴力に及ぶが、その一方でほとんどの時間を病棟で静かに過ごし、診察や処置を受け入れ、感謝すらしている。被害妄想に基づく迫害的な人物に満ちた世界と、本来の見当識に基づく病棟環境との二つの世界に生きているようにみえる点が本症例における二重見当識を構成している。本症例の二重見当識と妄想との関係について特筆すべきことは、自分の名前や出自などの属性、家族に関する妄想性の誤認を認めることである。人物に関する見当識の複数化が、自己と他人を含めた人物全体に及んでいる。このように自他に及ぶ同一性の障害が持続していながら、生活場面ではその病態と一線を画した、自閉的ではあるが最低限の対人関係を破綻なく保っている。

次に二重見当識に関する論考を整理して紹介する。

3. ブロイラーの記述

二重見当識を症候学的に整理した記述は、初めにブロイラーに見いだされる。彼は、「早発性痴呆または精神分裂病群」[1]において、二重見当識を統合失調症の二次性症状に位置づけている。患者は正しい関係も、自己意識に関する妄想に影響された誤った関係も知っていて、そのときの情勢に応じて一つのまたは同時に二つの関係を前提にした態度をとる。後者の例では、患者は医師があるときは N 先生であると言いながら、あるときは過去の恋人であると言う。

また患者は多重の帳簿を持っており、彼は二重記帳あるいは複式簿記とよぶ。二重記帳は見当識において顕著に出現する。患者はどんなに滅裂な言動を呈していても、周囲の出来事を日時とともに記憶している。見当識を構成する隣人や隣人の意志・計画に対する自己の関係の認識は非常に複雑な理解力に依拠しており、患者は連想障害や妄想のためにそれが不可能になっているという。また人格面にこの症状が及べば、二つの異なった人格がそれぞれ十分な注意力を保持しながらまったく平行して存在している。これは人格の分裂というべき事態であり、情動的なコンプレックスに従って起きるとされる。人格の分裂についての考察は後述するようにウィルシュによって深められていくことになる。

なお、同じ人格変化でもいわゆる二重人格（doppelte Persönlichkeit）はここで論じている二重見当識とは異なる。二重人格は、二重意識、交代（性）人格、交代意識ともよばれ、古典的にはヒステリー患者において異なった人格が交互に出現し、典型的には一方の人格にあるときには他方の人格は意識あるいは想起されないものをいう。現在の診断基準では解離性同一性障害（DSM-Ⅳ-TR）に相当する。二重人格では異なった人格が相前後して配列されるのに対し、二重見当識は異なった人格が並列している点が異なっている[2]。

以上の記述から、二重記帳や複式簿記は二重見当識に先立つ根源的な事態であり、その〝帳簿〟に記される要素が見当識であれば二重見当識に、人格であれば人格の分裂の形をとると理解できる。

もっとも「複式」「二重」といっても、一方の正常な見当識や人格に対し、もう一方の、異常とされるほうの見当識や人格は必ずしも単一性・同一性を保持しているとは限らない。その意味では、正常な一つの見当識に対する、多重の見当識、もしくは多とも数えられないような無定形の見当識や人格を想定したくなるような症例にも遭遇する。冒頭に呈示した症例Tにもその性質がうかがえる。

二重見当識は基本症状である自閉、あるいは両価性と接点を有している。ブロイラーは、妄想を含む病的現象を情動的なコンプレックスに属するものと考えている。彼は統合失調症では現実的思考が存在していることを強調している(3)が、現実的思考とは別に、コンプレックスに影響された思考路が存在し、そのために見当識が変形される。この変形された思考路では自閉思考が特徴的であり、理論的には二重見当識では現実的思考と自閉症思考が妨害することなく相並んでいると説明される。

自閉は内面生活の相対的、絶対的優位を伴う現実からの遊離と定義されている。彼の挙げた症例は、退院を願っていながら、現実の退院には無関心である。特定の人物が好きになりながら、その人物が眼前に現れても何の印象も受けず、その人が死んでも無関心である。病室の鍵をよこせと要求しながら、鍵を手に入れてもどうしてよいかわからず、また返してしまう。

両価性に関して、感情的両価性では、ブロイラーが例に挙げた統合失調症の患者では、バラを美しさのゆえに愛し、棘のゆえに憎むという両方の感情的符合がめまぐるしく交替する。または同じ天候が健康な人ではある目的にはよく、別の目的には悪いとその関係に基づいた感情を持つが、統合失調症患者ではその価値づけが不適切になる。意志の両価性では考えようと思わぬものが浮かび上がり、真面目な患者が脱院しないと述べていながら脱院する。知的な両価性は「扉を開けなさい」と言いたいときに「扉を閉めよ」と言う。両価性は健康人でもみられ、二つの相反する志向性の間にせめぎ合いが起きて葛藤が生じ、選択や熟考が強制される。しかし統合失調症患者における病的な両価性では、二つ以上の志向性が葛藤を起こすことなく等価に存在する。そしてその一方が患者にとってなじめない感情、意志、判断であると—妄想がまさにそれであるが—、表出上は二重見当識として他者に映るであろう。これは感情倒錯（Parathymie）ともいえる。

以上のブロイラーの考察をまとめると、二重帳簿は統合失調症の二次性症状として見当識や人格に及んでいるが、それは自己意識に関する妄想とともに基本症状である両価性や自閉と接点を有する症状である。そして本質には情動的なコンプレックスが存在すると考えられている。

4．ヤスパースの記述

ヤスパースは、「精神病理学総論」(4)において、二重見当識を、妄想性見当識喪失の表れとして論じている。妄想を持っている患者は、意識はまったく清明で周囲が書いた正しい日付を知っていながら、妄想のために、日付が三日ずれていると考え、また自分のいる場所が周囲の言っている内容から精神病院であることを知っているのに、自分は刑務所に収容されているのだという。患者は正しい見当識と誤った見当識を同時に持っている。たとえば患者は自分が今どこにいるのか、人々は日付を何日と書いているのかということ、また自分は「精神病」であるということをよく知っていて、しかも同時に、すべては単に見せかけにすぎない、今は実際は黄金時代である、いかなる日付も合っていないと考える。患者は現実の世界と、精神病的世界の二つの世界に同時に住んでいるが、精神病的世界こそ彼にとって本来の現実であり、真実の世界は仮の現実になっている。急性精神病の状態では、一時的に精神病的体験でいっぱいになり、自分が誰か、どこにいるのかを忘れるが、病院に入れられるなどの印象深い出来事があるとこの状態を脱しうる。あるいは急性期に強く呼びかけることによって真の現実に呼び戻すことができるが、そのときに二重見当識が現れる。二重見当識のある急性精神病における患者の世界と慢性状態の世界はまったく異なっている。慢性状態では妄想は急性期の体験を基礎とした体系を作り上げるが、やがて遂には二重の見当識をまったく失うに至る。

ヤスパースは二重見当識を正しい見当識と誤った見当識を同時に有することとごく形式的に定義しており、それを構成する妄想の性質について特徴的な記載をしていない。病的体験をコンプレクスの所産と考えたブロイラーとの相違を認めることができる。患者は時間や場所の、一般的な見当識のみでなく、自分が精神病であることをよく知っているという、つまり病識を持った患者に二重見当識がみられるという記載になっていることが注目される。

また急性精神病における幻覚妄想状態にあっても、強い刺激により現実へ呼び戻すことができ、この状態をも二重見当識に含めているが、慢性期の正誤の二つの見当識が同時に存在しているという様態とは性質を異にしている。さらに慢性状態では二重見当識を失うこともあるとする見解も述べている。

以上のヤスパースの考察をまとめると、彼は二重見当識を正しい見当識と誤った見当識とを同時に持っていることと定義し、病識を持った患者にもみられ、急性期にも存在する一方、慢性期に消褪することもあると述べている。

5. ウィルシュの記述

ウィルシュは著書「精神分裂病人格」(5)のなかで、二重見当識を有する症例を詳細に記述し、統合失調症における人格の変化を、統合失調症患者が自己形成を成し遂げる様式として論じている。

彼はこの著作を統合失調症患者イダについての呈示から始めている。以下に症例イダを要約する。

イダは活発で、学校の成績は良く、研磨の仕事に就き職場でかわいがられた未婚の女性である。父の死後、三二歳頃人が自分の悪口を言ったと思い込むようになり、四〇歳頃から性的な話を平気でしたり、言語新作が目立つようになったため四二歳で入院した。その後七年間入院を続けているが病像に変化はない。イダは病院にはすぐ慣れ、離院することもなく、気持ちよく働き、病院の催しに喜んで参加し、人とも自然に接することができる。

イダには妄覚、無数の妄想、ひねくれた表現方法が異常として認められる。呼びかけたり、脅したりする幻聴、「ヘッチュリ」が来るという幻影、刺されたり、焼かれたりするという身体幻覚や妄想がある。

親しい人やよく知っている人を誤認するが、本当の名や自分との関係は正しく知っている。病室で老婦人のへその緒を食べさせられたと言いながら、実際に食べたものが何かをよく知っている。自分の住んでいる場所を、地下室の男の部屋と空想している。

彼女には疎通性の悪さ、硬い表情、心情の貧困などがまったくみられない。自閉的でもない。しかし外出すると電車のなかや店頭で見知らぬ婦人をつかまえ、でたらめの名前を呼んで挨拶し、自分の出来事をしゃべり立てる。

イダはウィルシュの診断では慢性統合失調症で、E・クレペリン（Kraepelin E）のパラフレニーに相当する。イダにおける二重見当識は、無数の妄想を有しながら周囲と自己との関係を正しく認識し、病院に慣れ、入院生活を続けている点に現れている。ここで挙げた症例Tとの共通点として、慢性期にあること、言語新作、自分や他人の名前の誤認が認められる。ウィルシュはまず、イダの人格は「分裂した人格」とよばれることを指摘している。彼は人格を、過去の諸家の定義を総括して「心的作用に現われ、単なる反射や反応に現れるだけではない。その表現は動機を持ち、なにかを目指しており、自我内容と意味関連により統一のある形にまとまっている。他の観点からいえば、これは自己形成として現れる」と規定している。ここで「自己形成」とは、ウィルシュによれば誰にも課せられた課題であり、人格の形成と不可分の関係にある。彼は慢性統合失調症患者一一八例を検討した。その結果によると、統合失調症の妄想型、破瓜型、緊張型では、「人格の分裂」が生じるが、それでも自己を形成することに成功する。しかし単一型では自己形成は成功しない。

（注）ウィルシュは単一型統合失調症の疾病経過における四点の特徴を述べている。①経過に周期性を欠く、②病像の構成に生産的、創造的要素を欠く、③自己能動性が不足しているという体験を欠く、それのみでなく人格内部に生じている変化を少しも知覚しないことが多い、④疾病現象への心構えを欠いているため二次症状が形成されない。

イダのような慢性妄想患者にとっては、体験において健康な日常生活と疾病との間に分離を自覚することはない。分裂は我々が外部から判断するものである。ウィルシュは外面的な分裂の背後に、究極の原因である核となる、妄想によって変形された人格を想定している。この人格の変化はブロイラーの提唱した統合失調症の一次症状（連合弛緩）ではないが、この病気に固有のものであると述べている。

ウィルシュは統合失調症患者の体験様式と経過による人格の変化について分析を深めている。統合失調症の体験様式の背景には、基底気分の変化と自我障害がある。基底気分は内容を伴わない一般的状態性（狭義の気分）と、一つの内容に向かう能力、つまり愛憎の能力という二つの面の障害を表している。

（注）前者はK・シュナイダー（Schneider K）の生気・状態感情に、後者は価値感情にほぼ相当する。

急性期から慢性期へ移行し、慢性状態で示す体験様式は、統合失調症に固有の世界を作るということと、人格が変換することによって説明できる。患者は思考障害のため、意味の転位や圧縮や造語を伴う言語体系を作り、そのなかで意味のある表現を作り出す。こうして統合失調症患者は新しい固有の世界を作り出すが、それは患者に創造能力があることを示している。創造を欠く場合には自己形成はなおざりになり、単一型統合失調症はこういう傾向を示す。自己形成に成功すると、患者は自我障害を克服することができるが、観察者には自我障害が人格分裂として認められる。慢性状態や末期状態における人格変換を情性荒廃（ヤスパース）とするのは一面的であり、「決定的に他者」になる（ブロイラー）ことによって人格の分裂が克服されることがある。この人格の変化は統合失調症の多くで特徴的である。しかし彼はこれを基礎障害として単純に結論づけることはしない。これまでに統合失調症の基礎障害とされてきたものは、いずれもこの病気の症例の全部に当てはまるものはなく、どれも一部に当てはまるにすぎない。

ウィルシュの見解をまとめると、二重見当識は統合失調症患者が急性期から慢性期において移行する過程で、妄想に影響されて変形された人格を核とした自己形成の様式として現れ、外見的には人格の分裂や変換として観察される。この過程によって患者は、体験様式において自我障害に打ち克ち、「人格の分裂」を克服することができると考えている。

6. 近年の記述

二重見当識に関する我が国における近年の考察を取り上げる。岩脇(6)は、我々の生きている現実は公的現実と私的現実とからなるものであり、二重記帳が成立している状態では、患者は公的現実から部分的に遊離している。妄想の原動力は公的現実の状況から否定されている患者の願望であり、この力が患者の生きている現実の構造を破壊すると精神病的増悪を呈するとした。

中嶋(7)は、二重見当識が持つ、妄想を一方で訴えながら容易にその文脈を乗り越えるという性格を、患者が持つ経時的な一貫性のなさを示す「その場性」の概念から説明し、二重見当識を、幻覚や妄想を訴えている「いま」と、現実の事柄に意識が向いている「いま」とが、非統合的に継起しているために起こる現象であると考えた。患者は正常の人の場合のように複数の見方や解釈が同時に存在してはおらず、妄想は現実の否定の上に成り立っているのではない。この点で、彼は人格の分裂（断裂）は患者の体験にとってはなく、観察する我々にとってだけあるとするウィルシュの主張と本質的に一致すると述べている。

湯沢[8]は、慢性統合失調症の全体像を包括できる概念として二重見当識に注目し、二重見当識とは、共通体験と病的体験の「併存」と「切り替え」に要約され、急性精神病を経験した人が人格の改築過程をへて到達する安定化様式の一つであり、慢性統合失調症の基本型と論じている。

安永[9]は二重見当識を直接論じた項ではないが、二重見当識について、妄想的態度と現実的態度とは使いわけしうるものとはいえないこと、統合失調症の全体像の意識構造には正常と病的との二重性が透けてみえるが、新鮮例にも存在するものであり極端な〝人格解体〟と見なす必要はないこと、妄想を願望から理解する方向は無条件には認められないことを指摘している。

土居[10]は論考「分裂病における分裂の意味」において、二重見当識における病的なものと健康なものとの併存を説明する仮説である人格の分裂について考察している。彼は精神分析的概念である人格の同一化に近い日本語として「馴染む」を取り上げ、統合失調症患者は馴染んでいる世界に保護されぬまま、見知らぬ世界に晒されているという。観察者である我々自身は馴染みの浸透した世界に暮らしているので、我々には統合失調症患者における病的なものと健康なものとの併存が異様な印象を与え、患者の人格が分裂しているようにみえると考えている。

また原田[11]は、統合失調症患者に認知行動療法を行う過程で、幻聴や関係念慮といった症状に別の解釈を行えるようになることで二重見当識が育ち、対処が巧みになった症例を紹介している。二重見当識を治療進展の一指標として記述している点が目を引く。

7. おわりに

二重見当識に関する論考を、ブロイラーから近年に至るまで取り上げた。妄想を有する人間は、自己を、外界をどのように体験しているのだろうか。この素朴な問いを前に、二重見当識を考察することは、妄想を持って現実と折り合いながら生活している統合失調症患者の体験様式に近づく糸口の一つになる。その理解のためには、意識障害の一指標としての見当識の枠を越えて、統合失調症を病む人間の人格や生き方の追究に踏み込まざるを得ない。ブロイラーは薬物治療が開発される前の一八〇〇年代後半にライナウの精神科病院に患者と生活をともにし、患者の興味深いふるまいを絶えず記録し、「彼は我々の一員であり、我々は彼とともに感じることができる」という理念のもとに患者に共感し、精神病症状を心理学的個人的背景から理解しようとした(12)。その個人の直接観察を重んじた臨床姿勢があったからこそ、彼は二重見当識を統合失調症に特徴的な症状として論じることができたのである。二重見当識は統合失調症の操作的診断基準には採用されていない。しかし科学としての普遍性への要請とは別の次元で、一個人である患者の精神内界を、「心を心として扱う」ことが必然的に求められる臨床場面では、二重見当識というあり方を認識することの重要性は失われることはないであろう。

文　献

（1）Bleuler E : Dementia Praecox oder Gruppe der Schizophrenien. Franz Deuticke, Leipzig und Wien, 1911（飯田　真、下坂幸三、保崎秀夫、他『早発性痴呆または精神分裂病群』医学書院、東京、１９７４）

(2) Bleuler E：Lehrbuch der Psychiatrie, 5 Aufl. Springer, Berlin, 1983（切替辰哉 訳，E・ブロイラー 著『精神医学総論―精神医学書Ⅰ』中央洋書出版部，東京，1990）
(3) Bleuler E：Lehrbuch der Psychiatrie, 5 Aufl. Springer, Berlin, 1983（切替辰哉 訳，E・ブロイラー 著『内因性障害と心因性精神障害―精神医学書Ⅲ』中央洋書出版部，東京，1990）
(4) Jaspers K：Allgemeine Psychopathologie, 5 Aufl. Springer, Berlin, 1948（内村祐之，西丸四方，島崎敏樹，他 訳『精神病理学総論上巻』岩波書店，東京，1957）
(5) Wyrsch J：Die Person des Schizophrenen. Studien zur Klinik, Psychologie, Daseinsweise. Paul Haupt, Bern, 1949（土井永記，池田篤信 訳『精神分裂病人格』文光堂，東京，1967）
(6) 岩脇 淳「慢性期分裂病患者における二重記帳の臨床的意義」『臨床精神医学』19巻，1397-1404ページ，1990
(7) 中嶋 聡「分裂病性二重見当識に関する一考察―「その場性」の視点から―」『臨床精神病理』17巻，187-198ページ，1996
(8) 湯沢千尋「慢性分裂病の二重見当識について―陰性症状と関連して―」『臨床精神病理』19巻，149-156ページ，1998
(9) 安永 浩『妄想―分裂病の症状論』金剛出版，東京，42-55ページ，1990
(10) 土居健郎「分裂病における分裂の意味」『分裂病の精神病理10』（藤縄 昭 編），東京大学出版会，東京，1-21ページ，2001
(11) 原田誠一「統合失調症の認知行動療法」『精神療法の工夫と楽しみ』金剛出版，東京，93-111ページ，2009
(12) Bleuler M, Bleuler R：Book Reconsidered. Dementia praecox oder Gruppe der Schizophrenien：Eugen Bleuler. Br J Psychiatry 149：661-664, 1986

VIII 妄想と思考障害

帝塚山学院大学人間科学部 心理学科　深尾　憲二朗

1. ブロイラーにおける妄想と思考障害

妄想と思考障害はどのような関係にあるのだろうか。広義の思考障害は思考内容の障害としての妄想を含むので、思考障害が妄想を含むという包含関係になるのだが、もちろんここで問題にしようとするのは広義でなく狭義の思考障害、すなわち思考形式の障害と妄想の関係である。

妄想は統合失調症以外にうつ病、躁病、認知症などさまざまな精神疾患にそれぞれ特徴的な内容を持って出現するのに対して、思考障害（思考形式の障害）は統合失調症に特有の障害とされている。したがって思考障害が妄想と関係するのは統合失調症においてのみであり、統合失調症における妄想は思考障害の影響によって独特の性質を持っている。

思考障害はE・ブロイラーによる統合失調症の原概念の中心に置かれていた。すなわち、ブロイラーが挙げた統合失調症の四つの基本症状（四つのA）である連合弛緩（loosening of Association）、感情の平板化（flattening of Affect）、両価性（Ambivalence）、自閉（Autism）のうちでも、連合弛緩すなわち連想の障害がもっとも基本的なものとされていた。連合弛緩とは、統合失調症における思考形式の障害を、当時の連合心理学の文脈に則って諸観念の間の連合の障害としてとらえたものである。ブロイラーは連合弛緩の要素として、圧縮、置換、象徴の誤用の三つを挙げた。圧縮とは何らかの共通点のある二つの観念が混合されて一つの誤った観念になることであり、置換とはある観念が関連した別の観念の代わりに用いられることであり、象徴の誤用とは象徴的意味の代わりに象徴の具体的側面を用いることである。

これらの概念がフロイトの夢の理論における諸概念と共通であるのは偶然ではない。ブロイラーとフロイトは両者とも同時代の連合心理学に強い影響を受けていたし、ブロイラーは実際にフロイトの理論を高く評価していた（フロイト理論こそが典型的な妄想体系であるという批判に抗して！）。そしてブロイラーはコンプレックス（心的複合体）という概念をフロイトと共有してさえいた。

そのブロイラーは統合失調症における妄想についてどのように考えていたのだろうか。彼は次のように述べている[1]。

①妄想は一般的に、いくつかの「基本妄想」によって方向づけられている。基本妄想の主なものとしては、迫害妄想、誇大妄想、宗教妄想、被愛妄想が挙げられ、すべて感情の影響下にあり、自己中心的なものである。これらの基本妄想が確固として修正不能であるために、日常的な出来事に対する妄想的解釈として、また妄想と現実との齟齬を合理化するための説明妄想として、あるいは幻覚を現実の知覚として説明するための説明妄想として、さまざまな二次的妄想が派生する。

②一方、不十分な類推などの論理的欠陥から、基本妄想との関連なしに誤った考えが作り出される。これらのものも、論理的発展が病的であることから、さしあたり妄想と記載される。純粋に論理の欠陥から生じる妄想は、必ずしも自己中心的ではない点が、基本妄想との大きな相違点である。

すなわち、統合失調症における妄想は大きく二種にわけられ、その第一種は「感情の影響下にあり、自己中心的な基本妄想」およびそこから派生する二次的妄想であり、第二種が「純粋に論理の欠陥から生じる妄想」である。ここで「論理の欠陥」が思考形式の障害に当たるとすれば、第二種の妄想こそが統合失調症に特異的な妄想であるはずだと思われる。にもかかわらず、ブロイラー自身はそのようには記述しておらず、むしろ第二種の妄想は、本当は妄想とよぶに値しない諸々の不分明な思考の集まりだとしている。これはどういうことだろうか。

ブロイラーにとっての妄想（基本妄想）はフロイトにとっての夢のようなものであった。すなわち、ブロイラーにとっては統合失調症における思考障害とは一種の暗号であり、圧縮・置換・象徴の誤用という暗号の鍵をうまく適用すれば、フロイトによる夢解釈と同様に、統合失調症患者の妄想についてもコンプレックスを中心としたその意味が解明されうると考えていたのである。

ところが、実際には統合失調症患者のいわゆる「妄想」には、とてもそのような解明されるべき深遠な意味がなさそうに思われる、表面的かつ混乱した発言も多い。そこでそれらのものを、真の妄想ではない「第二種の妄想」として分離したと考えられる。

つまりブロイラーによる妄想の二分類は、思考障害の二分類に基づいたものなのである。すなわち、第一種の思考障害としてブロイラーの挙げた三要素に基づく連合弛緩があり、第一種の妄想とは、それら三要素を暗号の鍵として用いて解明されるべき暗号の体系である。それに対して、第二種の思考障害とは「不十分な類推などの論理的欠陥」であり、第二種の妄想とはその欠陥に由来するところの、暗号にも何にもなっていない非論理的な「思考の屑」の集積物なのである。

ところが、ブロイラーの提案から百年が経過した現在、彼が目指したような妄想の意味の解明はほとんどまったく実現されていない。その理由としては、ブロイラーが提示した三つの暗号の鍵が不十分であって、まだほかに存在する重要な鍵が発見されていないためである可能性もたしかにある。しかし、現代の精神科医の大多数は、そのような「魔法の鍵」の実在を信じてはいない。あるいは、ブロイラーが想定した二種類の妄想は実際には別々のものではなく、第二種の妄想と見なされるものの無秩序な混乱は表面だけのノイズであって、その下には意味を持った第一種の妄想が覆い隠されているのかもしれない。しかし、現代の大多数の意見は、ノイズに隠された意味を読み取ろうとする努力は、治療者の主観を反映してしまうことによって、むしろ真実から遠ざけるというものだろう。

現代の標準的な精神病理学においては、統合失調症における思考の「解体」には、暗号として解読が可能であるような一定の法則はなく、ただ無秩序に混乱しながら壊れていくだけだとみなされている。したがって、統合失調症における妄想は、基本的に第二種の妄想だということになる。

統合失調症における妄想は、思考障害の影響のために無秩序であり、解明されるべき意味を持たない。それが現代的な見方である。しかしながら、意味を解明する必要がないとあまり安易に断定してしまうと、患者の精神状態についての観察が粗雑になってしまう。実際、臨床の現場では統合失調症における妄想について「意味不明」とか「まとまりがない」というような表現が安易に使われているが、これら「意味不明」とか「まとまりがない」という表現の意味と妥当性については確認しておく必要があるだろう。

2.「意味不明」とはどういう意味か

犯罪に当たる事件を起こして逮捕された人が、精神病患者であると判断されて措置入院になったり精神鑑定に付されたりする場合、近年の報道では「意味不明の言動がある」と書かれることが多い。こういう場合の「意味不明」とは、実際にはどういう意味なのだろうか。

日本語を話せない外国人が外国語で何かを主張しているが、逮捕して取り調べている側の日本人たちがその外国語を理解できない場合、その日本人たちにとってその外国人の言動は当然意味不明であるが、そういう場合は「意味不明」とは書かれないだろう。もちろん外国語を話す外国人が精神病患者でもあるということはありうる。

しかしその場合は、その外国語を解する人がその人の言動を分析したうえで改めて「意味不明」であると判断するのである。つまり事件報道においても、精神病患者の言動の意味不明さは、外国語の意味不明さとは次元の異なるものとして区別されているのである。

それでは、精神病患者に特有の「意味不明」な言動とはどのようなものだろうか。それは三種類に区別できる。第一は「その主張の内容が現実でありえないもの」であり、第二は「現実でありうるが、現在の文脈との関連が不明なもの」である。そして第三には「主張の内容自体が不明なもの」、すなわち支離滅裂な言動がある。

まず、第一の「主張の内容が現実でありえないもの」とは、主張の意味が判定者に十分に理解でき、十分理解できるがゆえにその主張が現実にはありえないということが確定できるために、にもかかわらずそのような主張をしていることが異常であると判断されるものである。これは思考形式の障害を伴わない、思考内容の障害としての一般的な妄想である。

それに対して、第三の「主張の内容自体が不明なもの」とは、主張の意味が判定者に理解できないものである。前述したように、言語の違いによって理解できないという場合は除き、判定者が用いているのと同一の言語によって、何か意味を伝える内容があることはわかるにもかかわらず、その内容が判定者の理解できる意味を構成しないという場合である。これは狭義の思考障害すなわち思考形式の障害によって、主張の論理的構成自体が壊れている状態である。この種の「意味不明さ」は、正確に表現するならば「意味の不成立」ということになるだろう。

それでは、残る第二の「現実でありうるが、現在の文脈との関連が不明なもの」はどうだろうか。この型は、主張の意味が判定者に十分に理解できる点では第一の型と同じだが、その主張が現実にはありえないということが確定できない点が異なる。現実にはありえないことを主張しているわけではないが、その主張が現在問題になっている（犯罪行為などの）本人の行為とどのように関係しているのかが理解できないため、異常と判定されるのである。これは「文脈との不整合」による意味不明さと表現できるだろう。

以上をまとめると、精神病的な言動の「意味不明さ」を三つの型にわけることができ、その第一は非現実性、第二は文脈との不整合、そして第三は意味の不成立である。これらは論理学的にはまったく次元の異なる問題だが、事件報道のみならず、精神科臨床においてもきわめて不分明に混同されて使用されている。しかし思考障害と妄想の関係について考察する際には、これらをはっきり区別しておく必要がある。

3．「まとまりがない」とはどういう意味か

統合失調症患者の言動・行動の異常さを記述する際に、「まとまりがない」という表現がよく用いられる。この表現は学術用語としては英語の“disorganized”の訳語として用いられている。統合失調症の主要な亜型である破瓜型の呼び換えであるところの「解体型」の原語が“disorganized type”であるから、破瓜型統合失調症の現代的理解は「まとまらなさ」に重点を置いているものと考えられる。「まとまりがない」の程度の極端なものが支離滅裂である。

患者が何かを言ったりしたりする、その言動・行動に「まとまりがない」というのはどういう意味だろうか。“disorganized”とはorganizationが崩れていることであり、組織立っていないということであるから、それらの言動・行動を構成する諸要素のつながり方がでたらめであって、一つの全体、すなわち一つの意味を伝えるメッセージとして十分成り立っていないという意味だと考えられる。そうだとすれば、これは「意味不明さ」の第三型、「意味の不成立」に対応する。

ここで重要なのは、「意味の不成立」は患者側における事態ではなく、観察者側における事態であるということ

とである。患者の内部には表現されようとする欲求があり、それを表現するための運動器官の機能にも何ら障害はないにもかかわらず、患者の言動・行動はその欲求を観察者に伝達しえないのである。観察者の側から患者の欲求が明確にとらえられないからといって、患者に明確な欲求がないと考えてはならない。観察者の側の受容能力の限界について認識しなければならないのである。

躁病患者における観念奔逸は思考速度の障害であって、思考形式の障害としての支離滅裂とは異なるとされている。しかしそれは理論上のことであって、実際上は、観念奔逸が激しくなると連想の速度があまりに速く、他人にとってはどういう連想なのか判断ができなくなるため、支離滅裂と区別がつかなくなる。つまり連合弛緩の有無についての臨床的判断はあまり客観的なものではなく、観察者の側の受容能力が低いほど、それだけ容易に連合弛緩があると判断されてしまうのである。

とはいえ、躁病患者の行動の「まとまらなさ」が過剰さ（過活動）に由来するのに対して、統合失調症患者の行動の「まとまらなさ」は、量的な過剰さだけではないことはたしかである。躁病患者がやたらにいろいろなことを試みては失敗を繰り返すのに対し、統合失調症患者はそもそも社会的に有効な行動を起こすことができないほどに行動がまとまらない。そこに統合失調症患者の精神に特有の「解体」があることは疑いえない。

「まとまらなさ」は必ずしも患者の内部の欲求の性質ではないが、かといって観察者の受容能力のなさを意味するだけの概念でもない。患者の表現能力がその欲求を十分に表現できていない可能性がある。すなわち、患者の内部でさまざまな欲求が激しく競合しながら表現されることを求めるために、運動器官がそのうちのどの一つの欲求をも十分に表現できず、結果的に表現が乏しくなっているという可能性である。つまりこの意味における「まとまらなさ」とは、さまざまな欲求の競合状態の反映なのである。そのような欲求の競合は、昏迷と興奮、あるいは拒絶症と命令自動を行き来する緊張病状態においてもっとも顕著に認められるが、表現が乏しく、行動が緩慢な慢性状態においても、内部に潜在し続けている可能性がある。

また、患者の意識がそのような激しい競合状態にある自分の欲求をとらえきれないため、観察者が十分に辛抱強く患者の訴えを受容したとしても、患者はその欲求の有様をそのままの形で表現することができず、断片的で混乱した表現だけがなされる。欲求の有様自体が混乱しているうえに、その表現が不十分なためにさらに混乱が重ねられ、「まとまらなさ」が累乗される。このような状態にある患者が、もしブロイラーのいう第一種の妄想（基本妄想）を持っていたとしても、表現の混乱が高度なために、第二種の妄想との区別は実際上困難だと考えられる。

4. 思考干渉と幻聴―混沌からの秩序

統合失調症における「意味不明」で「まとまりのない」言動・行動を考える際に、思考干渉の影響はどうしても無視できない。思考干渉とは、本人にとって自分の思考に外部からの干渉があると感じられる現象であり、本人の思考の一部が他者性を帯びている状態と理解される。そして幻聴（幻声）はさらにそれが外部に投射されて感覚性を持ったものだと考えられる。思考干渉を思考体験様式の障害として思考障害に含める場合があるが、もしそうするのであれば、幻聴（幻声）をも思考障害に含めることが妥当だろう。

統合失調症患者から「○○さんが亡くなったって本当ですか？」というように伝聞形で唐突な質問が出たときには、真っ先に「幻聴からの情報」が疑われる。臨床的にはこういう場合にも粗雑に「妄想」とよばれているが、厳密に考えるならば、「幻聴からの情報」と妄想はどのような関係にあるのだろうか。

この場合、「○○さんが亡くなった」という誤った内容について、患者本人は訂正不能なほど確信していないからこそ医療者に確認していると考えられるので、「訂正不能な確信」を条件とする狭義の妄想には当てはまらない。患者自身にとっては、あくまで「誰かから聞いた話」にすぎないのである。しかし、客観的にはこの誤った内容の情報は患者の内部で生成されたとしか考えられないので、患者自身がその誤った内容をある程度信じているものと考えられる。その意味において、「幻聴からの情報」は確信度の低い妄想様観念と同等なものと見なしうる。

また、患者の思考が幻聴による指図や訂正によって常に影響され、一言ごとに方向転換しているような場合、他人からはその思路が理解できないため、思考障害があると判断されてしまう。しかしながら、患者自身にとっては、自分の思考が他者（幻聴）によって妨害されているだけであって、本当の思路は障害されていないという場合がある。その場合、患者は「自分とは別の意志によって喋らされている」という形の体験をしているので、多重人格ないし憑依に近い状態となり、自分に何かを喋らせる別人格についての具体的なイメージを形成することもある。このような場合でも、客観的には、その別人格ないし別の意志そのものが患者の内部で生成されたとしか考えられず、したがってやはり妄想（憑依妄想）とみなされる。

以上のように、思考干渉や幻聴の影響は、まったくの混沌としての「思考の屑」から、ある程度のまとまりを持った妄想を作り出すことに寄与しているようにみえる。このことは、そもそも思考干渉や幻聴の発生のもととなる思考の一部が他者化する過程自体が、すでにして混沌からの組織化・秩序形成の過程であると考えれば、ある程度理解できるように思われる。このように、思考の混沌から自発的に秩序を持った体系が発生してくると考えるならば、ブロイラーのいう第一種の妄想は第二種の妄想から生まれてくる、いわば第二種の妄想は第一種の妄想を生み出す培養基なのだと想定することもできるだろう。

5．自己関係づけ—合理による非合理

ブロイラーは第一種の妄想すなわち彼のいう基本妄想を、感情との関連と「自己中心性」によって特徴づけていた。誰かに迫害されているという迫害妄想、自分は大人物であるという誇大妄想、自分には使命があるという宗教妄想、誰かに愛されているという被愛妄想、いずれもたしかに自己中心的な内容の妄想である。しかしながら、これらの妄想においては、その自己中心性がえてして了解可能な範囲を超えているということが重要である。

ブロイラー自身は了解という概念を使わなかったし、表面的には理解しにくい妄想も、無意識のなかに潜むコンプレックスを発見することによって理解できるようになるという力動的な立場をとっていたため、統合失調症の妄想における自己中心性自体が病的なものであるとは考えなかった。しかし現在では、統合失調症の思考においては、自我障害に起因する病的な自己中心性があるものとみなされている。そして統合失調症における思考障害には、この病的な自己中心性の影響がきわめて大きいものと考えられている。

たとえば「テレビ番組のコメンテーターが自分に対する嫌がらせを言ってくる」というのは現代の統合失調症患者においてきわめて頻繁に認められる「妄想」症状であるが、こういうことを訴えてくる患者に詳しく訊いてみると、たいていの場合、コメンテーターが発したごく一般的な語句や言い回しを、自分だけしか知らない秘密や個人的出来事に結びつけている。これは自我障害症状としての「自己関係づけ」であり、このような思考をする性質が「病的な自己中心性」である。

「コメンテーターが嫌がらせを言ってくる」という病的体験が繰り返されると、「そのコメンテーターは自分のことを知っていて、わざとそのことを自分に示してくる」という確信が形成され、その確信が何らかの妄想体

系によって解釈されてゆくのであるが、迫害妄想・誇大妄想・宗教妄想・被愛妄想のうちのいずれによって解釈されるかは、場合によってさまざまである。ここで重要なのは、それらの妄想体系の中心になっている感情はそれぞれ異なるが、自己関係づけはそれらの感情とは無関係にいつも同じ形式で生じるということである。明らかに感情（コンプレックス）よりも自己関係づけ（自我障害）のほうが先なのであり、自己関係づけこそが了解不能という意味において病的な現象なのである。

統合失調症患者が唐突に訴える、われわれにとって「意味不明」な妄想着想の多くも、身辺に起こったことや他人の言葉を自分の内界にある物事や言葉と結びつけることから生じている。しかもその結びつけ方は、ある観念と他の観念を結びつける連合（連想）のような穏やかなものではなく、きわめて直接性が強い。それはあたかも患者の外部で起こったことが、すべて患者の内部で起こったことと感じられているかのようであり、患者には自分の内部と外部の区別がなくなっているかのようなのである。

妄想のこのような特徴に注目し、「誤った内容についての異常に強い確信」という妄想の定義自体を改めようとしたのがM・シュピッツァー（Spitzer M）であった。彼による妄想の新たな定義は「内容は間主観的、形式は主観的な陳述」というものであり、これは妄想の確信性について、自我の内部と外部の区別の混乱によって説明したものである(2)。すなわち、本来不確実な信念しか持つことができないはずの外部で起こった事象についての判断を、内部で起こった事象についての信念の確実さを持って確信してしまうことが妄想の本質だというのである。このシュピッツァーの定義によれば、「内容が誤っている」ことは妄想の必要条件ではない。実際、偶然に内容が正しかったとしても、自己関係づけに基づく異常な発想から導かれた信念は、やはり妄想とみなされるべきであろう。

ところで、自己関係づけを一種の幻覚であるととらえると、自己関係づけに基づく妄想は、幻覚を説明するための説明妄想であるという解釈も成り立つだろう。先の例でいえば、「テレビ番組のコメンテーターが自分のことを知っているのは、テレビ受像機が特別な種類の視聴者を選んで、放送局にその視聴者についての情報を送るようにできているからだ」という説明妄想が生じるような場合である。

患者がその妄想に基づいて、テレビ受像機に対して挑戦するような行動をとったならば、患者の病的体験と説明妄想を知らない他人にとってはまったく「意味不明な」行動ということになるだろう。しかし、自らの説明妄想を確信している患者の立場に立つならば、その行動は完全に合理的であり、そこに思考障害は介在していない。このように、病的体験に対する説明妄想として出現する妄想は、外見上は思考障害の結果のようにみえても、実際には思考障害を含んでいない可能性がある。説明しなければならない体験があまりに異常であるために、合理的な説明そのものが異常にならざるをえないのである。

さらに、自己関係づけと思考障害がいちじるしく紛らわしい場合として、「東北の大震災は自分が起こした」というような誇大的な加害妄想が挙げられる。この種の妄想においては、患者の感情を刺激するような事件・災害の報道に触れた際に強い自己関係づけが起こり、自分が超自然的な力によってその事件・災害を引き起こしたのだと直観的に確信する。そして、報道のなかの数字や人名・地名に自分にかかわるものを具に見いだし、その確信はますます強まっていく。この場合、報道のなかの数字や地名に自分を結びつけ、しかもそれをもって自分がその事件・災害を起こした証拠であると主張する言動だけをみれば、まさしく思考障害としかいいようがない。しかし、患者のこの非合理な主張は、あくまで事件・災害の報道に対する強い自己関係づけが出発点になっているのであり、ただ単に非論理的であるために非合理な主張をしているわけではないのである。

このように、自己関係づけないし自我障害は、合理的な思考を非合理な主張に帰結させてしまう力を持っている。この事実は、われわれの日常的な合理性を支えているものが、自我の安定性にほかならないことを示唆しているように思われる。

6. おわりに―基礎障害としての思考障害

統合失調症における思考障害については、現在では無秩序な解体の結果とみなされており、かつてブロイラーが目指したように体系的に解明されることはほとんどなく、粗雑に「意味不明」「まとまりがない」などと記述されてすまされている。ところが、統合失調症における妄想の形成に対して思考障害がどのように寄与しているかについて厳密に考察しようとすると、たちまち多くの問題が持ち上がってくる。すなわち「意味不明さ」や「まとまりのなさ」とは実際には何を意味しているのか、また思考干渉・幻聴や自己関係づけという自我障害症状の思考への影響などの問題である。

思考障害を論じることが難しいのは、それが意味を成立させることの障害だという意味において、あらゆる精神病症状のなかでもっとも基礎的な障害だからだと考えられる。ブロイラーの理論には多くの修正が必要であることは明らかだとしても、思考障害こそが基礎障害であるとした点においてだけは、やはり正しかったといえるのではないだろうか。

文献

（1）Bleuler E：Dementia praecox oder Gruppe der Schizophrenien. In：(hrsg), Aschaffenburg G. Handbuch der Psychiatrie. Spezieller Teil 4 Abteilung, 1 Häfte. Franz Deuticke, Leipzig/Wien, 1911（飯田　眞、下坂幸三、保崎秀夫、他 訳『早発性痴呆または精神分裂病群』医学書院、東京、１９７４）

（2）Spitzer M：On defining delusions. Compr Psychiatry 31：377-397, 1990

IX 文化と妄想

東京武蔵野病院 精神神経科 江口 重幸

1. はじめに

今日、多くの精神科医にとって、「文化と妄想」というテーマは周縁的な問題であるにちがいない。実際、文化は、多文化間精神医学領域において「文化的能力（cultural competence）」つまり文化的な事象を適切に扱うことができる能力などとして、少数民族集団や難民・移民を対象にする領域で注目されてはいるものの、それ以外では文化結合症候群としてかろうじて精神医学診断基準の附録に登場するくらいである。一方、妄想も、かつてのごとくその時代を代表する精神科医によって精神医学の根本問題として「妄想とは何か」が論じられることは（生田孝[1]などの例外はあるものの）ほとんどみられない。笠原嘉が、一九七〇年代に自ら展開した画期的な妄想研究の、三〇余年ぶりの復刊（『妄想論』[2]）にあたって、今日そのテーマを論じることの時代的違和感を巻末の解説で自ら記さざるを得ないほどなのである。

もちろんこうした背景には、笠原自身指摘するように、一九八〇年のDSM-Ⅲ登場以降の操作的診断と神経科学化した生物学的精神医学のグローバルな規模での席捲という背景があり、それに伴う記述精神医学と力動精神医学の退潮という事態がある。今日の精神科医のなかには（それが悪いというのではないが）たとえばヤスパースやビンスワンガー、さらにはフロイトの著作の一編も読んだことがないという者も、さらには現象学や記述精神医学という用語さえ知らない者もいる。実際DSMの理念は浸透し、操作的診断マニュアルと精神薬理学の初歩の知識があれば人間科学的素地がなくても精神科臨床は十分可能だという時代になりつつある。こうした背景やその是非に対する批判的コメントはここではさしひかえるが、精神医学・医療をめぐるパラダイム転換という部分を超えて、広く言えば科学をめぐる（いわゆる「science wars」を含む）複雑な問題が析出していることを指摘しておきたい。

本書は、おそらくこうした精神医学をめぐる全般的潮流への一種の挑戦として立案されたものであろう。ここでは、そうした意図を尊重しながら、一九七〇年代には多くの精神病理学者が熱っぽく論じ、その視点や臨床を発展させようとした「文化と妄想」について、文化精神医学の視点から改めて光を当ててみたい。それは今日、同一の主題から連想される領域を大きく越えて、精神病理学の枠組み自体を相対化するような（中井の『治療文化論』[3]へと架橋される）重要な問題点をわれわれに示してくれると思うからである。

2. 妄想主題の歴史的・地理的変遷

読者にとって、「文化と妄想」という話題でまず連想されるのは何だろうか。おそらく素直な反応は、時代や場所が異なれば、妄想にも変容がみられるといういわゆる「妄想主題の変遷」というテーマであろう。この話題については日本では一九六〇年代に発表された桜井らの研究[4]があり、その後のものとしては海外の文献レビューを含めた、藤森英之の一連の論考[5]がすぐれた総説を示してくれる。藤森は、（東京府癲狂院から巣鴨病院を含む）松沢病院の病床日誌をもとに、明治から昭和にいたる統合失調症初発入院患者一二八三例を抽出し、その妄想主題の変遷を論じている。その後さらに日中韓および東南アジアでの特徴的妄想の比較や、宗教主題の時代変遷などへと議論を広げている。その研究の全貌を小論で紹介することは不可能だが、代表論文の要旨を示すと以下のようになる。

藤森は、社会変動や時代精神が統合失調症の妄想主題に及ぼす影響を考察するにあたり、時代区分を、戦前・戦中・戦後・現在に分割し、それに性別や教育程度などの要素をクロスさせている。そして、時代によって変遷する妄想主題である「転変型」と、変わらない主題の「恒常型」に二分し、前者「転変型」のなかでも減少傾向にある主題（憑依・誇大妄想）と増大傾向にある主題（被害・関係・注察・迫害・物理的被害・心気妄想）に整理し、それらを後者「恒常型」（被毒・嫉妬・罪業・宗教・血統妄想）と対比しながら検討している。このようにして、戦前のいわば「俗信」を通じた共同体的紐帯から、戦後それが崩壊し高度経済成長・高学歴の総「中流」社会の出現という時代背景と結びつきながら妄想主題が変遷している経緯が跡づけられている。これらの結論はドイツにおける妄想主題の変遷研究とも呼応して、H・クランツ（Kranz H）のやや古い研究(6)によれば、統合失調症の妄想主題では時代的変遷がみられる一方で、うつ病の妄想主題はあまり変わらないこと、さらに統合失調症の妄想主題は各時代の時代的な背景の影響を受けて変化するが、追跡、被害、被毒などのテーマは時代や個人を越えて一定しているという所見が示されている。

藤森が明らかにしたように、血統妄想が戦後に一時的増大した事実や、示された事例の詳細は興味がつきないが、憑依や誇大妄想の減少は十分想定可能なものといえよう。

さてこうした、時間と空間の変化で妄想主題も変わるだろうという、「文化と妄想」をめぐる一見常識的な視点に対して、一九七〇年代に異議が唱えられるようになった。というのも、こうした妄想主題の変遷というテーマは、K・ビルンバウム（Birnbaum K）の提示した伝統的な視点である、「病像成因的（pathogenetisch）」／「病像形成的（pathoplastisch）」の二分法的視点を前提とする。つまり生物学的基礎を持つ前者に、環境や体質などの偶発的要素である後者が修飾を加えるという図式、さらに言い換えれば疾患の「形式」を規定する生物学的に、「内容」の多様性につながる文化的事象が加わるという枠組みを出ていないようにみえるからである。

3. 文化精神医学の再定義

精神医学の領域で、改めて文化とは何かを考え、その再定義を自らの議論に持ち込もうとする試みは一九七〇年代に入って次々と提出された。たとえば、「甘え」概念を通して欧米中心の精神分析学的先入見を批判的に検討し、現代社会の問題にそれをつなげて論じた土居健郎『「甘え」の構造』（一九七一）[7]や、日本人の精神病理を風土論の視点から考察した『人と人との間』（一九七二）[8]の最終章で「文化を超えた精神医学」を展開した木村敏を挙げるだけで十分であろう。一九七二年以降毎年一巻ずつ刊行されたシリーズ『分裂病の精神病理』に象徴されるように、一九七〇年代は日本の精神病理学が大きく開花する例外的な時期であった。

このような流れのなかで、「文化と妄想」を中心に従来の枠組みを超えた視角を提示しようとした試みが、おもに現象学的精神病理学とそれをもとにしたトランスカルチュラル精神医学の領域からもたらされることになった。前者は、刺激的な論集『妄想研究とその周辺』[9]の後半三分の一を「妄想と文化」にあてた宮本忠雄であり、後者の代表はこの時期トランスカルチュラル精神医学を再定義しながら、現象学的文化精神医学、さらにはその状況論的展開を視野に入れようとした荻野恒一[10,11]であった。

宮本は「文化としての妄想」という論考のなかで、単に文化の諸相が妄想内容や様式にどのような影響を及ぼしてきたかを論じることを「平板な記述」として退け、「妄想を、危機的状況におかれた人間の一つの意味ある生き方として、そしてまた疾患の単なる一症状としてではなく、ある種の創造的所産としてとらえなおす」（文献9の三二〇ページ）ことから始めようとする。同様に荻野は、妄想の従来の定義、つまり妄想とは「病的状態から発生する判断の誤謬であり、しかも単なる誤りとは異なって、他人によって説得されてもその誤謬を訂正し得ない感情的確信」であるのに対し、ルネサンス期に地動説を唱えて異端とされた者や、「迷信」を信じている人びとの例を挙げて批判的考察を展開している。そして「妄想、とりわけ分裂病者やパラノイア者が抱く妄想は、突如として病的状態から発生するものではなく、彼らがかかわっている状況から、もっと正確にいうとその状況自体の変貌のために生じていると考えられる」（文献10の一四三ページ）という視点に踏み出そうとする。

このような典型的例として荻野は、大きく「土着再生化運動」「千年王国運動」、あるいは広く「神話的解放運動」（H・F・エランベルジェ）[12]として括られる民衆運動、なかでもメラネシア地域のカーゴカルト運動に注目する。こうした典型事例と、沖縄で宗教的神秘妄想を抱く事例とを詳細に記述しながら、その類似性を論じるのである。両者とも、「西欧文化ときわめて異質な文化状況のなかに、高いテクノロジーを持った現代文明が、急激かつ暴力的に急速に侵入したときの、この現代文明の侵入への拒絶反応」（文献10の一六五ページ）として了解しうる、からである。こうした視点には、荻野がさらに後に展開する状況論の核心が凝縮しているといえる。それはシャーマン文化と都市文化の過渡的境界面に生じる激しい葛藤状況であり、そこで社会的に圧倒的な力の差を伴った劣位の者の失意や願望が妄想形成に与るという図式である。

この時期の精神病理学の提示したアプローチは、現象学的精神病理学や現存在分析に代表される。それは簡単にいえば、統合失調症やうつ病とされる当人の内的世界に分け入りながら、その細部を当事者の内的経験に沿うように描き出そうとするものであった。このような手法を用いて詳細に患者の経験を再構成していくとき、正常と異常の境界は曖昧になり、「妄想」とよばれるものはその本人の置かれた社会的・歴史的背景（の変容）と地続きの大きな文化変容過程の一面に過ぎないのではないかという視点に至る。こうした文脈でみるとき、宮本や荻野が、「病像成因的」／「病像形成的」の二分法、つまり疾患の「形式」／「内容」をわけて考えることの問題点を限界として指摘し、それを超える視点を上記のアプローチから導こうとしたのが理解できるであろう。

4. ブランケンブルクの事例

一九七〇年代には、先の宮本や荻野をはじめとして、従来の妄想理解を突破しようとする多様な試みがなされた。その代表がW・ブランケンブルク（Blankenburg W、一九七八）[13]による、P・L・バーガー（Burger PL）とT・ルックマン（Luckmann T）の展開した現象学的社会学の概念を妄想理解の基礎に取り入れようとする議論である。私は一度この事例について論じたことがあるが[14]、再度概略を紹介し検討したい。

ブランケンブルクの提示する症例は、三二歳になるドイツの農家の息子のケースである。この青年は、日頃村はずれの洞窟にある聖母像に祈っているが、あるときその聖母像が傾いて形が変わったという。そして時刻はずれに蜂が現われ、そこから自分のほうに向かって飛んで来たと語る。そのとき以来、彼は自分がキリストであり、マリアの息子だと信じるようになっている。イエスが水をぶどう酒に変えたという新約聖書のカナの婚礼における奇跡（『ヨハネによる福音書』二章一～六節）を再現しようと、自動車のガソリンタンクに水を注いで、水をガソリンに変えようとしたり、家畜小屋から悪霊を追い出そうとして、聖水入りの瓶を七つ用意したりの末に、父親によって病院に連れて来られた例である。

父親を（さらには医療者を）困惑させたのは、父の話のよれば、父親自身も家畜小屋に悪魔がいると信じている事実であった。息子は「精神病」であり「困ったやつ」だが、家畜小屋に悪魔がいるという話は間違っていない。その証拠に夜間に馬のたてがみがお下げに編まれていることがたびたび起こっている。これは悪魔の仕業だからである。父はその悪魔を待ち伏せるためにかつて小屋に泊まりこんだことがあるが、睡魔に襲われ、目がさめると馬のたてがみがお下げに編まれていた、と言う。父親は、村の女占い師の持つモーゼの第七書か第八書にその証拠があると言い、息子の病気もその女占い師の魔法のせいだと言うことだった。

ブランケンブルクは、その息子が「妄想」で、父が「迷信」であるということを、バーガーとルックマンの「現実の社会的構成」(15)に従って、その「第一次社会化」と「第二次社会化」から導き出そうとしている。つまり「妄想」は、社会化の最重要な第一段階、すなわち幼年期に現実（reality）の内在化が生じる際にその脅威から自己同一性までも脅かされた結果生じるものであると論じ、一方父親は「われわれ—共同体」の内部にとどまるゆえに「妄想」ではなく、「第二次社会化」（制度的なものないし制度的下位世界が内在化する過程）の産物である「迷信」であるとしている。こうしてここでは、精神病理学と現象学的社会学を結びつける視点が提示されたのである。

「妄想・迷信問題」を新たな学際的架橋で突破しようとするブランケンブルクの試みであるが、私の関心が向くのは、事例の妄想・迷信問題の行間から、おそらく一九七〇年代においてもドイツの田園地帯に広範にみられたのであろう、「聖母信仰」や「宗教的奇跡」が顔をのぞかせている点である。先の事例を、村人の日常生活という文脈に置き直して率直に眺めてみると、事態はもう一つ別のものとして浮かび上がってくるように思われる。

たとえば、この息子は、「病気」というより、車にガソリンではなく水を入れる「不適切な」行動によって事例化していることや、父親が息子を指して言う「病気」や「精神病」はわれわれの言うそれとはかなり異なった意味で用いられているらしいこと。さらに、この村はずれには実際女占い師がいて、予言、治療、妖術的役割などを果たしているらしいこと。そして入院に至るまでにこの占い師と父子との間に宗教治療的なやりとりがあったらしいことなどがみえてくる。事例を、精神病理学の文脈上でみていく限り、この父子が生活している世界の「現実」を実際に構成している、小屋の悪魔、聖母、奇跡、女占い師などは、「妄想」を修飾するローカルなアイテムとして「迷信」的世界という背景のなかへ覆い隠されてしまうことがわかるだろう。われわれが注目すべきなのは、西欧の事例にもこうした文化的な層が確固として存在しているという部分なのである。

5. 一山村の憑依事例

私がこのような部分に関心を寄せるのは、自分がかつて行った憑依事例の民族誌的研究の影響であり、じつはその過程でこのブランケンブルクの事例理解が大きな問題となったからである[14]。私の遭遇した事例というのは憑依状態を呈した、ともに関西の一山村出身の青年とその叔母であり、「文化と妄想」さらには文化と精神障害をめぐるその後の私の臨床や思考の原型を形成したケースである。

初診時一八歳の青年は疲労と交通事故の取調べ時から激しい興奮を伴う狐憑きの症状を呈し、初診時三四歳のその叔母は、家庭内の葛藤から事例化し、その治療過程でいくつかの宗教治療者とのやりとりで緩やかな憑依体験や狐の声を聴くに至った者である。青年は地元の村で数日間縄をかけられ放置され、そのままの状態で病院に連れてこられ、当初激しい精神運動興奮を呈したが急速に回復していった例で、外泊などで家に戻れば宗教治療が薦められ、精神科の薬物治療などは自ずと回避されることとなった。

私は、これらの事例の呈する急激な非定型病像と、家族を含めた独特なコンプライアンス不良の源泉を理解するために、いったん精神医学的視点を括弧に入れて、この両者が生育した山村の人びとからみたとき、彼／彼女はどういう状態として目に映り、理解されたのだろうかという疑問から、その出身地の村（「K村」）で民族誌的聴き取りをしたのである。

その結果は私にとって驚くべきものであった。それは、古代の先住集団と渡来系集団との軋轢にまで遡るこの地方の民話・神話群や、その村独特の山の民としての習俗・文化、村の中心にある神社の神主を毎年（神降りの）みくじで決める「回り神主」の儀礼、さらには中世の狂言「釣狐」にまでたどることのできる村の多くの人びとの共有する集団的記憶、そして戦後多くの宗教者がこの村から輩出し、それぞれの間で治療技法の競合現象などが存在していたのであった。そしてこの山深い「K村」が広く交通的にも下流の市街へと開かれる変動期（一九五〇年代）から、「K村病」と地元の医師がよぶ独特な病態が現れ、最終的には戦後すぐの時期に、ある初老の女性が激烈な神降り（神懸り）の憑依状態を呈するに至る。それは途絶えた家系を継いで、その菩提寺における狂言「釣狐」の奉納を契機にしており、この大々的に行われた奉納公演直後からその女性を中心に、家族、その周囲の人びとや村の子どもの集団憑依も巻き込んで次第に伝播し、それは大きな政治的な節目節目で憑依主体を変えながら、結局は一つの宗教教団を形成するにいたる大きな歴史的運動として展開した事実が浮き上がってくるのであった。つまり私が、憑依や急性錯乱、ないし非定型精神病と考え、あるいはコンプライアンスの悪さや祈祷性精神病、あるいは適応障害や家族病理ととらえた事例は、複雑にその社会的・文化的背景と絡みながらその症状ばかりか、全体像を現していることが次第に理解できるようになったのである。

こうした事態を、あくまで文化的、社会的事象に装飾された個別の精神疾患ないし精神障害としてとらえる限り、その背景の時代や歴史や文化的コンテクストは、本質的な疾患に添えられた夾雑物に過ぎない。そして私が結論的にたどり着いたのは、柳田国男が『山の人生』⒃で狐憑きの例を出して論じた視点にごく近いものであった。つまり憑依事例などの成立には、病者ばかりでなく家族や周囲も深くかかわっているというものである。「要するに双方の相持ちで、もしこれを精神病の一つとするならば、患者は決して病人一人ではない」（文献16の一五一ページ）のだ。こうした事実が明確に体験できたのである。つまり、ブランケンブルクや荻野、さらには私が提示した事例が「妄想・迷信問題」として析出する地点とは、その事例を「妄想」や「精神障害」といった精神医学的尺度を用いて理解できるところの「限界」、言い換えれば、その標識の向こう側は、別の方法論に持ち替えて（あるいは併用して）進まなければ解明できない「限界」を示す標識のようなものではないか。その地点以降は、観察者自身もその場に巻き込まれ、その場に影響を与えるような者となることを免れ得ない、つまり民族誌的（ethnographical）アプローチが有効な領域へと切り替わる点を示しているのではないか。

臨床場面では覆い隠されているこのような層を、できるかぎり発掘し、日常生活の文脈上に再構成すること。こうした企ては、観念的理解にとどまるものではなく、たとえば先のブランケンブルクの事例や私の憑依事例の治療過程を考えていく際も、本人や家族や医療者の間の「病い」の概念をめぐるずれ、「病識」の共有化をめぐる困難性、それらの齟齬を埋めていく具体的な振る舞いや方策などについて、多くの治療上の見通しと解決の糸口を示してくれるように思われるのである。

6. 精神医学的解釈の「限界」

一九七〇年代のトランスカルチュラル精神医学が、従来の、形式と内容とにわける妄想論を、「文化」を梃子にして一歩先に進めようとしたことについてはすでに述べた。そうすることでたとえば荻野の議論にみられるように、「社会因性」「状況因性」の病因論に限りなく近い視点が示されることになった。実際民族誌的接近を取り入れ、病者の背景や経験を詳細に描き出せば出すほど、先に示した柳田の視点のように、相互行為的な側面が前景化して、正常と異常の境界は曖昧なものにならざるを得ない。しかしそこでもさらに困難な問題が立ち現れてくる。たとえば状況的理解においても、社会的・歴史的な断絶、つまり激しい文化変容をその「境界」に想定せざるを得ない。その好例が荻野の提示する、「シャーマン文化」対「都市文化」という対立図式である。これらを抽出し、その両者の接触面で妄想や憑依を含むさまざまな病理が出現するという図式になる。

しかしたとえば「シャーマン文化」という規定は、「未開社会」の定義と同様に、二〇世紀後半の人類学でも大きな問題になりそうな部分である。つまり、憑依や脱魂がいまなおその民衆に広範に息づいているとされる地域でも、同時に資本主義的市場原理やテクノロジーの影響は大いに浸透している。かつて一七、一八世紀の探検家が遭遇したような世界の果てで隔絶された「未開社会」や「現地人」などはどこにもいないのである。

シェークスピア学者で表象研究家であるS・グリーンブラット（Greenblatt S）は、その著作『驚異と占有』[17]の序文で、人類学的遭遇を期待して訪れたバリ島での経験を回想している。グリーンブラットは当地の夜の散策中に、光の漏れる東屋を見出し引き寄せられるように近づいていく。その小屋で目撃したのは、寺院で入念な憑依儀礼を行う男性集団がくつろいで集っている姿だった。彼らは、自分たちの憑依場面を撮影したビデオとその解説を、笑い声を立てながら見て楽しんでいたのである。そのなかには儀礼においてトランス状態になった被写体である男性も含まれていた。二〇世紀中盤以降の民族学的出会いは、このような憑依や脱魂とテクノロジーとが融合して変容していく側面を多く含み、「シャーマン文化」対「都市文化」という明確な二分が困難なほど、両者間の複雑な断片的（キメラ）・模倣的（ミメーシス）混交が進んでいると考えなければならない。

もちろんこうした現象に対して、人間科学的方法論を用いたら明快な解決がもたらされるというものではない。それは医療人類学者のバイロン・グッド（Good BJ）[18]が、後に述べる（当地の人の示す）「一見非合理的な信念」をめぐる論争として示したものである。それは、一九七〇～一九八〇年代にフィールドワークを行った人類学者の多くがその調査地で遭遇し、それをどのように考えたらいいのかということで困惑し、人類学的方法論の核心に迫る問題としてくり返し論じた領域なのである（そしてじつは、これがグッドやA・クラインマン（Kleinman A）[19]らの「臨床人類学」の源流の一つになっている部分でもある）。

7. 妄想の民族誌

グッドが挙げる、人類学者の遭遇する「一見非合理的な信念（apparently irrational beliefs）」とは、フィールドワークのただなかに、インフォーマントである現地のキーとなる人物から投げかけられる、「心臓が黄で首に角のある黄金の竜を殺してくれないか」（D・スペルベル、Sperber D）[20] とか、「あなたは精霊の存在を信じるのか」（M・M・スティードリー、Steedly MM）[21] といった問いかけのことである。多くの人類学者が似たような経験をし、そこから人類学的行為としての「聴き取る」ことへの自己省察を行っている。精神科の臨床場面に置き換えれば、さしずめ「アパートの上階にいる犯罪組織からの電波攻撃を一緒に防いでくれませんか」とか、「先生はこれを妄想だと思うんですか」とか、と問われるのに近いものであろう。それは、観察者（治療者）の立場から離れ、当人の棲まう世界へ参画することへの要請であり、観察者の二重見当識（つまり当事者と同じ世界を共有していそうでいて、どこかでそれに距離を置いているような）、ないしその際のダブルスタンダードが問題として浮かび上がるところである。

二〇世紀前半のものであるが、エヴァンズ＝プリチャード（Evans–Prichard EE）の古典的民族誌[22] を例に挙げよう。彼が詳細に記述したように、アザンデの人びとにとって、病いや不幸の背景にはすべて妖術（witchcraft）の存在があり、それを防ぐ技法も、それを鑑別する技法もある。さらにはそれによってもたらされた死を判断する（開腹して腸管を巻き取りながらその根拠となる物体を探していく）方法やその報復方法まで確立されている。そうした総体を、丹念に記述していく伝統的方法がある。しかし一方で、その言説の生きている世界のなかに引き込み、観察者に対して「あなたはどう思うか」を問う、そういう瞬間が民族誌的場面ではくり返し生じている。こうした「一見して非合理な経験」をどのように生き生きとした他者理解に節合させるのかという問題は、精神医学的パラダイムを、人類学をはじめとする人間科学的パラダイムに持ち替えて接近してもまだまだ困難な領域と言わなければならない。

これも以前に紹介したことがあるが、精神科医の目から見るとき、明らかに精神病的な「妄想」を持つ人物の聴き書きをした民族誌がある。典型的なものは人類学者V・クラパンザーノ（Crapanzano V）による『精霊と結婚した男（Tuhami）』(23)や、社会学者中野卓の『離島トカラに生きた男』(24)である。前者は、トゥハーミという名のモロッコ人瓦職人の語るライフ・ヒストリーであり、アイシャ・カンディーシャという名の女の魔物（ジンニーヤ）と結婚していると語る。彼は工場の窓もない物置小屋に住んで孤立した生活を送っている。とりわけ彼はすべての性愛的生活をアイシャに支配され苦しんでいる。そうした男性のさまざまな語りがくり広げられる。後者は、トカラ諸島中之島に住む老年の男性（吉岡氏）の語りである。彼は朝鮮や日本を転々と移り住み、開拓者としてその村に入り、地元民との葛藤の末開墾の努力をして地位を得る。そして戦後区長に選ばれて間もなく「狂気」に陥り、座敷牢に閉じ込められ、神に近づき、あるときは天皇や軍政官の励ましを受けながら、あるときはさまざまな生霊や死霊に訪れられながら、そうした霊界や悪霊の出没する場から脱出する過程が中野卓によって丹念に再現されている。こうしたストーリーは村の成り立ちの聴き取りの予備調査の段階で、「太陽系宇宙における諸元素の生成過程についての研究の現状」として霊界体験とともに語りだされるのである。

調査者の意図とまったく食い違う「不適切な」語りをとうとうと語りだす話者に対し、それを「妄想」として扱ったなら、さまざまな文化的慣用表現（idiom）を用いて示されるアラビアの独特な世界観や、精神的・身体的窮状を表そうとする表現を、あるいは大きな変革期の社会・政治的エピソードと自己の苦悩や理解を織り合わせるように語りだされる戦後史を、これほど深く感じ取り、再現することができたであろうか。妄想を、単なる症状としてではなく、危機的状況におかれた人間の一つの意味ある生き方、創造的所産であると述べたのは、さきに引用したとおり宮本だが、それは決して狂気を美化するロマン主義的な観念ではないことが、納得できるのではないか。

8. まとめ

小論では、「文化と妄想」をめぐって、藤森の一連の研究に代表される「妄想主題の変遷」という問題から、一九七〇年代に文化精神医学の視点から提示された宮本や荻野の状況論的妄想論を再検討し、さらにはこの時期ブランケンブルクが論じた宗教妄想と迷信の領域、これらを現象学的社会学との架橋によって拡張しようとする試み、自験例であるある山村の憑依事例とその村自体の戦後の文化変容過程の考察、そして妄想の民族誌とよばれるようないくつかの聴き取りと、二〇世紀末の人類学者がフィールドで直面した「一見非合理的な信念」をたどってきた。

こうしてみると「文化と妄想」として括られる領域は、精神医学の方法論上の問題、さらにはその「限界」とは何かについて再考をうながす、きわめて多産な問題群につながっていることがみえてくる。そしてそれは単に事例の解釈に、流行している「文化的」用語をまぶす営為ではなく、臨床的視点に直結するまさに精神医学の核心的な問題であることがわかるだろう。

妄想とは、統合失調症やうつ病という、いわば「他者」の世界を特異的に反映するものといわれてきた。だから一級症状であったり、三大妄想であったり、その独特な病理を中心に疾患への手がかりが洗練されてきたのである。たしかに「妄想」や「幻聴」という概念がなかったら、われわれの日常生活はきわめて居心地の悪いものになるにちがいない。「他者」の奇矯な語りを、「向こう側」の経験として、梱包して切り離すことができなくなるからだ。このような概念化は社会を維持する安全弁の機能を果たしてもいる。しかし「妄想」とは、いかに誤謬に溢れた内容であっても、人間がさまざまな出来事や事象に出会い、それらを自らの既知の経験に結びつけたり、切り離したりしながら、くり返し自らに物語るように一続きのストーリーに仕立てていく能動的な語りの過程なのである。それは言語を介し、自己違和的な経験を分節化し加工する理解=解釈過程なのであろう。妄想もまた、人生の危機の折に、いくつかの典型的な要素の結合によって画一的パターンを示しながら語られることは、その事実を裏づけるものだろう。

「妄想と文化」という主題は、そうした人間の（普遍的）活動の一側面を強く映し出してくれる。それは精神病理ばかりか、日常生活における共通感覚の生成にも再考をうながすテーマなのである。一九七〇年代に宮本や荻野をはじめとする当時の精神医学者たちがこの領域の拡張にこだわったのは、こうした人間をめぐる再定義が横たわっているからなのであろう。

文　献

(1) 生田　孝『語り・妄想・スキゾフレニア―精神病理学的観点から』金剛出版、東京、2011
(2) 笠原　嘉『妄想論』みすず書房、東京、2010
(3) 中井久夫『治療文化論―精神医学的再構築の試み』岩波書店、東京、2001
(4) 桜井図南男、白藤美隆、西園昌久、他「精神分裂病像の時代的変遷」『精神医学』6巻、369-373ページ、1964
(5) 藤森英之『精神分裂病と妄想―精神科臨床と病床日誌から』金剛出版、東京、1998
(6) Kranz H : Das Thema des Wahns im Wandel der Zeit. Fortschr Neurol Psychiat 23 : 58-72, 1955
(7) 土居健郎『「甘え」の構造』弘文堂、東京、1971
(8) 木村　敏『人と人との間―精神病理学的日本論』弘文堂、東京、1972
(9) 宮本忠雄『妄想研究とその周辺』弘文堂、東京、1982
(10) 荻野恒一「妄想とカーゴー儀礼」『分裂病の精神病理 4』（荻野恒一編）、東京大学出版会、東京、143-167ページ、1976

(11) 荻野恒一『文化精神医学入門』星和書店、東京、１９７６
(12) H・F・エランベルジェ「神話的解放運動」『エランベルジェ著作集 3』(中井久夫 訳)、みすず書房、東京、９９-１２７ページ、２０００
(13) W・ブランケンブルク『妄想の人間学的諸問題』(W・シュルテ、R・テレ 編)(飯田 眞、市川 潤、大橋正和 訳『妄想』医学書院、東京、５７-７３ページ、１９７８)
(14) 江口重幸「滋賀県湖東一山村における狐憑きの生成と変容」『国立民族学博物館研究報告』12巻4号、１１１３-１１７９ページ、１９８７
(15) P・L・バーガー、T・ルックマン『日常生活の構成―アイデンティティと社会の弁証法』(山口節郎 訳)、新曜社、東京、１９７７
(16) 柳田国男『遠野物語・山の人生』岩波書店、東京、２００７
(17) S・グリーンブラット『驚異と占有―新世界の驚き』(荒木正純 訳)、みすず書房、東京、１９９４
(18) B・J・グッド『医療・合理性・経験―バイロン・グッドの医療人類学講義』(江口重幸、下地明友、五木田紳、他 訳)、誠信書房、東京、２００１
(19) A・クラインマン『病いの語り―慢性の病いをめぐる臨床人類学』(江口重幸、五木田紳、上野豪志 訳)、誠信書房、東京、１９９６
(20) D・スペルベル『人類学とはなにか―その知的枠組を問う』(菅野盾樹 訳)、紀伊國屋書店、東京、１９８４
(21) Steedly MM : Hanging without a Rope : Narrative Experience in Colonial and Neocolonial Karoland. Princeton University Press, Princeton, 1993
(22) E・E・エヴァンズ=プリチャード『アザンデ人の世界―妖術・託宣・呪術』(向井元子 訳)、みすず書房、東京、２０００)
(23) V・クラパンザーノ『精霊と結婚した男―モロッコ人トゥハーミの肖像』(大塚和夫、渡部重行 訳)、紀伊國屋書店、東京、１９９１
(24) 中野 卓編『離島トカラに生きた男(第1部、第2部)』お茶の水書房、東京、１９８１

X 妄想の予後と文化

駒木野病院 精神科　栗原　稔之

1. はじめに

ここでは、統合失調症の妄想症状の予後が文化によってどのように異なるかについて論じる。発展途上国の統合失調症の予後が先進国よりも良好であるか否かについては、賛否両論がある。第2項では、それぞれの主張の根拠となっている研究について概説する。第3項では、統合失調症の症状のなかで、本稿の主題である妄想に焦点を当て、その予後に影響しうる社会文化的因子について論じる。

2. 統合失調症の予後の国際比較

本項では、統合失調症の転帰の多国間比較研究について概説する。筆者の知る限り、これらの研究のなかに、妄想症状のみを取り上げ、比較検討したものはない。しかし、妄想が統合失調症の中核症状の一つであることを考慮すると、これらの研究結果は、文化による妄想症状の予後の差異を考察するための重要な参考資料となるであろう。

H・B・M・マーフィー（Murphy HBM）とA・C・ラマン（Raman AC）[1]が、発展途上国の統合失調症の予後を、比較文化的な観点からデータベースで論じた最初の研究者である。彼らは、モーリシャスの統合失調症患者を追跡し、イギリスで行われた予後研究[2]と比較した結果、無症状で機能良好な患者の割合は、モーリシャスで有意に高いことを示している。その後、WHOにより、一連の大規模国際研究が行われた。International Pilot Study of Schizophrenia（IPSS）[3,4]、Determinants of Outcome of Severe Mental Disorder（DOSMeD）[5]およびInternational Study of Schizophrenia（ISoS）[6]の研究結果は、いずれも、発展途上国の統合失調症の予後が、先進諸国に比較して有意に良好であることを示している。この知見は、比較精神医学領域において、いわば常識と認識されてきた。筆者らによるバリの統合失調症の一一年予後研究[7]においても、患者の寛解率は、先進諸国の研究と比較して高かった。なお上記の一連の研究は、すべて病院または施設ベースで行われており、未治療の患者は含まれていない。

一方、A・コーエン（Cohen A）ら[8]は、発展途上国一一カ国二三研究をレビューした結果、発展途上国の統合失調症患者の予後は良好であるという従来の知見は再検討されるべきだと結論している。その大きな根拠となっているのは、各国で行われたコミュニティベースの予後研究の結果である。中国の農村地域[9]、エチオピア[10]、そして筆者らによるバリのコミュニティ研究[11]では、大部分（五〇～九〇％）の統合失調症患者は未治療であり、彼らの予後は不良であった。先進国では、これらのコミュニティベースの研究に相当するものはないが、未治療の患者の比率は発展途上国よりも非常に少ないことが推測される。よって、発展途上国と先進国において、未治療で重症の患者も含めたサンプリングによる比較研究を行ったとすると、発展途上国の統合失調症の予後が良好であるという結果が出るかどうかはきわめて疑わしい。J・バーンズ（Burns J）[12]も、WHOの研究は、サンプルの代表性に問題があるため、発展途上国は統合失調症患者にとって限りなく幸福な場所であるという幻想は、捨て去られるべきだと主張している。

以上、統合失調症の予後の国際研究について概説した。病院・施設ベースで行われた研究において、発展途上国の統合失調症の予後が良好であることが認められたのは、意義ある知見である。統合失調症の長期転帰には、生物学的因子のみならず、社会文化的因子も関与することが、多くの文献で報告されてきた(13〜15)。次項では、妄想症状に焦点を絞り、発展途上国において、その予後を良好にしうる社会文化的因子について考察する。一方で、発展途上国には重症の未治療患者が多く、彼らを対象者に含めた多国間比較研究を将来的に行うことができるとするならば、発展途上国予後良好説が覆される可能性があるという主張も重要である。次項では、未治療に関与し、その結果、妄想症状の予後不良をもたらしうる発展途上国の社会文化的因子についても論じたい。なお、これらの考察に当たっては、抽象論に陥らぬよう、筆者が行ってきたバリ島におけるフィールド研究のデータや観察による具体例を挙げ、先進国と比較しながら稿を進めたい。

3．妄想の予後と社会文化的因子

3-1．予後良好因子

統合失調症の妄想症状は、ストレスにより容易に再燃し、再燃を繰り返すことにより慢性化していく。しかし発展途上地であるバリの一一年予後調査では、初回の入院治療後に症状再燃することなく安定した状態を保っていた患者が多く、その結果、寛解率が先進国より高かった(7)。以下、妄想症状の再燃を防止し、寛解維持に寄与したと考えられるバリの社会文化的因子について考察する。さらに、これらの各因子が、他の発展途上国でも予後良好因子となっていることを、各パラグラフの最後に述べたい。

まず一点目に、患者に対する家族の良好な感情的環境が、妄想症状の寛解維持に貢献しうる因子であることが推測される。家族の感情的環境を、感情表出（Expressed Emotion：EE）という指数によって量的に測定する方法は、多くの文化圏で行われてきた。患者に対する家族の態度に、批判、敵意、および感情的巻き込まれが認められると、家族が高感情表出と判定される。家族が高感情表出であると患者の陽性症状が再燃しやすいことは、多くの研究で報告されており[16、17]、その結果、長期転帰も不良になることが明らかになっている[18]。一方、バリにおいては、多くの家族が低感情表出であり、患者をとりまく感情的環境は良好である。筆者らは、以前、統合失調症患者の家族の感情表出を、Five Minutes Speech Sample（ＦＭＳＳ）[19]を用いてバリと東京で比較した結果、バリの家族のほうが、有意に高感情表出が少ないことを見出した[20]。この結果に関与している文化的背景をいくつか挙げたい。まず、バリは大家族制であり、各家族成員にかかるケアの負荷が東京に比べて少なくなるため、精神的にゆとりを生じ、高感情表出になりにくいものと推測される。バリの一世帯あたりの人数は、平均して約四名であるが、同敷地内に住む家族や近隣に住む親族を併せると、一〇名以上になることが多い。これらすべての親族が、患者のケアにかかわっている。また、このような大家族制のもとでは、東京のような母親と患者の一対一の密な関係は形成されにくく、その結果、母親が過保護過干渉になりにくい。さらに、バリの家族は、病気の原因を黒魔術などの超自然的な要素に帰することが多い[21]。患者が薬物療法を受け、症状が改善したあとも、その疾病観が変わらないケースが大多数である。そのため、バリの家族は、外的要因により病気になった患者自身が症状をコントロールすることは不能と考え、患者に対して批判的となることは少ない。一方で、東京においては、患者の陰性症状に基づく意欲低下を、無気力な性格や怠け癖ととらえ、「やる気がなくて、ゴロゴロ横になってばかりいる」と患者に対する不満や批判を表出する家族が認められた。さらに、バリの家族は、病気の原因を家族の内部に求めて自責的となることも少なかった。一方、東京では、病気の原因を「私の育て方が悪かったからではないか」と養育態度に求めたり遺伝負因に求めたりすることにより自責感を生じ、その結果、感情的に巻き込まれてしまう家族が認められた。バリでは、患者が病気に罹患した責任は、黒魔術をかけた第三者であると考えられている。しかし、その第三者が誰かは不詳であり、特定の人間を責めることはできないと多くの家族が認識している[21]。以上のように、バリの統合失調症患者は、妄想症状再燃をきたしうる家庭内のストレスが少ない状況下、日々の生活を送っている。なお、バリ以外の発展途上地でも、大家族制であるインドにおいて、家族の低感情表出の比率が先進国よりも高く[22]、統合失調症患者の良好な予後の予測因子になっていることが報告されている[23]。

二点目に、患者に対する社会の良好な態度も、妄想症状の寛解維持に寄与する因子であると考えられる。家族の高感情表出と同様に、社会の否定的な態度も、患者に対する慢性的なストレッサーとなり、陽性症状再燃のトリガーとなりうる[24]。先進国では、精神障害者に対するスティグマが大きな問題として扱われてきた[25]。一方で、バリにおいては、統合失調症患者をとりまく社会の感情的環境は良好である。筆者らは、以前、一般住民の統合失調症患者に対する態度を、三つのcase vignetteを使用し、バリと東京で比較した[26]。その結果、すべてのvignetteにおいて、バリの対象者のほうが患者に対する否定的態度が有意に少ないことが示された。この結果に関与していると思われる文化的背景を、いくつか挙げたい。まず前項に述べたように、多くのバリ人は、統合失調症の原因を黒魔術などの超自然的要因に求め、患者には何の責任もないと認識するため、患者に対する否定的感情が少なくなる。また、多くのバリ人は、黒魔術をかけられれば、自分自身も統合失調症にかかりうると考えている[26]。このような認識は、他者が統合失調症に罹患することを、けっして他人事とは思わない共感的な態度をもたらすであろう。また、バリでは、日常生活で統合失調症患者との接触頻度が高いことが、偏見が少なくなる理由の一つであることが推測される。患者との接触頻度と偏見が反比例することは、他研究で実証されている[27]。バリにおいては、頻繁に行われる宗教儀式や相互扶助活動を通して、患者とコミュニティの関係はきわめて密であり、患者が精神病に罹患していることはもとより、そのおおむねの病状についても、同じ共同体内の多くの住民が知っている。近所の人々が患者宅を訪れたり、逆に、患者が近所の家を訪れたりする機会は頻繁にある。このような日常的交流は、一般住民の患者に対する恐怖心を軽減させ、病気に対する理解を深めるであろう。バリ以外の発展途上国においても、ラテンアメリカやカリブ海諸国において、統合失調症患者に対するコミュニティの態度が良好であると報告されており[28]、妄想症状再燃をもたらすストレスが少ないことが推測されている。

三点目に、患者をとり巻く就労環境も、妄想症状の寛解維持に寄与する因子である可能性がある。バリの一一年予後研究における対象者の職業の多くは、農業もしくは家内工業であった。これらの仕事は、退院後に再就職活動をすることなく、すぐに復帰することができるうえ、自身の能力に応じてできる範囲から働くことが可能である。このような就労環境は、主に、陰性症状の改善を促進するものと思われるが、一部の症例においては妄想症状の再燃防止にも関与していたことが推測される。以下、一症例を挙げて、具体的に説明を行いたい。初回入院時一九歳の男性は、退院直後から、一日数時間ずつ、自身の精神症状に応じて業務時間を加減しながら自宅内での彫刻業を開始した。その後、コンスタントに終日仕事ができるようになってから、村の彫刻工場に就職している。本症例は、「近所の人に悪口を言われている」という被害妄想が、退院後の服薬アドヒアランスがやや不良であったにもかかわらず、一一年間にわたり明らかな再燃を示すことはなかった。以下、本症例が、妄想症状の寛解維持について、どのように語っていたかを逐語的に記載する。

「子供のころから手先が器用で、学生時代の美術の成績がよかったことは、私の唯一の取り柄でした。だから、彫刻家というアイデンティティは、私の人生で、とても大事なものです。退院した直後に、そのアイデンティティを回復できたことが、病状が安定していた一番の理由だと思います。私の作品が、コンクールで賞をもらったり、観光客向けのアートショップで売れるようになったりしたことも、大きな自信になりました。そのおかげで、皆に悪口を言われているという考えが出てくることは、まったくなくなりました」

本症例においては、患者自身が述べたとおり、彫刻家としての仕事を続けられたことが、自信や自尊心を保つことにつながり、妄想症状の寛解維持に寄与したかもしれない。他の寛解例のなかにも、退院直後から家業である農業に従事し、社会への帰属感が保てたことを、症状安定の最大の要因だと語っている患者がいる。退院直後に就労できるという環境は、患者の家族も失業しているような一部の低所得国を除き、発展途上地に共通である一方、先進諸国における統合失調症患者の就労率は非常に低いことが報告されている[29]。

3-2　予後不良因子

病院・施設ベースでフォローアップされた統合失調症患者の予後は、既述のように、発展途上国のほうが先進国よりも良好であると報告されている。しかし、発展途上国には、多くの重症な未治療患者が存在する。これら未治療患者を含めたコミュニティベースのサンプルで多国間比較研究を行うことができるとするならば、統合失調症の予後が発展途上国で良好であるという知見は否定されるかもしれない。発展途上地であるバリにおけるコミュニティ研究では、筆者による全戸別訪問によって発見された統合失調症患者のうち、五一%が未治療であり、彼らの精神症状は治療歴のある対象者よりも有意に不良であった[11]。統合失調症の妄想症状の治療には、薬物療法が必須である。本項では、統合失調症の未治療に関与し、その結果として妄想の予後不良に寄与しうるバリの社会文化的因子について具体的に論じたうえで、他の発展途上国の状況についても触れたい。

まず一点目に、精神医療の利便性が不良であることが、患者の未治療の原因となり、妄想症状の改善を阻害しうる因子である。筆者が研究を開始した九〇年代におけるバリの精神科病床数は二七〇床であった。人口万対の精神科病床数は〇・九であり、先進国の七・〇[30]と比べいちじるしく少ない。精神科病床を持っていたのは三病院のみであり、全病床の八三%に当たる二二五床が、筆者が調査の拠点としたバンリ精神科病院の病床であった。したがって、バリにおいては、病床が少ないうえに一極集中しており、精神医療へのアクセシビリティは非常に不良であったということができる。これらの状況は、本稿執筆時の二〇一一年にもおおむね変わっておらず、人口万対の病床数はわずかに一・〇に増えたに過ぎない。病院からの距離が遠いほど、統合失調症の罹患者の未治療率は上がる[31]。精神医療の利便性が不良であることは、アジア、アフリカ、中南米などの発展途上国に広く共通に認められる問題点である[32]。

二点目に、医療費の経済的負担が大きいことも、患者の未治療に直結し、妄想症状の予後不良に関与することが推測される。バリにおいては、医療費は実費であり、健康保険が適応されるのは、人口のごく一部である公務員に限られている。貧困層に対する医療費全額補助制度はあるが、その制度が利用できる入院病床数には制限がある。さらには、貧困層の多くは自家用車を持っておらず、病院に治療を受けに行くために車をレンタルすることすらままならない。経済的問題は、バリのみならず、発展途上国の精神医療全般で、大きな懸案事項となっている[32]。

三点目に、家族の知識不足が患者の未治療に関与し、妄想症状の予後不良をもたらす可能性が高い。既述のように、バリ人は、統合失調症の原因を黒魔術などの超自然的な因子によるものと考えるため、まず初めに受診するのは、病院ではなくトラディショナルヒーラーによる伝統治療である。伝統治療は、一部の神経症症状に対し効果的であるが、妄想症状に対する効果は期待できないため[31]、伝統治療を受け続けることで、患者の妄想症状は慢性化していく。家族の超自然的な疾病観が、医学的治療を受ける障害となりうることは、他の発展途上国でも示されている[33]。ただし、家族が超自然的疾病観を持っていても、精神科病院までの距離が近かったり、経済状況が良好であったりする場合には、罹患者が医学的治療を受ける確率が高くなる[31]。治療開始後も、家族の超自然的疾病観は変化しにくいが、薬物療法の効果を実感して、患者に治療を継続させるケースが多い。患者の症状が寛解にいたった後は、前項に述べたように、その疾病観が、家族の良好な感情的環境をもたらし、妄想症状の再燃を防止する因子となる可能性がある。

4. おわりに

本稿では、統合失調症の予後の国際比較について論じた。さらに妄想症状に焦点を当て、発展途上地における予後良好因子と不良因子を、バリのフィールド研究の結果を中心に考察した。今後、グローバル化の影響を受け、発展途上国の家族や社会の構造は、変容していくかもしれない。また、発展途上国のなかには、精神医療の利便性改善が具体的に検討されている国もある。統合失調症患者をとりまく環境は、絶えず変化していく。今後の多国間比較研究では、その変化をとらえながら、統合失調症の症状を包括的にとらえた比較のみならず、症状別の比較も行われることにより、本稿の主題である妄想の予後と文化の関係性について新たな知見が集積されることが望まれる。

文 献

(1) Murphy HBM, Raman AC : The chronicity of schizophrenia in indigenous tropical peoples : results of a twelve-year follow-up survey in Mauritius. Br J Psychiatry 118 : 489-497, 1971
(2) Brown GW, Bone M, Dalison B, et al. : Schizophrenia and social care. Oxford University Press, London, 1966
(3) Leff J, Sartorius N, Jablensky A, et al. : The International Pilot Study of Schizophrenia : five-year follow-up findings. Psychol Med 22 : 131-145, 1992
(4) World Health Organization : Report of the International Pilot Study of Schizophrenia. WHO, Geneva, 1973

(5) Jablensky A, Sartorius N, Ernberg G, et al.：Schizophrenia：manifestations, incidence and course in different cultures. A World Health Organization ten-country study. Psychol Med Monogr Suppl 20：1–97, 1992
(6) Harrison G, Hopper K, Craig T, et al.：Recovery from psychotic illness：a 15- and 25-year international follow-up study. Br J Psychiatry 178：506–517, 2001
(7) Kurihara T, Kato M, Reverger R, et al.：Eleven-year clinical outcome of schizophrenia in Bali. Acta Psychiatr Scand 112：456–462, 2005
(8) Cohen A, Patel V, Thara R, et al.：Questioning an axiom：better prognosis for schizophrenia in the developing world? Schizophr Bull 34：229–244, 2008
(9) Ran M, Xiang M, Huang M, et al.：Natural course of schizophrenia：2-year follow-up study in a rural Chinese community. Br J Psychiatry 178：154–158, 2001
(10) Kebede D, Alem A, Shibre T, et al.：Short-term symptomatic and functional outcomes of schizophrenia in Butajira, Ethiopia. Schizophr Res 78：171–185, 2005
(11) Kurihara T, Kato M, Reverger R, et al.：Never-treated patients with schizophrenia in the developing country of Bali. Schizophr Res 79：307–313, 2005
(12) Burns J：Dispelling a myth：developing world poverty, inequality, violence and social fragmentation are not good for outcome in schizophrenia. Afr J Psychiatry 12：200–205, 2009
(13) Mattsson M, Topor A, Cullberg J, et al.：Association between financial strain, social network and five-year recovery from first episode psychosis. Soc Psychiatry Psychiatr Epidemiol 43：947–952, 2008
(14) Warner R：Recovery from schizophrenia and the recovery model. Curr Opin Psychiatry 22：374–380, 2009
(15) Myers NL：Culture, stress and recovery from schizophrenia：lessons from the field for global mental health. Cult Med Psychiatry 34：500–528, 2010
(16) Kavanagh DJ：Recent developments in expressed emotion and schizophrenia.Br J Psychiatry 160：601–620, 1992
(17) Bebbington P, Kuipers L：The predictive utility of expressed emotion in schizophrenia：an aggregate analysis. Psychol Med

24 : 707–718, 1994
(18) Marom S, Munitz H, Jones PB, et al. : Expressed emotion : relevance to rehospitalization in schizophrenia over 7 years. Schizophr Bull 31 : 751–758, 2005
(19) Magaña AB, Goldstein MJ, Karno M, et al. : A brief method for assessing expressed emotion in relatives of psychiatric patients. Psychiatry Res 17 : 203–212, 1986
(20) Kurihara T, Kato M, Tsukahara T, et al. : The low prevalence of high levels of expressed emotion in Bali. Psychiatry Res 94 : 229–238, 2000
(21) Kurihara T, Kato M : Emotional environment of patients with schizophrenia : A cross–cultural study between Bali and Tokyo. In : (ed), Clark AV. Mood State and Health. Nova Science Publishers, New York, pp121–155, 2005
(22) Wig NN, Menon DK, Bedi H, et al. : Expressed emotion and schizophrenia in north India. II. Distribution of expressed emotion components among relatives of schizophrenic patients in Aarhus and Chandigarh. Br J Psychiatry 151 : 160–165, 1987
(23) Leff J, Wig NN, Ghosh A, et al. : Expressed emotion and schizophrenia in north India. III. Influence of relatives' expressed emotion on the course of schizophrenia in Chandigarh. Br J Psychiatry 151 : 166–173, 1987
(24) van Zelst C : Stigmatization as an environmental risk in schizophrenia : a user perspective. Schizophr Bull 35 : 293–296, 2009
(25) Hocking B : Reducing mental illness stigma and discrimination–everybody's business. Med J Aust 178 : S47–S48, 2003
(26) Kurihara T, Kato M, Sakamoto S, et al. : Public attitudes towards the mentally ill : a cross–cultural study between Bali and Tokyo. Psychiatry Clin Neurosci 54 : 547–552, 2000
(27) Penn DL, Guynan K, Daily T, et al. : Dispelling the stigma of schizophrenia : What sort of information is best? Schizophr Bull 20 : 567–578, 1994
(28) de Toledo Piza Peluso E, Blay SL : Community perception of mental disorders – a systematic review of Latin American and Caribbean studies. Soc Psychiatry Psychiatr Epidemiol 39 : 955–961, 2004
(29) Marwaha S, Johnson S, Bebbington P, et al. : Rates and correlates of employment in people with schizophrenia in the UK, France and Germany. Br J Psychiatry 191 : 30–37, 2008

(30) Saxena S, Sharan P, Garrido M, et al. : World Health Organization's Mental Health Atlas 2005 : implications for policy development. World Psychiatry 5 : 179-184, 2006

(31) Kurihara T, Kato M : Delays in seeking psychiatric care among patients with Schizophrenia in Bali. In : (ed), Walker DJ, Green W. Schizophrenia Research Progress. Nova Publishers, New York, pp1-37, 2008

(32) Patel V, Araya R, Chatterjee S, et al. : Treatment and prevention of mental disorders in low-income and middle-income countries. Lancet 370 : 991-1005, 2007

(33) Lahariya C, Singhal S, Gupta S, et al. : Pathway of care among psychiatric patients attending a mental health institution in central India. Indian J Psychiatry 52 : 333-338, 2010

JCOPY 88002-834

XI 妄想問題におけるある種の難しさ

Kurt Schneider : Eine Schwierigkeit im Wahnproblem. Nervenarzt 11 : 461-465, 1938

ミュンヘン・ドイツ精神医学研究所（ヴィルヘルム皇帝研究所）臨床研究部門　クルト・シュナイダー
（翻訳）慶應義塾大学医学部 精神神経科学教室　工藤 由佳
慶應義塾大学医学部 精神神経科学教室　野原 博
慶應義塾大学医学部 精神神経科学教室　森口 翔

妄想の本質を特定の妄想過程、すなわち特定の妄想様式のなかにみようとする試みは、疑いもなく最近の精神病理学の重要な成果である。かつては妄想はその程度、奇妙さ、内容的不可能性、訂正不能性、また他のかなり漠然とした主観的基準によって評価されるか、あるいは他の諸症状や臨床の全体像からそれと推測されるかのいずれかであった。それに対し今日では妄想は妄想という機能そのものとして直接認識しようと試みられてきている。

実際、そのような試みは妄想知覚において可能である。すでにF・W・ハーゲン（Hagen FW）とC・ナイサー（Neisser C）が手探りで妄想知覚の概略を描いてみせたが、その後周知のようにK・ヤスパース（Jaspers K）は一次性の異常意味意識に妄想知覚の徴標を見出した。一連の研究、最終的には精神疾患ハンドブックのなかで、H・W・グルーレ（Gruhle HW）がより鮮明に妄想知覚を輪郭づけた。それは一次性の動機なき関係づけ、つまり常にそうとは限らないとしても、多くは自己へ向けられた関係づけのことである。精神科医であれば誰でも日常的に妄想知覚を体験する。たとえば部外者にとってはまったく害のないありふれたある知覚が、またある文章や言葉が、患者には無媒介的に重大な意味を持って体験されるのである。

他の体験からは導き出し得ないこれらの妄想知覚とは逆に、他の体験から導き出される性質の、一見、妄想知覚と似た体験がある。たとえば、警察に追われているかもしれないと思っている人が、話しかけてきたり、玄関の前に来たりする誰もを刑事だと考えるとき、そのような〝妄想知覚〟は不安と期待に満ちた基調気分により疑問の余地なく方向づけられ、また内容的にも完全にその気分から形成されている。このような人が体験しているものは決して〝妄想知覚〟ではない。〝妄想知覚〟はそのような気分からあらかじめ規定されて生ずるのではない。このような体験は真の一次性の妄想知覚とはまったく異なる。妄想知覚は感情状態から了解的に導き出すことはできない。妄想知覚でも不気味さや脅威といった妄想気分がしばしば先行するという事実に惑わされないほうがよい。この漠然とした妄想気分のなかでは、しばしばすでに知覚は〝何か〟を意味してはいるが、それはまだ特定された意味ではない。妄想気分はその漠然さゆえにその後の妄想知覚に対して内容的な方向づけをすることはできない。感情的色彩においても妄想気分と個々の妄想知覚が一致する必要はまったくない。妄想知覚の個々の内容が漠然とした妄想気分から了解しうることは決してないのである。妄想知覚はせいぜい妄想気分のなかに埋め込まれてはいるとしても、妄想気分から導き出すことはできない。

異常現象を〝了解〟できるか否かという観点は、精神病理学および臨床診断学にとって議論の余地なく実り多いものであり、その観点についての方法論上の議論はすべて無駄である。せいぜいのところ論理を弄び、議論し続けることになるだけである。我々は臨床的な立場にとどまり、あらゆる方法論的な議論からは距離をとる。方法論に関する議論というものは結局のところ常に単なる思考の遊びに終わってしまうものである。

一次性の妄想知覚というものを明確化したことで、精神科臨床が得た大きな成果は十分に知られている。一次性の妄想知覚と仮性妄想知覚は精神病性妄想過程と妄想様体験反応との間の明確な境界も同時に指し示した（妄想的（wahnhaft）とするよりも妄想様（wahnähnlich）と表現するほうがよい。というのも妄想的という用語は必要な用語ではあるが、基本的には妄想（Wahn）の形容詞化でしかないからである）。一次性妄想がみられれば精神病である。さらに基礎疾患（アルコール症やてんかん）が認められなければ、実際上は常に統合失調症性の精神病である。ただしそれは医学的疾病論的なものを意味するのではない。この鑑別基準を我々は原則的なものとみなしているが、個々のケースにおいて、実際に真の妄想知覚が存在するか否かは決定できない、あるいは未だに決定できないことが、時に起こりうるからといって、この鑑別基準はその原則性を失うことはない。

妄想知覚の持つ臨床上の意義の大きさから、妄想問題はもっぱら妄想知覚の問題となった。特にグルーレは妄想において妄想知覚に主たる重点を置いた。それに対して、なおヤスパースは突然の着想としての妄想表象と明瞭な感性的直感なしに生じる知である妄想覚性とを一次性の妄想形式のもう一つの種類とし、妄想知覚といわば同列のものと評価しうるとした。

妄想表象と妄想覚性という二つの形式を我々は妄想着想という概念にまとめる。妄想表象は実際には追想表象や空想表象としてみられるが、驚くほど稀である。はるかに頻度が高いのは具象性のない着想であって、たとえば迫害、血統あるいは特別の使命といった着想である。たしかにこれらの着想はしばしば妄想知覚とともに生じるが、しかしそれは必ずということではない。どの妄想患者も妄想知覚を有する、あるいはどの妄想も妄想知覚ではじまるに違いないというなら、それは明らかに行き過ぎである。

上述したように、妄想過程は妄想知覚において実際、明確に把握できる。そこで問われることは、妄想着想の場合にも妄想過程を特徴づける明確な構造が指摘しうるか、どの程度まで指摘しうるかという問題である。私のみる限り、事実、この点に克服しがたい難しさがある。

妄想知覚ではその過程はいわば二分節である。つまりある特定の知覚が何か特定のものを意味する。一分節性の妄想着想では意味するというこの基準が抜け落ちている(注1)。私には妄想着想をあらゆる種類のその他の着想、また優格観念や強迫観念からも区別することはできないと思われる。妄想着想はそれに見舞われた人にとって多くは特別な意味を持っているということと妄想知覚の意味意識とは、当然ながら何ら関係がない。意味という言葉は前者と後者とではまったく違う意味を持つ。前者の意味での特殊な意味は優格観念あるいは強迫観念においても認められる。それゆえ私は妄想着想の心理学的形式それ自体のなかに、その他の着想と不可抗的に対立させ区別させる可能性を見出すことはできない。重要なのはしかし次のことである。妄想過程以外の基準に目を向けることをせずとも、妄想知覚それ自体で妄想疾患であることを読み取りうるということ、それが妄想知覚の大きな収穫である。

(注1) 妄想着想においては、妄想知覚にほぼ相当するものをせいぜい人為的に構成しうるだけである。たとえば、誰かが〝昔の住まいが思い浮かんだことは一週間後に世界が破滅することを意味している〟と言ったとする。二つの分節を内容的に意味の通るように結びつけうるような妄想着想があるかどうかはまだ実証されていない。いずれにしてもこのような妄想着想は妄想という問題全体にとって重要ではない。

たしかに妄想着想もまた性格や関心の方向、体験との意味連関がない限りにおいて動機がないといえるかもしれぬが、しかし常にそうとは限らない。妄想着想は、〝感覚のように〟、〝与えられた〟ものとして、いつも受動的に受け取られるとは限らない (Hedenberg S : Arch f Psychiatr 80 : 127, 1922)。そのことから性格学的ないし力動的な妄想の考察はまずは妄想着想を持つ患者を対象にはじめられる、ということも説明がつく。この〝一次性であること〟、つまり導き出すことができないということは、実際は常に明確であるとは限らない。妄想着想の場合、この一次的なものの扱いに困るのは、特異的な妄想構造を取り出しえないからである。妄想知覚は特異な構造を持っているので、妄想知覚において人格や体験との内容的連関を問うことは、たとえそのような内容的連関が推測され、指摘しえたとしても、精神病の診断にとってはまったく副次的なものである。妄想着想とは逆に妄想知覚では、その基準は単に導き出すことができないということだけでなく、その心理学的構造自身が妄想であるとする特徴を示しているということにもある。それに対し妄想着想の場合は、妄想着想以外の着想であっても程度の差はあれ明らかに一次的であるものもあり、前述した妄想と関係のないさまざまな観点を繰り返し参照しなければならない。つまりあり得なさの程度、信憑性のなさ、妄覚や思考障害、人格変化、感情に即した振る舞い、疎通性障害のような妄想とは関係のない諸症状をである。このような視点なしには妄想着想は妄想として認識しえない。

同様の理由で妄想着想はそれのみでは、狭義の器質性精神病患者、特に進行麻痺患者、そして循環病性躁病患者および循環病性うつ病患者の妄想様産物からもまた基本的には区別できない。たとえ器質性患者や躁うつ病患者の妄想様観念において、基調気分がその観念に方向性を与えるということが特徴的であるとしても、だからといって妄想様観念のグロテスクさの程度を、その基調気分から直接的に導き出すことはできない。このような妄想着想が事実基調気分によって支えられていることは、妄想着想が基調気分とともに現れては消えることから当然わかる。しかしこのことと心理学的に導き出しうることとは何の関係もない。

もう一つ別の観点から妄想知覚と妄想着想とが区別される。妄想知覚とは常に深刻で意味深く重大なものである。妄想着想もそのようであり得るが、しかしまさに他愛もない遊びのような形のものも多い。我々が妄想を語るとき、常に何よりもまず考えるのは、それが深刻なものであるということである。しかしながら統合失調症患者においても、深刻な妄想がしばしば変わらずに続いている間にも、実際には他愛もない遊びのような妄想着想が入れ替わり立ち替わり認められる。この遊戯的妄想は我々の心理学的語感では、循環病性うつ病患者の少なからぬ妄想様着想と比べれば妄想の名に値しないが、このような他愛のない妄想は潜行性に躁病患者や進行麻痺患者、また中毒性作話患者の妄想様会話へ移行していく。それゆえこの点からもまた妄想着想は明確な境界づけはできない。

深刻な妄想と遊戯的妄想という観点はあまりにも注意を払われてこなかった。これに対応して統合失調症性妄覚についても、次のように問題提起することができる。すなわち統合失調症性現実と統合失調症性遊びとの問題である。遊びの他愛なさには〝感情色〟の薄さが関連すると言ったなら誤りであろう。事実、本来深刻な妄想が色あせて力もなく、この意味で深刻さもなくなるということはある。しかしこれは別の話である。つまり妄想が無関心的なものとなっても、それによって遊びのような他愛のないものになるわけではない。まったく別の性質のことがらである。感情への侵襲の程度が、いかなる種類であれ妄想産物が深刻か深刻でないかを測る尺度であることには何の疑問もない（注2）。

（注2）N・ハルトマン（Hartmann N）の実在の所与性についての見解（「実在の問題について」Berlin, 1931）が精神病理学的転変を容認するかどうか、私は疑わしいと思う。G・クローズ（Kloos G）（「知覚と妄覚における実在意識」Leibzig, 1938）は最近、妄覚についてこのことを試みた。

要するに妄想知覚は境界を非常に明確にできる現象であり、それゆえ、妄想知覚は臨床診断学的に重要な意義を持っている。妄想着想はこの点で妄想知覚とは比較にならない。それ独自の構造を持たないため、妄想着想はどの側面にも境界がなく他の着想にまぎれ込んでしまう。そのため妄想着想をなおも妄想とみなすか、あるいはただ妄想様着想とよぶだけにするかは、きわめて恣意的である。妄想着想はそれ自体単独では基本的に診断学的重要性はない。それゆえグルーレのように妄想知覚に主なる重点を置くことは正しい。

精神病に基づく疾患で現れる症状は二様に振り分けられるように思われる。一つは類型学的にだけではなく、明確に境界づけうる一級症状である。一級症状はそれだけで問題なく精神病と診断しうる。ここに含まれるものは妄想知覚、考想奪取、そして思考干渉、妄覚の領域での考想化声、話しかけと応答の形式の幻声、自己の行為や思考に幻覚化された言辞が随伴するもの、そして身体的被影響体験、感情、欲動、意志の領域での〝させられ体験〟である。他の一つは二級症状で、それは類型学的にしか境界づけることができない。これに含まれるものは妄想着想、大多数の妄覚、思考障害（強迫も）、感情の異常性である。二級症状では、個々の現象の観察ではなく、全体との連関のなかでの個々の現象の価値が精神病の診断を許すのである。一級症状が必ずしも存在する必要はなく、一級症状がない場合にも二級症状の全体像に基づいて診断する。精神病と精神病質的状態を一級症状のみに基づいて明確に区別するようなこともしない。二級症状でも、その頻度と組み合わせにより確実な境界を引くことができる。

それに対し、身体的病因が未知の精神病の間における鑑別類型学は、実際は例外なく統合失調症の症状である一級症状にもっぱら依拠している。現実にはそのようなことはないが、もしも一級症状が統合失調症の全症例にあるとしたなら、統合失調症ではこの一級症状によって単なる鑑別診断ではなく、統合失調症であるという明確な境界を引くことができることであろう。一級症状は典型的な統合失調症の枠組みの形を表しているのである。循環病圏ではおそらく生気的憂うつが一級症状であろうが、しかし統合失調症の症状の場合ほど明確には把握できない。きわめて一般的にいいうることは、一級症状の出現が統合失調症か循環病かという問題を決定するということである。一級症状はこの二つのものの鑑別類型学にとって、他の症状にはない重要性を持っている。一級症状は分類問題において反論の余地のない優位性を持つ。

手短に以下のことに注意を喚起しておこう。他の体験から妄想様体験を導き出す場合に問題にされるのは、常に気分、感情、価値づけ、そして欲動である。妄覚を持ち出すと事情は異なってくる。熱性せん妄で、死んだ父親がベッドの脇に立っているのを見、二、三日後にもなおもそれを確信している場合、その確信が導き出された妄想であるとすることはできない。ある人が自分の目で紛れもない何者かを見たなら、思考の間違った道筋を訂正できる場合のようには厳密な意味でこの体験を訂正することはできない。よくよく考え推測し、その現象は現実にはあり得なかったと納得できるだけである。同じことはてんかん性もうろう状態での感覚的体験に対する確信にも当てはまる。統合失調症患者では、妄覚は二次的妄想着想や妄想体系の直接の出発点になると考えたなら、それはあまりにも大雑把すぎ正常心理学的すぎる考え方であろう。その人が統合失調症ではなかったなら、そのような進展はありはしないであろう。類似の見解はE・ブロイラー（Bleuler E）が主張している。精神病は常に全体の変化であって、それゆえ個々の現象のいかなる観察も、条件付きでのみ正当化される。したがって、精神病の個々の現象を観察してもよいが、それは止むを得ずするのであって、精神病は個々の現象ではないということである。精神病性の個々の現象は、それ以外は壊れていないモザイクのなかの欠けた小石の一片のようなものではない。残念ながらこのことは比喩を用いて、いささか文学的にいう以外に表現のしようがない。精神病患者や認知症患者は、正常な人格あるいは肉体と同様、内的に均衡している小宇宙なのである。

最後にもう一度指摘しておこう。我々は妄想知覚と妄想着想が妄想の原初的形式だと思っている。しかしこれらの体験が現実的であり続け、そこからさらなるものが紡ぎ出されるならば、妄想観念というものを話題にしなければならなくなる。そのような経過のなかでも、実際は、やはり新しい一次的妄想体験と二次的加工は区別しえないことが多い。妄想観念という概念は今日でもやはり必要である。また妄想全体を実際にはきわめて稀な妄想表象という用語で表すことがしばしばあるが、それは今日の心理学的概念に従えば支持できない。それに対し妄想観念という概念は、上述したような意味で何の懸念もなく使いつづけることができる。それどころか今日では観念という言葉は、哲学や心理学の歴史のなかでそれが持っていたさまざまな意味に関係なく、日常会話でたとえば〝そのとき突然その考えが浮かんできて…〟とか〝それは彼の考えでもある〟といった形で使われている。妄想観念という用語はこのような普段の言葉使いにきわめてしっくり馴染んでいるのである。

第2部 各論

I 子どもの妄想とその周辺症状

駒木野病院 児童精神科　笠原　麻里

1. はじめに

子どもがおとぎ話を信じたり、物語のヒーローやヒロインになりきって遊ぶ姿は日常的にみられる現象である。年齢とともに知覚と表象が区別できるように発達してくると、それまで信じていた架空の話や夢物語は徐々に現実との区別が明確になってくる。幼い子どもの内界は、現実的ではない、いわば誤った信念だらけであるかもしれないが、少なくとも幼児期から小学校低学年頃までの子どもにとって、これらはある程度まで健常な想像力や空想の働きとしてとらえることができる。このように現実と空想の境界が曖昧でありやすい年代の子どもについて、妄想など病的な精神症状を表す状態にあるか否かの評価を行う際には、その子の精神発達と環境の及ぼす影響に照らして精神活動をみることが重要である。

そもそも幻覚や妄想を伴う障害が子どもにみられることは多くはないが、成人の精神病状態に特徴的な症状を示すことがないわけではない。一方、混同しやすい正常にみられる現象は多い。まず、入眠時幻覚と半覚醒時幻覚は子どもに通常でもよくみられるものであり、想像上の仲間（imaginary companion：IC）や精巧な空想、錯覚、白日夢なども子どもにみられても多くの場合特段の異常ではない。さらに、てんかん発作や薬物による作用、サブカルチャー的思い込み、中毒性脳症などに伴う現象についても、子どもはその内容を前後関係に照らして話すことなどがうまくできないために、評価が難しく、妄想性精神障害と間違えないように注意を要する(1)。

ここでは、子どもにみられる妄想とその周辺症状について、これまでの研究による知見と筆者の臨床経験を照らして、その実態について述べる。なお、各症例は個人の特定ができないように、その本質を損ねない範囲で修正を加えてある。

2. 子どもの妄想状態

成人の精神病状態にみられるような妄想状態を子どもが呈する場合もある。しかし、その発生頻度は多いものではなく、C・ギルバーグ（Gillberg C）らは、すべての精神病性の障害（統合失調症、統合失調型精神病、感情精神病、非定型精神病、薬剤性精神病を含む）の有病率を、一三歳の時点では人口一万対〇・九であり、思春期になるにつれて増加し、一八歳の時点では人口一万対一七・六になると報告している(2)。さらに、小児期発症の統合失調症の特徴としては、解体型あるいは破瓜型が多く、思考の滅裂と自我障害が目立ち、より陰性症状が多く、幻覚や妄想は明らかではないことも多く、みられても妄想はより体系化されないという特徴を持つ(3)。

【症例1】　初診時一五歳　男子

幼少期の発育発達に特記すべき遅れや偏りはない。幼児期に父親が身体疾患で病死し、母子家庭で育つ。母のいとこが統合失調症で長期入院中である。小学校年代は学業成績良好、性格も穏やかで、多忙な母親をいたわる優しい子どもであったという。仲間にも常に気を遣う子で、サッカークラブに所属して、集団生活ではトラブルなどはなかった。小学校六年のとき、経済的事情で転居転校をしたが、このときから急に口数が減ったと母は感じていた。転校先の学校で、運動会のとき、突然姿が見えなくなり、教師が総出で探した挙句、資料室の戸棚のなかで怯えるようにうずくまっているところを発見されたことがある。奇行の理由を問われても、本人は答えることができなかった。以後、活気なく、覇気のない様子だったが、中学校入学後も登校して、部活動にも参加していた。定期試験は受けており、中二までの成績は中くらいだったが、中三になって急激に成績下降、不眠でイライラしていることもあった。ある晩「追いかけられている」と怯えるように屋外へ飛び出していき、止める母親の手も振り切っていってしまい、夜中に帰宅したことがあった。以後、独り言で「だめだ」「いかなきゃ」などということが増え、ノートに滅裂な内容を書き込み、不眠が持続するため精神科受診となった。初診時、すらっとして穏やかな風貌だが、頭髪不整、年齢不相応に疲れ切った様子で、質問の答えも言いかけては「あ、いいです」と中断し、きょときょとと周囲を見回し不安そうであるので、気になることがあるかと問うと「殺される…。やってくるんで、やりかえさないと…」とぽつりと述べて口をつぐむなど、妄想状態にあることは明らかであった。身体所見に特に異常なく、血液尿検査正常、脳波、頭部CTにも異常はみられなかった。オランザピン内服による治療開始後、不眠とイライラは解消し、数週間で妄想は疎遠化したが、意欲や発動性のいちじるしく乏しい状態は持続し、思考内容は疎で、「何もする気がなくて」と強い虚無感を自覚している。

本症例は、一二歳頃に発症した解体型統合失調症と考えられる。発症以来数年を経過していると思われ、妄想は漠とした内容で体系化が乏しい。

また、自閉症スペクトラム圏に属する子どもたちのなかに、精神病状態を呈するケースがあり、自閉症と小児期発症統合失調症との異同に関する議論の余地を残しているところである。米国の国立精神衛生研究所（NIMH）などにおける小児期発症統合失調症（Childhood onset schizophrenia：COS）研究では、COSに先行してあるいは併存して広汎性発達障害（pervasive developmental disorder：PDD）の診断がつくものは三〇～五〇％であると報告されている(4)。

【症例2】初診時一二歳　女子

両親と同胞二名との五人家族で、精神疾患の負因はないが，父方親戚に自閉症の者がいる。本児は出生時に異常はなく、乳児期にはおとなしく手のかからない子であった。母が就労のため、生後六カ月～保育園に入園した。偏食があり過敏で、同年代他児と比べて体格が小柄だったが大病はない。初語は一歳半頃とやや遅れ、言葉による感情表現は苦手な子だったが、慣れた相手との日常会話に困ることはなかった。幼児期から一人遊びが多く、気が向くと他児の遊びに興味を示すが、かかわり方は唐突でうまく交わることができなかったので、幼稚園教諭の勧めで発達センターを受診し、評価を受けPDDと診断された。このとき、脳波異常（棘波と棘徐波複合の散発）がみられ、臨床発作はなかったが、抗てんかん薬が開始となった。全般的知能の遅れはなかったので、小学校は通常級に入学したが、集団行動に不適応（教師の指示について行かれない、他児と自然に交われず流れにのれないなど）で、学習についていかれないために、小二から通級指導教室を併用することになった。以後、担任教諭などから支援を得て学校生活を送っていたが、友人はできなかった。小学校四年生のとき、クラス全体が荒れた。本人の様子に一見変化はなかったが、当時のノートに本児の筆跡で「死ね」など不穏な単語が綴られていたことが後に判明する。小学校五年のときには、女子グループからあからさまに〝外される〟ことがあったが、このときも特に変化した様子はなく淡々と登校していた。小学校六年のある日、衝動統制の悪い男子にからかわれて泣き出すという出来事があった。教諭が気づいて保健室にいざなったが、このときから「いじめた子が体に入って来る」「死ね死ねって言ってくる」といい、それらは「プログラム」で仕組まれているという。表情が曇り、眉間にしわを寄せ、口から体に入って来る人を「出す」ために唾を吐き続け食事も摂れないため、児童精神科を受診した。リスペリドンの処方を追加し二・五mg／日まで増量したが妄想は改善せず、脳波の再検で異常波の出現が増加していたためバルプロ酸を増量したところ侵入的妄想は消退し穏やかになったが、退行した状態が続いた。

このケースは、PDDの特性があり、社会性の発達はもともと未熟な子どもである。脳波異常もあり、器質的脆弱性も認めた。集団への年齢相応な適応は難しく、ストレスは慢性的に高い状態であったと推察できる。妄想は本人のストレスを直接表している内容であり、反応性の色彩は濃い。ただし、この状態が一過性であり本来の発達障害特性を残して収束していくのか、今後統合失調症などの精神病水準の病態に進展していくのかは、経過を観察しなければならない。

さらに、子どもの妄想を検討する際に、影響のある他者との関係性ならびにその者の精神病理を評価する必要がある。それは、母子間でFolie a deuxが出現する頻度がある程度高いという報告(5)がなされていることからも示唆される。以下に述べる症例は、子どもの病理が母親の精神内界からの影響を受けて深くなっていると考えられたものである。

【症例3】不登校を主訴に来院した小学校二年生女児

出生時に特段の異常なく、初診時の身長体重ならびにコミュニケーション力の発達の程度から、重大な発達の遅れや偏りはないと判断できる子どもであるが、生育歴の聞き取りにおいて母親の言辞にまとまりがなく、乳幼児期の発達に関する情報は不十分であった。両親は、本人が四歳のときに離婚しており、以後母子家庭である。幼稚園には、母の意向で通園せず、地域の小学校へ入学した。当初は、内気ながらも通学し、受動的なため他児の勢いに押されがちであったが、担任教諭からは特に問題を指摘されたことはない。が、小二になり「友達が怖い」、近所の公園を「あの場所はよくないことが起こる」と言ってそのそばを通らなくなり登校を渋った本人に、母は「学校へ行かなくてもよい」と考え，以後不登校となった。女児はニコニコとして穏やかな様子だが，質問に対する返答は迂遠で，輪郭の不明瞭な現実のとらえ方をしていた。一方，母親も，身なりは整い礼節保たれ，口調が荒くなるようなことはないが，話の内容には非現実的で漠然とした被害的内容（近所では何かよくないことが起こっているらしい，世のなかはこれから不穏になる気配があるなど）がしばしば挿入された。地域でのトラブルを生じることもなく，母子はひっそりと生活している状態であった。

この親子の間では，日常の現実感覚が希薄で，思い込みないしは妄想的な信念に基づく観念が優先されて生活している。この時点で，子どもの側の観念が固定化されているか，妄想といえるかという点については，議論の余地があろう。しかし，このような親子二人きりの閉じた関係のなかで，社会的体験も乏しいままに育つ子どもにとって，体系化した妄想が形作られる可能性は十分に考慮できるのではないだろうか。

3. 想像上の仲間（Imaginary companion：IC）

想像上の仲間（IC）は，幼い子どもの通常の精神活動において，ときどきみられることがあるもので，目に見えない空想上の対象であり，心の支えとして実存するぬいぐるみや玩具は除外して考えられている。子どもがまさに傍らに誰か友達がいるかのように遊んだりしていることでわかるが，文学作品や映画にも，大人には見えない子どもの仲間として登場するキャラクターなどは，その存在を表していることがあることからも，一般には知られるかもしれない。子どもはあたかもその対象がそこにきているかのように振る舞い，名前をつけていたり，その出現を違和感なく自然に受け止めているようにみえる。

想像上の仲間が初めに学術誌の論文に記載されたのは一九三四年で，M・スヴェンソン（Svendson M）による定義は「目に見えない人物で、名前が付けられ、他者との会話のなかで話題となり、一定期間（少なくとも数カ月）直接に遊ばれ、子どもにとっては実在しているかのような感じがあるが、目に見える客観的な基礎を持たない。物体を擬人化したり、自分自身が他者を演じて遊ぶ想像遊びは除外する」[6]というものであり、三歳〜一六歳までの子ども一一一人の一三・四％に想像上の仲間が確認できたと報告された[7]。我が国では犬塚らが大学生年代の調査によって、九・八％が想像上の仲間を有していると報告している[4]。この割合について、M・テイラー（Taylor M）は、年代が上がると幼少期の体験を忘れてしまう可能性があるのでもっと多くの子どもが体験していることを指摘し、四歳未満の子どもの二八％に想像上の仲間がみられると述べている[8]。

想像上の仲間の新たな出現は、就学以降の子どもには減じてくると考えられてきた。このことは、たとえば心の理論の発達などに照らせば、子どもが他者の視点を理解するようになると現実的な物事のとらえ方が可能になることと関連すると考えることもできる。一方、学童期になっても想像上の仲間を持つこともあり、九歳〜一〇歳の頃には想像上の人々がそこに住むという、完全な社会や世界を空想的に創りあげていることがある[6]。

思春期のＩＣの存在についての研究は多くない。思春期年代に日記をつけている子どもたちの日記のなかに登場するＩＣの出現に関する調査では、一一〜一三歳の三五％、一四〜一五歳の五五％、一六〜一七歳の二八％にみられ、彼らはその他の思春期年代の子どもに比べて、友達の数や親密度において違いはなかったと報告している[9]。澤らは、ＩＣを、〝形式的には知覚性と表象性の間に位置する「生々しい表象性」を伴った人物として体験され、それは客観的な実在と混同されることはなく、患者にとっては個人的で架空のものとして認識される〟ものとし、二〇歳代から三〇歳代前半の患者によって語られる、幼少期から存在していた想像上の仲間について報告し、幻覚妄想や実体的意識性などの病的現象とは区別される特異性を主張している[10]。筆者は、澤らの報告した三症例とも、幼少期〜思春期前期までに親との間で現実的な暴力的支配あるいはいちじるしい心理的抑圧が認められる点に注目し、想像上の仲間の出現は、子どもが原初的に用いる心理的防衛としての解離のメカニズムの延長線上にある現象としても検討すべきではないかと考えている。

【症例4】幼児期に性的虐待を受けていた解離・転換性障害の女性　初診時一四歳

貿易関係の会社員の父親と専業主婦の母親のもとに生育した。身体発育や精神発達の遅れは認めず、本人が二歳頃から、父は海外出張などで不在が多いために、母と本児は父方実家で大家族の生活をしていた。小学校以降の学業成績は優秀であり、中学は名門私立校を受験して合格も、父の勤務地が定まったため、父方実家とは遠方の他県に転居となり、中一の途中で転校した。転校先の中学で、授業中に意識消失とけいれんを伴う発作が頻発するようになり、諸検査行うも脳波にも異常なく、心因性の反応と診断されて精神科へ受診となった。

当初、母にも主治医にもそのストレス因は把握できず、解離性の意識消失発作は頻発し、転換症状としての失立失歩で車いすを使用するほどであった。そのようななかで、本人には「風の人」という、細長い小人のような人が見えていて、どこにいても「季節の風とともに窓から入って来る」のだという。その人は小学校年代頃からいて、必ずしも自分の味方という感じではないが「しばらく来ないときがあると寂しい」もので、ふっと来て、ふっといなくなるというが、「だんだん来なくなっている」と、淡々と語っていた。本人が一六歳になったとき、誰宛てともわからない手紙を持参し「忘れていたわけじゃないんだけれどね」と主治医に渡してきた。そこには、四歳頃、三歳年上のいとこの女の子とともに、親戚の年配者から幼児ポルノの被写体にされていた情景が断片的に綴られ、その後の面接では性的接触を強要された状況が断片的ながら次々と語られた。このことは、さらに数年を経て、その年上のいとこが自らは傍観者として体験したことを証言してくれたため、おおむねの事実確認ができたが、それまでは両親はじめ周囲の大人は一切気づかなかったという。本人の意識消失発作は、その加害者であった親戚男性が病死したときから始まっていた。

この症例は、解離転換症状を呈して初めて自己のさまざまなトラウマ体験を語るに至った。これはトラウマに基づく解離症状を呈する患者にときにみられる経過である。本人が語る通り「忘れていたわけではない」トラウマティックな出来事だが、意識化して語ることはできなかった。その間、思春期までのこの女性には、その出来事の重さをわかち合うように、あるいはその重さから逃れるための媒介として、「風の人」が来てくれていた可能性があると考えている。近年、成人期の臨床の対象にならない水準の妄想や幻覚体験が、子ども時代のいじめや性的トラウマと関連しているという報告(11)や、小児期のトラウマ体験が精神障害の出現を増すこと(12)が報告されている。これらの精神状態の検討を進めるためにも、このような病態水準の症例に出現する現象も想像上の仲間と考えるのか、その精神病理学的位置づけとして正常の精神発達過程にみられる想像上の仲間との異同や、幻覚妄想などのより体系化した症状と区別について検討される余地が残されている課題である。

4. おわりに

子どもが奇妙な、あるいは非現実的なもののとらえ方や体験を語るとき、それを妄想であると判断するためには、その子どもの知的情緒的発達水準を理解したうえで、置かれた状況や環境の影響を十分考慮しなければならない。子どものものごとの認識や判断は、環境や乏しい経験から多くの影響を受けやすいのである。それが真に異常体験として形作られるには、相応の時間的経過か、あるいは精神病理を有している必要があると思われる。

文　献

（1）Adrian Angold「親と子の診断面接」『児童青年精神医学』（マイケル・ラター、エリック・テイラー 編、長尾圭造、宮本信也 監訳）、明石書店、東京、３９-６１ページ、２００７（Child and Adolescent Psychiatry, 4th edition. Rutter M, Tayler E. Blackwell, UK, 2002)

（2）Gillberg C, Wahlstron J, Forsman A, et al.：Teenage psychoses：Epidemiology, classification and reduced optimality in the pre–, peri–, and neonatal periods. J Child Psychol Psychiatry 27：87–98, 1986

（3）Chris Hollis「統合失調症とその近接の障害」『児童青年精神医学』（マイケル・ラター、エリック・テイラー 編、長尾圭造、宮本信也 監訳）、明石書店、東京、７１１-７３７ページ、２００７（Child and Adolescent Psychiatry, 4th edition. Rutter M, Tayler E. Blackwell, UK, 2002)

（4）Rapoport J, Chavez A, Greenstein D, et al.：Autism–spectrum disorders and childhood onset schizophrenia：clinical and biological contributions to a relationship revisited. J Am Acad Child Adolesc Psychiatry 48：10–18, 2009

（5）Kashiwase H, Kato M：Folie a deux in Japan—analysis of 97 cases in the Japanese literature. Acta Psychiatr Scand 96：231–234, 1997

（6）犬塚峰子、佐藤至子、和田香誉「想像上の仲間に関する調査研究」『児童青年精神医学とその近接領域』32巻、３２-４８ページ、１９９１

（7）Svensdon M：Children's imaginary companions. Arch Neurol Psychiatry 2：985–999, 1934

（8）Taylor M：Imaginary companions and the Children who create them.Oxford University Press, New York, 1999

（9）Seiffge–Krenke I：Imaginary companions in adolescence：Sign of a deficient or positive development? J Adolesc 20：137–154, 1997

（10）澤たか子、大饗宏之、阿比留烈、他「青年期にみられるImaginary companionについて」『精神神経学雑誌』104巻、２１０-２２０ページ、２００２

（11）Lataster T, van Os J, Drukker M, et al.：Childhood victimisation and developmental expression of non-clinical delusional ideation and hallucinatory experiences. Victimisaion and non–clinical Psychotic experience.Soc Psychitry Psychiatr Epidemiol 41：423–

428, 2006

(12) Bendall S, Jacson HJ, Hulbert CA, et al. : Childhood trauma and psychotic disorders : a systematic, critical review of the evidence. Schizophr Bull 34 : 568–579, 2008

JCOPY 88002-834

II 青年期

思春期の妄想

自治医科大学とちぎ子ども医療センター 子どもの心の診療科 阿部 隆明

1. はじめに

思春期は心身ともに発達がいちじるしい時期である。ピアジェによれば、認知機能は形式的操作段階に達し、ほぼ成人と同様の知的能力を獲得する。身体面では個人差が大きいものの、二次性徴の発現に伴い機能も外見も成人に近づく。社会的には親の庇護を離れて、仲間との交流が日常生活でも大きな比重を占めるようになり、そのなかで自らの同一性を獲得していく。思春期の妄想もこうした背景がその生成や内容に反映されているはずである。

そもそも妄想の形成に関しては、メタ認知的な能力、すなわち考えることについて考えるという能力、仮説的演繹的な推論をする能力の獲得が前提となる。思春期に入る手前では、願望充足的な空想や何かに襲われるという恐怖体験がせいぜいであり、一定の言語能力を前提とする妄想は生じにくい。また、妄想といっても、自らとまったく関係のないことは臨床上問題にならない。その意味で、これには自分自身に対する思い上がった評価という側面もあり[1]、思春期では自意識の強まりが妄想形成に重要な役割を果たす。また、家庭から離れてピアグループと同一化するこの時期は、疎外感が妄想の格好の培地となる。したがって結論を先取りすれば、この時期に妄想の形成に関与する主要因は、自意識の過剰や疎外である。こうした点を踏まえて、以下では思春期の妄想の特徴について検討する。なお、症例に関しては匿名性の保持のため、論旨に関係のない範囲で細部が変更されていることをあらかじめお断りしておく。

2. 思春期妄想症

【症例1】初診時一五歳　女子

〔主訴〕周りの目が気になって授業に集中できない。

〔病前性格〕内気、人付き合いは苦手、神経質、心配性、几帳面、責任感が強い。

〔家族歴〕両親と姉の四人暮らし。姉とは仲が良く、両親との関係も良好で、特に家族内葛藤は認めない。父親にうつ病の罹患歴があり、母方には統合失調症の人物がいる。

〔生活歴〕正常分娩。健診では特に指摘を受けなかった。幼稚園は嫌がって毎朝泣いた。友達と遊びたかったが、その輪になかなか入れずに一人でいた。小学校では歯磨きの時間が長く、戸締りの確認が目立ったという。小学校ではいつもクラスで一番おとなしいと言われた。中学校は別な小学校から自己主張の強い子たちが入ってきた。ほかの子は友達ができても、本人はできずに悩んでいた。部活動でも活発な子が多くて引け目を感じ、三年生がいなくなるといじめの対象になることを恐れてやめた。

〔現病歴〕中学二年生の八月に顔に湿疹ができて、半年間はマスクをして登校した。翌年からはマスクをせずに登校したが、おどおどして周りの目が気になるようになった。「授業に集中できない、学校に行くだけで神経が擦り減ってしまう」と訴えた。マスクを外すと見られるという不安が強いため、一二月にA病院精神科を受診した。

診察時は抑うつ的な印象だったが、コミュニケーションに問題はなく、コンタクトも自然だった。ＳＳＲＩで治療を開始したが、翌年の一月からは、「おならを聞かれて時々からかわれている気がする、自分がしなくても自分のせいにされる」と訴えて、整腸剤を服用するようになった。外出することには抵抗なく、冬休みは自宅で落ち着いていた。新学期が始まると、学校ではおならをしなくても音のまねをされるなどと毎日訴えていたが、次第に自分のことかなと気にする程度になり、一月下旬には、比較的落ち着いて登校できるようになった。

高校に入るとおならを話題にする人が少なくなったが、何か言われるのではないかと怯えて目をそらしていた。視線をどうしていいかわからないと抑うつが強まったため、ＳＳＲＩを増量した。二学期になり、視線が気になって授業に集中できなくなった。外に出ると周りの人が気になり、自分のことを言っているのではないかと考えるようになった。毎朝おなかの張りを訴え、両親に問題ないことを保証してもらい登校していた。翌年一月には、自分の視線に入ってくるすべてのことが怖くなり、下を向いていても横の人の目線が気になって辛いと訴えた。人が横を通るだけで、見られている感じがすると言い、悪口を言われる感じもあったという。「こちらが気にしていることを感じているみたいで、何か周りで言われると自分のこととわかる」と訴えた。非定型抗精神病薬を少量追加したところ比較的安定してきたが、時に自分の目をほかの人が気にするのではないか、知っている人がいないか確認すると話した。その後は視界に誰かが入ると何回も見てしまうと訴えながらも、欠席することなく高校を卒業した。

【まとめ】

中学入学後に自己視線恐怖が出現し、自己臭に症状が移動し、再び自己視線恐怖が主訴となったケースである。最初の自己視線恐怖は、顔面の湿疹のため周囲の注目を浴びるのではないかという不安から発展している。そのため、周囲の視線を意識するあまり、本人は相手を正視できない。マスクをすることで周囲の視線は気にならなくなり、本人の不安も防衛された。ところが、湿疹が良くなると、たまたま話題になったおならの訴えが前景に出てくる。もともと仲のいい同級生はまったくいないため学校では孤立しており、こうした疎外感が自己臭の発現に関与しているものと思われる。その後、おならの話題がなくなると、再び自己視線の症状が出現し、自己関係づけが繰り返されている。

思春期妄想症は村上らによって提唱された概念[2, 3]で、自己臭妄想、自己視線恐怖、醜形恐怖を含んでいる。妄想症といいながら「恐怖」も使用されていることからわかるように、病前性格に特徴があり症状の状況依存性を示す点で真正妄想ではなく、多くは対人恐怖の系列に属する。ただ、その確信性が強く、統合失調症にも移行する症例があるという意味で重症性が強調されることもある[4]。植元ら[5, 6]は「思春期妄想症」の定型群の特徴を以下のようにまとめている。①思春期発症、②誘因はありふれた状況、③対外的に逃避的で集団参加を避ける態度、④幻聴があるかのごとく述べることはあっても、内容は妄想に関するもの、⑤医師との関係は一般に悪くない、⑥定型的なものほど依存関係ができやすく静穏化も早いが、悩みの軽減をみたものでも、関係神経症的な構えは残す、⑥病識は持ちにくい。

思春期妄想症のうち自己視線恐怖に関しては、病前性格において小心臆病でおとなしく圧倒されやすいことが強調され、加えて、①生活史的に生活領域、関心の狭さ、価値創造の困難さ、②面接場面での内省力の乏しさや洞察の困難さ、③対人関係における自意識の遅れ、④思考のあり方としての、その未分化性、恐怖感情との結びつきによる恣意的思考方法、⑤症候学的には観念内容の訂正の困難さと、加工発展と変化の乏しさ、といった特徴が挙げられている。これらの諸特性は症例1でもほぼ当てはまる。

また、症状発現の舞台が常に現実の対人場面であるという点を考えると、他者との関係のあり方が問題となる。

それも他者に関心を持ちながらも、相手から疎外され忌避されているという意識である。したがって、他者にまったく無関心な若者が、こうした症状を形成することはまれである。ちなみに、この圧倒され忌避される対象はあくまで現実の他者であり、この点で本症は無名の他者に翻弄され、入り込まれる統合失調症とは異なる。特に自己視線恐怖では、中間的他者との対峙・緊張関係が特徴的で、重症「恐怖症」の一型にとどまるケースがほとんどであり、眼差す―眼差されるという関係のなかに、対人関係の相互性が意識化され、他者の目が気になる一方で、自分の視線をどうしたらいいのか悩む。統合失調症の場合は、これが一方的に眼差されるという形で、注察妄想として結実する。

他方、自己臭に関しては、自分のなかから何かが洩れ出るという体験構造からして、自我境界の透過性を特徴とする統合失調症との境界領域にある。とはいえ、純粋な自己臭の場合は、患者も忌避されるのはこの臭いのせいだと説明する。しかも、相手に対して加害的になることはなく、申し訳ないと自責に傾くのがふつうである。自己臭体験の構造は、①自分の身体のどこからか特有の臭いが洩れ出ており、②それが周囲にいる他者（たち）に不快感を与え、③その結果、他者（たち）にさげすまれ、忌避される、と確信し、④これは私の身体のどここに一定の障害があるからと説明する、とされる(7)。すなわち、本人が意識しないあるいは否認する対人接触の困難を臭いという具体的な症状に転換し局在化しているといえる。とはいえ、臭い自体は目に見えず、しかも皆が避けるという意味でマイナスの価値を帯びている。本人=臭いなのである。

自己視線恐怖と自己臭妄想との比較では、前者のほうが内部葛藤をはらんでいてより対決姿勢を有し、状況の意識化が容易であり神経症に近いのに対し、後者は無力型に近く過敏であるとされる。両者とも自己の視線や臭いのため他人を傷つけ迷惑をかけている加害者であると同時に、他者から避けられる被害者であるという悩みは共通していて、村上らは統合失調症の被害妄想とは区別して、忌避妄想という用語を提案する。いずれにしても思春期妄想症に関しては、対人関係での敏感さ＋疎外状況＋鍵体験というE・クレッチマー（Kretschmer E）の敏感関係妄想の図式に準じた理解が可能だが、自意識が芽生え集団生活を強要される思春期が好発年齢となるのは間違いない。

3. 思春期危機

【症例2】初診時一七歳　女子

〔主訴〕抑うつ気分、希死念慮。

〔家族歴〕精神科的遺伝負因なし。

〔既往歴〕特になし。

〔病前性格〕責任感が強い。一人を好む傾向がある。几帳面なところと大雑把なところがある。腰が重い。

〔生活歴〕発達歴は特記すべきことなし。父親は幼少期に病死。母親と弟の三人暮らし。

〔現病歴〕中学一年で学級委員となり、担任の叱責を受けながらも務め上げた。このころから人目が気になり、周囲の笑い声が自分のことではないか、馬鹿にされているのではないかと感じることがあったと言う。高校一年のときにアメリカの高校に留学した。高校二年のときに不眠、抑うつが出現し、「気分が平板化したような気がして、嬉しくもないし楽しくもないけど悲しくもないし辛くもない状態で、生きている感じがしない」ので、生きている実感を確かめるために手首自傷も行った。現地のクリニックでSSRIの投与を受けたが、焦燥感や自傷行為が逆に増えたために、認知行動療法に切り替えられた。

高校二年の三月に母親が難治疾患に罹患していることがわかり、一〇月に帰国した。日本の大学の受験がプレッシャーとなり、勉強しようとしても眠気が強くてやる気が出なかった。「生きていることが疲れる。入浴、食事など一つひとつの行動が面倒で疲れる」と訴えた。以前好きだったテレビも「悪意を感じて虚しい」と話し、「影みたいなものを感じて振り返ってもいない」とも訴えた。一一月にAメンタルクリニックを受診し、少量の抗精神病薬の投与を受けた。週に一日くらいはテンションが高くなることがあったが、それ以外は気分が憂うつで、「生きていてもまったく意味がない」と考えて、母親と口論になることもあった。

二月上旬から過食気味で、希死念慮、不安・焦燥が強いためにB病院精神科に入院となった。知的な印象で疎通性も悪くなかったが、やや抑うつ的な印象で、「人生において楽しいことはない」「テレビは悪意に満ちている」と語った。「薬を飲んで調子を上げ、食事をすることは死にたいという自分の気持ちに抗っているのではないか」「私は社会的にもうまくやっていけないし、生きていても意味がない」「うつがよくなっても、なぜ生きるのかという問いが解決されなければ問題の解決にならない」と断言した。ロールシャッハテストでは、元来の能力の高さにもかかわらず、いちじるしい現実検討能力の低下、自己統制の悪さ、重篤な思考障害、情緒表出の統制の悪さ、漠然とした不安の高さが示唆され、病態は精神病水準と判断された。統合失調症の初期段階も念頭に置きながら、支持的な精神療法と非定型抗精神病薬と気分安定薬中心の処方を行ったところ、症状は軽減し、五月下旬に退院となった。その後は多少の気分の波はありながらも予備校に通学した。翌年、有名大学に合格しアルバイトも始め、まもなくしてボーイフレンドもできた。勉強は熱心に取り組み、友人たちとの交流を楽しむようになった。抗精神病薬や気分安定薬は徐々に減量し、外来に移行して二年で中止となったが、大学を卒業し就職をした後も安定しているため、治療終了となった。

【まとめ】

対人交流を必ずしも好まない患者において、中学入学後クラス委員を務めたころから関係念慮が出現した。高校二年には離人感を訴えて手首自傷し、SSRIで焦燥や自傷が強まった。三年になると、テレビに悪意を感じ虚無的な思考が強くなった。大学進学後に将来の方向性も見出してからは、症状が消失した。

このケースでは、明らかなトラブルは認められないものの、中学入学後から漠然とした疎外感を感じている。アメリカでも同様で、抑うつ感、離人感を強めていく。父親の死や母親の病気も将来に対する漠然とした不安を助長させた可能性がある。次第にテレビの悪意に代表される周囲に対する漠然とした被害感や人生に対する虚無感が目立ってくる。多少の気分変動やSSRI投与による症状の悪化からは軽微双極型の側面もうかがわれるが、うつ病や双極性障害の診断基準は満たさず被害関係念慮が目立つ。しかも気分変動は大学進学後に消失している点からも体質的なものではない。むしろ本症例は思春期に限定された抑うつ・被害関係念慮のエピソードであり、古くはクレッチマー[8]が思春期危機とよんだ病態に当たると思われる。思春期は自意識が高まると同時に、自己同一性が拡散し、自己の存在や将来について深く悩みやすい。一部は統合失調症様の症状を呈することもあるが、妄想としての広がりや強度には乏しく、漠然とした被害感にとどまることも少なくない。先の思春期妄想症との差異は、本症例のほうが自意識の発達が早く内省的で、単なる集団からの疎外よりも、世界のなかの自己存在や人生がテーマになっている点である。

4. うつ病

【症例3】 初診時一八歳　女子

〔主訴〕 自分は白血病になった。

〔家族歴〕 家族は両親と妹の三人である。母方にうつ病の遺伝負因あり。

〔病前性格〕 内気、勝ち気、負けず嫌い、甘えん坊、神経質、心配性である。

〔生育歴〕発達歴は特記すべきことなし。中学時代は運動部で活躍し、学校での適応は悪くなかった。

〔現病歴〕一七歳のときに体調を崩して一週間ほど学校を休んだ。そのため勉強が遅れた悔しさから懸命に勉強したが、疲労感、無力感を覚えて抑うつ的になった。五月中旬、Aメンタルクリニックを受診し、うつ病の診断で治療開始となった。抗うつ薬の投与を受けて症状は改善し、九月下旬より登校を再開し、一二月には服薬も中止になった。

翌年になると、むしろ軽躁的になり、クラスでおどけ役を演じることもしばしばだった。六月からは、話がまとまらなくなり、八月には、「自分は白血病だ、胃癌にもなってしまった」と訴えだし、九月上旬、B病院に入院となった。

入院時は落ち着かず、呆とした表情で徘徊していた。多弁ではないが、ときどき「Yes, I do」などと簡単な英語で話した。心気妄想は、入院後は数日しか続かず、抗精神病薬の投与によって、一週間ぐらいで落ち着いてきた。病棟への適応は良く、他の患者たちからも親しまれるが、些細なことで泣き出してしまう時期が一カ月くらい続いた。その間炭酸リチウムも併用するが効果なく、抗うつ薬に切り替えたところ、状態が安定したため、一一月上旬より病院から通学を始めた。その後は抑うつ的になることもなく、翌年二月中旬、退院となった。

【まとめ】

他書でも取り上げた(9)うつ病の遺伝負因を持つ高校生で、性格的にはまだ成熟しておらず、勝ち気なところが特徴である。最初は勉強の遅れを契機にうつ状態に陥った。その後、特に誘因なく軽躁的になり、やがてうつ状態に移行した。この変わり目、いわば混合状態の時期に心気妄想を呈し、抑うつの定着とともに妄想は消失した。

かつて筆者はうつ病妄想のディスクールの形成には、取り返しのつかなさという完了態に加えて、負の誇大性への力動が必要であると指摘した。それは病前性格の執我的，自己中心的傾向に求められる場合と，躁という生物学的変動を背景にする場合がある。本症例では，混合状態における躁の力動が自己の健康に対する誇大的過少評価や自己中心的傾向を準備し，抑うつ気分の始まりと相まって，妄想の形成に関与したと考えられる。

また，本症例はうつ病妄想の基本的特徴を満たしながらも，短い持続期間と心気主題が目を引く。本来若年ではメランコリーが深化して持続するケースはまれであるし，双極性障害の要素を持つケースも少なくなく，病像が変化しやすい。テーマとしても，まだ人生経験の短い思春期では，罪責や貧困がテーマとして語られることは珍しく，心気や虚無が主題になりやすいといえる。

5. まとめに代えて

いくつかの思春期症例を呈示してきたが，一般的に妄想の好発年齢は成人期以降である。今回は取り上げなかったが，統合失調症では思春期から成人期前半にかけて発症率が上昇するものの，発症年齢が低いほど体系的な妄想を構築することがまれで，破瓜型や分類不能型が多く，妄想型は比較的年齢が高い。とはいえ，思春期でも断片的な幻聴や非体系的な被害妄想を呈する症例は少なくない。体験の構造そのものは，成人発症の統合失調症と変わりないが，思春期例では教師や友人との関係が発症の契機になり，治療者に依存するケースも少なくない。

思春期のうつ病では，メランコリー型は少なく，妄想を呈する症例も多くはない。やはり喪失がテーマになるうつ病では，それまで築き上げてきた有形無形の財産を持ち，人生のやり直しがきかない壮年期以降に妄想は成立しやすいといえる。以前筆者らが調査したところでも，こうした傾向は認められた。思春期では一過性の心気や虚無が主題となることはあるものの，なかなか妄想として定着するまでには至らない。

パラノイアをはじめとした妄想性障害も、それが人格の発展である限り、その発達途上である思春期において確固とした妄想的信念が抱かれることは少ない。たしかに、その後の妄想発展の出発点に思春期の対人葛藤の存在をうかがわせる症例もあるが、いずれにしても事例化するのは成人になってからである。

思春期に特有の妄想としては、いわゆる自己臭妄想や自己視線恐怖などが指摘されてきたが、この種の妄想は状況依存性があり、家庭のなかでは症状が消失するところに特徴がある。同世代の他者に対する関心が強い一方で、うまく溶け込めない対人葛藤が基底にあり、「周りから避けられている」とう忌避が隠れたテーマである。他方、思春期危機は、自意識の高まりによって、自己同一性や自己存在、人生や社会に関して疑念を抱くことと関連するが、妄想を形成する場合でも、その強度には欠け、漠然とした被害感や関係念慮にとどまることが多い。

結局、思春期の妄想は、明らかな統合失調症やうつ病であっても、急性エピソードのなかで一過性にとどまるケースがほとんどで、それが定着して慢性化したり、体系化したりすることは少ない。思春期妄想症の場合は慢性化するケースもあるが、長期間の休みなど、対人場面に身を置かない限りでは症状は出現せず、妄想自体が発展をみることは少ない。総じて思春期の妄想では、持続期間は短く、体験野も限局性であり、人格を巻き込んで慢性化、体系化していくことはまれであるといえよう。

文献

（1）阿部隆明、宮本忠雄「妄想研究の現状」『精神医学』36巻、340-352ページ、1994
（2）村上靖彦「思春期妄想症」『神経症の周辺―「境界領域症候群」について』（清水将之、高橋　徹、吉松和哉 編）、医学書院、東京、58-83ページ、1981
（3）高橋俊彦『統合失調症とその周辺』岩崎学術出版社、東京、2011
（4）村上靖彦「自己臭妄想症」『精神医学』53巻9号、919-921ページ、2011
（5）植元行男、村上靖彦、藤田早苗、他「思春期における異常な確信的体験について〈その一　いわゆる思春期妄想症について〉」『児童精神医学とその近接領域』8巻、155-167ページ、1967
（6）植元行男、村上靖彦、藤田早苗、他「思春期における異常な確信的体験について〈その三　妄想観念の成立、固執について〉」『児童精神医学とその近接領域』8巻、179-186ページ、1967
（7）宮本忠雄「自己臭症」『妄想研究とその周辺』弘文堂、東京、305-319ページ、1982
（8）Kretschmer E：Psychotherapeutische Studien. Thieme, Stuttgart, 1949（新海安彦 訳『精神療法』岩崎書店、東京、1958）
（9）阿部隆明『未熟型うつ病と双極スペクトラム』金剛出版、東京、2011

【摂食障害にみられるボディイメージの障害および関連症状】

白梅学園大学子ども学部 発達臨床学科 西園 マーハ 文

1. はじめに

摂食障害にみられる精神症状として、「ボディイメージの障害」は広く知られている。骸骨のような女性が鏡に映った肥満体の姿を見つめている、といった図はしばしば目にするものであろう。さて、摂食障害患者には本当に、このような図にあるように「自分が肥満体に見える」という認知の問題があるのであろうか。また、このような問題は摂食障害の中心的な病理なのだろうか。そして、これは妄想の範疇なのだろうか。臨床の場では、ボディイメージの障害は、日々の診療の話題の中心になることはあまりない。話題にしても改善しにくい症状であるために、背景に退いているというのが大きな理由だが、「太っていると思いこんでいる」という典型的なボディイメージの障害がはっきりしない患者も存在する。全盲者にも神経性無食欲症が発生する(1)という事実は、「自分とファッションモデルを見比べてやせ願望を持つ」といった、一般に信じられているボディイメージをめぐるシナリオだけが発症のメカニズムでないことを示唆する。ここでは、ボディイメージの障害について、他の症状との関連も考察しながら、摂食障害の病理上の位置づけについて検討してみたい。

2. ボディイメージの障害の概念

一九六〇年代に神経性無食欲症が注目されはじめた当初から、ボディイメージの障害については、さまざまな研究がなされてきた。この症状は、H・ブルック（Bruch H）の報告により広く知られるようになったが、ブルック自身は、身体サイズを大きく見過ぎる認知の問題だけでなく、空腹感や疲労感など身体感覚の認知の障害、また、強い無力感という、相互に関連する三つの領域に症状がみられることを示した[2]。

一方で、身体サイズの認知が実際に歪んでいるかについても盛んに研究が行われた。体重低下前の身体輪郭、つまり「幻の身体輪郭」の影響で大きく見てしまうという説[3]もあったが、発症前の体重と認知のずれの相関はその後確認されていない。本人の写真の横幅を変える機械を用い、本人が認知する身体の幅や理想の幅を示させるなどの実験も多数行われた。しかし、これまでの研究を概観しても結果はまちまちであり[4,5]、神経性無食欲症では、身体の幅を実際より大きく認知する場合が多いが小さく認知する場合もあり、個人差がきわめて大きいと言わざるを得ない。つまり、神経性無食欲症患者のなかには、鏡のなかに肥満体を見るものもいるが、実際より細い身体を見るものも、正確な姿を見るものもいるということになる。

自分の身体がどのように感じられるかという点については、多くの研究が、摂食障害患者には、「太い感じ」を持つものが多いことを指摘している。T・F・キャッシュ（Cash TF）らのメタアナリシス[4]は、身体に対して嫌な思いがあるという「身体不満足」まで広げてボディイメージの障害を定義しており、「障害あり」の割合がかなり大きくなっているが、神経性無食欲症も神経性大食症も、この定義でいうボディイメージの障害が対照群より明らかに強い。

臨床的にも、「実際より太って見える」という認知の問題と「太っているように感じられる」という感情や感覚の問題は同じものではなく、違いのあり方が、個々の病理をよく表している。

一般には、摂食障害患者においては、自分の身体は太すぎるという認知（overestimation）→身体不満足→やせ願望→拒食という症状が、このような因果関係でつながっていると理解されているようだが、臨床的には、これらの用語がすべてあてはまらない次のようなケースが多数みられる。

①人から見るとやせ過ぎに見えるのはわかる、あるいは、自分でも鏡に写る姿がやせすぎなのはわかる、でも自分には太って感じられる、というケース。他者の見方が知的レベルでは理解できるので、通院を続けるなど他者と接点を持つことは可能である。

②自分でもやせ過ぎと感じ、これ以上やせたくもない、しかし、正常体重には戻りたくないというケース。つまり、認知上の歪みも身体不満足もなく、やせ願望もないケースである。やせ願望が達成されたケースということもでき、慢性低体重患者に多い。身体的な問題があるにもかかわらず、「やせ願望がないから、私の拒食症は治癒している。身体の問題は後遺症にすぎない。」と主張する当事者もみられる。サイズ認知は正確だが、正常体重恐怖(6)が強く、本人の考え方を変えることは容易ではない。

③非常に太っていると感じ、身体不満足が強い、加えて、人から見てどうなのかがわからないのも非常に不安というケース。本人のサイズ認知は混乱していることが多い。

3. 症例

右記の③のタイプの症例を提示し、摂食障害の経過とボディイメージの変化の関連等について検討する。

【Aさん（発症時一〇代後半。女性）】

二人同胞の第一子。二歳下の弟がいる。発育、発達上、特に問題はなかった。小学校時代は、母親に勧められるままにいくつもお稽古ごとに通った。家庭では、両親の間には会話も情緒的な交流も乏しかった。母親は、夫の母と意志の疎通が難しく、Aさんに愚痴をこぼすことが多かった。また、Aさんの弟は、学校で落ち着きがなく、母親はしばしば学校に呼び出されていた。このようななかで、Aさんは、黙々とお稽古ごとや勉強に励んだ。

自分が母親に迷惑をかけるようなことがあってはいけないと強く思っていたという。身体的発育は平均的で、特に強いやせ願望を持ったことはない。

その後、高校受験のため、楽器のお稽古は中断した。教えてくれる人がいないと自分の演奏が正しいかどうか自信が持てず、家でもまったく演奏しなくなった。大学受験前、長時間勉強しても成績が上がらず、無力感が強まった。たまたま風邪をひいて食欲が低下し、体重が減少した後に「やせてきれいになった」と知人に褒められた。勉強に対する努力には行き詰まりを感じていたが、ダイエットは思いどおりに結果を出すことができ、そのたびに晴れやかな気分になるので、のめりこんだ。第三希望の大学に入学したが、高二のときに比べて体重が約一〇kg減少したため、母親の勧めで精神科を受診した。いったん体重が減少した後は、一〇〇gでも体重が増えると、「自分はだらしない人間」という気分で一杯になり、さらに食事を減らすようにしていたという。

結局、外来治療では改善がみられず、入院となった。入院中は、自然な感情表現の乏しさが目立った。主治医が面接予定時間に遅れた際など、表情がこわばっているのだが、看護師に「怒っているでしょう」と指摘されて、やっと、自分は怒っているのか、怒っていいのかと確認するような場面がみられた。一時期食欲が亢進し、体重が増加して本人の苦痛が強まった。ある日、母親が服や本などを差し入れに来た。Aさんの体重が増えはじめたのを見た母親は、自分の判断で、それまでの服より一サイズ上の服を持参した。Aさんは散歩中で母親とは直接会えず、病室に戻ったときに、服と母親のメモを発見した。Aさんは、服の号数が一つ上がっているのを見て強烈な不安に襲われ、病棟を飛び出してしまった。数時間後に発見されたときの話では、「他人から見て、以前より太った人に見えるのだ」と言う事実を突きつけられたことで、どうしてよいかわからなくなり、希死念慮を感じたという。この時点で、まだ標準体重のマイナス一〇%くらいの体重であったが、自分が肥満していると感じ、水を飲んだだけでますます太くなるように感じたという。

この後も、体重の数字にかなりこだわり、数字でコントロールしていないと自分の状態がわからないという時期が続いた。何度かの入院治療を経て、体重はあまり増減がなくなり、現在では健康な範囲にとどまっている。精神療法も経験し、感情表現も少し自然になっている。「自分は太り過ぎ」「だらしない人と思われる」というボディイメージに関する考えは、いつも頭のなかにあるが、気分が安定しているときは、強く意識することはない。反面、友人との間でコミュニケーションがうまくいかなかったり、仕事上のミスで自己嫌悪感が高まると、肥満しているように感じられ、一日中体重のことにとらわれてしまうという。

【解説】

Aさんは、発症前には、自分の感じていることがつかめない、表現できないという問題が大きかった。この症状は、ブルックが指摘している空腹感、満腹感、疲労感などのなさと同じ範疇で、ブルックは、interoceptive awareness（内的感覚への気づき）(2)の障害とよんでいる。心身医学領域でしばしば用いられる失感情症（アレキシシミア）にも重なる症状である。Aさんには、身体不満足は強烈にあったが、身体サイズの認知については、混乱していた。そして、体重、体脂肪率、服の号数などの数字で自分の状態を確認するという傾向が強かった。

空腹感や満腹感が健全に育つには、養育者がそれを適切に読み取り、適切に対応して本人に返すことが必要だという考え方がある(2, 7)。空腹時には適切な量とタイミングで食物を提供し、不安感には食物ではなく不安を和らげるような対応をすることによりこれらの感覚が身体のなかに育つという考え方である。Aさんの母親が号数の大きな服を持参し、それを見てAさんがパニックになったのは、「読み取って返す」というプロセスが長年ずれていることを象徴するような出来事であった。「怒っているのでしょう」という看護者の読み取りも、初期にはなかなか受け入れなかった。フィードバックが、侵入と感じられず、混乱をきたさずに取り入れられるためには長い時間を必要とした。

Aさんのような、ボディイメージが焦点を結ばずに漠然としたケースも多い。数字や人からの評価で自分を評価しようとするため、混乱がいちじるしく、自己像も混乱している。摂食障害患者のボディイメージと自己像はどのように関連しているのだろうか。

4. ボディイメージの障害の位置づけ

M・セルヴィーニ・パラツォーリ（Selvini-Palazzoli M）は、思春期神経性無食欲症患者にとって、変化しつつある身体は、自分を脅かす母親の身体と同一のものと感じられ、その影響から逃れるために、身体に栄養を与えずにできるだけ小さいものにしておくのだと述べている(7)。また彼女は、神経性無食欲症は、intra-personal paranoia（個人内パラノイア）だとしている。神経性無食欲症では、自分が意識できる範囲の自己は、存在感の大きい身体にいつも迫害されて存在が小さくなっている。このため、自己が生き延びるためには、身体の存在を小さくしなければならない。セルヴィーニ・パラツォーリは、身体が「嫌悪する内的対象そのもの」になる現象はconcretizationというメカニズムであるという(7)。concretizationは、具象化、具現化などと訳せるが、悪い対象が身体に投影されたり象徴になるのではなく、「そのものだと感じられる」というところが重要である。「嫌悪する内的対象そのものである身体」に対する対応は、種々あるはずで、「小さくしておく」という神経性無食欲症者の対応は特殊である。どういう人がこの対応法をとるのかは解明されていないが、「小さくする」志向が強い場合に、自分のサイズを大きく見過ぎてしまうのかもしれない。「小さく」よりも「完全に支配下に置く」ほうが重要というケースも多いので、その場合はサイズの問題は二次的なものになるのだろう。近年の症例については、体重や体脂肪率の小数点以下の数字が一つ増えただけでパニックになるなど、Aさんにもみられるように数字がかなりの影響力を持っている。これも一種のconcretizationといえるのではないかと思われる。

JCOPY 88002-834

摂食障害のボディイメージの障害や一連の症状は、妄想の範疇で考えられるのだろうか。体重へのこだわりは、強迫観念か、支配観念か、自分の身体を大きく見過ぎてしまうことが妄想かどうかなどについては古くから論じられてきた[8]。低体重にもかかわらず「自分は太っている」という誤った考えを持ち、しかもこれが「確信」の域に達している患者がいるのはたしかである。すでに述べたとおり「人から見るとやせて見えるのはわかるが」という知的な譲歩はできるが、感情的確信としては揺るがない。やせを美とする文化のなかでは、「自分は太り過ぎている」という内容は、テーマとしては了解できなくはないが、骸骨的な状態になることをこの文化のなかで了解できるかというと、ある線からは了解が難しくなると言わざるを得ない。このように、ボディイメージの障害には、妄想に重なる特徴も多い。

摂食障害の場合、これらの症状が、自我親和的に本人のなかに組み込まれ、無力感、自己否定、自己嫌悪などの感情の影響で、表面化するというのが大きな特徴である。神経性無食欲症の長期経過の研究によると[9]、この疾患のさまざまな症状は、同じスピードでは回復しない。通常、栄養補給その他の治療により、身体が先行して回復し、社会生活を復活しているうちに、「気がついたら体型のことは気にならなくなっていた」というような展開が多い。これは、見方を変えれば、体重が健康域に入っても「ボディイメージの障害」や関連症状が内蔵されていて、否定的気分が引き金となって、再度強く前景に出る可能性があるということでもある。Aさんの症例もそのことを示している。

このように、自然条件下のボディイメージの障害は、常に強いわけではないが、治療により強制的に体重を増やしている状況下では非常に強く表現される。当事者は、一週間に五〇〇g体重が増えただけで、「このまま無制限に体重が増えて行く」という強い不安と無力感を訴え、現実離れした肥満状態をイメージしていることが多い。これは摂食障害に特徴的である。医学的、心理学的な飢餓実験として知られた「ミネソタ研究」[10]では、神経性無食欲症に近い心理状態が一部みられたことが知られているが、この実験のボランティアである男性兵士には、栄養再開時に、肥満した自分を思い浮かべて不安になるというような現象はみられなかった。ボディイメージには、背景にある自己嫌悪や自己否定が影響することを示唆するものである。

このように考えると、自己否定的な感情に対応できれば治療の可能性があるともいえる。実際に、臨床的には、否定的感情が和らぐことによって、ボディイメージが改善する例がある。たとえば、症状が軽減し、対人関係にも自信がついて、結婚、妊娠に至る例のなかには、妊娠中の身体変化を比較的平静に受け止められる場合も少なくない。「太っても私が怠けたせいではない」「太る理由がある」といった理由づけで不安を鎮めているというような場合もあるが、一般には、ここまで回復したケースでは、妊娠中にボディイメージの調整のために節食や過活動が極端に悪化することはまれである。

この域に到達していない患者はどうだろうか。やせ礼賛の風潮が強いメディアに接すると、否定的な感情が増加しやすいことが報告されている[11]。摂食障害の発症に関するメディアの影響は強調され過ぎている面があるが、すでに発症している患者には、メディアが否定的感情を活性化して、ボディイメージの障害を顕在化させ、回復を困難にする可能性は大きい。セルヴィーニ・パラツォーリのいう個人内パラノイアの状態では、自己は迫害され、自己否定的気分が常にある。セルヴィーニ・パラツォーリのいうように、迫害される側の自己が、周囲の人間と何らかの inter-personal（対人的）な関係を通じて、少しずつ大きくなることが重要である。これは、潜伏ウイルスのようなボディイメージの障害に対して最大の抵抗力をつけることになるだろう。妊娠中を平穏に過ごせる患者にはこのような変化が起きているものと思われる。ボディイメージの障害を薬物療法で治療するのは困難であり、また、この症状だけを表面化させて治療のターゲットにしても回復は難しい。自己否定的気分や無力感に対応し、内的感覚にも気づかせながら個人内パラノイア状態を解消していくことが重要であり、これにはかなりの時間を要するといえるだろう。

文献

(1) Touyz SW, O'Sullivan BT, Gertler R, et al.：Anorexia nervosa in a woman totally blind since birth. Br J Psychiatry 153：248–250, 1988

(2) Bruch H：Perceptual and conceptual disturbances in anorexia nervosa. Psychosom Med 24：187–194, 1962

(3) Crisp AH, Kalucy RS：Aspects of the perceptual disorder in anorexia nervosa. Br J Med Psychol 47：349–361, 1974

(4) Cash TF, Deagle III EA：The nature and extent of body-image disturbances in anorexia nervosa and bulimia nervosa：A meta-analysis. Int J Eat Disord 22：107–125, 1997

(5) Hsu LKG, Sobkiewicz TA：Body image disturbance：Time to abandon the concept for eating disorders? Int J Eat Disord 10：15–30, 1991

(6) Crisp AH：Anorexia nervosa. Hosp Med 1：713–718, 1967

(7) Selvini–Palazzoli M：Self–starvation（English translation）Human Context Books. Chaucer Publishing, Haywards Heath, Sussex, 1974

(8) Ｌ・ビンスワンガー「第二の研究　症例エレン・ウエスト」『精神分裂病Ⅰ』（新海安彦、宮本忠雄、木村　敏 訳）、みすず書房、東京、７３–２９３ページ、１９７３

(9) Strober M, Freeman R, Morrell W：The long–term course of severe anorexia nervosa in adolescents：Survival analysis of recovery, relapse, and outcome predictors over 10–15 years in a prospective study. Int J Eat Disord 22：339–360, 1997

(10) Keys A, Brozek J, Henschel A, et al.：The biology of human starvation. University of Minnesota Press, Mineapolis, 1950

(11) Groesz LM, Levine MP, Murnen SK：The effect of experimental presentation of thin media images on body satisfaction：A mata-analytic review. Int J Eat Disord 31：1–16, 2002

【自閉症スペクトラムと妄想】

山梨県立こころの発達総合支援センター　本田　秀夫

1. はじめに

精神医学において症候学が主流であった二〇世紀前半までの時代は、現代の発達障害に相当する概念は想定されていなかった。L・カナー(1)による「乳幼児自閉症」やH・アスペルガー(2)による「児童期の自閉的精神病質」の概念が提出された一九四〇年代よりも後の時代は、精神分析、次いで生物学的精神医学に多くの精神科医の関心が寄せられ、症候学にかつてほどの関心の高まりはない。そんな時代背景を反映してか、自閉症スペクトラムの研究史において、症候学がややないがしろにされたままになっているように思われる。特に、発達障害に対して古典的な症候や精神病理の用語を援用したままになっているために、多くの矛盾や問題を内包しながら現代に至っている領域が残されている。E・ブロイラー(3)がもともと統合失調症の基本症状として創出した「自閉」が今もなおそのまま用いられていること自体が、まさにこのことを象徴している。

ここでは、自閉症スペクトラムと妄想との関連について述べるが、これをめぐる周辺の概念の整理も試みたい。すなわち、古典的な精神症候学における「妄想」「強迫観念」「優格観念（支配観念）」と、自閉症スペクトラムの症候、なかでもマインド・リーディングの異常および強い固執傾向との関連について検討する。

2. 自閉症スペクトラムの症候とその心理学的基盤

カナーによる自閉症の最初の症例報告で、彼はその主たる問題を「情緒的接触の自閉的障害」と表現した。このときカナーは、心理的次元の症状で自閉症の定義を試みたのである。しかし、結局カナーは自閉症の特徴を「極度の孤立」と「同一性保持への没頭」という二点の行動的次元の症状に絞った。その後、M・ラター[4]の言語・認知障害説やL・ウイングら[5]による「三つ組」の提唱などの影響の下で、ICD-10[6]における「小児自閉症」およびDSM-Ⅳ-TR[7]における「自閉性障害」ではほぼ同じ定義（対人交流の質的異常、コミュニケーションの質的異常、およびいちじるしく限局した興味と行動のパターン、の三つがすべて存在すること）が採用され、その内容はすべて行動的次元の症状となっている。

一九七〇年代後半からのウイングの一連の研究[5, 8, 9]によって、自閉症における対人交流の異常を極度の孤立に限定されない幅広いスペクトラムとしてとらえることが提唱され、専門家に受け入れられてきた。これにより、当初は極度の孤立に限定されていた対人交流の異常が、広く柔軟な双方向的対人コミュニケーションがうまくとれない状態全般に拡大された。一九八〇年代以降は、知的障害を伴わない例やある程度の会話が可能な例までもが自閉症スペクトラムに含めて理解されるようになり、このことによって言語表出を通じた彼らの内的世界への推論が加速された。なかでも、S・バロン・コーエンら[10]による自閉症の「マインド・リーディングの機能不全」仮説は、それまで成人の精神病理学の言葉の援用でしか表現されてこなかった発達障害の精神病理にはじめて独自の用語による説明が登場した画期的な出来事であったといえる。そのほかにも「実行機能不全」仮説[11]や「中枢性統合不全」仮説[12]などが提唱されているが、自閉症との関連がもっとも強く示唆されるという点においてはマインド・リーディング説が最右翼であろう。

ただし、マインド・リーディングの機能不全だけでは自閉症スペクトラムのいちじるしく限局した興味と行動のパターンを説明しきれないとの批判もある。ここでは、自閉症スペクトラムの対人交流とコミュニケーションの異常の心理学的基盤としてマインド・リーディングの機能不全を、いちじるしく限局した興味と行動のパターンの心理的基盤として強い固執傾向を想定し、これらを軸にとらえて自閉症スペクトラムと妄想との関連について整理を試みる。

3. マインド・リーディングの機能不全と被害的態度の形成

精神障害の症例でみられる妄想の多くは、自分と他者との関係に関する何らかの訂正不能な確信である。たとえば被害関係妄想は、自分が他者から被害を受けているという了解不能な確信を持つことである。これらは、マインド・リーディングの異常を伴う。ただし、この場合のマインド・リーディングの異常は、他者の心理状態の曲解で説明され得る。すなわち、マインド・リーディングはするものの誤った機能のしかたをしてしまう（コミッション・エラー）。それに対して、自閉症の人たちは、そもそもマインド・リーディング自体をしない（オミッション・エラー）ことが示されていた(10)。

ところが、一九九〇年代以降には、知的障害を伴わない高機能例や、自閉症の特徴としては軽度で非典型的な症例が従来の想定よりはるかに多いことが明らかとなってきた。これらの人たちは、マインド・リーディングをまったくしないわけではない。マインド・リーディングする機能はある程度育つのだが、読み違えてしまうのである。

【症例1】　小学四年生の男児。幼児期から地域の療育センターに通い、アスペルガー症候群と診断されていた。学校の休み時間にふざけて下半身を露出することが何度かあったため、担任から母親に連絡が入った。家で母親が本人に「どうしてそんなことするの?」と尋ねたところ、「だって皆が笑ってくれるんだよ。僕は人気者なんだ」と答えた。あきれた母親は、「みんなが笑っているのは人気者だからではなくて、馬鹿にしているからだよ」と教えた。すると今度は、他者が笑っているのをみると、自分と関係ない人たちであっても必ず「俺を馬鹿にしている」と言って怒るようになった。

自閉症スペクトラムの子どもたちでも高機能で特性が軽度の場合は、他者が自分とは異なる心理状態であることに気づくことは幼児期後半から可能になる。しかし、その気づきと理解はきわめて表面的なものである。たとえば、笑うことは楽しさや好意の指標、泣くことは悲しみの指標などのように、行動サンプルから一対一対応でごく単純な心理状態の推論を行い、それ以外の可能性を考えない。笑いには皮肉、嘲り、時には当惑や拒否などの心理状態すら反映していることがあり、それらを多くの人は場の状況から総合的に判断する。自閉症スペクトラムの人たちは、そのような総合的判断ができない。しかし、症例1のように、何かの拍子に別の解釈があることに気づかされると、今度はすべてその解釈一本で押し通してしまう。それが被害的な意味を持つ解釈であると、一見被害関係妄想ではないかと疑われるような言動が出現することがあるのである。

【症例2】　中学二年生の女児。小学校高学年までは思ったことを歯に衣着せず発言していたが、小学五年生のときに自分の発言をクラスメイトから批判されたことを機に、他者から批判されることを気にするようになった。このころから学校ではトラブルが減ったものの、それまでの天真爛漫さが消失し、大人しく目立たなくなった。中学に入学してしばらく経ったころに、それまで仲良しだと思っていたクラスメイトが別の生徒に遊ぼうと声をかけたのに、自分には声をかけないということがあり、そのころから何をするにも自信のない様子が目立つようになった。朝になってもなかなか起きず、学校へ行くのを嫌がるようになったため、スクールカウンセラーに相談し、医療機関への受診を勧められて児童精神科クリニックを受診し、自閉症スペクトラムと診断された。面接では、「自分には友だちがいない」と述べ、「クラスの人たちはいつも自分の悪口を言っているような気がするので、学校へ行くとずっと緊張して疲れる」と話す。

自閉症スペクトラムの特徴がかなり軽度のために学齢期前半まで何も特別な対応がなされていないケースの一部に、症例2のような経過がみられる。このような症例では、もともとある程度の友人関係は形成できていたのに、いったん被害的解釈が生じてしまうことでそれまでの友人関係全体に対して自信を失い猜疑的になるため、あたかも精神病的な人格変化が生じたようにみえる。

4. 強い固執傾向

自閉症スペクトラムの人たちは、興味の対象が限局しやすく、行動がパターン化しやすい。いったん興味を持つと徹底的にそのことに没頭するが、興味のないものには見向きもせず、その落差がいちじるしい。行動がパターン化すると、そのパターンどおりに物事が進行すること以外の事態が発生する可能性を予測しなくなり、想定外の事象に対して強いショックを受ける。

典型的な自閉症の人では、掌をヒラヒラさせる、同じ場所をグルグルと走り回る、同じセリフを何度も繰り返す、同じ経路を通らないと気がすまない、段取りがいつも同じでないと気がすまない、などと、認知の発達に伴ってさまざまな領域、さまざまな複雑さの常同行動がみられる。認知・言語の発達の比較的良好な自閉症スペクトラムの人では、自分が守ると決めたことを頑なに守り融通がきかない、特定の興味に没頭するあまり他の重要なことが疎かになってしまう、などの特徴がみられる。

このような強い固執傾向については、強迫観念や強迫行為との異同がしばしば議論されてきた(13)。中核的な自閉症の人は、心理状態に関する概念自体を持たないため、強迫観念も強迫行為もあり得ない(14)との考え方が主流を占めている。また、アスペルガー症候群についても、その固執症状は自我異質性や不合理性の認識の欠如という点で強迫観念や強迫行為とは異なると考えられている(8)。

従来ほとんどなされていないが、自閉症スペクトラムにおける強い固執傾向との関連をもっと検討すべきなのは、優格観念（支配観念）であろう。これは、強い感情に結びついて意識内に長期間とどまり占有し続ける観念であり、自我異質性や不合理性の認識が欠如している点で強迫観念と区別され、訂正可能な点で妄想と区別される(15)。この定義は、自閉症スペクトラムにおける強い固執傾向のうちの観念の側面とほぼ同義であるといえる。さらに議論を拡大すれば、従来の精神症候学にはない概念であるが、自閉症スペクトラムにおける強い固執傾向の行為の側面は、「優格行為（支配行為）」といってよいのではないか、との考え方もある（清水康夫氏からの私信）。

【症例3】

一八歳の男性。幼児期に療育センターで高機能自閉症と診断されていた。幼児期は、予定通りに物事を進めないと大パニックを起こしていた。小学校に入ってからは、大パニックは少なくなったものの、予定外のことが少しでも生じるとイライラする様子がみられていた。小学校高学年のころには、言葉を流暢に話せるようになり、状態像だけでみれば自閉症というよりもウイング[8]が提唱した「アスペルガー症候群」の類型に該当する状態となっていた。高校入学後は電車通学となったが、事故などで電車が遅れたことが何度かあり、そのたびにひどく狼狽して母親に電話して対応してもらった。やがて、不慮の事故が万一あっても遅れることのないよう、どこへ行くときも定刻の一時間前には着くような時間に家を出るようになった。不慮の事故は自分の責任ではないことや、そのような事情で遅刻してもほかの人はわかってくれることは、本人も理解している。しかし、「遅刻したくない」という気持ちが常にほかのすべてのことより優先されてしまう。遅刻しないことにそこまでこだわらなくてもよいのにという葛藤もなく、とにかく生活全体が無条件にこのルールで統制されている。

このように、その人の生活全体を統制し、かつ自我異質性を伴わない状況は、強迫観念というよりも優格観念というべきである。不合理さの認識という点について述べると、遅刻しないための合目的行動という意味では、きわめて合理的である。不慮の事故ならば自分に非はないものの、だからといって遅刻による予定のキャンセルなどの影響が出ることも事実である。対人的には許される範囲であるとはいっても、それはあくまで感情のレベルでの話であり、自閉症スペクトラムの人たちにとってそれは無意味なことである。そもそも遅刻した場合、自分に非がなくとも形式的には「すみません」などと謝りの言葉を述べたほうがよいといった社会常識や、それに対して相手が「あなたが悪いのではないから気にしなくていいですよ」と述べるといった儀礼的コミュニケーションは、自閉症スペクトラムの人たちにとってはきわめて理解が難しい。そんなことをするくらいならば、絶対に遅刻しないように出かけるほうがはるかに楽である。したがって、彼らにとっては、早く出発することこそがもっとも理にかなっており、不合理性は一切ないのである。

このような優格観念というべき強い固執傾向が前項で述べたような被害的態度と組み合わさったときに、被害関係妄想の存在を疑わせるような言動が繰り返し出現することを、発達障害の臨床ではしばしば経験する。自閉症スペクトラムの人たちは、他者の行動を模倣しながら自分の行動スタイルを作り上げていくため、「世の中はみんな敵だ」、「みんなが自分の悪口を言っている」などの主張を繰り返し述べるという対人スタイルを固定させているに過ぎない場合がある。この場合、こうした主張を繰り返す反面で実際に相手と話しているときには何事もなかったかのように平然としているのである。このような状態は、自閉症の特性が比較的強い人でよくみられる。

自閉症スペクトラムの特性が軽い症例では、もう少し複雑である。思春期前後になると、自分がほかの多くの人たちと異なるところがあり、症例2のように仲間として受け入れてもらえていないという感覚や、仲間として付き合える友人がこのままずっといないのではないかという不安を抱くようになり、そのような感覚や不安が優格観念となるのである。そうなると、慢性的、持続的な被害的態度と不安がその人の生活の前景を占めるようになる。

学童期から思春期にかけての自閉症スペクトラムの人たちで、妄想との区別について論じられることがあるのが、「ファンタジーへの没頭」である(16)。ウイングら(5)は、自閉症スペクトラムの基本症状を三つ挙げており(いわゆる「三つ組」)、そのうちの一つが「イマジネーションの欠如」である。ただし、欠如しているイマジネーションの領域は対人場面の展開に関してであり、それ以外の想像力まで欠如しているわけではない。したがって、他者との対人交流を含まないきわめて自閉的な世界のなかで、ファンタジーがどんどん発展していくことがある。

【症例4】

一七歳の男性。幼児期より友だちと遊ぶことへの関心が低く、いつも一人で遊んでいた。小学校高学年でクラスメイトからいじめられて以来、学校を休みがちとなり、登校してもほとんど誰とも話すことなく孤立していた。中学校でも同様の状態であったが、スクールカウンセラーから発達障害ではないかと指摘され、医療機関を紹介された。当初は不機嫌な様子で黙っていたが、趣味について質問されたあたりから雄弁に語り始めた。その内容を要約すると、以下のようになる。「自分の身体は仮の姿であり、本当の自分はこの世の人間ではない。だから、人間とは付き合えない。自分は芸術の才能があり、これを極めることで自分の魂は清められる。ハルマゲドンが到来したら、魂の清められた者だけが救われる。その日に備えて、自分は家で絵や音楽の修練を積まなければならない。学校なんかに時間をかけていられない」。一方、実際の生活は昼夜逆転しており、絵や音楽に確かに時間をかけてはいるものの、何もせず寝ている時間も多い。

この症例では、絵や音楽が好きであることを正当化し、自分が学校で適応できないことを説明するためにテレビ・アニメなどで得た枠組みを利用して「現世外の世界」や「ハルマゲドンの到来」を想定したファンタジーに耽っている。一見突飛だが、妄想と区別は可能である。

5. 自閉症スペクトラムに妄想形成はあるか？

自閉症スペクトラムの人たちは、マインド・リーディングの機能不全があるため、特に自閉症の特性がごく軽い人たちでは対人関係を被害的に解釈することはしばしば生じる[17]。強い固執傾向がこれを修飾することによって、被害関係妄想ときわめて類似した状態を呈するに至る。あるいは、必ずしも対人関係が絡まない内容であっても、持続的に強く没頭し発展したファンタジーは、常識的な人の理解を超えて非現実的な内容にまで発展することがまれではない。

しかし、自閉症スペクトラム固有の特性と環境との相互作用から生じる二次的な問題である限りにおいて、これらの症状を妄想形成と判断するのは早急かもしれない。筆者は、これらの多くが優格観念に該当するのではないかと考えている。優格観念と妄想との違いは、不合理であると本人が気づけば訂正可能な点である。症例1は、友人が笑うという行動の裏にある心理的状態の推論ができないため、いったん「笑う」＝「馬鹿にする」という図式が優格観念化してしまった。しかし、笑う理由はさまざまであるという知識を教え、個々の場面で他者が笑ったときの心理状態を具体的に解説してみせ、笑いのほとんどが馬鹿にしているものではないことがわかると、被害的態度は急速に消失した。このように、自閉症スペクトラムの人たちは、彼らの苦手なマインド・リーディングを補完する形で説明がなされると、不合理を理解することがあり、この場合、訂正可能となり得る。

自閉症スペクトラムの人たちの認知特性は、対人関係への配慮を一切含まない論理的思考の異常はないにもかかわらず、対人関係について図と地の関係をなすように配慮する必要のある事項に関する思考がいちじるしく滞ることである。したがって、一般の人にとっては不合理にみえても、自閉症スペクトラムの人にとっては合理的か不合理的かの判断をつける能力がない場合があることを知っておく必要がある。ここが、訂正不可能な妄想との鑑別点である。

6. おわりに

自閉症スペクトラムの特性、およびそれと環境との相互作用から生じる症状は、妄想と似て非なるものであることが大半である。しかし、自閉症スペクトラムと独立になんらかの妄想を呈する病態が合併する可能性も、まったく否定できるわけではない。筆者は今のところ、妄想形成に至った自閉症スペクトラムの症例を経験したことがないが、これについては、諸家の経験の蓄積を待ちたい。

文献

(1) Kanner L：Autistic disturbances of affective contact. Nervous Child 2：217–250, 1943
(2) Asperger H：Die autistischen Psychopathen im Kindesalter. Archiv für Psychiatrie und Nervenkrankheiten 117：76–136, 1944
(3) Bleuler E：Dementia praecox oder die Gruppe der Schizophrenien. Franz Deuticke, Leipzig und Wien, 1911（飯田　真、下坂幸三、保崎秀夫、他 訳『早発性痴呆または精神分裂病群』医学書院、東京、１９７４）
(4) Rutter M：Concepts of autism：a review of research. J Child Psychol Psychiatry 9：1–25, 1968
(5) Wing L, Gould J：Severe impairments of social interaction and associated abnormalities in children：epidemiology and classification. J Autism Dev Disord 9：11–29, 1979
(6) World Health Organization：The ICD-10 Classification of Mental and Behavioural Disorders：Diagnostic Criteria for Research. WHO, Geneva, 1993
(7) American Psychiatric Association：Diagnostic and Statistical Manual of Mental Disorders, 4th ed, Text Revision（DSM-Ⅳ-TR）. APA, Washington DC, 2000
(8) Wing L：Asperger's syndrome：a clinical account. Psychol Med 11：115–129, 1981
(9) Wing L：The Autistic Spectrum：A Guide for Parents and Professionals. Constable, London, 1996（久保紘章、佐々木正美、清水康夫 監訳『自閉症スペクトル―親と専門家のためのガイドブック』東京書籍、東京、１９９８）
(10) Baron-Cohen S, Leslie AM, Frith U：Does the autistic child have a "theory of mind"? Cognition 21：37–46, 1985
(11) Ozonoff S, Pennington BF, Rogers SJ：Executive function deficits in high-functioning autistic individuals：relationship to theory

JCOPY 88002-834

of mind. J Child Psychol Psychiatry 32（7）：1081-1105, 1991
（12）Frith U, Happé F：Autism：beyond "theory of mind". Cognition 50：115-132, 1994
（13）岩佐光章「自閉症スペクトラムの「固執」と「強迫」との関係」『精神科治療学』25巻12号、1613-1618ページ、2010
（14）Baron-Cohen S：Do autistic children have obsessions and compulsions? Br J Clin Psychol 28：193-200, 1989
（15）濱田秀伯『精神科症候学』弘文堂、東京、1994
（16）杉山登志郎『発達障害の子どもたち』講談社、東京、2007
（17）齋藤　治、齋藤順子、臺　弘「自閉症スペクトラムの成人例におけるマインド・リーディングの困難と「妄想」形成」『精神科治療学』27巻5号、585-591ページ、2012

解離と妄想

東京女子大学現代教養学部 人間科学科　柴山 雅俊

1. はじめに

解離性障害の診断は健忘や人格交代などの症状が明瞭であれば比較的容易である。しかし、それらの症状が目立たず、離人症や知覚過敏、実体的意識性、幻聴、幻視、思考促迫などが前景にある場合、統合失調症と診断される可能性がきわめて高くなる。

ある症例について統合失調症と解離性障害がともに疑われたとき、あえて解離性障害と診断することには強い抵抗が働く。そのようなケースは、長い経過のなかで統合失調症に移行することがしばしばあるからである。またいったん統合失調症と診断されると、診断名が変更されることはよほどのことでないとなされない。しかし、統合失調症が疑われながらも、経過をみるとやはり解離性障害と診断すべき症例も存在する。こういったことからも解離性障害の症候学と構造の把握は、鑑別診断に際してきわめて重要である。

その際、解離性障害にみられる精神病様症状と統合失調症の初期症状[1]、また自閉症スペクトラム障害にみられる精神病様症状は互いに類似していることには注意しなくてはならない。もちろんこれらの疾患はまれではあるが併存していることもあり、問題は複雑である。しかし併存診断はむやみに増やすものではない。臨床における大きな問題の一つは治療に影響を及ぼす誤診である。とりわけ解離性障害と統合失調症の鑑別には注意しなくてはならない。

解離性障害に妄想がみられるかどうかについては、妄想がどのように定義されるかによる。交代人格が自分の心のどこかにいて、それぞれが特有の部屋のなかにいるとか、自分の横や背後に交代人格の気配を感じるなどと訴えたとき、それを妄想とよぶかどうかは議論が多いところであろう。

ただ現代では操作的診断基準が主流となり、妄想の定義が緩くなったといえるであろう。かつて歴然としていた真性妄想（echter Wahn）と妄想様観念（wahnhafte Idee）の間の区別はあまり言及されなくなり、シュナイダーの一級症状の多くも近年では妄想（delusion）と一括して分類されることもある。現代の操作的診断基準を中心とする英米圏の精神症状学は従来自明視されてきたさまざまな差異を曖昧にしてしまい、量的側面を重視するあまり、質に対する感受性を鈍くしてしまったように思われる。

ここでは解離性障害にみられる対人過敏症状と統合失調症性の妄想との比較を通して、解離と統合失調症の構造的差異を論じることとしたい。

2. 対人過敏症状

解離性障害の症候は大きく空間的変容と時間的変容にわけられる[2、3]。空間的変容とは基本的に「私」という意識が「存在者としての私」と「眼差しとしての私」に分離し、二重化することである（表）。

「存在者としての私」はこの世界のなかに身体をもって、時間・空間的な制約のもとに存在している私である。この世のなかから逃避することができない当事者としての私である。周囲の刺激に敏感で、他者の眼差しを意識していることが多い。これに対して「眼差しとしての私」はこの世界・身体から離れたところに位置し、そこから自己と世界を眺めている私である。ただ漠然と「離れている」ということもあれば、身体から離れて自らの背後や上方に浮遊していると訴えることもある。自分や世界を他人事のように冷静に見ていることが多い。もちろん健康な状態では、私は世界のなかの存在者として統合されており、この二つの「私」が分離したものとして体験されることはない。主体が「眼差しとしての私」に引き寄せられている状態が離隔（detachment）であり、「存在者としての私」に主体が引き寄せられている状態が過敏（oversensitivity）である。

過敏症状には二種類ある。一つは、家のなかや一人でいるときに他者の気配を感じる「気配過敏症状」である。背後空間やドアや窓の辺りに他者の気配や眼差しをありありと感じる体験である。もう一つは、人が大勢いるところで、周りに見られていると か、変なふうに思われている、危害を加えられるなど「人が怖い」と感じる「対人過敏症状」である[2、4]。対人過敏症状は外出して他者が大勢いる場所で現われる傾向があり、対人過敏、被注察感、知覚過敏、不安・恐怖などを伴い、時に自己関係づけを呈することもある。解離性障害全体の約八割にみられる主観的体験である[注1]。気配過敏症状も対人過敏症状もともに周囲の視線に対する怯えを含んでいる。

先に述べたように、空間的変容は「存在者としての私」と「眼差しとしての私」という分離した二つの「私」の意識を含んでいる。そのため離隔は自分が「離れている」とか「浮いている」といった意識が主であるが、たいていはその背後に周囲に対する怯えの意識が窺われる。また過敏では周囲から「見られている」、

表　解離の症候学

空間的変容　人格の分離

①私の二重化（離隔と過敏の発生期段階）

②離隔 = Detachment
離人症状、疎隔症状、体外離脱体験
「存在者としての私」と「眼差しとしての私」

③過敏 = Oversensitivity
気配過敏症状、対人過敏症状

時間的変容　人格の切断

区画化 = Compartmentalization
健忘、遁走、人格交代

精神病様症状

思考促迫、幻覚（幻視、幻聴、体感異常など）、自我障害様症状

周囲が漠然と怖いといった怯えの意識が前景にあるが、その背後には周囲世界から自分が「浮いている」といった感覚をみることができる。

対人過敏症状は比較的軽い段階から重い段階までである。比較的軽い段階では単に「人が大勢いるところが苦手」「人に見られている感じがする」「人に何かされそうで怖い」など「人込み恐怖」[2、3]や外出恐怖などといった恐怖症段階がみられる。さらに病態が重くなると「自分の考えていることが知られている」など、統合失調症の思考伝播に類似した思考伝播様段階を呈するようになる。

（注1）中安は「対人過敏症状」とほぼ同様の体験を初期統合失調症にみられる「面前他者に関する注察・被害念慮」として報告している。彼によれば、この症状は初期統合失調症症状のなかでも、「自生記憶想起」の七七・五％に次いで第二位の五六・九％の症例にみられるとして重視している。しかし、実際には症候学的に「面前他者に関する注察・被害念慮」と「対人過敏症状」を区別することは困難である。中安の初期統合失調症論は臨床的にすぐれた成果であるが、「初期統合失調症は統合失調症の初期段階である」という主張についてはさらなる検討を要する。

3．恐怖症段階

対人過敏症状は街中や駅など人が多く集まっているところでみられやすい。多くの人がいることやザワザワした雰囲気に、漠然とした不安、恐怖、圧迫感を抱く。そのために外出できなくなったり、電車に乗れなくなったりすることも多い。横断歩道で人が自分に向かってきたり、人とすれ違うときに「自分が危害を加えられるのではないか」と怯えを訴えたりすることもある。実際の症例をみてみよう。

【症例A】初診時四七歳　女性　特定不能の解離性障害

五歳のときに母親が駆け落ちで家を出た。以後、父親に育てられたが、父親は一五歳のときに結核で死亡した。学校ではいじめられることが多かったという。二四歳で結婚したが、夫の暴力や酒乱などの理由により、二度離婚している。二児の母親である。

四六歳、職場での対人ストレス状況のなかで健忘がみられたり、挿話的に退行したりするようになった。四七歳になり精神科を受診。死をうながす幻聴、健忘、朦朧状態、実体的意識性などが確認されるとともに、次のように対人過敏症状を訴える。人が多いところが駄目。だから毎日タクシーで病院に来るようになった。人込みのなかで気持ちが悪くなる。何かわからないけど人が怖い。声をかけられるのも嫌だ。いつも周りから「おかしい人」とか「頭が変な人」と思われているように思う。外出するのが怖いので、帽子を被っている。お母さんみたいな人がいると嫌。見られているみたいで。人が自分のことを馬鹿にしているみたいに思える。子どもたちも私のことをそういう目で見ているみたい。だから一人で外出ができない。横断歩道で、前から人がいっぱいこちらに向かって来るのが怖い。人とすれ違うときが怖い。人がいっぱいいると、足がすくんで前に出ない。そんなとき、後ろに誰かがいるように感じて振り返ることもある。

【症例B】初診時四二歳の女性　特定不能の解離性障害

小学生のときにイジメにあって、衝動的に教室の窓から飛び降りようとしたことがある。三一歳で結婚。職場でミスを指摘され、困惑状態となり、過呼吸、健忘、体外離脱体験、実体的意識性、情動不安定、全身の震えなどがみられた。対人過敏症状については以下のように述べる。

人込みはどうしても嫌。人込みが怖い。震えてきてしまう。電車は怖くて乗れない。人がザワザワしているのが怖い。訳がわからなくなる。自分がどこにいるのか、どこへ帰ろうとしているのかわからない。人が私のことをひそひそ言っている感じがする。電車のなかとか、すれ違うときにそう感じる。だから電車には乗りたくない。怖いぐらいに不安になる。人に追いかけられるとか、後からついて来られる感じもする。
周りから見られている。何かこう嫌な目で見られている。「変わり者」「浮いている」という目で見られている。電車に乗っている時間が長いと耐えられない。後ろがすごく気になる。後ろにいる人の視線が気になる。じーっとこちらを見て、ここぞ自分の洋服のこととか、自分のことを言っているようだ。相手への恨みは全部飲み込んじゃう。本音は怖くて言えない。その人が逃げちゃうとか、去っていくとか、嫌われるのがイヤなんです。

解離の患者は、他者と対峙したときに、相手を押し返す力が概して弱い。そのことは自覚できている。自己主張も苦手で、傷ついたり不快を感じたりしても、相手に抗議することができない(注2)。外界を変えようとする(alloplastic)のではなく、自らを変容させること(autoplastic)によって困難な状況を生き延びようとするのである(4)。このあたりは境界性パーソナリティ障害にみられるある種の我の強さと対照的である。解離の患者は自己を犠牲にして、相手に過剰に合わせることによって生き抜いてきた。相手に合わせることをしないと、相手から見捨てられるとか嫌われるのではないかと怯えている。こういった対人関係のとり方を「過剰同調性」とよんでおく(5)。

対人過敏症状には他者に対する怯えが含まれている。人のなかで、自分が皆と一緒でなくなったり、相手の流れに逆らったりすると、皆から変に思われるのではないかと怯えている。単に「見られている」と感じるだけではなく、他者から「おかしな人」、「浮いた存在」、「変な格好」など、自分が場違いな存在とみなされていると感じたり、さらには「劣った人」、「醜い人」など明らかに負の烙印を押されているようにも感じたりもする。また他者から刃物で危害を加えられるのではないかと怯え、微かな人の動きに対しても恐怖を感じることがある。後ろから誰かに追跡されていると感じることもある。

「外出が怖い」という点で対人過敏症状は一見広場恐怖と似ているが、実際にはそれと異なっている。通常の広場恐怖のように、予期せぬ不安発作が起こるのが怖くて人が大勢いるところや閉じ込められた状況を避けるのではなく、周囲に対する漠然とした怯えから人込みや乗り物を避けるのである。対人過敏症状には、広場恐怖のような「自分がどうにかなってしまうのではないか」という内からの不安ではなく、「自分が人から傷つけられるのではないか」という外への恐怖が根底にあるといってよいだろう。

解離性障害において、他者は統合失調症のように不可解さを伴った妄想的意味づけをもって現れることはない。対人過敏症状はあくまで自己が共同社会から排除されるのではないか、他者から傷つけられるのではないかという通常の不安の延長線上にあり、あくまで「そのように感じられる」という主観的判断の段階にとどまっており、確信を抱くとかその確信に基づいて行動するなど客観的判断の段階には至らない。

そもそも解離では「現実に実感がない」、「現実が夢のようだ」と認識しており、現実が実感をもって迫ってくるということがない。そのため思考領域では妄想様観念にとどまり、知覚領域では偽幻覚にとどまる。つまり妄想知覚や実体的な幻覚を呈することがない。このことは後の節でさらに詳細に検討する。

（注2）ただし家族や恋人など親しい関係においては、自己中心的ともいえる言動がみられる傾向がある。

4. 思考伝播様段階

解離性障害（とりわけ解離性同一性障害）では統合失調症の一級症状や自我障害がみられるとの報告がいくつ

かある。具体的にいえば、思考化声、対話形式の幻聴、行為を批評する幻聴、身体の被影響体験、思考奪取、作為体験などである。こういった報告は概して統合失調症の一級症状や自我障害の拡大解釈によるという印象が拭えないが、そこでも解離性障害では妄想知覚や思考伝播がみられることはまれであるといわれている。

私自身の経験では、解離の病態で妄想知覚がみられることはまずない。身体が外部の物理的影響を受けるという身体被影響体験もまずない。しかし、思考伝播については、次の症例にみられるように、それと類似した体験を訴えることがあるため注意しなくてはならない。

【症例C】初診時一六歳の女性　解離性同一性障害

両親は不仲で毎日のように喧嘩をしていた。母親が包丁を持ち出したり、警察を呼んだりすることもあった。母親からの暴力は、小学校低学年から、中学一年のときに母親が病気で死亡するまで続いた。中学二年になり家から出られなくなり、以後、幻聴、自傷行為、自殺企図、健忘、人格交代などが出現。気がついたら知らない男性とベッドで寝ていたということもある。対人過敏症状については以下のように訴える。

人込みはあまり好きじゃない。人の笑い声とかに猜疑心を感じる。全部自分に向けられていると思う。実際にはそんなことはないとは思うけど、「何、この人」という視線を向けられる。笑い声とかが自分に向けられている感じがする。ヒトとすれ違うのが怖い。危害を加えられるのではないかと不安がある。

相手の表情が変わったりすると、もしかして自分の内心が口に出ているんじゃないか、知らないうちに喋ったりしていると思ってしまう。実際にはそんなことはないとわかっています。以前、自分の考えが全部人に知られてしまうという番組があった。そうなったらどうしようかと思う。盗聴器や監視カメラがつけられて、普段の自分の行動が全部知られていたらと不安になることもある。そういうときは自分の部屋にいてもなかなか寛げない。私の意識は別なことをしようとしているのに、体は別のことをすることもある。無意識に勝手に行動をしてしまっている。

【症例D】初診時二四歳の女性　解離性同一性障害

幼少時からアルコール依存症の母親から暴力を受けることがあったという。性的外傷についての記憶は曖昧だが、その断片的な記憶は生々しく、その可能性は高いと思われる。小学校高学年から、イライラすると自傷行為がみられた。中学二年に摂食障害で入院したこともある。二〇歳頃から幻聴、幻視、フラッシュバック、健忘、人格交代がはっきりしてきた。大学はなんとか卒業し、仕事をするようになってから病像は安定した。対人過敏症状は以下のとおりである。

周りに笑われている感じはする。電車のなかで見られていると思う。見た目が「変な子」とか「おかしい子」と見られる。醜い、劣った存在として見られる。世界全体がそういった目で見ている。自分の側にいる人は全部、私が何を考えているかわかる。知らないうちに独り言を言っているんじゃないかと思う。電車のなかで「あの子、こんなことを考えている」と笑われている。独り言を言っていないのに、電車のなかで周りの人が自分の考えを聞いちゃうというか知っちゃう。自分が次に降りる駅を車内の皆が知っている感じがする。自分が考えていることが垂れ流しになっていると思う。こういうことはずっと前からあった。だから外に出ることは怖い。これらの考えのすべては「そんな感じがする」といった範囲にとどまっており、確信はみられない。

このように解離性障害の患者が、自分の考えていることが周囲に知れわたっており、そのために周囲から笑われていると報告することがある。とりわけ電車のなかで感じることが多い。時に症例Dのように自分が考えを喋ってしまっていて、それが周囲に聴こえてしまっているという独語妄想ないしは独語幻覚ともいえる体験を訴える者もいる。このような訴えがみられれば、統合失調症と診断する可能性は当然高くなる。しかし詳細に話を聴いてみると、統合失調症でみられる思考伝播とは微妙に異なっていることがわかる。

第一に、解離では自分の考えが知られてしまうのは、その場に居合わせた人たちにほぼ限られている。たとえば友人や両親、時に電車のなかの乗り合わせた人たちである。統合失調症の思考伝播のように、その場を越えて見知らぬ第三者にまで自分の考えが筒抜けになっているということはみられない。

第二に、解離では、自分の考えが人に知られていると感じても、そのことで実際に行動を起こしたり他者と対立したりするようなことはなく、あくまで「自分がそのように感じている」という主観的判断の範囲にとどまっており、判断に自由と柔軟性が認められる。「知られている」と感じても、他者がすでに自分の考えを知っているという自明性が前提とされているわけではない。

第三に、統合失調症の思考伝播では、心のなかで発語する以前の思考、あるいは思考の初期の微かな動きさえも、すでに他者に先取されてしまっているという「他者の先行性」(6)がある。この時間性のパターン逆転について安永は、「過去としてのみ体験される予定」「本来在るのが『決定』であり、逆にそれに支えられてのみ非決定の余地がある」「『果』が『因』を支配する」「過去にのみこまれてしか存在しない未来」(6)などさまざまに表現している。統合失調症の診断に際しては、このような自由を奪い取られた時間性の矛盾的構造が重要な指標となる。このことは統合失調症の基本構造にかかわっており、思考伝播に限った特性ではない。

以上のように、解離の思考伝播様体験は、「他者の現前性」、「確信の欠如」、「他者の先行性」などの点で、統合失調症にみられる思考伝播とは異なっている。こうした思考伝播様体験は解離の病態に限らず、健常者においても小学生高学年から中学生にかけて一過性にみられることがある。そこには思春期特有の対人緊張が窺え、思考伝播様体験は対人恐怖の心性と近縁なところに位置していると考えることもできる。

5. 解離と妄想

対人過敏症状にみられる怯えの内容は「すでに現実に起こってしまった」とは判断されず、あくまで可能性の段階にとどまっている。その体験に基づいて患者が実際に行動に出たりすることもまれである。このように対人過敏症状には確信性や圧倒性、切迫感が認められない。

解離の過敏症状には対人過敏症状のほかにもう一つ、気配過敏症状があることはすでに指摘した。これはヤスパースが実体的意識性（leibhaftige Bewußtheit）[7]とよんだものとほぼ同じである。最近ではsensed presence、vivid physical awarenessなどと表現されることもある。実体的意識性とは、人の存在などが、感覚的あるいは心像的要素なく、無媒介的にありありと意識に現れることである。この場合の実体的（leibhaftig）という言葉は「触れるようにありありと感じる」という意味である。

実体的意識性は過酷な環境、孤独な状況、宗教的体験、睡眠麻痺などに加えて、統合失調症、てんかん、解離性障害などさまざまな病態でみられる非特異的な症状である。統合失調症を除いて、何らかの意識変容を伴っていることが多い。解離性障害では、たとえ他者の気配をありありと感じたとしても、その他者が実際には存在しないことを確認すると、その認識は修正されることがほとんどである。それに対して統合失調症では、その認識が修正されることはまれである。確信性を伴った実体的意識性は統合失調症にかなり特異的であるといえよう。実際、宮本は統合失調症にみられる実体的意識性の特性として「強い実在確信」[8]を挙げている。

ヤスパースは妄想の外面的標識として主観的確信、訂正不能性、内容の不可能性を挙げたが、近年、M・スピッツァー（Spitzer M）は妄想的信念について、形式的には自己の心的状態についての発言のようではあるが、その内容は心的状態ではなく間主観的に接近できる（客観的）事実である、と定義した[9]。これについては生田や熊﨑の詳細な検討がある[10、11]。妄想は自己と他者によって構成される間主観的領域に関する誤った自明的な判断であり、そのことをめぐって起きる自己と他者との関係の齟齬、対立の可能性を含んでいる。

解離性障害においてはこういった間主観的領域に関する自明的判断や自己と他者の対立的関係はみられない。先に述べたように、解離の患者はむしろ他者に過剰に気を遣い、周囲の現実に合わせる傾向が顕著である。他を変形するのではなく、自を変形することによって直面する状況を乗り越えようとする。こういったことは解離性障害の妄想形成に対して抑制的に働く要因の一つになっている。

解離の患者にとって過去は現在でも持続して流れており、現在は夢のように過ぎ去った過去と重なる。こういったことは彼らの多くが既視感や予知夢を報告することと無関係ではない。また夢は覚醒時と同じようにリアルで日常的である。想像の世界もまた現実よりも鮮明で、容易にそのなかに没入することができる。それに対して、現実の世界は夢のように実感がない儚いものに感じられる。

このように現在と過去、覚醒と夢、現実と想像、知覚と表象などの境界は曖昧であり、あたかも同じ水準で互いに引き寄せられているかのようである。ここにはさまざまなパースペクティヴの並列化をみることができる[12]。つまり「私はここにいながら、同時にそこにもいる」という体験である。こうした世界に対する並列化したパースペクティヴは妄想を抑制するであろう。このことはブランケンブルク[13]がヒステリー性の人格について述べた「パースペクティヴの過剰な多様性」が関連している。妄想をパースペクティヴの固定化やアスペクト硬化としてみなすならば、解離のパースペクティヴの並列化は統合失調症の妄想とは対極的な位置関係にあるといえよう。

6. おわりに

ここでは解離と統合失調症について主に確信性の観点から考察した。解離が健常人と同様の主観性の自由を保有しているのに対して、統合失調症ではパターンの逆転の結果である事後性を背景とした確信性が特徴的である。

ただし、体験に対する強い確信性のみが統合失調症を特徴づけるわけではない。まれなケースではあるが、神の現存を実体的意識性として感じる人もまた強い確信性を持つし、また遭難など過酷な環境において現れる他者の存在感覚もまた強烈である。問題は「強い実在感覚」や「強烈な感覚」のみにあるのではない。統合失調症の妄想には、妄想的意味の直証的な確信性とその背後に漂う常識的な意味の無意味化の矛盾的両立がみられる。こうした「割れたる共存」[14]や「体験の割れ目」[15]こそ、統合失調症の症状全体を基礎づけるものとして理解すべきであろう。こういった「矛盾的両立」はある程度の覚醒水準を必要としており、解離性障害に代表される意識変容にみられることはまれであろう[注3]。

（注3）まれではあるが、統合失調症圏の病態に解離症状が併存する場合がある。そういった症例の特徴をいくつか挙げておこう。一般的に思い込みが激しく、そのため身近な人たちと対立しやすい。外傷記憶についても強引な決めつけのため、周りとの軋轢が生じる。交代人格についても壮大な空想的世界を構築する傾向がある。薬物治療においても拒薬しがちであり、なかなか説得に応じない。こういった傾向は妄想と直接に関係しているわけではないが、統合失調症圏とりわけパラノイア病態へと発展する可能性を示唆している。安易に解離性障害の拡大診断に陥らないためにも注意しておきたい。

文献

(1) 中安信夫『分裂病症候学』星和書店、東京、415-437ページ、2001
(2) 柴山雅俊『解離性障害―「うしろに誰かいる」の精神病理』筑摩書房、東京、2007
(3) 柴山雅俊『解離の構造―私の変容と〈むすび〉の治療論』岩崎学術出版社、東京、2010
(4) S・フェレンツィ『臨床日記』みすず書房、東京、2000
(5) 柴山雅俊「解離と不安」『臨床精神医学』39巻、411-414ページ、2010
(6) 安永 浩『分裂病の論理学的精神病理』医学書院、東京、1977
(7) K・ヤスパース（藤森英之 訳）「実体的意識性について 精神病理学的要素症状」『精神病理学研究2』みすず書房、東京、1971
(8) 宮本忠雄「実体的意識性について―精神分裂病者における他者の現象学―」『精神神経学雑誌』61巻、1316-1339ページ、1959
(9) Spitzer M : Karl Jaspers, mental states, and delusional beliefs : A redefinication and its implications. In : (ed), Spitzer M, Uehlein FA, Oepen G. Psychopathology and Philosophy. Springer-Verlag, Berlin, pp128-142, 1988
(10) 生田 孝『語り・妄想・スキゾフレニア』金剛出版、東京、2011
(11) 熊﨑 努「妄想と一人称特権」『臨床精神病理』29巻、61-71ページ、2008
(12) 柴山雅俊「解離性障害にみられる夢と現実の区別困難について」『精神医学』48巻、1293-1300ページ、2006
(13) W・ブランケンブルク（山岸 洋、野間俊一、和田 信 訳）「結語：パースペクティヴ性 vs. パースペクティヴ主義」『妄想とパースペクティヴ性―認識の監獄―』（W・ブランケンブルク編）、学樹書院、東京、2003
(14) 安永 浩『分裂病の症状論』金剛出版、東京、1987
(15) 内沼幸雄「妄想世界の二重構造性」『精神神経誌』69巻、707-734ページ、1967

Ⅲ 青壮年期

初期統合失調症における「妄想」三態

原病院　中安　信夫
国立国際医療研究センター病院精神科　関　由賀子

1. はじめに

初期統合失調症とは一九九〇年、筆者らの一人中安(1)により提唱された、統合失調症の一つの病期型ないし臨床単位であり、ここに初期とは幻覚妄想状態や緊張病状態等の極期（急性期）へ至る前の、これまで一般に前駆期と称されてきた時期のことをさしている。したがって、妄想が存在すればそれは極期に至っていると判断されるわけであって、初期統合失調症において妄想を論じることなぞ矛盾でしかない。しかし、筆者らが本稿のタイトルにおいて妄想という用語にカギ括弧を施して「妄想」と記していることから推測されるように、妄想という用語の慣用的使用からは妄想とはよびえないものの、その概念の厳密な使用からはやはり妄想とよんでもいい、いや妄想としかよびようのない症状が初期統合失調症にはみられるのである。こうした症状として三種を数え上げることができるが、それらはいずれも中安が見出し命名した、妄想的災厄恐怖(2)、面前他者に関する注察・被害念慮(3)、加害性反復観念(4)である。

以下、これら三種の症状を紹介し、その「妄想性」を論じるが、その前提としてまずはすでに自明のこととされている妄想の概念を再検討しておこう。

2. 妄想の概念についての再検討

2-1. 妄想の概念

ここではわが国の信頼に足る代表的な精神医学教科書三冊に基づいて妄想の概念をみていきたい。その三冊とは西丸四方著『精神医学入門』(5)、諏訪望著『最新精神医学―精神科臨床の基本』(6)、三好功峰、藤縄昭編『精神医学』(7)であるが、そこには妄想の定義として次のように記されている。「意味づけが誤っていて、それはその人個人だけに限られ、またごく限られた内容だけに関係して居り、その意味づけの正しさを絶対に確信している」(西丸)、「異常な精神状態から発生する訂正不能な判断の誤り」(諏訪)、「間違った推論によって、外界の現実について生じた誤った確信である。その確信の内容は不可能で、ありえないものであり、かつ主観的で、一人だけにしか通用しないものである」(三好ら)。ここには個人性やテーマの限定性、異常精神状態起因性、推論の誤り等の指摘があるものの、三者に共通するものを取り出すならば、判断の誤謬性（意味づけが誤っていて／判断の誤り／誤った確信である。その確信の内容は不可能で、ありえないもの）と訂正不能性（その意味づけの正しさを絶対に確信している／訂正不能な／確信）の二種となり、「訂正不能な判断の誤り」という諏訪の定義がもっとも簡にして要を得たものであろう。

2-2. 「訂正不能な判断の誤り」に対する再検討

前項で述べたように、妄想とは「訂正不能な判断の誤り」であり、それは判断の誤謬性がまずあり、次いでそれに対する訂正不能性があるという構造を成したものである。ここで筆者らが問題とするのは上記した二種の構成成分の慣用的使用である。

（1）判断の誤謬性

妄想とは「迷妄の想念」であるが、ここに「迷妄」としている判断の基準は何か、それが筆者らの問いである。この問いに答えるに、中安[8]がかつて著した「記述現象学の方法としての『病識欠如』」がその参考となろう。その論文において中安は、病識欠如を「患者自身が個々の疾病症状の全部あるいは病全体に関して、その種類も重症度も正しく判断できていない場合」とするK・ヤスパース（Jaspers K）の定義に対する疑義から出発して、最終的にはそれを「『彼（彼女）は病気である。しかし、彼（彼女）は自分は病気ではないと考えている』という医師の認識」であり、それはあくまでも出発点においては当該医師の判断概念であるにすぎないが、「彼（彼女）は病気である」という前段の認識の普遍妥当性が保証されるところ、それは客観的な病態概念となること、および病態概念であるとはいっても通例理解されている疾患のそれではなく、症状に内包される病態概念であり、こと妄想に関しては病識欠如とは「蓋然性（probability）の誤判断」であると結論づけられたのであった。

この「蓋然性の誤判断」について、先の論文を引用しつつ（内容を変えない範囲内で文言を一部改変）、いま少し説明しておこう。

例えば、ある高校生が家族に連れられて来院し、「行く先々に赤い服を着た人がいる。その人たちはロシアのスパイで、絶えず僕を見張っている」と述べるとしよう。〈中略〉それでは、われわれがその陳述を妄想とみなす根拠はいずこにあるのだろうか。医師の思考過程を追ってみよう。その陳述をうけて、まずわれわれの心に生起するのは「赤い服を着ているからといってロシアのスパイとするのは、どうにも解せない」という判断である。もちろん、現在の日本が各国のスパイの最も暗躍する国であるといわれ、したがって「ロシアのスパイによる監視」それ自体は全くないわけではなかろう。しかし、その根拠が「行く先々で出会う赤い服の人」

だけであり、かつその対象が無名の一高校生となると首をかしげざるをえないのである。ここに「あり得そうではない」、すなわち陳述にあるようなことが起きている蓋然性は低いという判断が生まれる。そして次にわれわれに生じるのは「彼は本当にそれを事実と考えているのか」という疑念である。そして、その疑念を直接的に表明するか、あるいは先の陳述の一層詳しい説明を相手に求めるとかという方法で確認していく。そして、そうした過程をとおして「事実だ」との表明や一層不可解な説明を聞いて、「どうやら彼はそれを事実だと確信しているらしい」という認識に到達して、ここにわれわれはその陳述を妄想とみなすのに至るのである。以上の思考過程を要約するに、われわれは相手の陳述のなかに、われわれにとって蓋然性の低い判断を相手は蓋然性の高い判断としている、すなわち「蓋然性の誤判断」をみているのである。そして、この「蓋然性の誤判断」というわれわれの認識こそ、患者にとっての「真実」をわれわれにとっての妄想に転化させているものなのである。

以上の議論によって、妄想における病識欠如の各論的定義は「蓋然性の誤判断」とされたわけであるが、ここに判断の誤謬性における「誤謬」とは絶対的な誤りではなく、蓋然性のレベルでの、いわば相対的な誤りであることが判明したのである。先に例示した「ロシアのスパイが云々」という妄想にしたところで、我々が治療場面において患者に「それは絶対にあり得ない」と断言しないのは、そうすることが「あり得る」―「あり得ない」という、患者との果てしない論争に巻き込まれてしまうという実際上の困難を避けるためだけでなく、原理的にもできないからである。そのことは、北朝鮮による一般市民の拉致という、その当時においては多くの人にとってまったく想定もされえない、したがってそれを口にすれば周囲の人からは妄想とも判じかねられない事件が現実に生じたことからも首肯されるであろう。妄想形成は一般に現在および過去のこととして、すなわち既定のことに対して生じることが多いだけについ忘れられがちとなるが、上記のごとく妄想における判断の誤謬性の基準はあくまでも蓋然性のレベルなのである。このことをもっとも端的に示すのは、妄想内容が未来のこととして、すなわち未定のことに対して生じるときであって、たとえば「世界は明日滅びる」というような世界没落体験といえども、それが明日すなわち未来のことであるだけに誰も確とは知りえないのであって、ここに我々の判断のレベルが「そんなことはまずないだろう」という蓋然性であることがはっきりと知れるのである（かつて日付けまで指し示して富士山の爆発を「予言」した自称気象学者がいたが、一部の人々がその「予言」という形を取った妄想に右往左往したことが思い出される）。

議論を先取りすることになるが、上記したごとくそもそも妄想における判断の誤謬性は絶対性ではなく蓋然性であること、および妄想内容は未来すなわち未定のことに対しても生じうることを考慮すると、後に詳述する妄想的災厄恐怖に対して、我々がそれを「妄想」と理解することが許されるのである。

(2)　訂正不能性

この訂正不能性の議論については、第一にはいつの時点で訂正不能なのかという時間性、第二には確信された妄想内容に対する対処のあり方、という二つの問題が問われられなければならない。

第一の「いつの時点で訂正不能なのかという時間性」についてであるが、成書を読むかぎり、これまで確とは記されていないものの、妄想に対する訂正不能は治療によって初めて（まれには自然治癒もあるが）改善されるものと認識されてきているようである（妄想の改善に限定してのものではないが、「病識が出てきた」という、臨床の場で治療効果の指標として頻繁に使われる言い方に表れている）。ということは、治療をしない限りは妄想ならびにその訂正不能性は持続するものであって、治療を施して改善しえたとしても訂正可能となるまでのおよその時間経過は少なくとも週、多くは月、時には年の単位で考えられているようである。筆者らがここで考えたことは、これが一般的な理解であるとしても、訂正不能性という概念そのもののなかには訂正可能となるまでの時間経過は含まれていない、つまり時間経過として週、月、年という長い時間単位は必須の要件ではないということである。言い換えれば、分、時、日という単位であってもその当該の時間帯において訂正不能ならば、それを「妄想」とよんでも差し支えがないということになるのである。議論を先取りするが、この、時間性は考慮しなくてもよいとの議論から、後に詳述する面前他者に関する注察・被害念慮もまた「妄想」といいうるのである。

第二の「確信された妄想内容に対する対処のあり方」についてであるが、通例妄想患者はその妄想内容を信じ込んで、たとえば被害妄想の場合には迫害対象に対して怯え、逃避したり、逆に反撃したりと、いずれにしろ振り回されるのであるが、ここに一方でその内容を確信しつつ、他方でその否定を他者に求め続けるという対処をする場合があるのである。こうしたあり方を示しているのが後に詳述する加害性反復観念である。ここでも議論を先取りするが、他者に否定を求め続けるという、強迫観念にも似た対処をしながらも、強迫観念と違って内容の不合理性の認識に乏しく、その内容の正当さを確信しているという点で、これもまた「妄想」とよびうるのである。

3．初期統合失調症における「妄想」三態

3-1．妄想的災厄恐怖

妄想的災厄恐怖（自己ならびに家族の災厄をテーマとする妄想的恐怖：delusional phobia of misfortune）とは「自分もしくは家族が、地震、落雷、不治の死病、疫病、交通事故、偶発的な傷害事件、あるいは不定の『何か悪いこと』等の、天災、病気、もしくは他者が関与したとしても意図あってのことではない事故・事件等、総じ

て不慮の出来事と言えるものに遭うのではないかという内容の、かつその蓋然性の判断が高い恐怖感であり、一般には『杞憂』と呼ばれるものである。特定の意図を有する迫害者による事件という被害性とは一線を画する」と定義されるものである(2)。

（1）症例呈示

以下の症例1（次項以下の症例2、症例3も）の呈示にあたっては、既往歴、家族歴、生活歴等、本稿と直接関係するものではない病歴は省略する。

【症例1】初診時一六歳　女性

〔主訴〕どうしても他人を意識してしまい、そうすると他人も自分を意識する。

〔現病歴〕もともと、腋臭があり、X―一年、中三秋になってすごくそれを気にしはじめた。電車に乗るとまわりの人が自分を避けるのがわかり、途中で降りたいほどであった。それで一二月に手術をし、それ以来腋臭のことは気にしなくなっていた。しかし、腋臭の臭いとは別に、このころより、自分としては臭いを感じないし、臭っているとも思わないのに、まわりの人が鼻に手をやるようになり、自分が何か臭っているような仕草をするようになった。X年五月連休明けのころから、母に息を吹きかけては「臭い？」と尋ねる。母が「臭わない」と言うと、「私が他人と話しているところを見ていないから、臭わないと言うんだ」と攻撃的となる。ある日、また息を吹きかけて「臭い？」と聞いてきた折、母が実際には臭っていないのに不用意に「臭い」と言ってしまったところ、歯を非常によく磨くようになるとともに五月下旬からはまったく学校へ行かなくなった。また、上記の臭いの悩みとは別に、どうしても他人を意識してしまい、そうすると他人も自分を意識するという悩みもあるという。契機は小五のころ、担任の男性教師を意識しはじめ、それがX―二年、中二の二学期からは学校のすべての教師を意識しはじめたところ、自分が意識しているのが相手にわかり、相手も当方を意識するようになったとのこと。現在ではすれ違う人に対しては誰に対しても意識してしまい、そうするとその他人もまた自分のことを意識してしまう。原因はあくまでも自分の側にあって、二次的に他人が反応するのだと言う。しかし、最近は反応する他人に対して腹立たしくなり、そばに行って小声で「馬鹿」とか言ったりする。その他（以下の陳述は後述する初診時所見で「漠然とした被害念慮」と記し、さらに後に「未定性被害妄想（妄想的迫害恐怖）」と改めた症状である）、実際にそういう人がいるわけではないが、誰かが自分を付け狙っているんじゃないかと思う。クローゼットのなかに人が潜んでいるんじゃないか、換気口から人が忍びこんでくるのではないかとか心配になる。寝る前には必ず鍵穴から外を見るようにしている。上記にてX年八月に初診した。

◎初診時所見ならびに診断

＜初診時所見＞

①表出：父母同伴して入室し、ピョコンとお辞儀をする。患者の希望によって（当初は）単独で面接する。不潔ではないが、この年齢の女性にしては身だしなみに気を配っているふうではない。面接開始後、すぐに眼鏡を外し、話しながら涙を流しはじめる。ほぼ終始ハンカチで涙を拭いながらの応答。足踏みするかのように下肢を忙しなく動かし、全体としては（喋り方も含めて）促迫的。質問の理解は良好、応答も迅速。ただし、断片的で要領を得ない点もあり。表情は半泣きで苦しげ。

②体験・行動症状：加害-忌避妄想（ただし、加害の内容は〝意識する〟というものであり、また他人が手を鼻にやる動作を自己に関係づけているが、自己臭は否定する）、漠然とした被害念慮、前医処方によるアカシジア、不登校→退学、自宅閉居。

＜診断＞保留

加害-忌避妄想で始まり、現在もそれが主病像か？　その点では思春期妄想症が疑われるが、加害の内容が

〝意識する〟であって、自己臭、自己視線などに明確に限定されていない点が典型例とは異なる。また、漠然とした被害念慮が存在しており、この点も異なる。全般に促迫的であるが、これはアカシジアによるものか。思春期妄想症か、それとも統合失調症か？

◎その後の経過

初診後も「漠然とした被害念慮」（以後は「未定性被害妄想（妄想的迫害恐怖）」と記す）とともに、新たに出現してきた「妄想的災厄恐怖」ならびに「既定性被害妄想」が頻繁に訴えられるとともに、不安・焦燥的で、常に母と一緒でないと近所にも外出できないという状態が持続し、保留としていた診断をいま一つ曖昧なものながら統合失調症圏のものとし、それに応じた薬物療法を外来にて行った（X十一年三月の時点で、ハロペリドール二四mg、クロルプロマジン四五〇mg／日等と大量）。こういう状態でありながらも勉学意欲はあり、X十一年四月に通信制高校に入学（週一日のスクーリングには常に母が同伴する形であったが、X十五年三月に卒業）。薬物療法は必ずしも速効的ではなかったが、X十二年六月頃より上記の症状が軽減し、X十五年一月以降は完全に消失した。それに応じて患者は単独でも外出できるようになり、高校卒業と同時に推薦によって四年制私立大学に入学。以後、三年終了時までは試験期間中は不安が増大し、かつ課題等は母が肩代わりしての学業継続であったが、上記症状も含めてこれという症状はなく、経過した（その時点での処方はハロペリドール七・五mg、スルピリド二〇〇mg／日等）。しかし、X十八年四月、四年生になるとともに自生記憶想起、自生空想表象等の初期統合失調症症状が散発しはじめ、大学卒業を控えたX十九年一月以来、未定性被害妄想（妄想的迫害恐怖）、既定性被害妄想が再現するとともに、不安・焦燥、易怒的となり、X十一〇年以後は入院治療（症状が軽快したのみで、寛解状態には至らず）を行うに至った。

本症例に認められた、本節の冒頭にその定義を示した妄想的災厄恐怖の陳述例を以下に掲げる。なお、これらはいずれもX年八月～X十四年一〇月に認められたものであり、X十八年四月の再発時以後には認められなかった。

・自分も含め、家族がガンになったらどうしよう。父が雷に打たれて死んだらどうしよう。
・テレビで、この季節、くも膜下出血が多いと言っていた。私もなっちゃうかもしれない。
・飼い犬に留守中に何か起こるのではないかと心配になったりした。
・（一九九九年一二月三一日、母の実家の静岡へ叔父と一緒に車で行くが）二〇〇〇年問題で何か起こるのではないか。叔父の運転する車は嫌だ。
・自分が死んだり、地震で生き埋めになったりしたら、どうしよう。
・（父からの電話が途中で切れたら）集団リンチに遭ったのではないか。
・（母が単独外出中、ケータイが壊れて三〇分以上つながらなかったが、大泣きで父のもとに電話したり、静岡の叔母宅へ電話したりしていた。帰宅すると大泣き）母に何か起こったのではないかと心配になって。
・（母が美容院に行くとき）行き着くまでに倒れていないか。

併せて、併存して認められた未定性被害妄想（妄想的迫害恐怖）ならびに既定性被害妄想の定義と陳述例を紹介する。

＜未定性被害妄想（妄想的迫害恐怖）＞

未来における「～であろう」という未定のもとに、他者の意図的関与による被害の訴えがなされるものである。ただし、その蓋然性の判断は高く、妄想の域に達しているとみなされる。妄想的災厄恐怖との違いは、「害を被る」というその被害性に他者の意図的関与があると判断されていることのみであり、その点では妄想的迫害恐怖とよびうる。

・夜、誰かが忍び込んでくるのではないか。
・玄関の所に赤いスポットライトが二カ所ついた。自分が誰かにレーザー光線で撃たれるんではないか。
・(父がマンション理事会の忘年会に出ると言うと) 毒を入れられないだろうか。管理人は怪しい。
・(夕方、母と散歩に行くが) 向こうから来る人に自分たちが刺されてしまうのではないか。留守中に人が自宅に侵入して飼い犬を刺すんじゃないか。
・向かいから来る人が自分を攻撃してくるのではないか。
・宅急便がきて、そのとき自分が入浴していれば、母が何か襲われるのではないかとチラッと思う。
・風呂場の天井の一部に穴が開いているが、そこから人が入ってこないか。
・(静岡の伯母宅で、伯母宅の引っ越しの手伝いをしたが、その際、患者のセーラー服が出てきた。従姉妹たちの間でその話が出たが) その話を隣家の人に聞かれた。自分のセーラー服を盗みに来られる (と言ってトランクにしまい、さらにそれを紐で何重にも縛った)。
・誰かが部屋に入り込んで、歯ブラシ等、患者の持ち物に精液をつけるのではないか。

〈既定性被害妄想〉

過去における「〜であった」、あるいは現在における「〜である」という既定のこととして訴えられる被害妄想である。これはいわゆる被害妄想であるが、未定性被害妄想と区別するために、本稿では「既定性」という形容句を冠する。

・外へ出ると、皆が鼻の下へ手を持っていったりする。自分は臭っているわけではない。
・(風呂場の換気口にティシューを貼りつけるという母の報告について) 見られているような気がするから。
・入浴場面を隠しカメラで撮られており、インターネットで流されているのではないか。

・（ウォーキング中、水道の水を飲んで）毒が入っているのではないか。通りがかりの小学生も自分を避けている。
・（自宅で）監視されている気がする。
・誰かが入ってきて、化粧品等に精液をつけたのではないか。
・（このころは、留守中に他人が侵入するとの心配から、外出時には持ち物をケータイのカメラで撮影しておくことが常態化していたが）外出時に着替えた洋服をケータイのカメラで写していなかったが、誰か触ったかもしれない。
・（このころ、盗聴・盗撮感が強かったが、メモがなくなったと言って天井に向かって）「聞いているんでしょう。見ているんでしょう」と大声を上げた（母談）。

（2）妄想的災厄恐怖の症候学的位置づけと形成機序、およびその「妄想性」

上記した妄想的災厄恐怖の症候学的位置づけと形成機序、およびすでに症状名に「妄想的」という文言を使用しているがその「妄想性」を論じてみよう。

まずは症候学的位置づけと形成機序についてであるが、考えるヒントは（a）妄想的災厄恐怖、（b）未定性被害妄想（妄想的迫害恐怖）、（c）既定性被害妄想の三種が同時期に発現し、かつ症状内容の点でも関連性が示唆されることである。単純に考えるならば、妄想的恐怖の内容が災厄から迫害へと変化することによってa→b、さらに被害妄想の時間性が未来（未定性）から現在・過去（既定性）へと変化することによってb→cが形成される、すなわちa→b→cという形成順序ないし症候学的位置づけが考えられるが、この推定はb→cはともかく、a→bについては症状内容の違い（関連性が示唆されるとしても、災厄 vs 迫害という違いがある）という事実によって否定されることになった。そこで次のヒントが求められたが、それは、**表1**に初期統合失調症の重要な一症状である緊迫困惑気分／対他緊張の定義と陳述例[9]を掲げたが、そのうちの対他緊張の陳述例が未定性被害妄想（妄想的迫害恐怖）の陳述、ことに上記陳述例の傍線部と相同であることであった。定義に記したように他→自、自→他の双方向性の攻撃性は対他緊張という症状の内に含まれたもの、すなわち潜在しているのであるが、対他緊張の陳述例として例示したものはそれがすでに顕在化したものであり、それこそが未定性被害妄想（妄想的迫害恐怖）なのであって、上記した「相同である」のはもっともなことであった。以上、二つのヒントから上記 a、b、c の形成機序ならびに相互関連性は次のように結論づけられることとなった。

統合失調症の病態心理に関する筆者らの状況意味失認-内因反応仮説[9]を構成する一つの症状形成機序である〈緊迫感の形成〉（**図1**）[10]において、対他緊張に潜在している他→自の攻撃性、すなわち被害性が顕在化したものが未定性被害妄想（妄想的迫害恐怖）であり、それが進展して未定が既定となったものが既定性被害妄想である。他方、妄想的災厄恐怖は対他緊張の下層にある緊迫困惑気分

表1　緊迫困惑気分／対他緊張の定義と陳述例

定義
緊迫困惑気分とは、何かが差し迫っているようで緊張を要するものの、なぜそんな気持ちになるのかわからなくて戸惑っているというような、緊迫感の自生とそれに対する困惑からなる気分である。対他緊張とは、上記の緊迫困惑気分がいささか進展したものであり、他（他人、他物）→自の攻撃性とともに、それに対抗すべく生じた自→他の攻撃性という、双方向性の攻撃をうちに含んだいちじるしい緊張感である。
陳述例
〈緊迫困惑気分〉 いつも何かに追われているような圧迫感があります。（追われているって何に？）時間とか…。（怖いって感じはあるの？）怖いです。（自然に緊張してくるの？）いつも面接の前のような緊張感が、朝も昼も晩もあるんです。 〈対他緊張〉 ・行き交う人達がみな怖くなる。‘襲われる’という思いがすることがある。 ・眼に映るすべてのものが襲ってくるような感じになるときがある。物とか看板とか。文字が…人もそうですが。

（中安信夫、村上靖彦 編『初期分裂病―分裂病の顕在発症予防をめざして』岩崎学術出版社、東京、2004[9] より許諾を得て転載）

のさらに下層にある＜「自己保存の危機」の意識下・無自覚的認知＞そのものに起因する、緊迫困惑気分と同格の症状である。ここにおいて、緊迫困惑気分と妄想的災厄恐怖が同格とみなされるゆえんは、意識下にあって自覚されないものながら「自己保存の危機」の認知が、一方で理由の定かでない緊迫感すなわち緊迫困惑気分を生ぜしめ、他方で災厄という、「自己保存の危機」のもっとも微弱な形での恐怖感すなわち妄想的災厄恐怖を生ぜしめると思われるからである。

次にその「妄想性」についてであるが、妄想的災厄恐怖において災厄が生じる時間は未来のこととされており、その点では患者が恐怖する災厄の発現可能性は何人たりとも絶対的に否定し去るものではないが、一般にはそれは杞憂であってその蓋然性は低いとされるものであるにもかかわらず、陳述例にみられるごとく患者はそれをほとんど確信して恐れおののいているのであって、ここにそれはきわめて蓋然性の高い判断となっている、すなわちそこには前節の2-2の（1）で述べた、判断の誤謬性における「蓋然性の誤判断」が認められるのであ

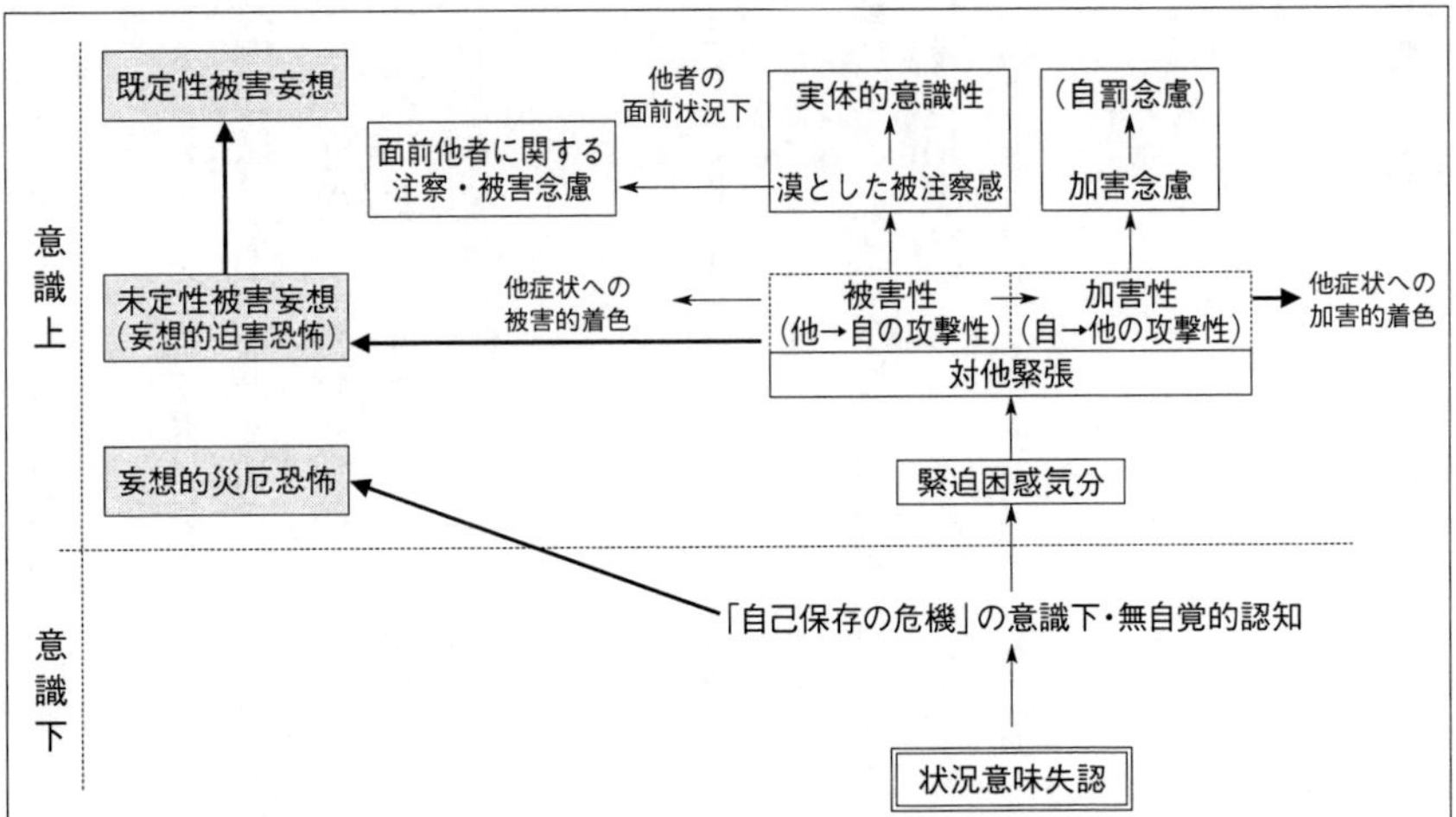

図1　〈緊迫感の形成〉における症状形成過程

（中安信夫「対他緊張―示説例、形成機序、そしてquetiapineの使用経験」『続　統合失調症症候学―精神症候学の復権を求めて』（中安信夫）．星和書店、東京、91-130ページ、2010[10] より許諾を得て転載した図に一部追加：太実線と灰色で網かけした症状が今回追加したもの）

る。筆者らがこの災厄恐怖に「妄想的」という形容句を冠し、それを広く「妄想」と看做すのはそうしたわけがあるからである。

なお、この妄想的災厄恐怖が頻回に訴えられた時期は、先にも述べたようにX年八月～X十四年一〇月のみであって（X十八年四月以降の再燃時には認められず）、この時期には未定性被害妄想（妄想的迫害恐怖）と既定性被害妄想も併せ認められたものながら、その訴えは機会性であって確とした妄想状態を呈したものでなく、それゆえにこの時期は経過上初期から極期への移行段階と判断された。よって筆者らは、この妄想的災厄恐怖という「妄想」が認められるのは、移行段階であるとはいえ、あくまでも初期統合失調症においてであると考えたのである。

3-2．面前他者に関する注察・被害念慮

面前他者に関する注察・被害念慮（suspicion of being observed and commented on by the people around）とは「周囲に人のいる場所において、人から見られている、あるいは人々から自分のことが悪く言われていると感じられるものであるが、被害妄想とは異なってその確信度は半信半疑であり、またその場では強く確信されたとしても、場を離れるとそれが否定されるというように（「今信次否」）、その場限りのものである」と定義されるものであり[11]、数ある初期統合失調症症状のうちで自生記憶想起に次いで二番目に多く、また過半数の患者に認められる体験である[9]（**図2**）。

（1）症例呈示

【症例2】 初診時17歳　女性

〔主訴〕学校に行けない。人の目が気になって行動できない。

〔現病歴〕X―三年、中学三年の二学期から、それまでは毎日登校していたのに、ある日を境にぱたっと学校に

行かなくなった。X―二年四月、公立高校に入学するも一年目も二年目も数日通っただけで、以後は不登校を続けており、現在は三年目の高校一年に在学している。母親はそもそもは中三時のいじめが原因と述べるが、患者本人はそれを否定し、「他人の視線が気になって行動がしばられる。友人のなかでも、また電車など人のなかに入ったときにも」、「友人のなかに入っていけない。顔が強ばってしまう」、「家のなかでも居間に飾ってある祖母の遺影が気になる。見られているみたい」と述べ、「学校で自然に振る舞えないこと、ぎごちない態度になること、表情が強ばり、返事に手間取ってしまうことがつらい」のが不登校の原因であると述べる。また、高校に入学したころより「どちらかと言えば忘れたほうがいいような、いじめまではいかないけれども気になったような、中学校時代の何気ない光景が自然に頭のなかに見えてくる。他人の表情がはっきりとわかるほどではない

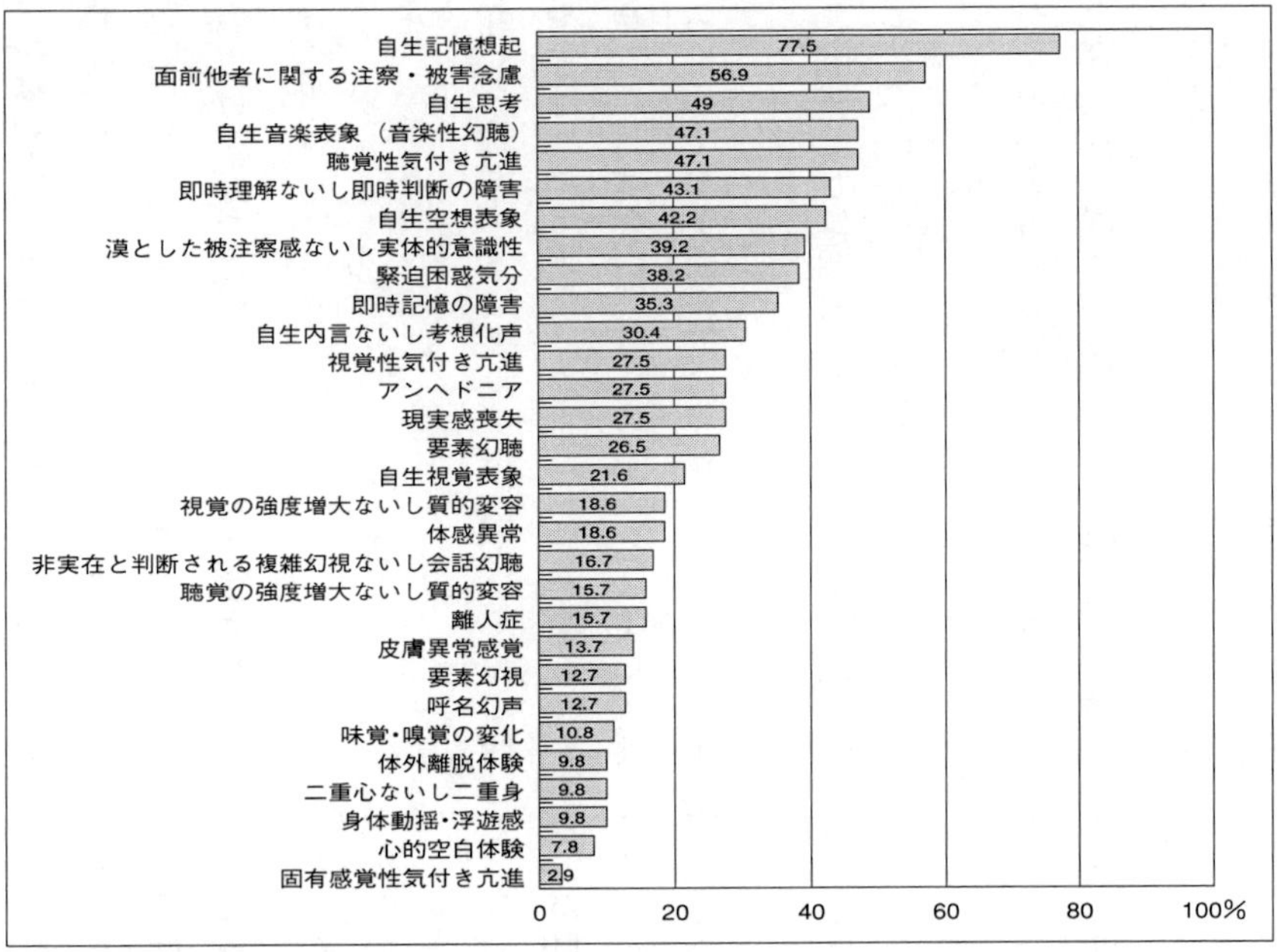

図2　初期統合失調症症状（30種）の出現頻度（n＝102）

（中安信夫、村上靖彦 編『初期分裂病—分裂病の顕在発症予防をめざして』岩崎学術出版社、東京、2004[9]より許諾を得て転載）

が、漠然とそのときの様子が浮かび、声が聞こえはしないが、こんなことを言っていたなぁと思い出される」、「空想で、学校で過ごしている自分や教室のなかの様子が見えてくる。皆が休み時間に話している光景なども」、「夜、横になると耳鳴りがする。ピッという音が断続的にピッ、ピッ、ピッと。そのほかには、たとえばホースを振り回すようヴォワーン、ヴォワーンという音。右だけ、左だけ、左右ともとさまざまで、左右で違う音が聞こえることも」と言う。以上の訴えにてX年四月に初診した。

◎初診時所見ならびに診断

＜初診時所見＞

①表出：母と同伴して来院・入室。母に合わせて軽く会釈をする。長身、色白でいくぶん痩せている。普段着ながら身だしなみは整っており、身ぎれい。やや強ばった、生気に乏しい、いわゆる〝くすみ〟が見てとれる独特の表情であり、動きが少なく、笑顔を見せることはない。自ら話すことはなく、質問に答える形。理解は良好であるが、応答はやや躊躇を見せながらゆっくりと断続的。思路に乱れは認めず。声量は小で、か細い小声。

②体験・行動症状：面前他者に関する注察・被害念慮、それに関連した対人場面での緊張（表情・態度・行動のぎごちなさを伴う）、自生記憶想起、自生空想表象、耳鳴り？（要素性幻聴？）

＜診断＞初期統合失調症

面前他者に関する注察・被害念慮が病像の前景かつ中心を占める症状であり、患者はそれをもっとも苦衷とし、かつ不登校・自宅閉居の原因ともなっている。耳鳴り？はその性状からは要素性幻聴の可能性もあり。全般にはかなげでいわゆる「影が薄い人」。

◎その後の経過

スルピリド一五〇mg／日で治療を開始したが、間もなく耳鳴り？が増強して終日聞こえるようになり、また理由の定かでない不安感（時にはそれは恐怖感と言えるものとなる）が家のなかでも、また外出しても感じられ、夜間一人で寝るのが怖くて母に「一緒に寝てくれ」とも言うようになった。

＜上記の不安・恐怖感についての質疑応答：直接的には現状が続いていくことに対する恐怖感であるが、その背後には緊迫困惑気分が窺われる＞

（不安感や恐怖感って？）特別な原因があるわけではないが、ちょっとしたことがすごく大変なことに思われて、いろいろ考えてしまう。

（ちょっとしたことって？）少し頭が重かったり、耳鳴りがしたり、体の調子が悪いことなどを悪いほうへ悪いほうへと考えてしまう。でもそのときは、そういうことも感じられなくて…すごく気分が落ち込んでしまって、時間が長く続いていくというのが怖い。次の日も、また次の日もずっと終わりがないなって怖くなる。

上記の点で病状増悪と判断してスルピリドを徐々に増量（四カ月後には四〇〇mg／日に）。次第に上記の不安・恐怖感は軽減していき、耳鳴り？はあっても気にならず、また外出時に他人から見られているという思いは変わらないものの、顔の強ばりや態度のぎごちなさはなくなってきたという。それに応じて面接場面でも、表情のくすみがとれ、笑顔も見せるようになっていった。この時点で（X年八月）大検予備校に通うことにして二年あまり在学した高校を中退した。以後、外出時に他人から見られているという思いは持続していたが、以前のように自宅に引きこもることはなくなり、断続的ながら予備校に通いはじめた。X十一年二月、自ら治療を中断した。

本項で取り上げる面前他者に関する注察・被害念慮（現病歴欄の傍線部）について、患者がより詳しく述べた際の質疑応答を以下に掲げる。

(困っていることは？) まわりのことが気になりすぎてしまって、自由に行動できない感じ。自由に行動しているようでもあり、していないようでもある。

(まわりのことって？) 少しのことでも気になる。友達と話したときのちょっとしたこととか、まわりの人が話しているのとか。

(話している場面を見て、どう思うの？) そんなことはないと半分ではわかっているけど、自分のことを話しているのではないかと思ってしまう。

(自分のことっていうのは悪口みたいな、陰口というか？) はい。

(学校の生徒に限られるの？) クラスの人とか、他のクラスの人とかにかぎらず、まわりの人はみんなっていうか。

(そうすると学校以外の見ず知らずの人にも？) あります。視線が少し気になったり。親しくなった友人にはないんですが。

(見られる？) そうではないんだと頭ではわかっているんですけど。

(見ず知らずの人にも？) はい。

(学校に行っていないことを言っているとか？) それは関係ないと思います。

(自由に行動できないっていうのは？) 特別に意識せずに生活していても……自然にしていても意識してしまう。自然に振る舞おうとするんですけど、気にしてしまってうまくいかない。

(家のなかでは？) 家のなかでは特別にないと思っている。

(外へ行くのは怖い？) すごく怖いという気持ちを持っているわけではないが、ごく普通に出ることはできない。抵抗を感じる。

(2) 面前他者に関する注察・被害念慮の体験特性、形成機序、およびその「妄想性」

本症状は、先の定義でも述べたように初期統合失調症患者の過半から頻繁に訴えられるものであり、したがって上記した本症例の訴えも引用しつつ、まずはその体験特性を概括しておく。三つの特性があるが、その一は、本症例が「まわりのこと」、「まわりの人」と述べているように、この体験はもっぱら他人が患者の傍らにいるという状況下においてのみ発現するという〈面前性〉である（「面前性」とはいっても、文字どおりの意味で顔の前、すなわち近辺に限らず、やや遠方であっても他人の姿が見える、他人の声が聞こえるという状況をも含むものである）。その二は、その体験内容は他者がある意図を持って「見ている」、「悪く言っている」というように他者を主語として能動態で語られることは少なく、他者に「見られている」、「悪く言われている」と多くは受動態で表現される〈被注察・被害性〉である。その三は、本症例が傍点のごとく「そんなことはないと半分ではわかっているけど」と述べているように、その体験に対する確信度は半信半疑という〈念慮性〉である。ただし、「半信半疑」とはいっても、別の傍点部「そうではないんだと頭ではわかっているんですけど」にあるように、「頭」すなわち知的理解においては「見られている」、「悪く言われている」という思いは否定されるものの、心では、すなわち実感的には肯定されるという類いのもの、すなわちそれは頭と心の、ないしは知的理解と実感との乖離であり、さらに言うならば本症例では確とした文言は聞けなかったものの（多くの症例では語られるが）、そうした場に直面しているときには肯定され、その場を離れると「見ず知らずの人だから自分のことを知っているわけはなく、そんなことってあるはずがない」とかのように否定されるという、〝今信じて、次には否定する〟、言うならば「今信次否」というものである。

次にその形成機序であるが、先にも示した**図1**の矢印に沿って簡略に説明しておこう。対他緊張に潜在する他

↓自の攻撃性、すなわち被害性の顕在化の一つが未定性被害妄想（妄想的迫害恐怖）であることは前項の妄想的災厄恐怖の形成機序で論じたところであるが、他の一つが矢印で示すように漠とした被注察感である。この漠とした被注察感とは「周囲に誰もいない状況で『誰（何）かに見られている』と感じられる体験である。『見られている』という感じは明瞭、確実であるが、患者は『実際に誰かが見ている』とは考えていない。見ている存在に関しては、その方向や距離も十分に定めきれず、またそれが人間であるか否かもわからない」と定義されるものであるが、この体験は周囲に他者がいる状況においては見ている存在は容易に周囲の他者へと定位されることになり、ここに体験として析出してくるものが本項で論じている面前他者に関する注察・被害念慮なのである。

本項の最後に面前他者に関する注察・被害念慮の「妄想性」を論じるが、先に体験特性の三として確信度は「半信半疑」と述べ、それにしたがって念慮と名づけていながら、なにゆえにいま改めてそれを「妄想」と筆者らはよぶのか。それは先に、「半信半疑」とはいえ知的理解と実感との乖離であって、つまるところ「今信次否」であると述べたことに関係しているが、この場合の「今信次否」とは今、すなわち他者に面前している状況では「見られている」、「悪く言われている」と実感として確信するのであるが、次、すなわちその場を離れるとそれに対する理性的な批判が生じることをさしたものであり、病識が生じるまでの時間性さえ問わなければ、他者に面前している、まさにその時点ではこれは「妄想」なのである。共著者の関[12]がこの面前他者に関する注察・被害念慮を瞬間妄想とよんだのはまさにそのゆえである。

3-3．加害性反復観念

加害性反復観念（加害性を内容とする自我親和的・妄想様反復観念：recurrent delusion-like ideas of doing harm to others）とは、筆者がそれまで妄想様・自我親和的・奇異な反復観念として述べていたもののうちの一つ（その「奇異な」内容が他者に対する加害をテーマとしたもの）であり、「自分の発言や行為によって『他人が死んだ／

自殺した』、『他人を殺した』という内容の、その不合理性の認識に乏しい観念を繰り返し自己能動的に考え、そのことに苦しみ続けるか、周囲にその否定を求め続ける体験」と定義されるものであり、一見したところ強迫観念に類似したものである(4)。

（1）症例呈示

【症例3】初診時18歳　男性

〔主訴〕頭（脳）が思うように動かせない。実感がわかない。

〔現病歴〕X—七年、中学一年の夏頃より学校に提出物を出す際に、「先生の悪口を書いていないか」と馬鹿馬鹿しいと思いつつも何度も見直すようになった。X—四年、高校生になると「教科書にタバコが挟まっていないか」、「制服のポケットにタバコが入っているのではないか」と何回も確認しないと気がすまないようになり、登校準備に二時間くらいかかるようになった。また、「学校の自分のロッカーや机の上にタバコの灰が落ちているのではないか」と気になったり、タバコを吸っている父のそばに行くと「タバコがポケットに入るかもしれない」と考えてしまい、近づけなくなった。さらに「白い粉を見ると、それが麻薬ではないか」と思えたり、「『早く』、『さやか（妹の名前）』など自分の発した言葉が『麻薬』と言っているように相手に聞こえたのではないか」と不安感に襲われるようになったり、駅のホームに立つと「飛び込んでしまうのではないか」と不安になったりした。患者は、自分は規則を守る性格であり、また周囲からもそう思われているのでそのイメージを壊してはいけないと思っているのに、どうしてこういう馬鹿馬鹿しいことを考えてしまうんだろうと落ち込み、毎日が辛くて死にたいと思うこともあった。またこのころ、勉強をしているときにまわりにある筆箱とかに自然に目がいってしまい肝腎の教科書に目がいかなかったり、物音に過敏になったり、頭のなかにテレビのCMソングが流れてくることが数カ月にわたって出没したりした。

X―二年、高校三年の修学旅行を契機に「こんなにいろいろなことをいちいち確認していたら変人と思われる」と考え、自分自身を制御しようとしはじめた。すると逆に「いままで回転しすぎていた頭がうまく回転しなくなり」、「テレビニュースを見ても本を読んでも、内容が理解できなかったり、理解できても覚えられない。また、覚えていても文を論理的に組み立てられず、他人にうまく説明できない」、「言葉がすぐ出てこない」、「相手の言ったことが即座に理解できない」、「物が覚えられない」、「話そうとしたこととまったく関係のない単語が口から出てくる」と感じるようになった。「以前は脳が勝手に動いていた感じだったのに、最近は頭のなかに石があるような、頭が別のもののように感じるときがある」、「自分の目の前に薄い膜があるようで世界が生き生きと感じられなくもなってきて、可愛がっていた飼い猫が死んでも悲しみの感情が湧いてこなかった」、「脳がピタッと止まって、何かを感じとろうと立ち止まったときに、もう一人の自分というか…もう一人の自分の存在というものに考えを向けることがある。頭のなかにもう一人の自分がいるように感じることがある」という。以上のことから、X―一年七月近医精神科クリニックを初診。強迫性障害との診断の下、フルボキサミン、アルプラゾラムを処方されるも改善せず、X年一月、自ら希望して転院・初診した。

◎初診時所見ならびに診断

〈初診時所見〉

①表出：単身で来院。少し少年の趣を残している、ちょっと可愛げな印象のある青年。身だしなみや礼容は整っている。体はやや斜めに向けているが、顔は上げており、当方へ向けている。面接中、終始微笑を浮かべている。質問自体の理解は悪くはないと思われるが、応答までに少し時間を要することがあり、流暢とはいいがたい。しかし、話のまとまりがないわけではない。声量は中であり、緩急抑揚はあり。

②体験・行動症状：思考不全感（即時理解の障害、即時記憶の障害、思路構成の障害、錯語）、現実感喪失、

体感異常、二重心、視覚性気付き亢進（＊）、聴覚性気付き亢進（＊）、音楽性幻聴（＊）、強迫観念（＊＊）

〈診断〉初期統合失調症

思考不全感が持続的に存在し、それが現在の患者の苦悩の中心を占めている。その他に現実感喪失、体感異常も時折存在しており、内因性若年-無力性不全症候群のトリアスがほぼ揃っているか。加えて時折の二重心もある。＊の陽性初期統合失調症症状は現在はないが一～二年前にはあり、また＊＊の強迫観念も現在はないが中学生のころより高校三年までの期間はかなり強くあったもよう。強迫症状ではじまり、次いで陽性初期統合失調症症状を示し、さらにその消褪とともに内因性若年-無力性不全症候群が前景化してきた初期統合失調症であると診断する。

◎その後の経過

初診以後、各種の抗精神病薬、抗うつ薬、抗不安薬を比較的大量に用いたが、X＋二年八月までは基本的に病像は変わらず、思考不全感が持続的に訴え続けられた（ただし、経過中クエチアピンによると判断された、母親に対する、暴力こそみないが激しい暴言等の攻撃性が認められ、あるいはまた「通りすがりの若い女性が患者に好意を抱き、それが患者と同世代の男性の嫉妬をよび、中傷してくる」という、たぶんに誇大〈被愛〉的色彩のある被害妄想をごく短期間呈したことがある）。

ところが、X＋二年八月以後、本項で主題としている加害性反復観念がこれという思い当たる原因なく急に訴えられはじめ、思考不全感は少なくとも病像の前景からは消褪してしまった。上記の加害性反復観念の内容は、同一のものが数日から一～二週間程度訴えられ、それが次々と変転していくというものであった（なお、以後の経過は省略するが、この加害性反復観念は各種の抗精神病薬に抵抗性を示したものの最終的には九～一二mg／日という少量のアリピプラゾールにて劇的に改善した）。

本症例に認められた加害性反復観念の陳述例を以下に掲げる。

・駅のホームを歩くと、自分が他人を線路に突き落としはしなかったかと気になる。それでホームの中央を歩くようにしているが、あとで駅員に電話して事故はなかったかと尋ねることも頻繁である。

・昨夜、高校の教師と同級生一〇人との飲み会があった。ある女の子が酔い潰れて教師と二人して介抱したが、その際に上着が胸までずり上がってしまった。そのことで、わざとそうしたのではないかと女の子に受け取られたのではないか。はっきりとは覚えていないが、自分が「脱がして」と言ったようで、それを聞いた友人がそう誤解したのではないか。

・自分が何気なくいった言葉がまわりの人に「死ね」って聞こえたのではないか。それで、その人が死んでしまうのではないか。

・自転車で外出した折など、物陰や堀があると人が倒れているのではないかと気になって、そのつど一五分ぐらい自転車を降りて確認する。自分が見過ごしたためにその人が死んでしまったら、自分の責任になる。

・自分は自宅のパソコンを一五分でスクリーンセービングとなるように設定しているが、先日三〇分以上も席を離れていたのにそうなっていなかった。誰かが窓から入ってきて、自分のパソコンをいじり、メールを送ったのに違いない。それで知り合い一〇〇名ぐらいに「自分からメールがいっても、それは自分が送ったのではないから」というメールを送った。以来、トイレ等でパソコンから席を離れるときは、必ず母にパソコンのそばにいてくれるよう頼んでいる。

・数日前に思い出したことであるが、大学一年のときに同学年に〇〇さんという三〇歳過ぎの変わった人がいて、ある日離れた所で友人とその〇〇さんのことを話して笑った。その後、〇〇さんは退学して、今はどうしているか消息不明だが、自分が笑ったのが聞こえていて、それを苦にして自殺したのではないか。

・一年くらい前のことだが、大学の休み時間に三階の外階段で友人と話していて、そのときに自分が手に持っていた小石を放り投げたが、それがだいぶ離れてはいたが道路を歩いていた人に当たって、その人が死んだのではないか。

・（実際にあった銃乱射の事件の後で）銃乱射の夢を昨夜見たが、あの事件は自分が超能力で指示を出したために起きたのではないか。

なお、上記のさまざまな陳述例を通してのほぼ共通したテーマは、自分の発言や行為によって「他人が死んだ／自殺した」、「他人を殺した」というものであり、患者はそうした体験内容そのものに苦しむと同時にその否定を求めて家族や主治医にそのつど、繰り返し執拗に問い質したが、それは辟易とさせるほどのものであった。

（2）加害性反復観念の症候学的特性、およびその「妄想性」

以上の陳述例（おおよそ、奇異さが増していく順に配列）にみられるように、加害性反復観念とは、内容的には自分の発した言葉や行為によって「他人が死んだ／自殺した」、「他人を殺した」というものであって加害性であり、また十分に

表2　強迫観念ならびに自生思考との比較から見た加害性反復観念の体験特性

		強迫観念	加害性反復観念	自生思考
1	体験の感じられ方	自我違和的	自我親和的	自我違和的
		…を考えずにはおられない （強迫的能動性）	…と自分が考える （自己能動性）	…が勝手に出てくる （自生性）
	［営為に対する自己能動感］	あり	あり	なし
2	重症化の方向性	強迫的能動性→自己能動性（強迫病？）	自己能動性→自生性→他者能動性	自生性→第二自己能動性→自己被動性→他者能動性
3	体験による主体の苦痛	体験内容の不合理・無意味性	体験内容そのもの	体験形式の自主性
4	体験による主体の構え	不合理・無意味な体験内容に対して抗争する	苦しみ続けるか、周囲に否定を求め続ける	自生的な体験形式を抑圧しようとするか、もしくは受身的に翻弄される
5	体験の対象	単一・特定のテーマ性（ただし、変遷あり）	単一・特定のテーマ性（ただし、変遷あり）	多岐・不特定の事象
6	出現の時間的様相	断続的に再現	断続的に再現	断続的に新現

（中安信夫「加害性を内容とする自我親和的・妄想様反復観念（略称：加害性反復観念）―統合失調症と強迫神経症の境界領域をめぐって」『最新精神医学』14巻，231-243ページ，2009[4]より許諾を得て一部改変し転載）

は表現されえてはいないが形式的にはそうした観念の生起に対して「…を考えずにはおられない」という強迫的能動性も「…が勝手に出てくる」という自生性もなく、すなわち自我違和的ではなく、あくまでも「…と自分が考える」という自己能動性があり、すなわち自我親和的であって、また実際にそういうことがあり得るはずもないという不合理性の認識は乏しく、いったんその観念に取り憑かれるや苦悩は強く、自らだけでは否定しえず家族や主治医に執拗にその可能性はないかと尋ねてくるなど、ほとんど妄想の域に達している、すなわち妄想様といえるものであった（**表2**）。

さて、ここでその「妄想性」について検討するが、患者はこうした観念を自我親和的に感じており、家族や主治医など周囲の他者にその否定を求め続けるとはいってもそれは確信度のゆらぎからではなく、「他人が死んだ／自殺した」、「他人を殺した」のは自分の発した言葉や行為によるものであるという倫理感に基づく苦しみからのものであり、かつそれは周囲が辟易とするほどに執拗なものであって、そうしたことからは患者はその観念の正当さをほとんど確信している、すなわち判断の誤謬性と訂正不能性があると考えられるのであり、その点でこれは広く「妄想」であると判断されるのであった（それでもなお筆者が先に妄想様と記し、いままた括弧つきで「妄想」とよんだのは、その内容を信じ込んでそれに振り回される通常の妄想患者とは違って、患者がその否定を周囲に求め続けたからである）。

4. おわりに

「訂正不能な判断の誤り」という妄想の概念の再検討を通して、初期統合失調症に認められる妄想的災厄恐怖、面前他者に関する注察・被害念慮、および加害性反復観念の各々についてその「妄想性」を論じ、「初期統合失調症における『妄想』三態」とまとめた。

JCOPY 88002-834

文献

(1) 中安信夫『初期分裂病』星和書店、東京、1990
(2) 中安信夫「自己ならびに家族の災厄をテーマとする妄想的恐怖（略称：妄想的災厄恐怖）について」『臨床精神病理』32巻、49-50ページ、2011
(3) 中安信夫「面前他者に関する注察・被害念慮―初期分裂病に対する誤診の一要因」『精神分裂病―臨床と病理 2』（永田俊彦 編）、人文書院、京都、135-157ページ、1999
(4) 中安信夫「加害性を内容とする自我親和的・妄想様反復観念（略称：加害性反復観念）―統合失調症と強迫神経症の境界領域をめぐって」『最新精神医学』14巻、231-243ページ、2009
(5) 西丸四方『精神医学入門（第23版）』南山堂、東京、1992
(6) 諏訪 望『最新精神医学―精神科臨床の基本（新改訂第35版）』南江堂、東京、1990
(7) 三好功峰、藤縄昭 編『精神医学（第2版）』医学書院、東京、1994
(8) 中安信夫「記述現象学の方法としての「病識欠如」」『精神科治療学』3巻、33-42ページ、1988
(9) 中安信夫、村上靖彦 編『初期分裂病―分裂病の顕在発症予防をめざして』岩崎学術出版社、東京、2004
(10) 中安信夫「対他緊張―示説例、形成機序、そしてquetiapineの使用経験」『続 統合失調症症候学―精神症候学の復権を求めて』星和書店、東京、91-130ページ、2010
(11) 中安信夫「成人精神科臨床の場でアスペルガー症候群の疑いを抱く時―初期統合失調症と対比しつつ」『児童青年精神医学とその近接領域』53巻、248-264ページ、2012
(12) 関由賀子「「妄想知覚」の形成過程についての微視的解析―初期から極期への移行段階にある分裂病の一例を通して」『精神分裂病―臨床と病理 1』（松本雅彦 編）、人文書院、京都、117-141ページ、1998

妄想型統合失調症

国立病院機構東京医療センター 精神科　加藤　華子

1. はじめに

妄想型統合失調症は、二〇歳後半から三〇歳に発症し、その名のとおり幻覚・妄想を前景とする統合失調症の一類型であり、特に体系化された妄想を持つことが特徴である。奇異な行動や情意鈍麻が顕著ではなく、比較的人格レベルが保たれるものとされる。

ここでは、まず妄想型統合失調症にみられる妄想形式と妄想主題の種類について簡単に説明したうえで、次に妄想の経過や主題の変遷について、二つの症例を提示しながら述べたいと思う。

2. 妄想の形式

感情や体験によって導かれたのではなく、ひとりでに発生した真性妄想（一次妄想）は、体験から了解可能な妄想様観念（二次妄想）に比べて、統合失調症に特有とされ、形式的に妄想気分、妄想知覚、妄想着想の三つにわけられる。

妄想気分は周囲に何かが起こりそうな、またはもう起こっているという変容感であり、特定の主題が立ち上がる前の、漠然としているがただならぬ緊迫した雰囲気を伴っている。「周りがいつもと何となく違う」、「何か起こりそうな張りつめた感じ」と訴えられる。このような外界の変容感が急激に生じると、「この世の終わりが来る」との世界没落体験になることがあるが、主題が具体的であると妄想気分に含めるか否かについては議論がある。

妄想着想は、突然誤った観念が浮かび、確信することであり、たとえば、「自分はナポレオンの生まれ変わりである」、「自分は監視されている」などと直感される。次に述べる妄想知覚の二分節性に対して、妄想着想は一分節性であり、何の媒介もなく発生する。

妄想知覚は、外界の現実の知覚に、誤った意味づけをすることである。たとえば、「隣の家に白いタオルが干してあるのは自分を捕まえにくる合図だ」、「通りで犬が吠えたから、自分は今日死ぬ」など、知覚されたことそれ自体はありふれた日常的な事柄であるが、それが重大な意味づけをもって訴えられることが多い。

次に提示する症例1では、このような典型的な妄想形式がみられている。

【症例1】四〇歳女性

同胞三名中第二子。父方に精神科病院に入院している親戚がいる。短大卒業後、銀行の事務職として就職した。非常にやさしく、気遣いのできる性格であった。

二〇歳時、職場の上司にミスを指摘されたことをきっかけに、突然取り乱してトイレにこもり、翌日から「何か恐ろしいことが起こる」と感じて、出社することができなくなった。夜中に寝つけず起きていると、「同居している祖母が死んだに違いない」と直感して、祖母の部屋に行き、眠っている祖母の手を触ると冷たいので、間違いないと確信して号泣することがあった。急性錯乱状態で一カ月入院し、「自分は妊娠している」と訴えて、当初は内服に抵抗したが、薬物療法によりこれらの症状は消失し、復職した。

二四歳時結婚、挙児一名あり。結婚後、夫の田舎で姑と同居し、主婦をしていたが、「よそ者扱いされる」、「お姑さんに嫌われている」などと実母に相談していた。

二六歳時、外出するといつもと雰囲気が違って、皆がよそよそしく、何か事件が起こりそうな張りつめた雰囲気だった。娘を連れて公園に行くと、ぴったり同じタイミングでほかの母親たちがクモの子を散らしたようにいなくなった。近所を歩くと、通りすがりの人が自分の顔をジロジロ見るので、おかしな表情をしているのかと思う。近所の人たちがグルになって、変な噂をたてられている。ある日、自宅の玄関前に空き缶が捨ててあるのを見て、「自分が監視されているに違いない」と思うようになり、家に閉じこもるようになった。

心配した実母に連れられて実家に帰ったところ、「生まれ育った土地で対人恐怖もなくなった」と述べて、症状はいったん消失した。

三四歳時、子供が小学校にあがったころから、「子供が先生に作文の書き方を教えてもらえない」、「子供が学校でいじめられている」と学校に苦情を言うようになった。

三九歳時、下痢、頭痛を訴えて病院を受診。「母が、夜中に自分に麻酔をかけて眠らせている。その間に、食べ物に下剤を盛っている」、「頭や体を殴っている」と訴える。どうしてそう思うのかと問うと、「私の人生のジグソーパズルのピースがはまっていくように、今までの不可解なことの原因がわかってきた」、「ずっと母が黒幕だった」と話す。「子供は一人しか産んでいないと思っていたけれど、双子だった。子供がときどき入れ替わっている」とも話す。

症例1では、病初期に「何か恐ろしいことが起こる」という妄想気分がみられ、その後、「祖母が死んだに違いない」、「自分は妊娠している」など、知覚を媒介しない妄想着想、「空き缶が捨ててあるのを見て、自分が監視されているに違いない」というような妄想知覚が出現している。このように、病初期は主題が未分化な妄想気分の段階から、やがて明瞭な自己関係づけと主題を持つ妄想着想あるいは妄想知覚へと、妄想形式が進展していくと考えられる。

K・シュナイダー（Schneider K）は、妄想知覚に先行する妄想気分を、妄想知覚の準備野とよんだが、「妄想知覚は妄想気分のなかに埋め込まれており、妄想気分から導出不能である。妄想気分が後の妄想知覚と感情的色彩の点で一致する必要もない。妄想気分が不気味なもので、妄想知覚が幸せなもののこともある」と述べて、妄想気分と妄想知覚の調子は一致しない場合もあることを指摘している。また妄想気分の段階を経ずに妄想知覚が生じることや、妄想気分の段階にのみとどまることもありうる。

妄想知覚は、妄想着想とは違って二分節の構造を持っている。すなわち、シュナイダーは「第一節は知覚するものから知覚対象へ、第二節は知覚対象から異常な意味へ」であり、問題は第一節にはなく、第二節すなわち意味づけにあり、「したがって妄想知覚は知覚障害にではなく思考の障害に属する」と述べている。

このことから、シュナイダーは、二分節性の妄想知覚は、一分節性の妄想着想より統合失調症を診断するうえで意義が高いとして、言語幻聴や非影響体験とともに統合失調症の第一級症状とよんだ。

しかし、妄想知覚は、統合失調症のみでみられるものではなく、脳器質性疾患や症状精神病でもみられることがあり、また満田や村上はシュナイダーの第一級症状は典型的な統合失調症よりも、診断が微妙な非定型統合失調症で多くみられることを指摘している。

これに対して、P・マトゥセック（Matussek P）は、シュナイダーによって異常ではないとされた第一節に、すでに知覚レベルの変化があるとする妄想知覚論を展開して、異論を唱えた。マトゥセックは、統合失調症の患者では、病的過程によって、知覚連関の弛緩と、対象に本来備わっている本質属性の先鋭化（相貌化過剰）が生じると述べている。このような知覚変化をもとに患者に独自の意味連関が生じるのであって、シュナイダーの言うように知覚は正常で、意味づけのみが異常とする考え方を批判した。

主体は対象のうちから、自らの心的状態を本質属性の形で選び取る。濱田は、「具合が悪くなるときまって細かいことが気になる、あるところだけがくっきり見える、などと述べる患者は少なくない。妄想の始まりも全体像が見え難くなっている主体が、自ら知覚の感度を一段階高く設定しなおす一種のコーピングと考えることもできる」と述べている。

3. 妄想の主題

妄想はその主題から、被害妄想群、微小妄想群、誇大妄想群、被影響妄想群、の四つに大きく分類できる。以下にそれぞれの妄想について簡単に説明しておく。

被害妄想は、他人から嫌がらせをされている、危害を加えられていると思い込むもので、つきまとわれているという追跡妄想、毒を入れられるという被毒妄想、周囲から監視されているという注察妄想、配偶者が浮気をしているという嫉妬妄想、持ち物を盗まれるという物盗られ妄想などが含まれる。統合失調症ではもっともよくみられる主題であり、症例1でも、「監視されている」、「子供が学校でいじめられている」、「食べ物に下剤を盛っている」、「頭や体を殴っている」などの多彩な被害妄想がみられていた。

微小妄想は、自分の価値がない、能力が低いと思い込むものであり、財産を失ったという貧困妄想、重大な罪を犯したという罪業妄想、重い病気にかかっているという心気妄想、自分の体や臓器、生死を否定する否定妄想などがある。これらの微小妄想群はうつ病においてもっともよくみられる主題である。周囲の何気ない出来事を自分に結びつけ、そのなかに含まれる避難や侮蔑などの本質属性を読み取る形式は妄想知覚にあたる。

誇大妄想は、自分の能力や価値を過大評価し、実際にはない地位や財産があると思い込むものであり、高貴な家柄の生まれであるという血統妄想、有名人や身分の高い人から愛されていると確信する恋愛妄想、世界的な発明をしたという発明妄想、天啓を授かったという啓示妄想などがある。躁病や統合失調症をはじめとする妄想性疾患に多いとされる。後で述べるように、統合失調症では経過が長いものに多くみられる。

被影響妄想は、外部から干渉されている、支配されていると思い込むもので、自我障害によるさせられ体験に含まれる。狐つきや悪魔つきのように何かが乗り移って自分を占領されるという憑依妄想、自分が誰かの生まれ変わりだという生まれ変わり妄想などがある。

4. 妄想の体系化

第二項で述べた妄想着想や妄想知覚などの個々の妄想は、やがてお互いに結びついて一つに統合され、患者自身の内部では論理的に矛盾のない体系が作り上げられる。これを妄想の体系化、あるいは妄想加工とよぶ。症例1では、個々の妄想知覚の段階を経て、やがて「私の人生のジグソーパズルのピースがはまっていくように、今までの不可解なことの原因がわかってきた」、「ずっと母が黒幕だった」と確信するに至っている。

E・C・ラゼーグ（Lasègue EC）は「被害妄想病」の名で「少しずつ曖昧さが消え、ためらいは確かさに変わり、病者は決然とこころを決めるべく妄想の体系を組み立てる」と述べて、妄想が疑いの第一期から確信に満ちた第二期へと、段階的に進行する経過があることを初めて記載している。

さらに、H・S・サリヴァン（Sullivan HS）は、以下のように統合失調症の患者においては、時に妄想が生命保存的な意味を持つことを指摘した。

「分裂病状態には従来から主張されてきた破壊的な面だけでなく、生命保存的な側面もあるのではないか。それは解離した人生体験を寄せ集め、再統合を成し遂げるための手段として、発生段階的に古い思考過程に退行しようとする試みなのである。現在、過去、未来を妄想的に歪曲加工することは、患者にとって願ってもない救いである。信じては疑い、証明したかと思うと反証が出てくるというこころを迷わせ疲れさせる流れとはうって変わり、妄想は堅固で頼りになる」

疑いから確信へ向かう経過には、不確かなものを確かにしたいという患者自身の積極的な意図があり、いわば自己の世界の立て直しのための安定化操作とみることもできる。

G・フーバー（Huber G）とG・グロス（Gross G）は「妄想―分裂病妄想の記述現象学的研究」において、妄想現象には次の三段階があると述べている。

第一段階は、はっきりした自己への関係づけや特定の意味が付与されていない段階であり、妄想気分にあたる。第二段階ははっきりした自己への関係づけを持つが、まだ特定の具体的な意味を持たない段階である。第三段階は自己への関係づけが特定の意味を持って出現する妄想知覚の完成型である。症状は通常第一段階から第二段階を経て第三段階へと進展するが、知覚を媒介しない妄想着想から第三段階への進展もあることを指摘している。また、第二段階から第三段階への形成においては、患者独自の「妄想加工」の力が必要であると述べている。

5. 妄想主題の変化

妄想型統合失調症において、妄想はさまざまな経過をたどる。寛解してはまた繰り返し出現したり、あるものは体系化したり、回復期においては確信から疑念に変わり、消失することもある。症例1では、二〇歳時の初回入院においては短期間で妄想気分や妄想着想は消失しており、二六歳時のエピソードも環境変化によりいったん消退しているが、三四歳時に再燃し、体系化するという経過をたどっている。慢性経過においては、人格水準の低下に伴って主題が変化したり、妄想が断片化したりする。

次に提示する症例2で、慢性経過における妄想主題の変遷について詳しくみてみたいと思う。

【症例2】　五六歳女性

同胞二名中第一子。実父は幼少時に他界し、弟は一〇代で自殺している。実母とは不仲であった。実父の死後、実母は再婚したが、生活は貧しかった。小・中・高校までの成績はいずれも上位。高校卒業後、経理の仕事をしながら、夜間大学を卒業した。

二五歳時、文通で知り合った現夫と結婚、挙児二名あり。明朗活発で几帳面な性格で、趣味の編み物やボランティアに熱心であった。

三四歳時、無線会社でパートをしていたが、「無線でがんじがらめにされる」、「家の前で黒い車がいつも見張っている」、「近所の婦人会の人たちに覗かれる」と訴えるようになった。

三八歳時、学校に対して「娘が犯される」、「担任をかえろ」と言ったり、「夫に殺される」と警察を訪れたりするようになり、入院して薬物療法を受けたところ妄想は消失し、一年後に退院。

四五歳時、「夫に殺される」との妄想が再燃したため再入院となり、二年後に退院。

五二歳時、「自分は宇宙人だ」、「キリストと同じ存在だ」と誇大的な言辞が出現し、再々入院となった。入院後も物盗られ妄想が活発で他患とのトラブルが絶えなかった。

五四歳時より、「瞬間移動するために体重を減らさなければいけない」との理由でいちじるしい偏食となった。「夫が自分のことを殺そうとしている」という強い妄想のため夫との面会を拒否し続けている。誇大妄想も持続しており、「自分は有名作家のゴーストライターをしていて莫大な印税収入がある」、「退院後に娘と暮らすためにマンションを購入してある」と語り、架空の住所に外泊希望を出すこともあった。

五六歳時、「私のパワーが貯まって世界が三次元から四次元になった。夫は過去の時間に生きているので危険ではなくなった」、「私は大工に変身して四次元のマンションを建てたので夫は入ってこられない」と述べて、自宅に外泊を繰り返すようになった。一方で、「私は宇宙人で、使命を帯びてここに入院している」などと述べて、退院を希望することもなくなった。

症例2において、被害妄想における迫害者は、病初期は不特定の組織、近所の人々、学校教師など多彩であったが、それがやがて配偶者というもっとも身近な対象へと統合されている。夫に対する被害妄想は薬物療法にていったんは軽快したようにみえるが、再燃とともに出没を繰り返し、再々入院後からは被害妄想と同時に誇大妄想が権現化してくる。再々入院から数年を経て、院内寛解のような状態になると、もはや被害妄想の切迫感は薄れ、自宅に外泊することも可能となっている。誇大妄想の内容も、「大工に変身して四次元のマンションを建てた」、「使命を帯びた宇宙人」など、空想的な色彩を帯びるようになっている。

保崎は、統合失調症における被害妄想の頻度は七二・三％に上り、ほとんどが発症後二年以内にみられるとしている。それに対して、誇大妄想は経過中一九・八％にみられ、病初期にみられるのはさらにその二六・七％にすぎないとして、長期経過をたどるものほど被害妄想から誇大妄想への進展がみられる傾向があると述べている。

被害妄想から誇大妄想へと主題が変化する理由については、古くから「このように世間から迫害される自分は重要人物に違いない」と患者が考え始めるためだとする説や、被害妄想の前提は高揚した自我感情であり、被害妄想と誇大妄想は最初から表裏一体の関係であるとする説など、さまざまがある。保崎は、その理由が侵襲と生体の相互関係にあるとして、以下のように述べている。

「生体は侵襲を受けて、神経衰弱状態をへて、意識あるいは感情野の変化を来し、異常な震撼状態となり、これに対し生体は不安を中心とした反応を呈するものと考えられる…かような震撼状態における生体は、直ちに再統合の努力をする…このような再統合の努力が、被害妄想を作っていくのではないかと考える。すなわち震撼状態で、おのれを見失って、不安となった生体は、漠然とした状態から、自分を取り戻す努力、自分を他よりはっきりと区別する努力、すなわち自他の対立関係（敵対関係）をはっきりさせることによっておのれを見出すという努力、すなわち被害妄想を作っていくのではあるまいか。…被害妄想をもつことによって、おのれを見出す努力をしていた生体が、段々と力を失いつつ経過して、より低い段階におちてゆく際に、自己を見出す方法として、示されるのが誇大妄想であると考えることはできないだろうか。すなわち、より低い段階では、自己を他より区別する方法として、誇大妄想（背のびをするとも言えよう）の形を示すのではないだろうか…そのことによって生体が、安定、安住を得るのではないかと考える」

すなわち、統合失調症の基底には自我障害があると考えられており、自他の区別があやしくなると、他者を敵対者として立てることで、何とか自己を明瞭化しようとする試みが、初期には被害妄想の形成し、人格水準が一段低くなった慢性期においては誇大妄想の形を示すと考えられる。

さらに、濱田は、被害妄想もいきなり出現するわけではなく、「病気はいきなり妄想をもたらすわけではなく、初期にはまず無力性の人格変化が生じ、妄想はやがてその土壌から芽を出してくる、あるいは反応性に生じてくる」と述べて、病初期にはまず無力性の人格変化が生じ、自責の強い無力妄想の段階を経て、やがて被害妄想へと変化していくことを指摘している。

症例1をふりかえってみると、患者は結婚して田舎に移り住んだことをきっかけに、親戚や近所の人々とうまく付き合うことができず、「よそ者扱いされる」、「お姑さんに嫌われている」などと言って、自分の引け目や落ち度を感じるようになり、これを一番の相談相手であった実母に打ち明けていた。自分の悩みを打ち明けていた母親であったにもかかわらず、それが、最終的には「母がすべての黒幕だった」と語り、特定の迫害者となって明らかになっている。

濱田は、「自分には価値がない、周囲に迷惑ばかりかけているという自責に悩み続けた主体は、『自分の落ち度』を『他人のせい』にすり替える被害妄想を選ぶことで、自身の安定、精神的な保身をはかろうとしている…被害妄想とは、現存在の無力化という耐えがたい不安を、対象のはっきりしたこの世の恐怖にすり替えることで解消する試みとも言える」と述べている。

一見了解不能な妄想を持つ統合失調症の患者に出会ったとき、まず治療者としては、妄想の背後には自責や不安があることを理解し、その苦悩に共感する姿勢が求められるだろう。

参考文献

(1) 濱田秀伯『精神症候学』弘文堂、東京、1994
(2) 濱田秀伯『精神病理学臨床講義』弘文堂、東京、2002
(3) 保崎秀夫「分裂病における被害妄想について―特に誇大妄想との関係において」『精神経誌』62巻、326-338ページ、1959
(4) Huber G, Gross G 著（木村　定、池村義明 訳）『妄想―分裂病妄想の記述現象学的研究』金剛出版、東京、1983
(5) 笠原嘉『妄想論』みすず書房、東京、2010
(6) Lasègue EC「被害妄想について」『精神医学』20巻5号、575-587ページ、1978
(7) Schneider K 著（針間博彦 訳）『新版臨床精神病理学』文光堂、東京、2007
(8) Sullivan HS 著（中井久夫、山口　隆 訳）『現代精神医学の概念』みすず書房、東京、1976

JCOPY 88002-834

非定型精神病

慈雲堂内科病院 精神科　千葉　裕美

非定型精神病は、E・クレペリンが精神病を統合失調症と躁うつ病の二つにわけたところから端を発した。クレペリンは統合失調症を長く患うと、しだいに残遺症状がみられるものとし、躁うつ病は病相を繰り返しても、人格レベルが低下しないものとした。しかし統合失調症症状を挿話的に繰り返すもののなかには、挿話を繰り返しても完全寛解するものがある。また横断面でみると、同時期に感情症状と統合失調症症状が同時にみられるものもある。両者とも統合失調症にも感情病の中核群にも入らない。これらの統合失調症症状の挿話を繰り返しても人格レベルが低下しないもの、あるいは統合失調症症状と感情症状の両者を持つものを非定型精神病という。すなわち非定型精神病とは、感情症状と統合失調症症状が横断的に同じくらいみられるか、あるいは縦断的に両者がみられるものである（図1）。

本邦では、てんかんとの境界も考慮し、意識障害の要素に注目されている点が独特である。本邦の非定型精神病の概念(1、2)は次のようなものである。

①発病はおおむね急性であり、挿話性ないしは周期性の経過をとる。

②病像は統合失調症様の症状を示すが、一般に情動精神運動性障害が支配的で、多くは意識障害を伴う。したがって臨床像としては急性錯乱、昏迷、急性幻覚妄想状態あるいは夢幻様状態などである。幻覚は感覚性が強く、妄想は浮動的、非系統的である。

③予後は一般に良く、人格欠損を残すことは少ない。

④発病に際して誘因が存在することが多い。

⑤病前性格は、感情的疏通性が良く、几帳面、熱中しやすい傾向を示すことが多い。村上は、非定型精神病の病前性格として、易感性、過敏、頑固を挙げた[3]。几帳面、熱中性の執着性気質である。

⑥てんかんとの共通点を有する。物事に執着する傾向があることをてんかん性格との類似ととらえている。脳波異常が多いこともいわれ、メトラゾール賦活の際にも統合失調症や躁うつ病との閾値の間に差異があるとされた。しかし徐波が多く狭義のてんかん性発作波の出現頻度はそれほど高くないとされる[4]。乾は内因性精神病のなかで6Hz spike & wave を認めるものは、一過性で予後良好であったと報告している[5]。さらに意識障害を伴うことが多いこと、経過が一過性であることもてんかんとの共通点とされる。

本邦の非定型精神病と統合失調症との違いは、病前性格が異なること、非定型精神病では、残遺症状を出さない点、多彩な浮動性の病像が急性一過性に現れること、挿話性に現れる点が挙げられる。

非定型精神病は、誘因があって、起こることが多い。それは旅行中の事故、発表、夫の死による単身生活、子供の病気や友達関係などがある。ここでは育児の悩みがきっかけとなり挿話性に再燃した症例を呈示する。

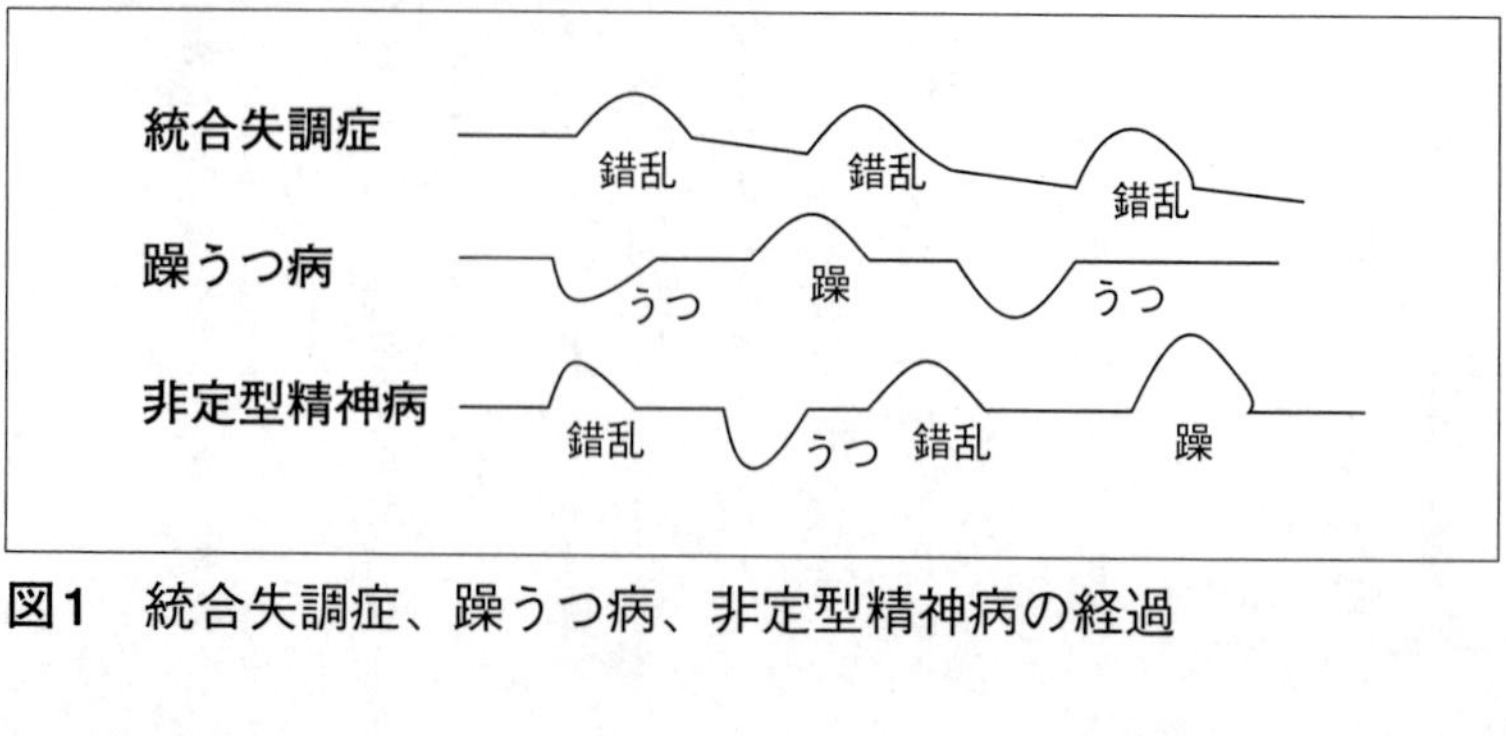

図1　統合失調症、躁うつ病、非定型精神病の経過

非定型精神病の症例、挿話性の経過をとる例

【症例1】主婦五二歳（発症三六歳）

朗らか、勝ち気で几帳面な性格。既往歴、家族歴に特記すべきことはない。短大卒業後、二三歳で結婚、二児の母である。一回目のエピソードは、三六歳のときである。エレキギターの音が気になり、町がおかしく感じられた。自分と関係のある人かなと思うとその人が大きく目に入った。二週間で寛解した。二回目の挿話は三八歳のときの長男の病気やPTAでの対人関係のストレスをきっかけとした錯乱状態である。エレキギターの音、匂いが気になり、混乱した。世のなかがぐるぐる回るように感じた。六週間続いた。三九歳、長男の病気をきっかけとし錯乱状態となった。「誰が味方か直感できる。何気ない行動に意味がある。戦争になりそう。PTAを中心にテレビ、会社がつながってぐるぐるまわって、それが子供に集中してきた」ととりとめなく話した。四三歳のとき、長男の第一志望の大学の不合格をきっかけとし「訳がわからない。誰がいい人で、悪い人か、一族がはまっちゃった」という錯乱状態となった。その後、うつ状態となり六カ月で寛解した。六回目の挿話は四七歳時、父の脳梗塞をきっかけとした一カ月の錯乱状態である。さらに翌年四八歳のとき、父の病状悪化をきっかけとし鳩時計や隣のアパートの音が気になり、その音のイメージどおりに行動した。八回目の挿話は四九歳のときで、甥の大学合格が誘因となり、一カ月半の亜昏迷状態である。「天皇家を教えてください。音どうしがつながっている。ゴムを焼く匂いがする。父の声がする。宇宙人が見えた」ととりとめなく話した。その後、七カ月のうつ状態となった。一〇回目の挿話は五一歳時、次男の病気をきっかけとした多弁な錯乱状態である。「昔のことが思い出されて、涙が止まらない。近所の人がおかしい。自分とつながっている」などととりとめなく話した。一週間で軽快した。寛解期には家事をきちんとこなし、ごく普通の主婦である。

〔考察〕症例1は現在五二歳であるが、三六歳時に妄想気分を伴う錯乱状態で発症し、その後の一六年間に錯乱

状態を六回、うつ状態を二回、亜昏迷状態を一回反復しているのにもかかわらず、挿話性に再燃し、感情病的な病相性の経過をとっている。本症例では錯乱を繰り返しているのにもかかわらず、予後が良好であり、その要因として誘因を伴い急性発症であることが挙げられる。

非定型精神病の概念には二つの意味があり、一つは挿話性の経過をとるという点と感情症状と統合失調症症状の両者がみられることであるが、症例1は挿話性の経過をとる例である。縦断的にみて挿話性の経過をとり、挿話後に人格レベルが保たれる。

症例1は、不安や恐怖感が基盤にあり、意識混濁のなかで知覚が変容する。知覚からさまざまに連想し、異様な怖いものを連想する。とりとめなく連想し、不安感を伴うのが特徴である。非定型精神病の症例のなかには不安が強く興奮状態になるものである。

次に感情症状と統合失調症症状が同時期にみられる例を提示する。

【症例2】主婦七四歳（発症二六歳）

裕福な家庭に育ち、真面目でのめり込みやすい性格であった。高等女学校卒業後、外国大使館に勤務した。二六歳で結婚したが、まもなくうつ状態となり、三〇歳で離婚。三六歳で再婚後、うつ状態が三カ月続いた。三回目のエピソードは四五歳である。一五年間勤めた大使館を退職した後、何でも自分でできると思い、海外旅行に行ったが、帰国後、うつ状態となり、テレビを見て、自分の家が包囲されていると思い、外に出ると家の周りに電線が張りめぐらされていたため、自分の家のことが、全部その筋に伝わっていると思い、自分はスパイと思われていると感じた。テレビが自分のことを話している、監視されている、追跡されているという妄想を生じたが二カ月で寛解した。五〇歳、夫が死亡し、六〇歳時マンションに転居し、一人暮らしを始めた。四回目のエピソードは六一歳である。憂うつとなり、財産を盗まれる、息子に危害が加えられる、話し声が自分のことを言うなどの被害関係妄想が生じ、二カ月間入院した。皆が自分に注目し政治家が自分のことを話題にしているように感じた。テレビのアナウンサーが「息子は死んだ」という情報を流していると落ち着かなくなった。六一歳、一カ月のうつ状態となった。六三歳のとき、自分の顔が変だから見られているという妄想を伴ううつ状態となり、一年三カ月入院した。七回目のエピソードは六五歳、マンションを建築し、転居後、友人がぐるになって自分をはめる、作務衣を着た人が家の周りにいて、自分に関係しているなどの妄想を伴う躁状態である。その五カ月後から、誰かが自分を監視し、自分の行動を変な目で見るという妄想を伴ううつ状態が五カ月続いた。六六歳、息子のアメリカ出張を誘因とし、二カ月の躁状態となった。一〇回目のエピソードは六八歳の躁状態である。地球が破壊されそうに感じ、テレビを見ていると自分にアドバイスする声が聞こえ、そのとおりにすると、テレビが自分に「いいことをあなたがした」と言った。テレビで「危ない」と文字が出てきたら、自分の家が危ないと思い、怖くて寝巻、裸足のまま家を飛び出した。幻想のような感じだった。テレビから「息子が亡くなった」「AIDSにかかった」と伝わってきた。テレビの人や政治家が自分のことを話した。自分が皆に注目されていると思った。不眠、多弁、多動、易刺激的、攻撃的となり、落ち着きなく活動した。誇大的、攻撃的で、「私みたいに強い女はいない。天皇陛下でないと、私を言うとおりにさせられない」と意気軒昂かと思うと「私なんか生まれてこなければよかった」と涙を流していた。挿話中の出来事について記憶の欠損がみられた。

〔考察〕症例2は被害関係妄想などの多彩な症状がみられるが、どれも一過性で体系化せず、寛解期にはごく普通に主婦としてすごしている。感情症状と被害関係妄想が同時にみられ、さらに意識障害を疑わせる健忘を伴っている。

本症例は、自責感が高まると次第に被害的となる。しかし妄想は発展せず体系化しない。早期に妄想は消褪している。妄想の内容に、誘因との関連は認められない。寛解期には統合失調症にみられるような妄想の潜在化はない。エピソードごとに異なった内容の妄想となり、テーマは一貫しない。

この症例は感情症状と統合失調症症状の混合がみられる例である。これには次の二つの場合がある。一つは、横断面での感情症状と統合失調症症状の混合すなわち分裂感情障害に近いもので、もう一つは縦断面で感情症状の挿話と統合失調症症状の挿話がみられるものである（**図2**）。DSMの統合失調感情障害は前者である。J・カサーニン（Kasanin J）は一九三三年に統合失調症と躁うつ病の症状が混合した特徴を持つものを急性統合失調感情精神病（acute schizoaffective psychosis）として記述した[6]。これは有能な青年が環境の変化などのストレスを受けた後、急に躁ないしはうつにて発症し続いて統合失調症の症状を出し、すみやかに完全に治癒する。病前の機能は高く、家族には気分障害の負因があることが多いものである。

非定型精神病の妄想の特徴は、満田のいう浮動性が挙げられる。自分がねらわれている、みはられているなどと言うが、それが長く持続することはほとんどなく、発展して体系化することはない。症例1は「何が善で悪かわからない」などと断片的なことを言うが、まとまった妄想にはならない。症例2は、家の周りを電線が張りめぐらされ、みはられて

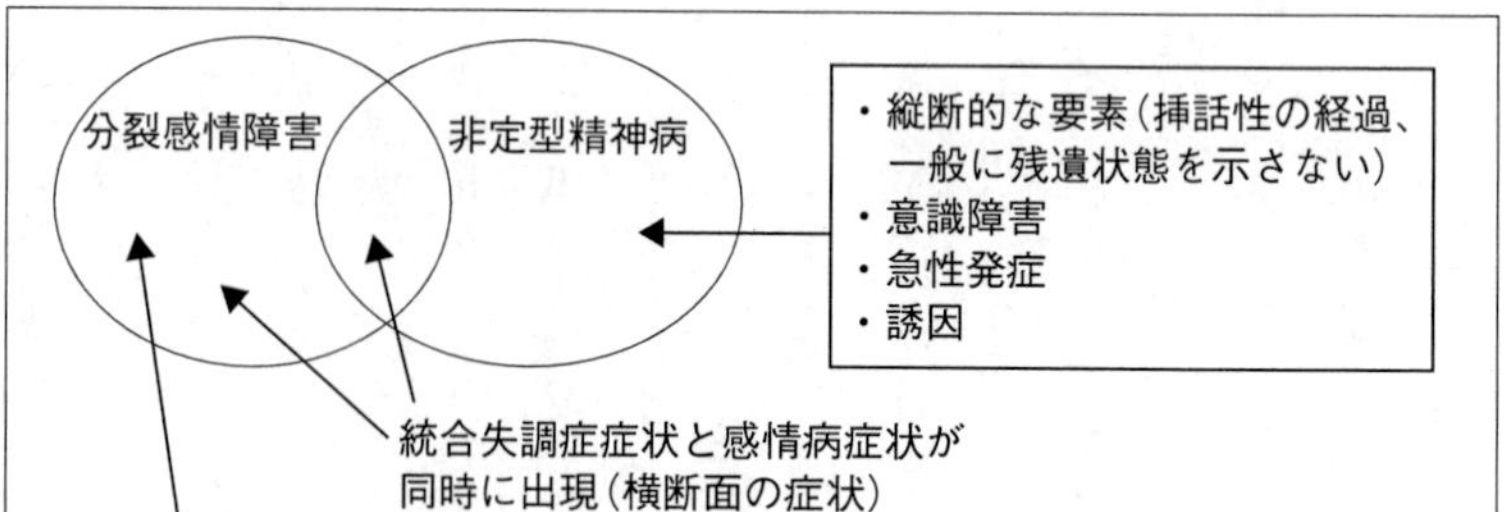

図2　分裂感情障害と非定型精神病の特徴

いるなどと言うが、その期間は短く、すぐ消失した。

非定型精神病にみられる妄想に、宗教的な至福感を伴う妄想がある。宗教的な至福感を伴う妄想は、たとえば「その人の後ろに後光が見えた、神だと思った」などとあらわれる。K・レオンハルト（Leonhard K）は類循環性精神病を多動―無動性運動精神病、興奮―制止性錯乱精神病、不安―恍惚性精神病の三つに分類し、不安―恍惚精神病では、不安の対極として神からの啓示を受けて至福―恍惚状態を呈することがあるとした[7]。この恍惚感を伴う状態は、夢幻様体験型（W・マイヤー・グロス（Mayer-Gross W））[8]、B・パオライコフ（Pauleikhoff B）の挿話性緊張病[9]、K・クライスト（Kleist K）の急性（誇大性）啓示精神病[10]などさまざまな概念のなかで繰り返しとりあげられてきた。小林はこれをエクスタシー体験としてとりあげている[11]。これは不安感、至福感および幸福感という情動体験や知覚過敏、錯覚、幻覚、実体的意識性から知覚の変容などの体験とともに、自分が超越的なものと一体化しているという自我意識の体験が共通してある。彼はこの自我の超越体験を特徴としている。この場合も非定型精神病は体系的な妄想に発展することはない。妄想のテーマに宗教が関与し超越者との同時的な一体感がえられるとしている。困惑、恍惚気分によって非現実的な妄想となる。意識が混濁し、幻視を伴って加工されるのであろう。しかし現代では文化的背景の違いのためか、それほど多くはないとされている[12]。

文　献

（1）満田久敏「精神分裂病の遺伝臨床的研究」『精神経誌』46巻、298-362ページ、1942
（2）鳩谷　龍「非定型精神病」『精神医学』（村上　仁、満田久敏 監修）、医学書院、東京、587-604ページ、19

(3) 村上 仁「変質性精神病に関する一考察」『精神経誌』55巻、22-32ページ、1953

(4) 澤 政一「非定型精神病―成因と病理（身体病理）」『境界例・非定型精神病現代精神医学大系 12』（懸田克躬、大熊輝雄、島薗安雄、他 編）、中山書店、東京、169-184ページ、1981

(5) Inui K, Motomura E, Okushima R, et al. : Electroencephalographic findings in patients with DSM-Ⅳ mood disorder, schizophrenia, and other psychotic disorders. Biol Psychiatry 43 : 69-75, 1998

(6) Kasanin J : The acute schizoaffective psychoses. Psychiatry 90 : 97-125, 1933

(7) Beckmann H, ed : Karl Leonhard Classification of Endogenous Psychoses and Their Differentiated Etiology, 2nd revised and enlarged edition. Springer, Berlin（福田哲雄、岩波 明、林 拓二 監訳『内因性精神病の分類』医学書院、東京、2002）

(8) Mayer-Gross W : Selbstschilderungen Erlebnisform. Springer, Berlin, 1924

(9) Pauleikhoff B : Atypishe Psychosen-Versuch einer Revision der Kraepelinschen Systematik. In : (hrsg), Huber G. Schizophrenie und Zyklothymie. Thieme, Stuttgart, 1969（保崎秀夫、武正建一、浅井昌弘、他 訳『精神分裂病と躁うつ病―臨床経験と問題点』医学書院、東京、1974）

(10) Kleist K : Uber zykloide paranoide und epileptoide Psychosen und uber die Frage der Degenerationspsychosen. Schweiz Arch Neurol Psychiatr 23 : 3-37, 1928（飯田 真、坂口正道 訳『精神医学』19巻、1189-1199ページ、1977、20巻、75-88ページ、1978）

(11) 小林幹穂「非定型精神病に見られるエクスタシー体験」『非定型精神病―治療別症例集』（中山和彦 編）、星和書店、東京、1996

(12) 松本雅彦「不安―恍惚精神病」『新版精神医学事典』（加藤正明、保崎秀夫、笠原 嘉、他 監修）、弘文堂、東京、1993

躁うつ病の妄想

自治医科大学 精神医学教室　小林　聡幸

1. 妄想性うつ病は減っているか

最近、うつ病の妄想を観察する機会が減っている印象がある。妄想を呈した症例を思い返してみると、ことごとく老年期であり、壮年期の患者はほとんど思い浮かばない。うつ病妄想に関しては、およそ四半世紀前の自治医科大学附属病院精神科の入院症例を検討した阿部[1]の研究がある。そこで同じ病棟での最近の動向を調べてみた。

すなわち、自治医科大学附属病院精神科病棟（四一床）に、二〇〇九年一一月〜二〇一〇年一〇月の一年間に入院した気分障碍の患者を入院サマリーをもとに集計してみた。対象はDSM-Ⅳ[2]の気分障碍のカテゴリーに属する症例としたが、大うつ病性障碍の診断基準を満たしても明らかに神経症性のうつ状態と判断される症例は除外した。総数は六六名（男性三二名、女性三四名）で、平均年齢は五四歳であった。そのうち、双極Ⅰ型障碍が一三名、双極Ⅱ型障碍が七名、大うつ病性障碍が四六名であった。

この六六名中、経過のいずれかの時期に妄想を呈した症例（阿部[1]にならって「妄想性うつ病」と称する）は一一名（男性五名、女性六名、平均年齢六五歳）である。亜型の内訳は、双極Ⅰ型障碍が四名、大うつ病性障碍は七名であった。うち二名は調査期間中の入院時ではなく以前の入院時に妄想を呈しており、その年齢は四五歳と六一歳であった。この四五歳の症例を除くと、妄想性うつ病の年齢は五八歳から七六歳に分布している。妄想主題では、貧困主題が五名、心気と貧困が一名、罪責と貧困が一名、心気のみが一名、罪責と被害が一名、残りの二名は被害妄想的な言辞を一過性に呈しただけである。

阿部の研究の対象は一九八四年四月から一九八七年七月までの三年四ヵ月の間に自治医科大学附属病院精神科に入院した、単極性・双極性うつ病の患者のうち、六五歳以上の症例と認知症症状を呈する症例を除外した一〇二名である。右記の最近一年の集計から、六五歳以上を除外すると気分障碍の総数は五〇名、妄想型うつ病は六名であり、一二%である。阿部の研究では、総数一〇二名中、妄想型うつ病は二〇名であり、二〇%なので、この数値からいえば、妄想型うつ病は二〇%から一二%におよそ半減しているということができる。

もちろん、同じ病棟とはいえ、この四半世紀に患者層はじめ諸条件が変化しているので、単純に比較はできない。阿部の研究では三年四ヵ月に一〇二名の入院だったのが、最近では一年間で五〇名であり、これをみるだけでも病棟の回転率が上がっていることがわかる。自治医科大学精神科における一九九四年と二〇〇四年の外来初診患者を比較したデータ(3)があるが、一九九四年から二〇〇四年の一〇年間に患者総数自体がおよそ二・五倍に増加しており、しかも気分障碍圏の症例の比率はおよそ一・九倍に上がっている。これは初診の統計ではあるが、再来も含め、外来の気分障碍患者が増加していることが容易に推測されるのに対して、病床数は変化していないという状況で、妄想を呈するような重症の気分障碍患者が他の医療機関に流れたという可能性を否定することはできない。

また、うつ病治療に関する啓発が進んで、妄想を呈する前に受診し、治療が開始されるようになったという可能性や、この四半世紀のあいだに、うつ病患者は妄想を紡ぎ出すかわりに、自傷行為に及ぶなどその病像が変化したといった可能性も考えられる。職場での過重な労働状況に関連して不安・焦燥優位のうつ病像をとる職場結合性うつ病（加藤）[4]という類型を踏まえ、筆者は、物流も情報もグローバル化し、めまぐるしく変転する現代社会ではうつが熟成されるひまもなく、焦燥や攻撃性として露呈すると解釈してみた[5]。岡崎ら[6]は職場結合性うつ病の患者においては従来からのうつ病の病前性格ではない症例が半数を超えることを見いだした。うつが熟成されなければ、うつ病妄想も生じ得ないであろう。

2. うつ病の基本的事態

しかし、うつ（あるいは躁）から必然的に妄想が生じるかどうかには議論がある。操作的診断基準の隆盛下、躁うつ病が気分障碍や感情障碍の名の下に診断されるようになり、妄想が前景に立つことで気分変動が目立たなくなった症例が、妄想性障碍のカテゴリーに振り分けられている嫌いがないとはいえない。そこで本稿ではE・クレペリン（Kraepelin E）以来の躁うつ病概念を念頭にその妄想について論ずることとする。

DSM-Ⅳ[2]でうつ病の妄想は「気分に一致する」か否かで分類されているが、妄想と気分が一致するとして、阿部[1]によればその関係は、①気分の障碍が一次的にあって妄想がそこから生ずる、②妄想が一次的現象である、③両者ともうつの根本的事態の反映である、の三つが考えられる。

K・ヤスパース（Jaspers K）[7]はうつ病の妄想はその気分から了解できるという点から真正妄想ではなく妄想様観念だとしたが、気分の障碍が一次的という考え方はこうした歴史に負っているといっていい。ところが同様の観点に立っていたK・シュナイダー（Schneider K）は第二次大戦後、妄想が「ある程度まで抑鬱性気分変調から誘導して了解できるが、しかしこの抑鬱性気分変調自体は了解不能であり、心理学的にそれ以上遡ることはできない」[8]という考えに変わっている[9]。妄想には発展しない正常心理の延長線上のうつと、妄想に発展する可能性のある了解不能な気分変調とは違うとも換言できよう。

二つめの考えは、罪責体験を妄想の萌芽とみ、それをうつ病の中核に据える考え方[10]である。確かに、臨床的に判断の難しい病態に遭遇したとき、背景にうつ病があるのではないかと考える指標として罪責感を捉えるのはよくなされてきたことではある。しかしながら、阿部[1]は一九五〇年代のA・フォン・オレッリ（von Orelli A）[11]の罪責妄想の減少の指摘を引きつつ、自身の研究でも罪責妄想の減少傾向に言及している。そして現在われわれも罪責妄想が減少しているのではないかという印象を持つ。上記の一年間の集計でも罪責妄想は多くない。罪責感がうつ病に遍く存在しているというのは単に精神科医の予断なのかも知れない。加藤[12]は罪責主題の結実する悪の象徴系と心気・貧困主題と関連するケガレの象徴系を区分し、人類の文化史を考えたときに、むしろ心気・貧困主題のほうが根底にあるものとみている。

また、病前の人格に偏倚があり、それが妄想に寄与しているという見方もあり得る。主体は対象に同一化する一方で、対象から分離する自由性も保持していると考えられるが、躁うつ病患者では分離の契機を欠いたままでの対象との一方的な結合がみられる[13]。そこで対象を喪失するという事態に陥ると、S・フロイト（Freud S）[14]にいわせるなら、患者は何が失われたのかはっきり認識することができない。「患者は自分が誰を失ったかということは知っていても、その人物における何を失ったのかということは知らない」[14]。フロイトは認知できない喪失から、制止と自尊感情の低下が生ずると論ずるが、失ったものが「何」であるか探求するところから妄想が生ずるともみることができよう。

あるいは宮本[15]は統合失調症は共同世界関連性を、躁うつ病では自己世界関連性を持つとまとめる。躁うつ病患者の思考がもっぱら自己にかかわり、共同世界との関連において吟味されないのであれば（そうした様態をH・クランツ（Kranz H）はうつ病性自閉とよんだ[16]）、それが躁うつ病妄想の成立機序と考えられる。

こうした考えは躁うつ病患者が病前からして特殊な資質を持っているということになるのだが、そこまで言わないにせよ、正常心理でもみられる抑うつと、通常は生じない妄想という布置からして、正常心理より一段深いところにある病理から、抑うつと妄想が生ずると考えるのが整合的ではないだろうか。これが第三の考え方である。

もっとも、うつの基本的事態とは何かについては諸説ある。時間性の障碍がその一つである。そもそもはE・シュトラウス（Strauss E）[17]の術語ではあるが、V・E・F・フォン・ゲープザッテル（von Gebsattel VEF）[18]の有名な「生成制止」（Werdenshemmung）は、絶えず生成を続けるはずの時間が患者の体験においては停止してしまうことである。以下の症例はまさに生成制止を示す。

【症例1】五八歳　女性

二〜三年前から仕事が忙しくプレッシャーを感じていた。X年五月より食欲低下し、一カ月で二〜三kg体重が減少した。六月下旬、精神科病院を受診し、うつ病の診断でパロキセチンを主剤とした治療が開始され、症状は改善し、X十一年八月には治療終結した。しかしその直後より、義母の病気の介護をすることになり、X十二年一月に義母は回復したものの、不眠、意欲低下が出現、治療が再開され、アモキサピン中心の処方がなされた。経過は思わしくなく、薬が増え、五月には「薬のせいでボーッとしている」と夫も治療に不信感を抱くようになり、治療関係が悪化した。六月頃からは「家のなかで下水の臭いがする」というようになった。担当医を交替し、アモキサピン一〇〇mgに加えて、七月からデュロキセチン六〇mgを追加、表情は明るくなったが、不眠などの訴えは変わらず、ミルタザピン一五mgが追加された。同医での治療に不信感を募らせ、八月下旬からは睡眠導入剤以外は服薬しなくなり、九月末に大学病院を初診した。

無表情で、「落ち込んでいるという感じはしない」と述べるが、「時間感覚がなくなって、時間が止まっているみたい。一秒が長い。どうしたらいいかわからない。発狂しそうな感じ」と訴えた。どうしたらいいかわからず、家のなかをそわそわと歩き回り、睡眠導入剤を飲んでも眠った気がせず、食事も出されれば食べるが美味しくない。

薬をきちんと飲むことを約束してもらい、前医からの診療情報を得てから、デュロキセチンを開始し、六〇mgまで増量したところ、二カ月ほどで、睡眠・食欲が回復、表情も自然になった。〈時間がたたない感じはまだあるか〉と訊くと、「五分が長くても、イライラすることはなくなった」と答えた。

「五分が長い」のは日常的にはあり得る感覚だが、「一秒が長い」は日常的な時間感覚を逸脱しており、尋常ならざる事態が生じていることを示唆する。強力とされるデュロキセチンとミルタザピンの併用[19]までなされながら薬効に乏しく、抗うつ薬の服用をやめてしまってから、時間感覚がなく、時間が止まってしまったと述べた症例である。興味深いのは、このとき患者は抑うつ気分を否定し、主観的にはもっぱらこの時間体験の障碍が訴えられ、あたかも抑うつ気分以前の時間障碍が露呈したかのようにみえたことである。

フォン・ゲープザッテルの示す症例[18]は、一秒でも時間がたつのを恐れるという症状を示し、時間が止まるという生成制止に対して、強迫的に対抗しているのだとする。これに対してわれわれの患者は生成制止そのものを訴えているようだ。「取り返しがつかない」「後の祭り」[16]といった言説は、純粋な時間障碍にさらに生活的あるいは生活史的な修飾が加わったもののように思われる。もっとも、われわれの症例では治療中断後にこの時間障碍が生じており、うつの発生機的段階そのものを観察できたといえるわけではないが。

生成制止に陥った患者は「実存の空虚」にあり、まずもって「私」が空虚化する。すなわち「私はできる（Ich kann）」という、時間性に根ざした可能性が閉ざされ、「不能」（Nichtkönnen）となり、自己は疎隔化してしまう[18]。症例1の場合なら、「どうしたらいいかわからない」のである。フロイト[14]は、喪とメランコリーはともに制止を示しながらも、喪ではみられないのが自尊感情の低下であることを指摘している。また、宮本[9]はうつ病の三大妄想のなかで、基本的・中核的なのは貧困妄想、とりわけ貧困主題を含む破滅妄想であるとしているが、破滅の主題は煎じ詰めれば、自分がだめになるということに行き着くわけで、上記の議論とよく呼応する。罪責妄想も心気妄想も、道徳的に、あるいは身体的に自分がだめになると捉えれば破滅妄想の亜型と位置づけることもできよう。

古茶ら[20]はクレペリンがその教科書第5版[21]で独立させた（退行期）メランコリー概念を再評価し、うつ病とは別の類型として呈示する。古茶らの「メランコリー」の基底にあるのは否定的自己価値感情で、うつ病でも気分から了解可能な優格観念や妄想様観念がみられるにしても、いわゆるうつ病三大妄想は原不安の露呈として「メランコリー」に特徴的なものだとする。彼らの議論は、従来、内因性といわれた病態を漠然とした現代のうつ病概念から再び抽出する試みであるという点でわれわれの問題意識と相通ずるところはあるが、類型と断っているとはいえ、うつ病と別の類型として区分してしまうのはいきすぎではないだろうか。

3. うつ性の受け入れと妄想

冒頭で引用した論文で阿部[1]はうつ病の妄想の発現や展開について、「うつ性（Depressivität）の受け入れ」という観点から論じている。うつ性とは、「取り返しのつかない」という事態とほぼ同義と考えてよいだろうと阿部[1]は述べているが、右の議論からすると、時間障碍、生成制止などとみていい。うつという状態が生じたとき、そのうつ性の受け入れの様式に、①そのまま受け入れる、②うつ性の責任を自らに帰す、③他者にうつ性の責任を転ずる、の三通りが考えられる。そして、①は身体症状主体のうつ病となり、②③で「妄想型うつ病」となり、②は自責に由来する被害妄想や微小過失に基づく三大妄想、③では自責を伴わない心気・貧困・被害妄想を生じるとしている。

阿部はさらにこうしたうつ性の受け入れの違い、妄想発生の有無を病前性格に帰す構想を提示する。阿部は躁うつ病の病前性格を、メランコリー性格（テレンバッハのメランコリー親和型のうち弱力性のもの）、執着性格、マニー性格、循環気質、未熟性格の五類型に分類し、妄想を形成しやすいのは執着性格と循環性格であることを指摘している。

また、うつ病妄想の発生機状態を詳細に分析し、妄想型うつ病と非妄想型うつ病の分岐点を指摘している(1)。抑うつ状態が生じたとき「体がなんとなくだるい」「もう働けない」「みなに迷惑をかけてしまう」といった言明は、精神運動制止を反映した自己の精神状態についての正しい言明とみなされる。非妄想型うつ病の場合は、そうしたためになった自己をそのまま受け入れるだけだが、妄想型うつ病の場合はそこから「どこにもない病気にかかった」「自分のせいで一家が破産し、親類のものまで勤めを辞めさせられた」「世界一の罪人だ」などといった妄想を発展させる。それは微小妄想といわれる内容でありながら、過大な訴えられ方がなされ、その過大さが妄想的である。これを阿部は「負の誇大性」と称する。

平均的な症例として、前述の最近の入院例の一人を呈示する。

【症例2】　四五歳　男性

地方都市の三代続く商店の家庭に生まれた。小さいころはいじめっ子であった。東京の大学を卒業し、同業の大手商店での二年間の見習いののち二四歳で家業を継いだ。そのころから、抑うつ感や億劫感が生じ、近医を受診し投薬を受けたところ、一カ月ほどで軽快し、内服は中止した。しかし、その後も、仕事や近所づき合いなどのストレスを機に一カ月弱ほど抑うつを呈することが年に二〜三回あり、時に近医で処方を受けていた。

四五歳、大きな取引が成功裏に終わったが、取引相手に対して非常に気を遣った。そのあと、抑うつ気分、意欲低下、希死念慮が生じ、A病院精神科を受診した。「仕事で取り返しのつかないミスをしてしまった。申し訳ないことをした」「近所であいつはおかしいと言われている」「はめられている」などという妄想が認められた。パロキセチン二〇㎎などで治療開始されるも改善なく入院となった。入院当初は、「この病棟の患者さんのなかにヤクザがいる」といった妄想が持続した。トラゾドン五〇㎎にリスペリドンを併用して、妄想は消褪したが、軽躁状態を呈し、病棟を仕切るような言動が現れた。気分安定薬の投与で改善して退院した。

その後、うつ病相で二回、躁病相で一回の入院歴があるが、妄想の出現はみていない。診断は双極Ⅰ型障碍ということになる。

仕事で何があったのかはよくわからないが、大きな取引を終えていちじるしく気が抜けて「もう働けない」といった気分になったのであろう。しかし仕事で疲弊した自分をただそのままの形で受け入れることはできず、「取り返しのつかないミス」などと負の要因が誇大化する。もっともここではまだ「申し訳ないことをした」という罪責的な感情が伴っている。また、申し訳なく思う自分にはそれでもまだ威厳が伴っているともいえる。「近所であいつはおかしいと言われている」では、そういうだめな自分は負の要因によって近所の注目の的となるというように、やはり負の誇大性が付加され、「はめられている」に至って、悪いのは自分ではなく、外在する加害者がいることになってしまう。

「もう働けない」という言説は患者の主観的体験を反映したもので、一人称特権が成立し、その真偽について他者が云々できるものではないが、「取り返しのつかないミス」「申し訳ないこと」「近所の噂」「はめられている」

といった言明は公共的領域に入り込み、他者が常識的基準に照らして誤っているとか、不適当な発言と判断しうるものとなっているわけである[22]。

加藤[23]は、人間の語りを、自己の主張や復権を企てるパラノイア性語りと、自己の挫折や喪失を嘆き苦悩するメランコリー性語りに大別する。人間の語りにこの二つしかないわけではないが、自己が危機に陥ったとき、ひいては社会が危機に陥ったときに、この二つの系統の語りが出現しやすいと考えていいだろう。というのも、両者は自己のパラノイア性の要素とメランコリー性の要素に起源を持つと考えられる[23]からである。パラノイア性の要素とは、人間が自己のまとまりを得る際に他者の心像を取り入れ、あたかもそれを自己であるかように認知するという自己の成立機序[24]に由来し、メランコリー性の要素とは人間が言語の秩序にはいるときに決定的に何かを失うという、構造的にメランコリーの体制を強いられた存在[25]であることに依拠していると考えられる。

うつ病妄想においてはこの二つの語りが端的にみられる。というのも「不能」に陥った自己という喪失を嘆き、そのような自己の復権を企てるという動きが当然生じてくるからである。

また、阿部[1]は、自責が弱く、病初期に状況反応的に自己関係づけや被害妄想を呈する一群があることを記述している。上記の例も先行する軽い抑うつを度外視すれば、これに当てはまるだろう。こうした症例は、最近はあまり使われなくなった述語だが、抑うつ性パラノイド（depressive paranoids）といわれるものである。こうした症例では自己の復権を企てるパラノイア性語りが初期に顕著に現れるといえる。

いずれにしても妄想の背景にうつ病の基本的な病態があるという見方からして、この妄想には抗うつ薬が効くはずである。筆者の経験では診立てさえ間違わなければ、抗うつ薬療法でおおかた何とかなるという印象を持っている。しかし、最近はオランザピンなど新規抗精神病薬少量を追加されることが多いようだ。新規抗精神病薬の抗妄想作用が有効なのか、抗うつ薬への付加療法としてこれが有効なのかは不明である。

4. 意識野の解体としての妄想

さらにうつ性の受け入れという機制のほかに妄想を促進する因子があると思われる。それはH・エー（Ey H）[26]のいうような意味での意識野の解体である。エーの考え方では躁うつ状態から幻覚妄想状態は一連の意識野の構造解体の階層を示すに過ぎない。

われわれはかつて興味深い症例[27]を経験した。

【症例3】六七歳　女性

一年強、漫然とスルピリドを投与され軽快しなかった患者で、パロキセチンによる治療を開始したところ、毎晩の夢の内容が連続している悪夢を見るようになった。まずはじめの数日は、「山のなかに捨てに行くから早く帽子を被りなさい」と言われ、山で火あぶりにされ、燃えている自分をもう一人の自分が見ており、煙になった自分が上空に登っていくというものである。最後は「死ねてよかったな」と思うのだが、怖い夢であり、その恐怖は日中も続いていた。次の数日間の一連の夢は、怪しげな宗教団体員が勧誘に来て、長男が入信してしまい、自分は入信しないので、「追いかけろ」「殺せ」と納屋のようなところに追いつめられ、宗教団体員が長男に患者を「殺せ」と命令する、というものであった。夢の内容が一段落するあたりで、「××さんが宗教の悪い人を連れてきた」などと言いだし、喪服を着て「もとの職場へ帰るんだ」と徘徊し、交番に助けを求めて警察官に保護された。その後一睡もせず、「食事に毒を盛られる」といって、拒食し、入院となった。

時間経過としてパロキセチンの副作用で悪夢を見たと推測されるのだが、うつ病自体の病態や、加齢の影響などが複合的に関与していたと考えられる。悪夢のなかの恐怖が日中の生活に侵入し、さらには悪夢の内容に沿って実際の行動をとってしまった。夢の内容について患者ははっきりと罪責的な意味づけはしていないが、山に捨てられ火刑にされるというテーマからは罪責主題が透けてみえる。次の「追いかけられる夢」も、実際、宗教団体の勧誘を断り、そのことを気にしていたという生活史上の事実を踏まえると、罪責的なニュアンスがあり、抑うつの標章といえる。しかしこの体験はかなり情景性を持ったものであって、エーの用語でいえば朦朧-夢幻状態[26]にまで達していたとみることができ、うつ病の典型的な病態を逸脱する。

そもそも夢とは常に、覚醒した時点から振り返って、睡眠中に「見た」という形で過去形として体験される。症例3は確かに睡眠中に夢を見ているのであって、覚醒時に夢を見ているわけではないが、毎晩連続する夢とは、過去形で語られるべき夢が覚醒時を架橋して現在時制のものとなってしまっているというべきだろう。

クレペリン[28]の時代より、うつ病が時として錯乱性ないしせん妄性の要素を持つことが知られていたが、薬剤の影響ではなくとも、内因の何らかの変動で、意識野の構造解体が進めば、妄想は出現しやすくなると考えられる。端的にいえば、そうした病態の一つが、非定型精神病であり、混合状態もまたそうであろう。また、うつ病の妄想が老年期に多いとすれば、加齢性の脳の器質的変化や認知症の病態の混入が意識野の構造解体傾向を促進していると推測でき、うつ病-認知症移行領域[29]の問題圏となる。

同様の指摘は躁病にもできるのであって、宮本[15]は統合失調症の「妄想構築」に比して、躁うつ病では平坦な「妄想画面」の域を出ないと述べているが、さらに躁病の妄想に限っていえば、より断片的な「妄想画像」というところだろうか。ありきたりの躁病の症例を呈示する。これも老年期である。

【症例4】六五歳　男性

温泉旅館の社長で精力的に仕事をしてきた人で、著患を認めなかった。六五歳になって社長職を息子に譲ったが、その年の暮れ、実弟の死去、糖尿病、関節リウマチの指摘など出来事が重なった。さらに父の法事を控えて、翌年一月下旬頃から、昔のことを延々と話したりつじつまの合わないことを言うようになったとのことで、糖尿病の治療をしていた内科医院から総合病院神経内科に紹介となった。不眠、多弁を認め、父の法事にアメリカ大統領が来るとか、娘が韓国に嫁いでいるのだが、韓国の姻族がチャーター機で来るなどと言う。仕事場では次々にいろんなアイディアを思いついては、韓国語に訳せとか、商工会議所へ持って行けなどと指示するが、内容は下らないことばかりで、指示に従わないと怒るが、放っておくと忘れてしまう。神経内科初診までの経過は約二週間である。

脳器質性疾患が疑われ、神経内科に入院し精査されたが異常なく、精神科にコンサルトとなった。精神科医の診察においては、いかに旅館業を苦労してやってきたか、それがいかに多忙を極めたかといった話をし、従業員を杖で叩いて仕事させてきたなどと自慢げに語る。また、自分は一晩も入院していれば十分だなどと言う傍ら、こんなきれいな病院で、看護婦さんもきれいで一生いてもいいなどと機嫌がいい。躁病の診断でハロペリドール三mg、バルプロ酸八〇〇mgの処方と、仕事を完全に息子に任せることで、状態は改善した。

妄想とはいっても、父の法事に大統領が来ると言い張るとか、下らないアイディアをさも良いものと思うとか、確かに高揚した気分が影響していることは確かだが、その気分が体系化された妄想を生み出す原動力にはなっていない。背景には自身の死を示唆する同胞の死や病気の罹患があり、精神分析的観点からすると躁的防衛のメカニズムが働いていることはみやすい。

うつ病の妄想が、十分に論理的推論によって形成されているのではないにしても、一定の論理的展開をしているのに対して、躁病の妄想はむしろ論理的推論の緩みによって生じているという印象は、これが意識野の解体から生じているという所以である。

5. おわりに

診断体系の面でも、実際の臨床でも「びまん化」(30)し、実体のみえづらくなったうつ病の内実を改めて整理し、治療の道筋を再度明らかにするには、うつ病の中核的な病態を画定する作業が必要であろう。そして、双極Ⅱ型障碍の概念によって「びまん化」した躁病との関係の再考も必要なのではないか。そのためには、宮本(9)が述べるように躁うつ病を妄想病として捉え返すことには意義がありそうである。

文　献

（1）阿部隆明「「妄想性うつ病」の精神病理学的検討―うつ病妄想の成立条件―病前性格との関連」『精神経誌』92巻、435-467ページ、1990

（2）American Psychiatric Association : Diagnostic and statistical manual of mental disorders, 4th ed, text revision. American Psychiatric Association, Washington DC, 2000（高橋三郎、大野　裕、染矢俊幸訳『DSM-Ⅳ-TR精神疾患の診断・統計マニュアル』医学書院、東京、2002）

（3）利谷健治、小林聡幸、大澤卓郎、他「統合失調症初診症例は減少しているか?―大学病院・総合病院精神科外来での初診割合の調査」『精神経誌』108巻、694-704ページ、2006

（4）加藤　敏「職場結合性うつ病の病態と治療」『精神療法』32巻、284-294ページ、2006

（5）小林聡幸「うつ病のレジリアンス―内なる回復のリズム」『レジリアンス―現代精神医学の新しいパラダイム』（加

藤 敏、八木剛平 編）、金原出版、東京、93-109ページ、2009
(6) 岡崎 翼、加藤 敏「「職場関連」気分障害患者の臨床特性—非関連群との比較」『精神経誌』113巻、537-553ページ、2011
(7) Jaspers K：Allgemeine Psychopathologie. Verlag von Julius Splinger, Berlin, 1913（西丸四方 訳『精神病理学原論』みすず書房、東京、1971）
(8) Schneider K：Über den Wahn. Georg Thieme Verlag, Stuttgart, 1952（平井静也、鹿子木敏範 訳『今日の精神医学—三つの小論』文光堂、東京、31-72ページ、1957）
(9) 宮本忠雄「躁うつ病者の妄想的ディスクール」『妄想研究とその周辺』弘文堂、東京、239-263ページ、1982
(10) Glatzel J：Endogene Depression. Thieme, Stuttgart, 1982
(11) von Orelli A：Der Wandel des Inhaltes der depressiven Ideen bei der reinen Melancholie. Schweiz Arch f Neurol u Psychiat 73：217-287, 1954
(12) 加藤 敏「うつ病における妄想—悪の意味地平から」『現代精神医学の20年』（宮本忠雄 監修）、星和書店、東京、100-110ページ、1995
(13) 加藤 敏「人間学」『感情障害—基礎と臨床』（笠原 嘉、松下正明、岸本英爾 編）、朝倉書店、東京、163-173ページ、2006
(14) Freud S：Trauer und Melancholie. 1917（伊藤正博 訳「喪とメランコリー」『フロイト全集14』（新宮一成、本間直樹 編）、岩波書店、東京、273-293ページ）
(15) 宮本忠雄「妄想の人間学的構造—二人称の精神病理学からみる」『妄想研究とその周辺』弘文堂、東京、55-76ページ、1982
(16) 木村 敏「いわゆる「鬱病性自閉」をめぐって」『自己・あいだ・時間—現象学的精神病理学』弘文堂、東京、36-59ページ、1981
(17) Strauss E：Das Zeiterlebnis in der endegenen Depression und in der psychopathischen Verstimmung. Mschr f Psych u Neur

68：640–656, 1928

(18) von Gebsattel VEF：Zeitbezogenes Zwangsdenken in der Melancholie. Prolegomena einer medizinischen Anthoropologie. Splinger–Verlag, Berlin, Göttingen, Heiderberg, S1–18, 1954

(19) Meagher D, Hannan N, Leonard M：Duloxetine–mirtazapine combination in depressive illness：The case for Limerick 'rocket fuel'. Ir J Psych Med 23：116–118, 2006

(20) 古茶大樹、古野毅彦「退行期メランコリーについて」『精神経誌』111巻、373–387ページ、2009

(21) Kraepelin E：Psychiatrie：Ein Lehrbuch für Studierende und Ärtzte, 5 Aufl. Verlag von Johann Ambrosius Barth, Leipzig, 1896

(22) 熊崎　努「妄想と一人称特権」『臨床精神病理』29巻、61–71ページ、2008

(23) 加藤　敏『人の絆の病理と再生―臨床哲学の展開』弘文堂、東京、2010

(24) 加藤　敏「ラカン」『臨床心理学大系 16』（小川捷之、福島　章、村瀬孝雄 編）、金子書房、東京、281–305ページ、1990

(25) 加藤　敏「死の欲動と構造的メランコリー」『構造的精神病理学―ハイデガーからラカンへ』弘文堂、東京、245–256ページ、1995

(26) Ey H：La Conscience, 2e éd augmentée. Presse Universitaires de France, 1968（大橋博司 訳『意識 1』みすず書房、東京、1969）

(27) 山内美奈、小林聡幸、加藤　敏「Paroxetine投与後、連日の悪夢にひきつづき夢幻様状態を呈した老年期うつ病」『精神科治療学』21巻、299–305ページ、2006

(28) Kraepelin E：Psychiatrie：Ein Lehrbuch für Studierende und Ärtzte, 8 Aufl. Verlag von Johann Ambrosius Barth, Leipzig, 1909/15

(29) 加藤　敏、小林聡幸「うつ病―認知症移行領域―うつと認知症の症状発現の関連」『精神科治療学』20巻、983–990ページ、2005

(30) 内海　健「存在の耐えがたき空虚―ポスト・メランコリー型の精神病理」『うつ病論の現在』（広瀬徹也、内海　健 編）、星和書店、東京、115–145ページ、2005

JCOPY 88002-834

境界パーソナリティ障害の一過性の反応性妄想形成

慶應義塾大学医学部 精神神経科学教室　白波瀬　丈一郎

1. はじめに―境界パーソナリティ障害における妄想

精神疾患の診断・統計マニュアル（DSM-Ⅳ-TR）[1]には、境界パーソナリティ障害における一過性のストレス関連性の妄想様観念について次のような記述がある。「極端なストレスにさらされているときに、一過性に妄想様観念が起こることがあるが、それらは一般的に、程度や持続期間が不十分で追加診断を下すほどではない。これらのエピソードは、現実のあるいは想像上の見捨てられることへの反応としてしばしば起こる。症状は一過性で数分から数時間持続する。世話をしてくれる人が現実に世話をしてくれる、またはそのように感じたときに、これらの症状は寛解する」

さらに時代を遡り、境界パーソナリティ障害が境界例としてとらえられていたころは、統合失調症との異同が議論され、その特徴として「一過性の小精神病（関係念慮）」[2]、「妄想傾向」[3、4]、「短期間の精神病」[5]などが挙げられた。また、J・G・ガンダーソン（Gunderson JG）[6]は「精神病的退行」として、境界パーソナリティ障害の自我違和的な短期の精神病体験およびその対応について詳述している。こうした議論に共通しているのは、妄想を認知的欠陥に求めるのではなく、その形成に力動的な過程を想定していることである。換言すれば、境界パーソナリティ障害における妄想形成は現実に対する反応であり、それは正常心理の延長線上で理解できると考えられる。

ここでは、精神分析の観点から境界パーソナリティ障害にみられる一過性の反応性妄想形成の精神力動について概説する。まず、その議論の背景となる、妄想に関する精神分析的理解を述べることにしたい。

2. 妄想に対する精神分析的理解

S・フロイト（Freud S）は、一九〇七年「W・イェンゼンの小説『グラディーヴァ』にみられる妄想と夢」[7]において、妄想が夢の仕事と同様に、心的内容の抑圧と妥協形成によって生成されることを指摘している。しかし、彼が本格的に精神病に関する理論的解明を試みたのは、一九一一年の「自伝的に記述されたパラノイア（妄想性痴呆）の精神分析学的解明」[8]においてである。

そのなかでフロイトは、まず自体愛→自己愛→対象愛というリビドーの発達ラインを提示し、そのなかの自己愛段階においては自らを愛情対象とするだけでなく、類似の性器を持つ対象を愛情対象としてリビドーを備給するとした。その意味で、自己愛は同性愛的である。また、このようにして自分自身に備給されていたリビドーは他者に向け備給される道が拓かれ、その後異性に備給されるようになり対象愛段階に至る。ただし、異性愛確立後も自己愛が消失することはなく、それは同性への性欲目標が禁止されて、社会的欲動と表現される新たな用途に向けられることになる。友情、仲間意識、さらには公共感覚および普遍的人間愛などである。

以上のことを前提として、フロイトはパラノイアに関する精神分析的な解明を進める。パラノイアの人々には素因として自己愛段階への固着があり、社会的挫折（上記の文脈では同性愛における挫折といえる）により自己愛段階への退行が生じ、リビドーは対象から撤収され自己に備給されることになる。それに続いて、このリビドーをもう一度対象へ備給しようとする回復の試みが行われる。しかし、それは外的世界の受け入れではなく、内的世界の投影を通して行われる。つまり、パラノイアにおいては「現実を否認し、現実を代替しようとする」[9]

のである。フロイトは「我々が疾患の産物と見なすもの、すなわち妄想形成は、実際には回復の試みであり、再構築なのである」[8]ことを強調している。

迫害妄想を例に挙げると、その成立は「私＝一人の男性が、彼＝他の一人の男性を愛する」という命題に対する反対意見として表すことができる。迫害妄想の場合は次のようである。「私は彼を愛さない―いや私は彼を憎む」という無意識のなかでの反論は、直接意識化されることなく、外界の知覚（外界から与えられた知覚）によって置き換えられる。その結果、「私は彼を憎む」という内的知覚は投影の機制により他の命題―彼は私を憎む（迫害する）、だから私が彼を憎むのは当然だ―に変換されて、意識化されるのである。すなわち、「内界で否定されたものが外界から再び戻ってくる」ことが生じ、妄想が顕在化するのである。

以上のような、妄想に関する精神分析的な解明に取り組んだフロイトだったが、パラノイアの精神分析的な治療可能性については、精神病患者は自己愛段階に退行しており、精神分析療法に必要な転移を展開する能力がないという理由で、否定的な考えを示した。しかし、彼の研究は彼の弟子であるP・フェダーン（Federn P）、K・アブラハム（Abraham K）、そしてS・フェレンツィ（Ferenczi S）に引き継がれ、さらにその弟子であるM・クライン（Klein M）、によって大きな成果を上げることとなる。

3. 境界例に関する議論

当然ながら、境界例とか境界パーソナリティ障害といった診断がはじめから存在したわけではない。まず、精神科の臨床場面において、既存の診断分類には収まりきらない人々がいたのである[10]。臨床の現場ではこうした人々はごく大づかみに「神経症の『仮面』をかぶった精神病」とか「境界例（borderline case）」として知られるようになったが、その一方でその概念はきわめて曖昧なものだった。その結果、境界例を疾患概念として精緻化する取り組みが進み、そこから「境界パーソナリティ障害（以下ＢＰＤ）」という概念が生まれてきた。この精緻化の取り組みは統合失調症との異同に関する議論を中心に進んだ。その議論の発端となったのは、臨床観察だった。一見健康に見える患者の一部に、ロールシャッハテストのように構造化されていない心理テストを施すと、統合失調症類似の原始的思考の存在を示す患者が確認された。また、神経症との診断で精神分析療法を実施したところ、精神病が顕在化する患者群の存在が確認された。フェダーンはこの患者群を「潜伏性精神病」とよび、研究を進めた[11〜13]。この研究の成果として、精神分析療法を開始する際の診断面接の重要性、そして精神病状態が顕在化した際の対処方法が挙げられた。フェダーンは、寝椅子を使用した自由連想法を中止し、抑圧解放型の治療方針を変更し、精神病それ自体に対する薬物療法を提案した。この研究成果は、現在病態水準の低い患者に対する精神療法の基礎になっている。

ロールシャッハテストや潜伏精神病に関する臨床観察に端を発した、境界例の議論は、境界例を統合失調症と同質の精神病理を持つ病態であると主張するものと、境界例の精神病理は統合失調症のそれと近接する部分はあるとしてもそれとは異なると主張するものとに大別できる。前者の代表的な主張が、Ｐ・Ｈ・ホック（Hoch PH）とＰ・ポラティン（Polatin P）による「偽神経症性統合失調症」[2]である。後者のそれは、Ｒ・ナイト（Knight R）による「境界状態」[3]である。ナイトは、境界例の特徴を自我機能の障害という側面から解明した。通常患者は神経症水準の自我の前線部隊で機能することができているが、その実自我の本隊は前線のはるか後方の精神病水準に位置している。そのため、こうした患者に心理的負荷がかかると、自我の前線部隊では対処しきれなくなり、自我の本隊まで一気に前線を下げることを余儀なくされるのである。この理解は、まさに境界例が一過性に呈する精神病状態を説明するものであるとともに、境界例に対する心理的接近の可能性を示唆するものだった。すなわち、境界例の患者の精神療法においては、患者の自我機能を強化し、彼らが新たな適応方法を獲得できることを治療目標として彼らを支援するという、治療の方向性が明確化された。

4. 英国精神分析学派における議論

クラインは、パラノイアや統合失調症の固着点に対して「妄想分裂ポジション」[14]という概念を提唱した。この概念は、その後彼女の弟子たちによって、統合失調症の研究だけでなく、精神病人格や重症パーソナリティの研究にも応用された。その代表的な精神分析家の一人がW・R・ビオン（Bion WR）である。

クラインによれば、妄想分裂ポジション自体はすべての人の心に認められるものであり、特有の対象関係（部分対象関係）、防衛機制（スプリッティングや投影同一視を中心とした原始的な防衛機制）、そして不安と情動（迫害不安）によって構成されている。このポジションの活動が過剰な場合は、パラノイアや統合失調症の発症に関係してくる。さらに、その治療においては、この対象関係が転移として展開するため、それを解釈することが治療上有効である。

部分対象関係とは、出生直後から生後四～六カ月の乳児と母親との間で成立する対象関係である。この時期の乳児は母親を全体的な対象として認識することはできない。すなわち、自分に満足を与えてくれる母親像を「良い対象」、自分に欲求不満をもたらす母親像を「悪い対象」というように二つの別の対象がいると認識するのである。この部分対象関係は、母親との関係において欲求不満を体験した際に発生する攻撃や怒りが良い対象に向き、良い対象を破壊するのを防ぐ機能を果たしていると考えられる。

乳児の心のなかで、この良い対象と悪い対象とが統合され、母親像を一つの全体対象として体験できるようになるには、自らの攻撃性によって良い対象を破壊することはないという体験を乳児が獲得する必要がある。この獲得過程を解明したのがビオンである。彼はそれを「コンテイナー／コンテインド」[15]として概念化した。欲求不満により攻撃と怒りを覚えた乳児はそれらを保持することができないため、自らの自己からその攻撃と怒りに満ちた部分を切り離して母親に投げ入れることで、それらを処理する。このとき、母親は乳児から投げ入れられた乳児の自己部分（コンテインド）を引き受ける容器（コンテイナー）となり、さらにその自己部分の意味を理解する機能を果たす。この意味を理解する機能をビオンは夢想（reverie）とよんだが、この夢想により乳児が理解できる（保持できる）状態になった自己部分を母親は再び乳児に返していく。この一連の相互交流を通して、乳児は徐々に欲求不満を自らのなかに抱えておけるようになる。このことを空腹という欲求不満を例に挙げて説明すると次のようになる。いまだ空腹という概念を持たない乳児は、それを身体的な不快感（これは攻撃と怒りという言葉で表現できる）としてしか体験できない。この不快感は火がついたように泣くという行動で表現され、母親の心のなかに投げ入れられる。その結果、母親のなかにひどく落ち着かない感覚、たとえば赤ちゃんに大変なことが起きたのではないかという不安が生じる。このとき、母親がこの不安に圧倒されることなく、乳児の体験を理解しようと努力することによって、母親のなかに「赤ちゃんはお腹が減っているのかもしれない」という考えが浮かぶ。母親は乳児を抱き上げ、「お腹が空いたのかしら」といって母乳を与える。授乳により乳児のなかの不快感が消失すると、乳児はそれまで得体の知れなかった不快感に「お腹が空いた」という名前を得るとともに、このお腹が空いたという不快感は対処可能なものであるという安心感を獲得する。さらに、こうした体験が積み重なることにより、やがて乳児は空腹をもたらしているのが、誰あろう、自分に母乳を与えてくれる母親にほかならないということも体験できるようになる。この体験が可能になることこそ、全体対象関係の獲得にほかならない。

部分対象関係において中心的な役割を果たす原始的防衛には、対象を良い対象と悪い対象とにわけるスプリッティングをはじめとして、投影同一視、否認などの防衛機制が含まれる。

欲求不満により攻撃と怒りを覚えた乳児がその攻撃と怒りを処理する際に作動する防衛機制が投影同一視である。乳児は攻撃と怒りに満ちた自己部分を母親に投げ入れ、それを自分のものではなく母親のものとして体験する。そのため、母親は怒りにあふれた迫害的な対象となる。この迫害的な対象に相対したときに乳児が体験するのが迫害的不安である。

否認とは、出来事の意味の一部ないし全体を無意識のうちに拒否する防衛機制で、部分対象関係において一部だけを意識しほかの部分を無視することを可能にする。また、否認は現実の拒否としても作動するが、度合を増すにつれて、その言動は妄想としての色彩を増していくといえる。

5. メンタライゼーション

P・フォナギー（Fonagy P）[16、17]は、以上のビオンを中心とした、境界パーソナリティ障害に関する精神分析的な知見に、J・ボウルビィ（Bowlby J）のアタッチメント理論や、S・バロン・コーエン（Baron-Cohen S）などの認知心理学の知見を加えて、境界パーソナリティ障害は、メンタライゼーションという心的機能の不全にその原因があるとした。メンタライゼーションとは「人が、自分や他者の行為を、個人的な欲望や、ニーズ、感情、信念、理由といった志向的精神状態（intentional mental states）に基づく意味のあるものとして、黙示的かつ明示的に解釈する精神過程」[18]である。G・ガーガリー（Gergely G）[19]は愛着関係において子どもが獲得していく、行動主体としての自らの発達過程を明らかにした。その発達過程において、ガーガリーが志向的姿勢の手前に位置づけた目的論的姿勢は、境界パーソナリティ障害の言動とよく合致するとともに、境界パーソナリティ障害の一過性の反応性妄想形成に関する説明概念としても有用である。目的論的姿勢にある人は、他者の行為の意図を、相手の志向的精神状態からではなく、その行為によって自分が被った影響によって認識する。相手の行動によって自分が嫌な気分になったなら、その嫌だという情緒を根拠として相手は自分を嫌な気持ちにさせようとしていると認識するという具合である。ある母子間のやりとりを例にとって説明する[17]。Aさんは夜中に、一歳の娘の泣き声で目を覚ます。そして、隣で寝ている夫に向かって思わず「あの子ったら、私が仕事に戻ったことが気に入らないのよ。だから、朝一番で会議がある前の夜に限ってああやって私を起こすのよ」と訴える。夫はうんうんとAさんの訴えを聞いてはくれるものの、それ以上の行動を起こそうとはしない。仕方がないので、Aさんがベッドから出て娘のもとに向かう。しかし、娘のベッドにたどり着いたときには、Aさんは夫に愚痴った状態ではなくなっている。Aさんは娘を抱き上げて「どうしたのかな。暑い。それとも、おむつが濡れちゃったかな。怖い夢でも見たかな」と優しく話しかける。

娘の泣き声で目を覚ましたときのAさんは、志向的に相手の行動を理解するのではなく、相手の行動で自分が被った影響から相手の意図を考えている。これは目的論的姿勢であり、歪んだメンタライゼーションが生じている。これに対して、娘を抱き上げたときのAさんは娘には娘なりの理由（精神状態）があるから泣いているのだと考えることができるようになっている。Aさんはメンタライゼーション機能を回復させたといえる。一方、先のビオンの議論を援用すると、娘の側には次のようなことが生じていると理解できる。自らのなかに訳のわからない不快感を認めた娘は泣くという行為によってそれを自分の外側、すなわち母親であるAさんに投げ入れる。このとき、娘にはAさんが、不快感を与える悪い対象となっている。ところが、実際のAさんは娘を抱き上げやさしく話しかけながら、不快感を取り除くために努力する。このやり取りを通して、娘は不快感に対して「暑い」とか「おしめが濡れて気持ち悪い」という名前をつけることができるとともに、Aさんは自分が思ったような悪い対象ではなく、自分を助けようという気持ちを持っている対象であることを知る。この後半部分の体験は、他他者には自分とは異なる他者なりの考えがあるという認識のはじまりとなる。この認識は志向的姿勢を基礎づける重要なものである。

メンタライゼーションに基礎づけられた治療においては、こうしたAさんと娘との間の体験をいかにして境界パーソナリティ障害を持つ患者に提供するかが重要になってくる。それによって、彼らが目的論的姿勢を抜け出し志向的姿勢の安定性を向上させることを目指すのである。

6. メンタライゼーション不全という文脈からみた、境界パーソナリティ障害の妄想

境界パーソナリティ障害を持つBさん（初診時一〇代半ば、女性）の治療過程を素材として、境界パーソナリティ障害の妄想について述べることにする。それは、境界パーソナリティ障害の妄想はメンタライゼーション不全という文脈で理解可能であり、加えて、メンタライゼーション能力を向上させる治療的介入によりその妄想は修正可能であることを示している。

不安定になったから入院させてほしいと言うBさんに対して、主治医が必要なのはどうして不安定になっているのかを理解することであって、入院したからといってそれは良くなるものではないといくら説明しても、Bさんは一切聞き入れず執拗に入院を要求する。主治医が根負けして、入院の手続きをとるとBさんは自分のつらさがわかってもらえたと安心する。しかし、入院すると今度は入院生活の不自由さに耐えられなくなり、外泊や退院を要求しはじめる。主治医がせっかく入院したのだから、腰を据えて治療しようと提案すると、Bさんは病棟中に響き渡る声で「何でそんな意地悪するのよ」といって叫び出す。その瞬間のBさんには主治医は、Bさんを閉じ込める悪い対象になっている。説得や修正は不可能で、結局外泊か退院の手続きをとるしかBさんをなだめる方法はない。このときのBさんは、まさに一過性の反応性妄想状態であるといえる。

こうした数日から一週間程度の入院治療は何十回も繰り返されたが、治療が一〇年ほど経過した外来で次のよ

うなやり取りが認められた。

朝から続いた主治医の外来診療もようやく終わりに近づいた夕方、Bさんは診察室に入ってくる。Bさんはひどく怯えた表情をしており、診察椅子には腰掛けようとせず、入口近くの診察ベッドに腰掛ける。主治医が声をかけると、Bさんは大きな声で「やだーっ。何でそんな意地悪するのよ」と叫ぶ。思わず主治医のなかで非メンタライジングな思考が賦活され《疲れているんだから、勘弁してよ》という思いが浮かびうんざりする。それでも《この状況で何ができるか》を考え続ける主治医は自分自身が腹を立てていて、なぜBさんが怯えているのかを考えていなかったことに気づく。その探索を糸口として主治医は自分自身の情緒を利用して「私は怒っているかな」とBさんに尋ねてみる。Bさんは「だって、怒っているじゃない」と応じる。このとき、主治医は自らの情緒やBさんの情緒に対するメンタライゼーション機能を回復しているため、少し大げさに不思議がって「私は自分では怒ってないつもりなんだけど。いつ、私が怒っているってわかった」と問う。Bさんは即座に「診察室に入ったらすぐわかった」と答えたものの、次の瞬間少しとまどった表情を浮かべ、改めて「先生が怒っている」という思いを抱くに至った経緯を振り返りはじめる。そして、診察室に入る前から主治医が怒っているとわかっていたということに思い至る。主治医は「それって、不思議なことだよね。一体どうやって、私の顔を見る前から、私が怒っているってわかったんだろう」とさらに問い返す。

主治医は怒っているというのもまたBさんの妄想だった。しかし、入院時のエピソードと違い、Bさんは自分が主治医は怒っているという妄想をいだくに至った経緯を主治医とともに振り返ることができた。その共同作業を通して、Bさんもまたメンタライゼーション機能を回復させ、主治医はこう思っているとBさんが考えていることと、目の前の実際の主治医が思っていることが異なっている可能性について検討することができるようになった。その結果、実際の主治医は怒っておらず、自分の主治医は怒っているという思いは間違っていたという認識に到達した。すなわち、妄想は修正されたのである。

7．おわりに

以上の議論をいささか乱暴にまとめると、部分対象関係を生きる乳児は欲求不満を体験したときに、正常な発達過程として妄想状態になるといえるし、目的論的姿勢が優勢な境界パーソナリティ障害を持つ患者もまた微視的にみるならば投影同一視により頻繁に妄想状態に陥るといえる。と同時に、それらの妄想状態は精神力動的な現象であり、メンタライゼーション機能を持つ他者との交流を通して修正が可能であり、さらにその体験の積み重ねを通して現実検討能力が獲得されていくのである。

文　献

（1）American Psychiatric Association：Diagnostic and Statistic Manual of Mental Disorders, Fourth Edition, Text Revision；DSM-IV-TR. American Psychiatric Publishing, Washington DC, 2000（高橋三郎、大野　裕、染矢俊幸 訳『ＤＳＭ-Ⅳ-ＴＲ 精神疾患の診断・統計マニュアル』医学書院、東京、２００２）
（2）Hoch PH, Polatin P：Pseudoneurotic Forms of Schizophrenia. Psychiatr Q 23：248-276, 1949
（3）Knight R：Borderline States. Bull Menninger Clin 17：1-12, 1953
（4）Kernberg OF：Borderline Personality Organization. J Am Psychoanal Assoc 15：641-685, 1967
（5）Grinker RR, Werble B, Drye R：The Borderline Syndrome：A Behavioral Study of Ego Functions. Basic Books, New York, 1968
（6）Gunderson JG：Borderline Personality Disorder. American Psychiatric Publishing, Washington DC, 1984（松本雅彦、石坂好

樹、金　吉晴 訳『境界パーソナリティ障害―その臨床病理と治療―』岩崎学術出版社、東京、１９８８)
(7) Freud S：Der Wahn und die Träume in W. Jensens “Gradiva”. Imago Publishing, London, 1907（池田紘一 訳「W・イェンゼンの小説『グラディーヴァ』にみられる妄想と夢」『フロイト著作集３』(井村恒郎、小此木啓吾、懸田克躬、他 編)、人文書院、京都、５-８０ページ、１９６９)
(8) Freud S：Psychoanalytische Bemerkungen über einen autobiographisch beschriebenen Fall von Paranoia（Dementia paranoids). Imago Publishing, London, 1911（小此木啓吾 訳「自伝的に記述されたパラノイア（妄想性痴呆）の精神分析学的解明」『フロイト著作集３』(井村恒郎、小此木啓吾、懸田克躬、他 編)、人文書院、京都、２８３-３４７ページ、１９８３)
(9) Freud S：Der Realitätsverlust bei Nurose und Psychose. Imago Publishing, London, 1924（井村恒郎 訳「神経症および精神病における現実の喪失」『フロイト著作集６』(井村恒郎、小此木啓吾、懸田克躬、他 編)、人文書院、京都、３１６-３１９ページ、１９６９)
(10) 白波瀬丈一郎「特別な疾患から普通の疾患へ」『こころの科学154―境界性パーソナリティ障害』(白波瀬丈一郎 編)、日本評論社、東京、１２-１８ページ、２０１０
(11) Federn P：Psychoanalysis of psychoses I：Errors and how to avoid them. Psychiatric Q 17：3-19, 1949
(12) Federn P：Psychoanalysis of psychoses II：Transference. Psychiatric Q 17：246-257, 1949
(13) Federn P：Psychoanalysis of psychoses III：The psychoanalytic process. Psychiatric Q 17：470-487, 1949
(14) Klein M：Notes on some schizoid mechanisms. Int J Psychoanal 27：99-110, 1946（狩野力八郎、渡辺明子、相田信男 訳「分裂機制についての覚書」『メラニー・クライン著作集４』誠信書房、東京、１９８５)
(15) Bion WR：Second Thoughts：Selected Papers on Psycho-Analysis. Heiman, London, 1967
(16) Fonagy P：Thinking about thinking：Some clinical and theoretical considerations in the treatment of a borderline patient. Int J Psychoanal 72：639-656, 1991
(17) Allen JG, Fonagy P：Handbook of Mentalization-based Treatment. John Wiley & Sons, West Sussex, 2006（狩野力八郎 監訳、池田暁史 訳『メンタライゼーション・ハンドブック―MBTの基礎と臨床』岩崎学術出版社、東京、２０１１)

(18) Bateman AW, Fonagy P：Psychotherapy for borderline personality disorder：mentalization-based treatment. Oxford University Press, New York, 2004（狩野力八郎、白波瀬丈一郎 監訳『メンタライゼーションと境界パーソナリティ障害―MBTが拓く精神分析的精神療法の新たな展開―』岩崎学術出版社、東京、２００８）
(19) Gergely G：The development of understanding of self and agency. In：(ed), Goshwami U. Handbook of Childhood Cognitive Development. Blackwell, Oxford, pp26-46, 2001

中毒性精神病

国立精神・神経医療研究センター精神保健研究所　松本　俊彦

1. はじめに

精神病症状を呈する患者に遭遇した際、その症状がアルコールや薬物による影響によるものか否かを検討することは、治療方針の決定にもかかわる重要な作業である。

もちろん、その患者にアルコールや薬物の乱用歴が存在することが明白であれば、鑑別自体はむずかしくはない。しかし、乱用している薬物が法令に抵触するものであった場合、患者は必ずしも正直に告白するとはかぎらず、また、精神病状態が深刻であれば、薬物使用に関する情報収集がままならない場合も少なくない。過去の薬物使用歴が明白であったとしても、精神病症状を薬物の影響とは独立したものとしてとらえ、統合失調症と同様の治療方針を立てたほうが適切な病態もある。いずれにしても、こうした臨機応変の判断に際してよりどころになるのは、精神病症状の症候学的特徴である。

そのような問題意識から、ここでは、中毒性精神病の妄想をとりあげたい。しかし、紙幅には制限がある。そこでここでは、もっとも精神病惹起作用が強力であり、また、わが国の薬物関連障害患者の実に半数以上を占める乱用薬物である[1]という理由から、覚せい剤使用による精神病をとりあげ、その症候学的特徴を論じることとしたい。

2. 覚せい剤精神病に症候学的特徴はあるのか？

P・H・コンネル（Connell PH）[2]がそのアンフェタミン精神病に関する有名なモノグラフのなかで述べているように、覚せい剤精神病の症状は統合失調症と酷似している。多少とも経験を積んだ精神科医であれば誰もが、薬物使用に関する情報がまったくないなかでの誤診を少なくとも一度は経験しているのではなかろうか？

それでも、過去六〇年以上、数多くの覚せい剤精神病と向き合ってきたわが国の精神医学には、覚せい剤精神病と統合失調症との鑑別に関する経験の蓄積がある。たとえば、立津ら[3]は、統合失調症と異なり、覚せい剤精神病患者の場合には、「打てば響くような」当意即妙の接触感があると指摘し、冨山[4]は、統合失調症患者に比べて陰性症状が乏しいことを明らかにしている。また、市川[5]は、統合失調症と鑑別点となる覚せい剤精神病の特徴として、①妄想の内容が生活史、環境、違法な覚せい剤使用に関連したものが多い、②幻視、錯覚が多くみられ、周囲や他人に敏感である、③症状の動揺が激しく、異常体験に出没がみられる、④「シャブボケ（覚せい剤のせいで「頭がおかしくなっている」）」の自覚がある、⑤覚せい剤離脱後七～一〇日で異常体験は消失するが、身体愁訴は持続する、⑥無意味な常同行為がみられる、⑦夜間せん妄など、意識障害を疑わせる例が多い、⑧異常体験からすぐに行動化へと至ってしまう傾向にある、といった具体的なポイントを挙げている。

わが国ほど詳細なものではないが、海外にも同様の知見はいくつか存在する。D・ハリス（Harris D）とS・L・バッキ（Batki SL）[6]は、覚せい剤精神病患者の精神病症状に関する調査から、迫害妄想（一〇〇％）、奇異な妄想（九五％）、幻聴（九五％）、幻視（六八％）、会話している声（五八％）、誇大妄想（五三％）、身体に関連する妄想（三二％）、絶えず注釈を加える幻声（三二％）、幻触（二六％）、幻嗅（二六％）という順に多くにみられることを明らかにし、なかでも覚せい剤精神病に特徴的なのは、「幻視」であると指摘している。また、

S・H・スナイダー（Snyder SH）(7)は、覚せい剤精神病と統合失調症の症候学的比較から、覚せい剤精神病に特徴的な症状は「体感幻覚」であることを明らかにしている。

以上に述べた鑑別ポイントは、いずれも臨床現場できわめて有用なメルクマールとなるであろう。しかし、当然ながら限界もある。そもそも、軽症化が指摘されて久しい、今日の統合失調症患者のなかには、当意即妙の対応ができる者などいくらでも存在する。また、覚せい剤精神病患者といえども、陰性症状と無縁ではない。現に、油井ら(8)は、覚せい剤精神病の幻覚・妄想が消退した後には、数カ月間は無為や感情の平板化を呈することを明らかにしている。市川(5)が列挙する鑑別ポイントにしても、④の「シャブボケという自覚がある」と⑤の「覚せい剤離脱後七～一〇日で異常体験は消失する」という基準に関しては、いくらでも反証を挙げることができる。

海外の実証的研究によって同定された覚せい剤精神病の特徴的症状についても、疑問がないわけではない。幻視については、自身の臨床経験から支持できるが、体感幻覚についてはただちには受け入れがたい気持ちがある。たとえ統計学的解析では判別に役立つ変数として同定されたとしても、少なくとも筆者の経験では、体感幻覚そのものは覚せい剤精神病の症状としては発現頻度が特に高い症状とはいえない（事実、ハリスとバッキ(6)の研究でも、「幻触」の出現率は二六%にとどまっている）。何よりも海外の研究は、覚せい剤としての力価がわが国で乱用されているメタンフェタミンに比べてはるかに弱い、アンフェタミンによる精神病を対象としている(6、7)。なかには、コカイン精神病の症例も含めている研究もある(6)。これでは妥当とはいえない。

筆者は、幻視や体感幻覚といった知覚異常の所見をいくら徹底的に検討しても、最終的には覚せい剤精神病と統合失調症との決定的な鑑別点は見いだせないのではないかと考えている。鑑別にあたって重要なのは、むしろ患者個人の生きざまであり、そうした生きざまの歴史は思考内容の異常に反映されることが多い。

そこで、次節より覚せい剤精神病の特徴的な妄想について検討してみたい。

3. 覚せい剤精神病の妄想～「包囲攻撃状況」～

最初に、典型的な覚せい剤精神病の症例を提示しておこう。

【症例】三二歳　男性

妻は、症例が半年前より、月に二回くらい、誰も何もいっていないのに、「えっ?」と、誰かの声に耳を傾けるようなしぐさをしたり、寝室や居間の窓から外を覗いたり、「このマンションはおかしい。見張られている」といった言動をすることがあるのに気がついた。一度だけだが、「やられる前にやるぞ」と独り言をいいながら、金属バット片手に近所を徘徊したこともあった。しかし大抵は、翌日にはぐったりと疲れ切って長時間の睡眠をとれば回復し、会話も成立するようになり、仕事にも支障はなかったという。

しかし妻によれば、三日間の無断外泊から帰宅して数日経過したころより、症例の様子がこれまでとは比較にならないほど、切迫したものとなったという。症例は、夜、まったく眠ることができなくなり、床に就いてもマンションの外でする些細な物音にも過敏に反応してベッドから飛び起き、ベランダに行って外を確かめてはため息をつく、という行動を、朝方近くまで繰り返すようになったのである。

そしてある深夜、症例は依然として同様の状況にあり、興奮を冷まし、不眠に対処するために焼酎を飲んでいた。何杯か飲み干したころ、症例は、唐突に「もうダメだ」と声をあげたかと思うと、友人に電話をかけた。妻は、症例が受話器に向かって、『ちょっと待て』じゃねえよ、いい加減にしろ」と怒鳴っている声が聞こえたという。その後、電話を切った症例は、台所に置いてある包丁をつかむと、半裸のままマンションの部屋を飛び出してしまった。まもなく近隣住民に通報されて、症例は警察に保護され、措置入院となった。なお、電話を受けた友人の話によれば、症例は、「いきなり、『手下を何人も使って俺を見張らせているのを知っているんだぞ』などと、身に覚えのない言いがかりをつけてきた」という。

入院治療によって精神病症状から軽快した後、症例は、入院前の状態について次のように振り返った。「あのとき、『死んでみろ』とか、『殺してやる』とか、『おまえの女房を犯した後に殺すからな』とか聞こえてきた。そのときは幻聴なのか、そうではないのか区別がつかなかった。自分の友人が裏でヤクザ組織とつながっていて、示し合わせて自分のマンションを包囲し、自分や妻を追い込もうとしている気がして、妻を守らなければと必死だった……」

措置入院になった時点では、この症例の覚せい剤使用歴に関する情報はまったくなく、尿検査でも覚せい剤反応はみられなかった。しかし後日、本人自身から、数年前より妻に隠れて覚せい剤を使用していたこと、半年前より使用量、使用頻度が増え、友人やその友人が関係している暴力団から狙われていると思い込んでいたこと、入院の二週間前が覚せい剤の最終使用であったことなどの情報が得られ、診断が確定した。

症例は、覚せい剤使用量・頻度が増える過程で急性中毒性精神病を呈するようになった。当初は、覚せい剤使用中止により二、三日で精神病状態から回復できていたが、そのような状況を繰り返すなかで、おそらくは精神病顕現閾値が低下し、やがて覚せい剤使用間歇期にも精神病状態が持続するようになり、結局、最終使用からすでに二週間を経過しながらも精神病状態が持続していたと考えられる。入院直前のアルコール摂取も精神病状態増悪に促進的に作用した可能性があろう。

この症例には、「自分や自分の家族に危害を加えられる」という迫害妄想が、当初は挿話性に認められるようになり、やがて飲酒を契機としてその妄想は圧倒的な強度をもって症例を襲い、「包丁を手に外へ飛び出す」といった積極的な行動におよんでいる。これは、「包囲攻撃状況」とよばれ、迫害妄想に追跡妄想、被害妄想、関係妄想が連なった特殊な状態である。そもそもはR・ビルツ（Bilz R）[9]によってアルコール幻覚症に特徴的な症状として報告された病態だが、わが国ではむしろ覚せい剤精神病における特徴的な病態として知られている。

福島[10]は、包囲攻撃状況をはじめとする覚せい剤精神病について、進化論的な視点から興味深い考察を行っている。彼によれば、覚せい剤がもたらす覚醒レベルの上昇、知覚的感受性の鋭敏化、活動性、移動性、攻撃性の亢進といったものが、かつての狩猟最終段階にあった人類の復元であるという。すなわち、覚せい剤には、人を、「人類の原型である猿が森のなかに住み、自分は採集に従事し、狩猟される側の立場にあった。したがって、周囲の変化、特に自分を捕食する猛獣たちの接近や襲撃に敏感であることが生存の条件」であった時代と同じ状況へと、「先祖返り」させる作用がある。

しかし、こうした警戒的な態度だけであれば、先に提示した症例のように金属バットを片手に徘徊したり、包丁を片手に外へ飛び出したりすることはなく、むしろ室内で怯えながら息を潜める態度をとるはずである。ところが、覚せい剤精神病を呈する者は、しばしば加害者を攻撃しようとして行動化してしまう。これについて福島[10]は、妄想の「積極態」という概念を提唱している。すなわち、統合失調症の妄想は、「見る」ではなく「見られる」であり、何かを「聴く」のではなく、「話しかけられ、ささやかれる」という受動的な体験であるが、覚せい剤精神病では、覚せい剤による高揚感や誇大感によって自我が拡張した状態にあり、危険な兆候を先回りして能動的にとらえる構えがあるという。このため、同じ迫害妄想を抱いていても、統合失調症患者の場合には、退却という受動的な反応を呈するのに対して、覚せい剤精神病患者の場合には、拡大した自己イメージのせいで、「やられる前にやってやる」という能動的な反応を示しやすい。

このような特徴を持つ覚せい剤精神病における妄想は、当然ながら、さまざまな暴力行動の原因となり得る。事実、わが国の数多くの司法精神医学的研究が、覚せい剤精神病における包囲攻撃状況と暴力犯罪との関係に言及している。たとえば、中田と石井[11]は、覚せい剤精神病における包囲攻撃状況は、まったく無関係な者が突如として殺傷されるという「通り魔的犯行」や、まったく無関係の者の住所に侵入して立てこもるような事件を引き起こしたり、あるいは、自殺目的による放火や逃走目的の無謀運転を呈したりすることも珍しくないと指摘している。この包囲攻撃状況は圧倒的な脅威をもって本人に襲いかかることから、その意味では、市川[5]が指摘したような「シャブボケという自覚がある」という特徴には当てはまらない。

4. 乱用者の生活史的背景が「包囲攻撃状況」に与える影響

覚せい剤精神病の妄想に影響を与えているのは、覚せい剤の薬理作用だけではない。実は、乱用者自身の生活背景も無視できない影響を与えているのである。

坂口ら[12]は、覚せい剤精神病の妄想には、乱用者自身の生活史上の「負い目意識」が反映されていると指摘している。一部の例外を除けば、覚せい剤乱用者は誰でも覚せい剤使用が犯罪にあたる行為であることを認識している。しかも、覚せい剤に耽溺するなかで配偶者や友人、同僚に嘘をつき、時には自らが所属する反社会的集団の仲間さえも裏切るという、後ろめたい過去を持つ者は少なくない。そうした「負い目意識」は、迫害・追跡妄想に独特の修飾（「（警察もしくはヤクザに）追い込みをかけられている」「殺し屋に狙われている」など）をして、包囲攻撃状況を準備する。

さらに、包囲攻撃状況を準備するもう一つの生活史的要因として無視できないのは、覚せい剤乱用者の猜疑詮索癖（乱用者自身の表現を借りれば、「勘ぐり」）である。これは、顕現閾値以下の精神病準備状態として理解されているが[13]、必ずしも覚せい剤の影響だけによるものとはいいきれない。というのも、覚せい剤使用以前から猜疑的な性格であったと語る覚せい剤乱用者は少なくないからである。

彼らが猜疑的な性格を持っている原因は、まさにその生活史のなかにある。覚せい剤乱用者の多くが、幼少期に虐待やネグレクト、あるいは、親との離別、親のアルコール問題といった苛酷な体験をしている[14]。こうした状況に繰り返し曝露されてきた子どもは、自己価値に対する深刻な疑念を植えつけられているとともに、持続的な過覚醒状態を呈している。「また殴られるのではないか？」「親から捨てられるのではないか？」「また、父親は酒を飲んで暴れるのではないか？」といった不安に満ちた状況を生き延びる過程で、彼らは自分の身を守るために否応なしに警戒心の強い、猜疑的な性格を定着させているのである。そんな彼らがあるとき覚せい剤と遭遇する。その薬物は、高揚感によって彼らの低い自己評価を瞬間忘れさせてくれる自己治療効果があるが[15]、反面、過覚醒と猜疑的な構えはいっそう強化されてしまう。

包囲攻撃状況には、猜疑的な性格を基盤とし、精神作用物質に修飾された心因反応と理解することができる側面がある。実際、包囲攻撃状況は、重篤な精神病を呈する覚せい剤乱用者で生じやすいかといえば、必ずしもそうとはかぎらない。それどころか、筆者の臨床経験では、むしろ精神病症状が比較的軽い乱用者においてみられることが多いという印象がある。典型的症例では、猜疑詮索傾向はあるものの、精神病症状を欠く乱用者が、刑務所出所直後という環境変化がいちじるしい状況で、少量の覚せい剤使用やアルコール摂取を契機に、一過性に包囲攻撃状況を呈する、いわばフラッシュバックのかたちをとる。

包囲攻撃状況にかぎらず、覚せい剤精神病にはこうした心因反応的な要素が関与している病態が存在する。福島[10]は、そのような覚せい剤精神病の臨床類型を「不安状況反応型」と名づけ、H・ビンダー（Binder H）の酩酊犯罪の分類[16]における複雑酩酊に相当するものととらえ、通常の精神病状態よりも軽症の病態（「準幻覚」）

として位置づけた。

なお、余談ではあるが、筆者自身は、不安状況反応を準幻覚という「格下の」精神病症状ととらえることには異論がある。この不安状況反応＝準幻覚という考え方はしばしば、刑事責任能力の鑑定において覚せい剤精神病に罹患する被疑者（もしくは被告人）を「心神喪失」としないための理屈として悪用されることがある。強調しておきたいのは、不安状況反応による包囲攻撃状況は、たとえ一過性の現象であったとしても、自我に対して圧倒的な力を持っている場合が少なくない、ということである。その意味では、覚せい剤精神病は、不当に重い刑事責任を課されている可能性がある。

5. 覚せい剤精神病における嫉妬妄想

覚せい剤精神病の妄想には、ほかにも生活史的背景の影響が無視できないものがある。「妻が浮気している」などといった嫉妬妄想である。

嫉妬妄想については、アルコール依存症患者にしばしばみられる症状としてよく知られており、すでに斎藤[17]が、その背景には長年の大量飲酒によってもたらされたインポテンツの存在が無視できないことを指摘している。実は、覚せい剤乱用者にも嫉妬妄想がみられることが多く、その場合にも、アルコール依存症患者と同様の心理社会的背景が影響していると思われる症例が少なくない。

覚せい剤は代表的な「セックス・ドラッグ」である。薬理学的には覚せい剤はむしろ性的能力を低下させるはたらきがあるが、おそらくは覚せい剤がもたらす多幸感や高揚感が主観的な性感を高めるものと考えられる。覚せい剤の影響下での性行為の特徴は、しばしば数日間にわたって無断外泊して性行為に耽溺するというパターンをとり、しばしば倒錯的、逸脱的な様相を呈して、覚せい剤使用もエスカレートしやすい。エリンウッド

(Ellinwood EH Jr)[18]は、精神病顕現の前段階で性的逸脱行動を呈する覚せい剤乱用者が少なくないことを指摘しているが、これはむしろ、セックス・ドラッグとして用いた場合、大量の覚せい剤を短期間で集中的に使用したことの結果と理解すべきであろう。

いずれにしても、大量の覚せい剤使用によって猜疑詮索傾向が高まったところに、ここでもやはり心因反応的要素が加重されるわけである。男性の覚せい剤乱用者では、配偶者以外との性行為においてセックス・ドラッグとして覚せい剤を使う者が多く、したがって、男性乱用者は、配偶者に対して少なくとも二つの裏切り――「隠れて覚せい剤を使っていること」と「ほかの女性と浮気していること」――をしていることとなり、これが罪悪感を生み出すことがある。また、覚せい剤の影響下での性行為を繰り返すうちに、覚せい剤を用いない状態では性行為ができなくなり、配偶者との性的接触が途絶えてしまう。こうした事態は、乱用者に「配偶者が離れて行ってしまうのではないか」という不安を芽吹かせる。

その結果、まったく身勝手きわまりない話であるが、男性の覚せい剤乱用者のなかには、自分は何日間も無断外泊をしてほかの女性と一緒に覚せい剤を使った性行為に耽溺しておきながら、なぜかその間に配偶者に対する嫉妬妄想を発展させている者がいるのである。たとえば、無断外泊から帰宅するなり、配偶者に、「俺が家にいないあいだ、ほかの男を連れ込んだな！」などと怒声を浴びせかけ、配偶者に対する暴力におよぶ。

このような男性覚せい剤乱用者のなかには、覚せい剤を用いて強壮を装い、たえずつま先立ちした生き方をしながら、他方で、実は男性としての自信のなさ、あるいは、配偶者に対する劣等感を抱えている者が多い。彼らは、性行為の際に覚せい剤を用いることで、女性が容易に自分から離れられない状況を作り出し、それによって自己愛を補填し、空想的万能感を維持しようとする。しかし最終的には、皮肉にも「見捨てられ不安」を病的に肥大させる結果となり、それが嫉妬妄想として顕在化するのである。

6. おわりに

覚せい剤精神病は時代の変遷とともにその病像を微妙に変化させてきた。たとえば、一九五〇年代の第一次乱用期、メタンフェタミン純度の低いヒロポンが乱用されていた時期には、覚せい剤関連障害の特徴は、「躁うつ病像がもっとも多く」、「意識障害は認められない」とされていた[3]。しかし、一九七〇年代からはじまった第二次乱用期には、違法化による「覚せい剤乱用者の生活史的負い目」[12]が妄想の内容を修飾し、また、密売組織による純度の高いメタンフェタミンの流通により[19]、主要な病像が「幻覚妄想」へと変化し[20]、「一五%にせん妄などの意識障害が生じる」[21]といった指摘もなされた。

要するに、精神作用物質の純度や法規制という社会の変化は、覚せい剤精神病に確実に影響をおよぼしてきたわけである。ここでは、そのことに加えて、乱用者個人の生活史的背景もまた、覚せい剤精神病の症状に無視できない影響を与えており、その影響は妄想のなかに見出すことができることを指摘した。つまり、中毒性精神病とは、物質、社会、個人との相互作用で生じる、きわめて多次元的な現象なのである。

すでに述べたように、患者の妄想形成の背後にある個人史を丁寧に読み解く作業は、単に統合失調症との鑑別診断に際して有用である。しかし、その作業はただ診断のためのみに必要とされているわけではない。むしろその作業には、患者との関係性の確立に貢献し、それ自体が治療的な効果がある。そして、そのようにして構築された関係性は、精神病状態からの回復後、患者を、精神病の背後に存在するもっとも根本的問題――そう、覚せい剤依存症である――の治療に向き合わせる力となるであろう。

JCOPY 88002-834

文献

(1) 尾崎　茂、和田　清、大槻直美「全国の精神科医療施設における薬物関連精神疾患の実態調査―平成二〇年度厚生労働科学研究費補助金（医薬品・医療機器等レギュラトリーサイエンス総合研究事業）」『薬物乱用・依存等の実態把握と「回復」に向けての対応策に関する研究（研究代表者　和田　清）』研究報告書、87-134ページ、2009

(2) Connell PH：Amphetamine psychosis. Maudsley Monographs No 5. Oxford University Press, New York, pp15-36, 1958

(3) 立津政順、後藤彰夫、藤原　豪『覚醒剤中毒』医学書院、東京、1956

(4) Tomiyama G：Chronic schizophrenia-like state in methamphetamine psychosis. Jpn J Psychiatry Neurol 44：531-539, 1990

(5) 市川達郎「覚醒剤中毒の責任能力」『臨床精神医学』12巻、1107-1112ページ、1983

(6) Harris D, Batki SL：Stimulant psychosis：symptom profile and acute clinical course. Am J Addict 9：28-37, 2000

(7) Snyder SH：Amphetamine psychosis：a 'model' schizophrenia mediated by catecholamines. Am J Psychiatry 130：61-67, 1973

(8) Yui K, Ikemoto S, Ishiguro T, et al.：Studies of amphetamine or methamphetamine psychosis in Japan：relation of methamphetamine psychosis to schizophrenia. Ann NY Acad Sci 914：1-12, 2000

(9) Bilz R：Trinker. Eine Untersuchung über das Erleben und Verhalten der Alkoholhalluzinanten. Enke, Stuttgart, 1959

(10) 福島　章「覚せい剤犯罪者の精神能力」『覚せい剤犯罪の精神鑑定』金剛出版、東京、1994

(11) 中田　修、石井利文「覚せい剤中毒性精神病状態における犯罪」『法務総合研究所研究部紀要』26巻、211-233ページ、1983

(12) 坂口正道、中谷陽二、藤森英之、他「覚醒剤精神病における妄想主題について」『精神医学』31巻、1021-1029ページ、1989

(13) 和田　清、福井　進「覚醒剤精神病の臨床症状」『日本アルコール・薬物医学会雑誌』25巻、143-158ページ、1990

(14) 松本俊彦『薬物依存の理解と援助―「故意に自分の健康を害する」症候群―』金剛出版、東京、2005

(15) Khantzian EJ, Albanese MJ：Understanding addiction as self-medication：Finding hope behind the pain. Rowmam & Littlefield,

Lanham, 2008
(16) Binder H：Über alkoholishe Rauszustände. Schweiz Arch Neuro Psychiatrie 35：209-236, 1935（影山任佐 訳「アルコール酩酊状態」『精神医学』24巻、855、999-1125ページ、1982）
(17) 斎藤　学「アルコール依存症と性障害」『アディクションと家族』16巻、139-144ページ、1999
(18) Ellinwood EH Jr.：Amphetamine psychosis：I. Description of the individuals and process. J Nerv Ment Dis 144：273-283, 1967
(19) 加藤伸勝「覚せい剤中毒の病態─昔と今」『精神医学』34巻、833-838ページ、1992
(20) 佐藤光源、中島豊爾、大月三郎「慢性覚醒剤中毒の臨床的研究」『精神医学』24巻、481-489ページ、1982
(21) 中谷陽二、加藤伸勝、山田秀世、他「覚せい剤精神病のせん妄と錯乱」『臨床精神医学』20巻、1937-1944ページ、1991

てんかん精神病

慶應義塾大学病院中央臨床検査部 神経機能検査室　武井　茂樹
群馬病院　濱田　秀伯

1. はじめに

てんかんは多彩な精神症状を伴う。たとえば幻覚妄想状態など、急性期や慢性期の統合失調症に類似の精神病状態がしばしば出現する(1)。これらの精神病状態、特に慢性期の状態は、統合失調症様精神病（schizophrenia-like psychosis）(2)あるいは統合失調症様状態、てんかん精神病（epileptic psychosis）などとよばれている。この統合失調症様状態について、妄想の症候学的特徴と発展過程を中心に考察したい。

2. てんかんの統合失調症様精神病

てんかんに幻覚妄想状態あるいは統合失調症様状態が出現するのはまれではない。研究方法によりデータのばらつきがあるが、一般人口のなかに統合失調症が存在する確率（有病率）は○・一～二・○%と推定されるのに対し、てんかんに統合失調症様精神病がみられる確率（有病率）は○・○～一○・六%と見積もられている。つまり、てんかんに統合失調症様精神病が出現する確率は、てんかんに統合失調症が偶然合併する確率よりも高いとする研究が多い。

てんかん類型のなかでみると、統合失調症様状態は、全般てんかんや非側頭葉性の局在関連てんかんに比べ、側頭葉てんかんにより多く発現する。おそらく大脳辺縁系の過活動が精神病状態の発現と深くかかわっていると推定される[3]。

症候学的にみると、てんかんには統合失調症の陽性症状がしばしば出現する。幻覚妄想やK・シュナイダー(Schneider K)の一級症状などがよくみられ、症状からは統合失調症との区別が困難であるとされる。陰性症状は少ないとする研究が多く、てんかんの慢性精神病状態でも暖かみのある情緒的交流が可能であるという指摘がある。

3. 症例提示

【症例1】男性　側頭葉てんかん　会社員

一〇歳頃からてんかん発作が始まった。発作は①自律神経発作、②精神発作、③意識減損発作、④自動症または二次性全般化発作からなる。発作は数字の順番に進行する。自律神経発作は上腹部の不快感、唾液の分泌、動悸などである。精神発作では、恐怖感とともに何者かの気配を背後に感じ、見られているような、襲われるような気がしたり、暗闇のなかで光る目などの映像が心のなかに浮かんで来たりする。脳波上、発作間欠期に棘波が右側頭前部~側頭中部に頻発する。脳波検査中に発作を起こしたことが数回あるが、約一分間ほどの発作中に突発波はみられなかった。脳波と頭部MRI所見から発作焦点が右側頭葉内側面にある側頭葉てんかんと考えられた。現在はカルバマゼピンとラモトリギンを服用中である。

三三歳時に部分てんかん重積状態が出現した。午後〇時頃から自律神経発作と複雑部分発作が約一時間おきに一~二分間出現し、その間何かが差し迫っているようで、周りの雰囲気が不気味で怖いと感じた。二時頃から数分おきに自律神経発作・意識減損発作が繰り返され、本人は何者かの気配を背後に感じ、それに監視されているような気がした。暗闇のなかで光り、にらむ眼差しが自生的にありありと鮮明に心のなかに浮かんだ。その後、得体の知れない何者かがはっきりと背後に見えるようになり、本人は襲われる前に戦ってやろうという気持ちになったという。午後五時過ぎに救急車で当院へ搬送されたころには、その何者かは体内に侵入し、自分の考えと行動を操っていると感じた。午後六時過ぎにジアゼパムの静脈注射により発作はただちに消失した。

通常のてんかん発作の場合、発作後一～二日間抑うつ気分が出現し、他人に見られているように感じたり、他人のひそひそ話を見ると自分の悪口を言っているように感じたりすることがある。前述のてんかん重積状態の場合は、翌日から数カ月間、抑うつ気分とともに、職場の同僚の態度がよそよそしい、他人の視線が自分を非難している、他人に監視されているなどの訴えが断続的に続いた。確信の程度は強まったり弱まったり動揺しながら自然に軽快した。しかし、社会生活は通常どおりであり、発作間欠期の脳波でも右側頭部の突発波を認めた。

【症例2】男性　側頭葉てんかん　契約社員

一六歳時に全般性強直間代発作が初めて出現した。てんかん発作は①自律神経発作、②精神発作、③意識減損発作からなり、④時に二次性全般化発作に発展する。自律神経発作は、喉頭・咽頭が小刻みに動き、上腹部の不快感を伴う発作である。精神発作は、漠然とした胸騒ぎや何か不吉なことが起こりそうな感じがする、人物や場面などの静止画や動画が頭のなかにカラーで鮮明に見える、誰かの気配を感じ、その人がいまにも襲って来るような恐怖感が出現するなどの症状からなる。発作は数秒から一～二分間続き、数分以内に意識が清明になる。二次性全般化発作は一六歳～二二歳まで年に三～四回、主に睡眠中に出現したが、その後はカルバマゼピンとフェニトインの服用により抑制された。脳波上、左側頭前部～側頭中部に棘波が出現し、SPECT（^{123}I-IMP）では左側頭葉全体の軽度血流低下がみられたが、頭部MRIは正常であった。発作症状と脳波、SPECTの所見から側頭葉てんかんが推定された。

二八歳、三三歳、三五歳、三七歳時におそらく発作間欠期に幻覚妄想状態となった。幻聴は一日中続き、「裁判にかける」「殺す」「あと七～八年で殺される」などの内容で、命令性の幻聴や考想吹入も出現した。人の気配を感じ、恐ろしくてドキドキすると言い、幻声の人物に監視されている、狙われている、殺される、または皆に嫌われていると訴えた。幻覚妄想状態の持続期間は二週間～数カ月であり、その前半は不機嫌症を、後半はうつ気分を伴った。二八歳のときは幻声の人物に殺されると確信し、逃げようとして二階の屋根から飛び降り、脊髄損傷により一年間入院した。三三歳のときは不機嫌状態で頸部を数カ所包丁で切る自傷行為に及び、緊急入院となった。入院中の脳波所見は従来どおりの突発波を認めた。なお、幻覚妄想に対してはブロムペリドールが効果的であったように思われる。

職業訓練校を卒業後、三二歳より契約社員として就職し、事務業務に従事していた。三九歳時に何か不吉なことが起こるような胸騒ぎと恐怖感が出現した。また、光や音に敏感で、テレビを見ること、音楽を聴くことを嫌った。さらに、人の気配を感じ、襲われそうな気がする、見られている、誰かに追いかけられていると訴えた。これらの症状は元来発作時に出現するものであったが、この時期は持続性に出現しているようであった。また、頭のなかにさまざまな人物や場面がカラーの鮮明な画像として次々と見える発作性幻視が週に一回以上出現した。このころから職場で独語が目立ち始め、会社からの勧告により休職した。

休職が二～三カ月ほど続いたころから、独語に加え幻聴が持続し、レポート用紙に妄想的内容を書くようになった。脳波上は以前と同様の棘波がみられた。幻覚妄想に対してブロムペリドールやハロペリドールを試みたが、四五歳時の転居により転院するまでの約六年間、以下のような症状が持続した。

幻聴はほぼ一日中続き、そのために夜間眠れないことがあった。手を洗えという命令性の幻聴に支配されて何回も手を洗うことがあった。幻聴を伴う、数時間以上続く独語も顕著であった。そのほかに、考想化声、考想奪取、考想伝播、考想吹入も認められた。

本人は、自殺未遂をしたことで訴えられ、裁判中であると述べ、その裁判所には機械があり、それにより自分の考え、意志、行動が操られていると主張した。全世界が本人を監視しており、命を狙っている、外国人が殺しに来る、脅されると訴えた。今は戦争の最中であり、ホームレスや外国人と戦っている、一万五千人を殺した、自分は米国に行き、大統領になり、フランスへの攻撃指示を出すと述べた。あるいは、地球の温暖化の解決法やクローンの発明をしたから特許庁へ行ってくれと家族の者に頼んだこともある。

会社を解雇されてからは家に閉じこもる生活が続いた。新聞も本も読まず、テレビも見ず、音楽もほとんど聞かなくなった。入浴を嫌い、身繕いをしないため、家族の者が爪を切り、髭を剃ったが、それに対して本人は「ありがとう」と感謝の気持ちを表した。外来でもある程度の疎通性が保たれており、他の重い症状と比較して筆者は違和感を抱いた。

4. てんかんにおける精神症状の四型

表1のように、てんかんの精神症状は、開始時期、持続時間、可逆性か不可逆性かにより発作性、発作後、挿間性、慢性精神症状の四型にわけることができる。各型について妄想を中心に述べて行く。

表1 てんかんの精神症状

精神症状	開始時期	持続時間	可逆性
発作性精神症状	発作中	数分以内	可逆性
発作後精神症状	発作直後～発作後1週間	およそ1カ月以内	可逆性
挿間性精神症状	発作間欠期	1カ月～数カ月	可逆性
慢性精神症状	発作間欠期	数カ月～数年以上	不可逆性

4-1. 発作性精神症状

発作性精神症状とは、てんかんの発作中に出現する精神症状をさす。それはてんかん発作自体あるいは発作との関連がきわめて強い精神症状である。症状の持続時間は通常秒単位から数分以内、長くても三〇分以内で、速やかに回復する。

発作性精神症状には、精神発作、感覚発作、意識障害などが含まれる。そのなかで妄想と関連するのは、精神発作（psychical seizure）に含まれる情動発作と認知発作、幻覚発作などである。たとえば、情動発作の一つ恐怖発作では、何か不気味なことが起こりつつあるような、緊迫感を伴う変容感、妄想気分が生ずる場合がある。また、発作性恍惚感や神秘体験に伴い、自分は神と合一している、自分は神から啓示を受けたという妄想着想や宗教妄想が出現することがある。認知発作では、知覚した対象が特別な意味を持っているように感じる妄想知覚、誰かあるいは何かが物陰に潜んでいるのを感じ、それに見られている、襲われそうな気がする被注察感や被害感などがみられる。幻覚発作では意味のある幻視や幻聴が出現し、それと関連して妄想が生ずることがある。

提示した両症例には、いずれも発作中に妄想気分、実体意識性、被注察感、仮性幻覚(4)などの症状が出現している。これらの症状は統合失調症の最初期ないし初期(5、6)にみられる症状に類似している(7)。

そのなかで妄想に関連するものは、恐怖感や緊迫感を伴う変容感ないし妄想気分、何者かに見られているような被注察感、襲われそうな気がするといった被害的な恐怖感である。いずれも漠然とし、自己関係づけが十分でなく、具体性を欠く内容で、確信度も低く、妄想の初期段階と考えられる(8、9)。

症例1の部分てんかん重積状態の最終段階では、幻視、迫害妄想、体感異常、憑依妄想、思考の領域の被影響体験と身体的被影響体験が出現した。背後に何者かがはっきりと見え、それが襲って来るので戦ってやろうと決

JCOPY 88002-834

意した時点で、疑念から確信へと妄想が発展したのであろう。被影響体験はシュナイダーの一級症状である。以上の病像は、統合失調症であれば、初期状態から急性期に移行した段階に相当すると思われる。

4-2. 発作後精神症状

発作後精神症状は、てんかん発作直後~発作後一週間以内に生じ、発作との関連が強いと考えられる精神症状をさす。そのなかで発作後もうろう状態と発作後精神病 (postictal psychosis) [10] がよく知られている。

発作後精神病の典型例では、複雑部分発作の繰り返しや全般性強直間代発作後およそ一週間以内に幻覚妄想状態が出現する。発作後もうろう状態が消失し、いったん意識が清明になった後に発症することが多い。持続期間は数日~一ヵ月程度であり、一ヵ月以上続くことは少ない。なお、発作後精神病の時期に深部脳波を記録したところ大脳辺縁系に頻発する発作放電が認められたという報告[11]がある。

症例1では、通常の発作後一~二日間、てんかん重積状態後は断続的に数ヵ月、発作後精神病として妄想知覚と被害妄想が出現した。これらは急性期統合失調症の陽性症状に相当すると思われる。発作症状である妄想気分、漠然とした被注察感や被害感が発展し、自己関係づけが明瞭で内容が具体的な、確信度のより高い妄想が形成されたと理解できる。つまり、精神発作が原因となり、発作後に妄想が出現したのではないだろうか。

4-3. 挿間性精神症状

発作間欠期の精神症状のうち、可逆的で回復可能な急性期の症状を挿間性精神症状とよぶ。その持続時間について明確な定義はないが、通常一ヵ月~数ヵ月以内に改善することが多い。このタイプの挿間性精神病 (psychotic episode) には幻覚妄想状態や情動障害 (うつ状態、躁状態、不機嫌症など)、意識障害などが含まれる。

挿間性精神症状はてんかん発作そのものではないと通常みなされるが、非けいれん発作重積状態あるいは欠神発作重積状態などの場合がある。たとえ頭皮上脳波に発作波がみられなくとも、大脳辺縁系などに限局性の発作放電が出現している可能性もある[12]。

症例2における二八歳、三三歳、三五歳、三七歳時の幻覚妄想状態は、おそらく発作間欠期に出現し、二週間～数カ月間持続した後、可逆性に回復していることから挿間性精神症状と判断した。その主症状は幻聴と被害妄想、自傷行為を含む精神運動興奮であった。この状態は統合失調症の急性期に相当すると考えられる。

この挿間性精神病の被害妄想は、症例1の発作後精神病と同様に、妄想気分、被注察感、被害感などの発作症状から発展した内容とみなすことができるであろう。一方、発作性の視覚性映像は頭のなかに見え、幻覚というよりはむしろ仮性幻覚[4,9]に近かったのに対し、挿間性精神症状として出現したのは真性幻覚、持続性の幻聴であった。

4-4. 慢性精神症状

慢性精神症状は、発作間欠期に出現し、数カ月から数年以上持続する、一般に不可逆的な症状をさす。このタイプには、狭義の統合失調症様精神病[2]や情動障害（うつ状態、躁状態、不機嫌症など）、知能障害などが含まれる。慢性精神症状は発作後精神症状に比べ、てんかん発作との関連が推測しにくく、症状が出現・持続する機序はよくわかっていない。

慢性のてんかん精神病は、てんかん初回発作から一〇～一五年後に出現することが多い。てんかんの多くは一〇代の思春期に発症するので、精神病症状は二〇～三〇代に発現することになる。したがって、てんかんが原因で、精神病状態が結果であると推測される。

症状のなかでは、幻覚妄想、シュナイダーの一級症状などの陽性症状がよくみられ、それらは統合失調症の症状と区別できないといわれる。他方、てんかんの妄想の特徴として、神秘的、宗教的色彩を帯びる、反応性の妄想が多い、気分に一致して動揺する、二重見当識を持つなどの特徴が指摘されている。てんかん精神病と統合失調症との違いとして、てんかんでは陰性症状や精神的荒廃が少ないとされる。

さて、症例2は四回目の挿間性幻覚妄想状態が回復した後の三九歳時に、緊迫感や恐怖感、知覚過敏、被注察感、自生体験や仮性幻覚などからなる統合失調症の初期に類似した状態が出現し、三カ月ほど続いた。これは当初、発作後ないし挿間性精神病であろうと思っていたが、回復せずに慢性精神病に移行した。てんかん初発は一六歳以前と推定されるので、慢性幻覚妄想状態はてんかんが二三年以上経過した後に出現したことになる。

本症例における慢性精神病の妄想は、挿間性精神病のそれに比べると、より具体化され、堅固であった。妄想の内容について本人は秘密であると言い、多くを語らなかったが、体系化されて来たように思われる。さらに、被害妄想だけでなく誇大妄想も加わった。以上の経過は、統合失調症などで一般にみられる妄想の発展過程(8)に近いのではないだろうか。

そのほかに、シュナイダーの一級症状を含む陽性症状、陰性症状が目立ち、社会的水準も低下した。これらは慢性期統合失調症に相当する病像であろう。しかし、疎通性がよく保たれている点で統合失調症とは若干異なるという印象があった。

5. おわりに

てんかん、特に側頭葉てんかんでは、さまざまな精神症状が出現する。それらを発作性、発作後、挿間性、慢性精神症状の四型にわけ、側頭葉てんかん二症例の妄想を中心に以下のように考察した（**表2**参照）。

①症例1と2は、ともに側頭葉てんかんの発作性精神症状として妄想気分、実体意識性、被注察感、被害感、視覚性の仮性幻覚が出現した。これらは統合失調症の初期に類似した状態と理解される。

②症例1では、発作重積状態の精神症状と発作後精神症状として具体的な内容の妄想知覚や被害妄想が出現した。症例2では、挿間性精神症状として精神運動興奮、持続性幻聴、被害妄想が出現した。これらは統合失調症の急性期に相当する病像と考えられる。

③症例2では、てんかん初発から二三年以上経て、慢性幻覚妄想状態に移行した。妄想は体系化される傾向を示し、被害妄想に誇大妄想が加わった。さらに陰性症状も顕著化した。これらは統合失調症の慢性期に近い状態といえるであろう。

④両症例とも、おそらく妄想の出発点（原因）は、妄想気分を背景とした、何者かに見られている、襲われそうだという発作性恐怖体験であり、この主題は妄想が発展しても基本的には不変であったと思われる。発作後、挿間性精神症状としての妄想は、未分化で漠然とした発作性精神症状から進展したもので、自己関係づけが明瞭で、内容が具体化された、確信度の高い被害妄想となった。続いて、症例2の被害妄想は慢性精神症状として体系化される傾向を示し、さらに誇大妄想も加わった。以上の経過は、統合失調症などで一般に観察される妄想の発展過程と同様であろう。

このような妄想の発展過程が、多くのてんかん精神病に普遍的にみ

表2　てんかん2症例の幻覚妄想状態

<table>
<tr><th>精神症状</th><th>症例1</th><th>症例2</th><th>統合失調症との類似性</th></tr>
<tr><td rowspan="2">発作性精神症状</td><td>妄想気分、被注察感や被害的な恐怖感、仮性幻覚</td><td>妄想気分、被注察感や被害的な恐怖感、仮性幻覚</td><td>初期に類似</td></tr>
<tr><td>発作重積状態で幻視、被害妄想、憑依妄想、被影響体験</td><td></td><td rowspan="3">急性期に類似</td></tr>
<tr><td>発作後精神症状</td><td>妄想知覚、被害妄想</td><td></td></tr>
<tr><td>挿間性精神症状</td><td></td><td>精神運動興奮、幻聴、被害妄想</td></tr>
<tr><td>慢性精神症状</td><td></td><td>幻聴、被害妄想と誇大妄想の体系化傾向</td><td>慢性期に類似</td></tr>
</table>

られるかどうかを検証するためには症例を積み重ねる必要がある。また、個々のてんかん症例に幻覚妄想状態が生じた場合に、それがてんかん自体による精神症状なのか、それとも統合失調症が偶然合併したのかを鑑別する方法、慢性精神病に移行するか否かを予測する方法を確立することが臨床場面では望まれる。さらに、本症例のように、てんかん精神病の出現に大脳辺縁系の過活動が関係していると推測されるが、大脳辺縁系と妄想との因果関係を十分に明らかにすることが今後の課題である。

文献

（1）Trimble MR：The psychoses of epilepsy. Raven Press, New York, 1991
（2）Slater E, Beard AW, Glithero E：The schizophrenia-like psychoses of epilepsy. Br J Psychiatry 109：95-150, 1963
（3）武井茂樹「妄想と認知障害―妄想の統一的理解に向けて」『老年精神医学雑誌』17巻、１０６７-１０７１ページ、２００６
（4）Kandinsky V：Kritische und klinische Betrachtungen im Gebiete der Sinnestäuschungen. Friedländer, Berlin, 1885
（5）Conrad K：Die beginnende Schizophrenie―Versuch einer Gestaltanalyse des Wahns. Thieme, Stuttgart, 1966（山口直彦、安克昌、中井久夫 訳『分裂病のはじまり』岩崎学術出版社、東京、１９９４）
（6）Nakayasu N：Early schizophrenia. Asian Med J 38：488-495, 1995
（7）武井茂樹、濱田秀伯「側頭葉てんかんと精神分裂病の初期状態―精神発作をもつ二症例の症候学的、認知科学的検討」『臨床精神病理』19巻、２８１-２８８ページ、１９９８
（8）濱田秀伯『精神病理学臨床講義』弘文堂、東京、２００２
（9）濱田秀伯『精神症候学 第2版』弘文堂、東京、２００９

(10) Kanemoto K：Postictal psychoses, revisited. In：(ed), Trimble M, Schmitz B. The neuropsychiatry of epilepsy. Cambridge University Press, Cambridge, pp117-131, 2002

(11) So NK, Savard G, Andermann F, et al.：Acute postictal psychosis—A stereo EEG study. Epilepsia 31：188-193, 1990

(12) Wieser HG：Depth recorded limbic seizures and psychopathology. Neurosci Biobehav Rev 7：427-440, 1983

JCOPY 88002-834

Ⅳ　初老期および老年期

【退行期メランコリー】

国立病院機構東京医療センター 精神科　古野 毅彦

1. はじめに

退行期メランコリーはクレペリンが彼の教科書第五版[1]で周期性精神病（現代の「気分障害」の概念、範囲に近い）と区別して退行期精神病のなかにメランコリー（Melancholie）として提唱した概念が始まりである。その後彼は弟子のG・L・ドレイフス（Dreyfus GL）の予後調査の結果[2]を取り入れ教科書第八版[3]ではメランコリーを躁うつ病に統合させてしまうが、その後もドイツ以外のヨーロッパでは「退行期メランコリー」「退行期うつ病」などとして概念は存続しDSM-Ⅱ（一九六八）でも感情障害の一亜型として認められた存在であった。そのころまでは病前性格、発病の要因、遺伝的特徴、治療における電気痙攣療法の有用性、経過などにつきさまざまな研究報告がなされていたが[4]、一九五〇年代後半から始まった実証的な研究方法により退行期メランコリーの独立性を否定する研究（M・M・ワイスマン、Weissman MMの研究[5]など）が蓄積されていく（詳細は割愛するがそれらの研究は方法に問題があったと言わざるを得ない）。その結果、退行期メランコリーはICD-9（一九七五）、DSM-Ⅲ（一九八〇）では独立した項目として採用されず世界的にみて概念は忘れ去られ研究報告もほとんどみられなくなっていた。われわれはここ数年中高年の抑うつ症状を呈する症例を集積するなかで症候学的にもまた治療反応性、予後の面からもこの一群を一類型として通常のうつ病と別立てにすることが望ましいことを主張してきた(6)。通常のうつ病においては思考内容は抑うつ気分が投射された了解可能な優格観念や妄想様観念にとどまるのに対して、退行期メランコリーでは原不安(7)が露呈し規模の点でも発生の点でも了解不能な真性妄想である微小妄想が出現する。

2. 症例呈示（患者のプライバシーに配慮し、病態の把握を損ねない範囲で患者の背景情報などは改変してある）

【症例1】六二歳　男性

〔主訴〕自殺念慮

〔現病歴〕同胞三人第二子次男。息子二人は独立し、妻と二人暮らし。会社社長を定年退職後、関連会社の役員として勤務していた。精神科を受診したことはない。これまで明らかな気分の波の自覚もない。弟が統合失調症。ふだんはよく外出し、対人交流も活発。部下からの信頼も厚い。

X年一〇月中旬ごろより休日に自宅にこもりがちになり、友人からの誘いを断ることがあった。同じころ会議の司会をすることになっていたが、下調べの内容があまり頭に入らないと言っていた。会議が終わってから、「自分が司会をして会議がつまらなくなった、滅茶苦茶になった」と思った（まわりからみれば失敗でもない）。「会議の失敗」が気になり、食欲がわかず、眠れなくなった。会議での失敗はいつのまにか「取り返しのつかないこと」のように感じられ、不安・焦燥感が強まった。会社に出ることが恐ろしくなり、一一月に入りA病院を受診。抑うつ状態の診断で入院を勧められたが、かたくなに拒むため外来で様子をみることになった。パロキセチン服用にて食欲は多少回復したものの、不安感や考えることに変わりはなかった。X年一一月初旬の朝、死ぬつもりで家族に何も告げず家を出た後、一昼夜徘徊。徘徊しているときに「警察がいろんなところで見張っていると感じた」という。自殺は未遂に終わり自宅に戻ってきたが帰宅したときも「(仕事の件で)警察に追われている。家にも警察がいるに違いない。大変なことをしてしまった」と取り乱した状態であった。その翌日にB病院を受診。診察時、「仕事の責任をとるには死ぬしかないと思った」と述べる。入院には若干の抵抗があるようだったが、なんとか同意が得られたため任意入院となった。

〔入院後経過〕入院後も「大きな失敗をした、仕事の責任をとるには死ぬしかない。もうだめです。私のせいで職場全体がだめになる。永遠に続くのです」と頭を抱え、強い焦燥がある。「大きな失敗はしていないし、十分やり直せる」と諭しても「もうだめです」と聞く耳を持たない。点滴(クロミプラミン＋ハロペリドール混注)をしようとしても「植物人間になってしまったから無駄」という。不安・焦燥が強く、自殺の危険性が高いため、入院五日目より修正型電気けいれん療法(m-ECT)を開始した。計五回(三回／週)の施行でいちじるしく症状は改善した。その後も状態は安定し、入院約一カ月で退院。退院後すぐに職場復帰することができた。ミルナシプラン内服で経過をみていたが経過は良好で退院後約半年で、症状が再発するようならすぐに受診することを家族とともに約束し、通院・服薬とも終了とした。

【要約】

この症例では意欲低下など初期症状の後、否定的自己価値感情が高まり、「会議で大きな失敗をした」と罪責妄想の形で具現している。さらに罪責妄想から「罰の恐怖」が発展し、警察に捕まるのではないかという怖れから、「警察がいろんなところで見張っている」と感じている(二次的な被害妄想)。早期から自殺念慮が出現しており、入院とし身体抑制を行った。不安・焦燥が強く、自殺の危険性が高いため、m-ECTを行い著効を得た。

【症例2】六四歳　男性

〔主訴〕腸チフスに感染した

〔現病歴〕大卒。六〇歳で定年退職後は趣味の囲碁を住民センターでするなど悠々自適の生活を送っていた。性格は温厚であるが几帳面で気が小さく、物事にこだわりやすいタイプ。妻、子供二人と四人ぐらし。停留睾丸の手術以外、身体的、精神的既往は特にない。いとこの息子が自殺している。

X―一年一〇月から風邪が長引いたり、尿管結石になったりと身体の不調が続いた。X―一年一二月には地域の検診で高血圧、高脂血症、高尿酸血症を指摘された。近医を受診し降圧剤、抗高脂血症剤などを処方され断酒を勧められ、一日二合ほどの飲酒をきっぱりやめた。そのころ、囲碁に行くと「顔色が悪い」と言われ、行くのをやめてしまった。X―一年一二月下旬、トイレで排泄物に触ってしまってから伝染病がうつったのではないかと心配するようになった。とりわけ症状があるわけではないが、医学書を調べ腸チフスではないかと心配するようになりそのことが頭から離れなくなった。家族からの説明も聞き入れられず、専門の病院に電話をかけるようになった。恐怖心が抜けず、熟睡できなくなりX年一月C病院内科受診後、紹介にて精神科受診となった。診察時、不安が強い様子で「家族に心配させて迷惑をかけている。自分の手の汚れが妻にもうつっているのではないか。病院に来て菌をばらまいてしまうのではないか」と述べた。オランザピン五mgの投与を開始。服薬後二日で下痢をしたことで「下痢をしたから隔離される」と述べ、病気と症状が合わないことを説明しても「今潜伏期間だから」と考えはかたくなだった。そのうち、飲食業に携わっている自分の子を通じて多くの人に感染するのでは、と心配するようになった。心配して散歩にも出なくなり臥床がちに過ごすようになった。二月中旬からはパロキセチン一〇mgに変更。「チフスだと家が消毒され自宅が抑えられるかもしれない。みんなにうつしちゃったんじゃないか。みんなに申し訳ない」とカッターや包丁を持ち出すようなこともあった。二〇年ほど前の東南アジアの女性との関係を思い出し、「大変なことを思い出した。それが原因だったんだ」と述べた。その後、薬の効果かやや落ち着いて過ごせる時間ができたが、自分が入った風呂は感染を心配して抜いてしまうことや便がでると血便でないか家族にチェックさせることは続いていた。二月下旬にはパロキセチンを二〇mgに増量、低下していた食欲が次第に改善し三月中旬には便についての話を家族にしなくなり活動性も次第に増加した。四月には訴えもほぼなくなり、通常に近い状態に戻っている。

【要約】

身体的不調が続いた後「腸チフスに感染した」との心気妄想が出現し不安・焦燥感が高まった。他者からの説得も本人の心には届かずかたくなに訴えた。他への感染の波及を怖れ（加害、拡散性の心配）、「腸チフスのために隔離される、家が消毒され自宅が抑えられる」と脅え希死念慮が高まった。パロキセチン投与により比較的短期で寛解に至った。

3．退行期メランコリーの特徴

3-1．初期病像

発症のきっかけがはっきりしない例もあるが、心理・環境・身体的な誘因が存在する例もある。不安、不眠、意欲低下、食欲不振、全身倦怠感、不定愁訴など非特異的症状で始まることが多い。大きな特徴は憂うつ感よりも不安が前景となることである。症例1においては会議での「失敗」は誘因ではない。「会議が自分のせいで失敗した」と感じていることがすでに病状そのものなのである。至近にあった出来事が病像に具体的内容を提供しているにすぎない。病像を支配しているのは否定的な自己価値感情で、それが「大きな失敗をした。仕事の責任をとるには死ぬしかない」と罪業妄想の形で具現している。

3-2. 微小妄想の出現

不安とともに出現する特徴的な症状は、罪悪感、後悔といった否定的な自己価値感情である。この否定的自己価値感情は微小妄想として具現する。統合失調症における関係妄想は自己と他者との関係性が主題となるのに対して微小妄想はもっぱら自らに対する妄想である。ここには罪責妄想、貧困妄想、心気妄想が含まれる。

(1) 罪責妄想

至近な体験が罪責妄想の対象となることが多いが、クレペリンの症例「農夫」(8)のように「子供のころ、りんごや木の実を取って来てしまったこと」や「雌牛や自分自身にいたずらをしたこと」など罪責の対象が遠い過去まで遡ることもある。

「自分のせいで家族のみんなが駄目になっている、不幸になる」など自分が原因で周囲（家族、会社など自分が所属する共同体の成員が多い）に不幸や迷惑が及ぶと考える例も多い。自分にかかわることで自分の犯した過失や罰がかかわった人にも広がって迷惑をかけてしまうという考え（加害性、拡散性）は後に述べる匿病に結びつく。診察する医師にも罪や罰が広がると考え、受診することに抵抗を示す例もある。高齢者の場合、生活の中心が家庭であることが多く、罪や罰が家族に及ぶことを怖れることが多い。高齢者の妄想の特徴として原田が挙げた共同体被害妄想(9)の傾向を指摘することができる。

(2) 貧困妄想

貧困妄想は「このままでは破産は免れない、破滅するしかない」「将来生活が立ち行かなくなりホームレスになる」などと訴えられる。入院中の症例では「入院費を何百万、何千万も請求される」など途方もない金額を訴える例も多い。金銭的なことだけではなく「(着る)服がなくなる」などの訴えをする例もある。高齢者では「誰かが家に入って物を盗んでいったので、もう何も かもなくなってしまった」と侵害妄想から発展する例がある。

（3）心気妄想

心気妄想は「重い回復不能な病気になってしまった」というものである。癌、ＡＩＤＳや認知症など先行きのない治らない病気が選ばれる場合が多い。症例2では腸チフスになったと思い込み、ほかへの感染の波及を恐れた。罪責妄想に通ずる「忌むべき存在としての自己」を読みとることができる。「臓器がまったく機能していない。臓器の形が変わってしまいまったく駄目になっている」と訴える例もあるが、このような例では臓器の否定を含むコタール症候群に移行がある。

（4）退行期メランコリーにおける微小妄想出現の機序

退行期メランコリーではなぜ微小妄想が出現するのだろうか？　今日では抑うつ気分から二次的に生ずるものと解釈されているが、そのようなものは了解可能な支配観念あるいは妄想様観念にとどまるはずである。たとえば、うつ病で休職している人が「もう治らないのではないか、このまま治らなければ収入も途絶えてしまうのではないか」（貧困念慮）と考えたり、「こんなに頭が働かないのは認知症ではなかろうか」（心気念慮）と心配したりするものである。真性妄想である微小妄想は、規模の点でも発生の点でも了解不能なのである。シュナイダーは微小妄想を、道義への不安、生活への不安、健康の不安が極端に先鋭化したものとみている[7]。これらは人間誰しもが抱いている根源的な不安（原不安〈Urangst〉）なのだが、通常はしっかりと被われているので、ふと頭をかすめることはあっても意識が占有されることはない。ところが退行期メランコリーにおいては精神病によりその覆いがはがされ原不安が露呈する。ここでの精神病の役割は、新たにこれらの妄想を生み出すのではなく、単にその覆いをはがすだけであり、その露呈した原不安こそが微小妄想であるという。原不安の露呈とともに焦燥感が高まる。妄想が軽くなると期を同じくして不安、焦燥が治まってくることからも微小妄想と不安、焦燥が連動していることがわかる。

3-3. 自閉と体験構造の変化

微小妄想の出現とともに、患者は精神内界にひどくとらわれるようになる。H・クランツ（Kranz H）はこの事態を「世界を最初から排除してしまった内的空間へのとらわれ」（自閉）と表現した(10)。外界が排除されると、精神内界は微小妄想で充満する。このような体験構造の変化が生じているため、周囲からの説得が彼らの心にまったく届かない。微小妄想の訂正不能性はこの体験構造の変化によるところが大きい。

3-4. 罪に対する罰の恐怖、被害妄想

罪の意識に苛まれ続けている患者は、「罰が下るのではないか」との恐れを抱くことがあり、二次的な被害妄想に発展する。クレペリンの教科書(1)には「宗教的な罰を受ける」などが例として挙がっているが、昨今の臨床では「警察に捕まるに違いない」「マスコミに発表されて大きなことになる」など時代や文化を反映した内容のものが多い印象である。妄想に加えて、その観念内容を具体化するような幻覚ないし錯覚が出現することがある。

3-5. 病識欠如と匿病

退行期メランコリーでは病識が失われている。ここで生じている変化は精神機能の部分的変化ではなく人格全体を包括する変化であり、自己を客観視する視座が失われてしまう。ほかにメランコリー患者にみられる特徴に匿病（Dissimulation）(11)がある。匿病とは「実際に存在している病気を秘匿し、健康であることを偽装すること」である。話すことでまわりに罪や罰などの影響が及ぶことを心配して、あるいは密かに抱いている自殺念慮を周囲に悟られまいとして病状を隠そうとする患者がいる。このため唐突な自殺未遂により周囲が初めて本人の異変に気づくこともある。

3-6. 希死念慮

クレペリンも指摘しているように、時代は変わってもおそらく退行期メランコリーはあらゆる精神障害のなかでもっとも自殺の危険性が高い。自己価値が極端に下がり、罪責感が強まり、思考内容が微小妄想に占拠され、「とりかえしがつかない。先がない。未来にやり直しがきかない」といった体験構造の変化のもと、不安と焦燥のなかに置かれたメランコリー患者に希死念慮はかなりの頻度でみられる。またこの病態では、コタール症候群に似て無痛ないし体の痛みに鈍感である。そのため自傷も通常では考えられないほどの大きな傷害に及ぶ場合が少なくない。

3-7. その他の症状

・昏迷、拒絶、緘黙などの緊張病症状を呈する例がある。
・意識障害を起こすような身体的基盤がなく、錯乱、失見当、せん妄など意識変容を生ずる例がある。
・否定妄想、虚無妄想、不死妄想、巨大妄想などコタール症候群を呈する例がある。

4. 治療について

退行期メランコリーの患者は病識が欠如しており、強い否定的自己価値感情、罪責感から「病院で治療を受けるのに値しない人間」と自らをとらえており、なかには病院でなく逮捕されるために警察に行くべきと訴える患者もいる。このため薬物治療においてもコンプライアンス不良の例が多い。また心気傾向が強く、薬剤の副作用にきわめて敏感で飲み続けられないケースがある。したがって外来治療では限界があり、入院として定期的な服薬を確保することが大切となる。外来で十分薬を服用していなかった（できなかった）例が入院によりコンプライアンスが向上することで病状が改善する例もある。ただ、入院自体を何らかの罰ととらえていたり、投与される薬剤や電気治療も自らへの罰のニュアンスでとらえる例もあり注意が必要である。

匿病があり表に出ないこともあるが希死念慮を抱いているケースが非常に多いことに留意して治療を行わなくてはならない。少しでも自殺の危険性が感じられるなら身体抑制など行動制限を考慮する。外界からの有害な刺激を少なくしたうえで当院では抗うつ薬あるいは抗うつ薬＋抗精神病薬などの薬剤を用いて治療を開始している。薬物で効果が得られない場合、あるいは薬物治療の効果を待てないほど状況が切迫している場合（自殺の危険性が高いケースや焦燥感が激しい例など）にＥＣＴを導入している。

十分量を用いれば抗うつ薬だけで効果を現すことも少なくない。薬物治療の効果が乏しい場合でも、ＥＣＴは著効することが多い。紙幅の関係で割愛するが、精神科薬物療法研究会の作成した「精神病性うつ病のアルゴリズム」[12]も参考になる。治療が奏効すれば早期に寛解し病前の状態に復することも少なくない。維持治療も抗うつ薬、抗うつ薬＋抗精神病薬などで行っている。寛解を維持できる例も多いが、再発する例や症状が慢性化するケースも存在する。

文献

（1）Kraepelin E : Psychiatrie, 5 Aufl. Barth, Leipzig, 1896

（2）Dreyfus GL : Die Melancholie. Ein Zustandsbild des manisch-depressiven Irreseins. Fischer, Jena, 1907（古茶大樹 訳「メランコリー」『メランコリー——人生後半期の妄想性障害』（濱田秀伯、古茶大樹 編著）、弘文堂、東京、45-106ページ、2008）

（3）Kraepelin E : Psychiatrie. Ein Lehrbuch für Studierende und Ärzte, 8 Aufl. Ambr, Barth, Leipzig, 1909-1915

（4）濱田秀伯、古茶大樹 編『メランコリー――人生後半期の妄想性障害』弘文堂、東京、２００８
（5）Weissman MM : The myth of involutional melamcholia. JAMA 242 : 742-744, 1979
（6）古茶大樹、古野毅彦「退行期メランコリーについて」『精神経誌』111巻、３７３-３８７ページ、２００９
（7）Schneider K : Über den Wahn, 1 Aufl. Springer, Stuttgart, 1952（平井静也、鹿子木敏範 共訳「妄想について」『今日の精神医学――三つの小論――』文光堂、東京、３１-７２ページ、１９５７）
（8）Spitzer RL, Gibbon M, Skodol AE, et al. : DSM-Ⅳ-TR Casebook. American Psychiatric Publishing, USA, 2002（高橋三郎、染矢俊幸 共訳『DSM-Ⅳ-TRケースブック』医学書院、東京、４８８-４９０ページ、２００４）
（9）原田憲一「老人の妄想について」『精神医学』21巻、１１７-１２５ページ、１９７２
（10）Kranz H : Depressiver Autismus. In : (Hrsg), Hippius H, Sellbach H. Das depressive Syndrom. Urban & Schwarzenberg, München/Berlin/Wien, 1969
（11）Hoche A : Simulation und Dissimulation geistiger Störung. Handbuch der Gerichtlichen Psychaitrie. Verlag von August Hirschwald, Berlin, pp539-544, 1901
（12）大嶋明彦、岩波　明、樋口輝彦「精神病性うつ病」『気分障害の薬物治療アルゴリズム』（精神科薬物療法研究会 編）、じほう、東京、４７-５４ページ、２００３

コタール症候群

東京歯科大学市川総合病院 精神科　森本　陽子

1. はじめに

コタール症候群とは、ジュール・コタール（Jules Cotard, 一八四〇～一八八九）が不安性メランコリーに独特な心気妄想が出現することに注目して記載を重ねた、否定妄想を中心とする一連の症状群のことをいう。彼は一八八〇年の「不安性メランコリーの重症型における心気妄想について」において特徴的な心気妄想を描写し、一八八二年の「否定妄想について」でこの独特な妄想を否定妄想と名づけ、その進展や予後などを論じ、一八八八年の「巨大妄想について」では、不安性メランコリーの慢性の状態で出現する偽メガロマニーについて述べ、これを巨大妄想とよんだ。

これら一連の記述のなかで否定妄想（délire des négations）が注目され、またコタールがこれを当時ひとつの独立した疾患として提示されていたE・C・ラゼーグ（Lasègue EC）の被害妄想（病）（délire des persécutions）と対比しながら記載しているところから、のちに彼が否定妄想をひとつの疾患単位（否定妄想病）として提唱したのではないかと議論もよんだが、一八九三年にE・レジ（Régis E）がそうではないと考える立場で、コタールが否定妄想とよんで記載した精神病的状態を「コタール症候群」と名づけた(1)。

2. コタール症候群の概念

コタールは一八八〇年に、「X嬢は、自分にはもはや脳も神経も胸も胃も腸もないと主張する…このような否定妄想は、ほんの以前まではもっとも確固たる信念の対象であった形而上学的観念にまで及ぶ。すなわち自分には魂はなく、神は存在せず、悪魔もまた存在しない。X嬢はもはや壊れた体にしかすぎないので、生きるために食べる必要もなく、自然な死を迎えることもできないだろうし、火で焼かれない限り永遠に存在し続けるだろう…」と述べ、不安性メランコリーの重症型にみられる独特な心気妄想について、自身の経験した症例や、J・E・D・エスキロール（Esquirol JED）やF・ルーレ（Leuret F）などによる過去の報告例を挙げて、その類似性を強調した(2)。また、このような心気妄想に不死の観念が加わることが非常に多いとして、これも「自分の体は通常の状態ではなく、もし死ぬことができたならずっと以前に死んでいただろう」という点で、逆説的ではあるが心気妄想なのだと説明している。そして、この不安性メランコリーの重症型の特徴を六項目にまとめている。すなわち①メランコリー性不安、②劫罰あるいは憑依の概念、③自殺および自傷の傾向、④無痛覚症、⑤種々の器官、身体全体、魂、神などの非存在あるいは破壊という心気的概念、⑥絶対に死ぬことができないという観念、である。

その後コタールは、ラゼーグがメランコリー（部分精神病）のなかから被害妄想（病）を取り出したように、メランコリーのうち、特に不安性メランコリーに属すると思われる特別な妄想について報告するとして、一八八二年にさらに種々の症候を否定妄想の名を用いて記載した。彼はここで、「メランコリーの本質的精神障害を成している深い精神的な不調の影響のもと、気分は完全に否定的な性質を帯びる…患者は自身の内部で起きている外界の事物についての主観的な変化と、外界の事物についての客観的あるいは現実的な変化との間で混乱を起こす…この状態においては、それが非常に強い程度に至った場合、患者にとっては、現実的な世界は完全に消え去り、消滅し、あるいは死んでいて、自分がその只中にいて苦悩しているところの想像の世界しかもはや残っていない」というW・グリージンガー（Griesinger W）の論を引用し、この記述で暗示されているような状態、また、否定的な気分・構えが最高度にそなわっているような患者の状態を指し示すためにあえて「否定妄想」の名を用いると述べている[3]。

以下、コタールが描き出そうとした病像を、一連の症状の記述から紹介する。これらの症状はただ個々に存在するのではなく、互いに関連しあいながら出現する。

2-1．否定妄想

コタール症候群の中心となる概念で、存在するものが存在しないという確信である。対象は、自己の身体、精神機能、外界、形而上学的存在などあらゆるものに及び、一八八〇年の発表では心気妄想とされていたものである。

メランコリーの患者は、妄想を持たないとされている患者であっても、すでに自分の精神的、知的能力については明らかに否定的であり、精神的心気症の状態にあるという。精神的心気症とは、「患者は自分という人格を恥じ、恐れ、自身の失われた能力は決して戻らないと考えて絶望する。消えた知性、消えた感情、消えたエネルギーを惜しむ。もはや自分には心もなく、両親や友人、子供への愛情もない」とJ・ファルレ（Farlet J）が述べるような状態であるといい、「この精神的心気症の状態と、罪業、破滅、劫罰の観念および体系的な否定を伴うメランコリー性の感情との間には、程度の差しかないように思われる」と述べられている[3]。心気妄想は初期には精神的であるが、病気が慢性の状態になると、精神的心気であると同時に肉体的心気になる。つまり、知性がない、感情がないとはじまり、臓器がない、身体がない、となる。「患者に名を尋ねれば、名などないと答え、…頭痛、胃痛、体がどこか痛むかと聞けば、頭も胃もこれっぽっちの体もないという…否定が普遍的となり、もはや何も存在せず、自分自身さえ存在しないというものもある」[3]

ここで妄想と訳している、フランス語のデリール（délire）は意味する範囲が広く、思考面ばかりでなく知的、感情的、欲動的側面の症候も含む概念である[4]。

2-2．不安

コタールの記載にある患者は不安を訴える患者であり、この症候群の基底として不安は重要な症候であると考えられる。否定妄想の準備段階ともいえる精神的心気症も、漠然とした不確定な不安の状態に基づくと述べられている[3]。

2-3．不死の観念

自分の体は普通に死ねる体ではない、肉体自体がすでにないなど、心気妄想、否定妄想から不死の観念が現れることも、時間的に無限となる巨大妄想から不死の観念が現れることもある。「この不死の観念は、とりわけ不安性焦燥が支配的な症例においてみられる。昏迷においては、患者はむしろ自分はすでに死んでいると思い描く。すでに死んでいるという観念と、死ぬことができないという観念とが、不安性焦燥の状態と昏迷性抑うつの状態が交替するのにしたがって交互に現れることもある」[3]

2-4．巨大妄想

時間的に、空間的に無限となる訴えで、「患者は、自分が世界中に存在するすべての悪の原因である、すなわち自分は悪魔であり、反キリスト者であると信じる。なかには自分の最も些細な行為でさえはかり知れない影響をもたらすと思いこむ者もある。内容はメランコリー的だが、実のところ、ある面では真性の誇大妄想に近くなる。患者は自分のことを例外的な、世界で唯一の存在であると思い、なるほど悪の方向に向いているものだが、一種の万能の力を自分に帰す」(5)「不死だという人々を少々注意深く診察すれば、彼らのうちある者は、時間において無限であるのみならず、空間においてもまた無限であることに気付く。彼らは広大であり、その身長は巨大で、その頭は星に届こうとしている…ときには身体はもはや境界をもたず、無限まで広がり、宇宙と融合する。このような患者は、無であったのだが、全であるに至る」(5)と記載されている。そして、この偽誇大妄想を真の誇大妄想から区別するために「巨大妄想」の名で示すとしている。

2-5. 劫罰、憑依の観念

コタールは、メランコリーの患者には自分自身を責める者があり、病気によりその傾向が誇張されるとした。これにより自責が罪業妄想となり、宗教的背景と結びつくと、劫罰や悪魔憑依の観念となる。「罪業妄想と、憑依妄想との間には微妙な差しかない。不安焦燥がもたらす精神的昏迷においては、患者はしばしば一方から他方へと移ろい、自分のことをある時は罪人だと、あるときは劫罰を受けて地獄に落ちたと、またあるときは取りつかれていると思うのである」(5)と述べられている。

2-6. 自殺、自傷

一八八〇年の発表でも述べられているが、不安を訴える患者では自殺の衝動と自傷が頻繁にあり、宗教的観念に圧倒されているときにはいっそうこの傾向があるとされている。「劫罰の観念をもつ不安の患者は最も自殺の覚悟をさせる患者である。もう死んでいる、あるいは決して死ねないといいながら、それでも自分を破壊しようとする…周囲に暴力を働き、…自分は最も道徳心を欠いた存在だと明らかにしたがる者もいる」(3)

2-7. 知覚の変化

「大部分の患者が実際に無痛覚症となる。ピンで刺したりつねったりしても、彼らは痛がらない。また、彼ら自身がおぞましい自傷にいそしむことも稀ならず認められる」(2)として、不安性メランコリーの重症型の特徴のひとつに無痛覚症が挙げられている。このことから、自殺や自傷に至りやすいとも考えられる。コタールは一八八四年に「不安性メランコリーにおける心的視力の喪失について」という論文において、親しんでいたものの視覚的記憶や、目の前にないものを心で思い浮かべてみる能力を失ったと訴える二例を紹介しており[6]、何らかの感覚の疎隔や離人症のような症状との関係を示唆しているようにも思われる。

2-8. 反対症

「患者に下着を着替える決心をさせるためには最大級の骨折りが必要で、彼らは床に就くのを拒み、また、離床もしたがらない。周囲が彼らに求めるすべてのことに反対する。これが反対症である」というJ・ギラン(Guislain J)の記述をひき、彼が緘黙、拒食、排泄を我慢しようとする奇妙な傾向を反対症と関連づけたと説明している[3]。反対症は否定妄想の精神的側面であるとコタールは述べているが、緊張病の拒絶症に近いものと思われる。

2-9. 拒食

反対症と関係が深く、否定妄想の患者では、胃がないから食べない、劫罰に処せられているので食事はしない、などと言って拒食すると述べられている。被害妄想の患者のように食べ物を入念に調べて、毒などが疑わしいものは拒む一方、良いと思われるものは食べるといった部分的な拒食とは対照的に、一般に完全に拒食するとされている[3]。

2-10. 筋緊張

否定妄想の患者には、しばしば筋肉のこわばりと緊張がみられるとされ、「患者の姿勢を変えようと、彼らの四肢に何か動きを伝えようと我々が望むや否や、抵抗するため、および、いつもの姿勢を保持するために、患者は精力的に筋肉を収縮させる」[3]。これは反対症の要素とともに、緊張病のような筋緊張について述べているとも思われる。

2-11. 幻覚

患者の妄想的観念の確認のような内容の幻覚がみられる。「患者は炎に取り囲まれていると思い、足元に断崖絶壁を見、大地が自分を飲み込むあるいは家が崩れ落ちると思いこみ、壁がぐらつくのを見、家が蝕まれていると信じる。自分の拷問の準備の音が聞こえ、人々はギロチン台を建てている。太鼓の音、重火器の爆発音が聞こえ、人々は自分を銃殺するだろう。自分をつるす縄を見、自分の罪を非難する声、死刑判決を読み上げる声、劫罰に処せられていると繰り返し言う声を聞く。味覚、嗅覚の幻覚をもつ者もあり、自分が腐っている、食べ物が変質している、人々がごみや糞尿や人肉を差し出すと思いこむ」(3)

3. コタール症候群の臨床

発表のころから、コタールがひとつの疾患単位の提唱を意図したのではないかという議論があったことは先に述べた。同時代に否定妄想についての考察を深めたJ・セグラ（Séglas J）も、コタールの記載について、あるときは否定妄想という症状として論じたり、あるときは否定妄想病という疾患単位として論じたりしていると、そのあいまいさを指摘している(7)。Séglasは、否定妄想を疾患単位とはとらえない立場で、メランコリー以外にも、循環精神病、被害的または心気的系統的精神病、進行麻痺、老年期精神病、脳器質疾患などの種々の疾患でも否定妄想がみられると述べている(7)。

M・ブルジョワ（Bourgeois M）は、ボルドー大学でJ・アバディ（Abadie J）教授が担当していた一九二〇年から一九四〇年までの診察記録を調査したところ、「コタール症候群」という診断がつけられていた患者は一五例のみであったとして、その概要を報告している。全例が症状の出そろわない不全例で、「臓器の機能がない」

という心気的主題が主であった。心気の訴えは消化管や腹部についてが多く、呼吸器については少なかった。不死の観念、巨大の観念はまれで、患者は女性が多く、数カ月から年にわたるカコディル酸ソーダによる治療のあと、全例が精神病院に転院したという(8)。一九四〇年以降電気痙攣療法が導入され、一九五二年から一九五七年には精神遮断薬や抗うつ薬が導入され治療が変化したことや、この診断名が用いられなくなったことで、その後「コタール症候群」はますますみられなくなったと述べている(9)。

コタール自身の論文中にも、彼が記載した症状すべてがみられる症例は提示されていないが、一般にはこの症候群の中心的概念である否定妄想がみられると、コタール症候群とよんでいることが多いようである(10)。G・E・ベリオス (Berrios GE) によれば、コタール症候群の六五％に不安、六三％に罪悪感、五八％に心気妄想、五五％に不死妄想がみられたという(10)。

コタール症候群は統合失調症、進行麻痺、頭部外傷、認知症など種々の疾患でみられることが報告されているが、多くはうつ病、うつ状態でみられる(10〜12)。コタールの一連の記載では、不安の強いうつ状態のほか、緊張病を思わせる状態の記述もみられ、彼はこれら一連の症状が関連しながら出現するような病態を述べたかったものと考えられるが、気分の問題を重視するのか、妄想を重視するのかなど、疾患分類上の議論が多い(11、12)。

コタール症候群に特別な対処はなく、原疾患および妄想の治療を組み立てていくことになるが、自殺や自傷の傾向、反対症、拒食、筋緊張などの症状のために電気痙攣療法を選択する場合が少なくない。そしてまたこれが有効である。

4. おわりに

一八八九年に、否定妄想についての考察のおそらくは完成途上で、コタール自身がジフテリアにより急死してしまったことも影響して[13]、コタール症候群は、いまひとつまとまりの悪い概念に思えるかもしれないが、彼の描き出そうとした病態に臨床で遭遇するとき、われわれは彼の記述の卓抜さに感銘を受ける。患者の症状を精緻に観察し、それぞれの症状の関係を重層的な流れとしてとらえるコタールのような視点は、現在広く流布している操作的診断の、横断的症状をばらばらに診断基準に当てはめ数えていく考え方とは異なる視点であるが、臨床的に治療を組み立てていく際には、症状の展開の予測などに大いに役立つ重要な視点である。

今日、診断名としてコタール症候群の名に出会うことはまれであるかもしれない。しかし、不安の強いうつ状態などで、この症候群の症状すべてが出そろわなくとも、その中核的概念である否定妄想に出会うことは決して珍しいことではない。知っておくべき概念であると思われる。

文献

（1）Régis E：Note historique et clinique sur le délire des négations. Gazette Médicale de Paris（8ème Série）Tome II：61-64, 73-77, 1893
（2）Cotard J：Du délire hypochondriaque dans une forme grave de la mélancolie anxieuse. Ann Méd-Psychol 38：168-174, 1880
（3）Cotard J：Du délire des négations. Arch de Neurol 4：152-170, 282-296, 1882
（4）Garrabé J：Dictionnaire taxinomique de psychiatrie. Masson, Paris, 1989
（5）Cotard J：Du délire d'énormité. Ann Méd-Psychol 46：465-469, 1888
（6）Cotard J：Perte de la vision mentale dans la mélancolie anxieuse. Arch de Neurol 7：289-295, 1884
（7）Séglas J：Le délire des négations. Masson, Paris, 1897

(8) Bourgeois M：Le syndrome de Cotard aujourd'hui. Ann Méd-Psychol 127：534-544, 1969
(9) Bourgeois M：Jules Cotard et son syndrome cent ans aprés. Ann Méd-Psychol 138：1165-1180, 1980
(10) Berrios GE, Luque R：Cotard's syndrome：analysis of 100 cases. Acta Psychiatr Scand 91：185-188, 1995
(11) Berrios GE, Luque R：Cotard's Delusion or Syndrome?：A Conceptual History. Compr Psychiatry 36：218-223, 1995
(12) Ey H：Délire des négations. In：Études psychiatriques, Tome II. Desclée de Brouwer & Cie, Paris, pp427-452, 1950
(13) Pearn J, Gardner-Thorpe C：Jules Cotard (1840-1889)：His life and the unique syndrome which bears his name. Neurology 58：1400-1403, 2002

嫉妬妄想

足利赤十字病院 精神神経科　船山 道隆

1. 嫉妬とは

嫉妬とは、地位や名誉に関して自分よりもすぐれた者をねたみそねむこと、あるいは性愛に関して自分の愛する者の愛情がほかに向くのをうらみ憎むことである。M・フリードマン（Friedmann M）[1]および高橋ら[2]によると、嫉妬（Eifersucht）は強く感情強調された活動領域での、張り合い、または単なる他人の関与だけでも発生する感情ないしは情動であり、競争者をおしのけようとする衝動と結びついた苦痛な心の動きとしてあらわれるという。精神医学で扱う嫉妬は、おおむね性愛に関するものであり、やきもちとも近い。嫉妬は、性愛という人間の普遍的な心の動きと絡むため、妄想の主題となることが多い。

2. 嫉妬妄想

嫉妬妄想は、自分の配偶者や愛人が、他人と性的関係や愛情関係を持つと信じて、訂正が不可能であることである。嫉妬という主題の特異性から、古今東西さまざまな文学作品にも取り上げられている。シェイクスピアの戯曲に登場するオセロは、妻デスデモーナが浮気しているという嫉妬妄想を抱き、彼女を絞め殺し自らも命を絶った。こうした自傷他害の事件にまで発展する嫉妬妄想は、オセロ症候群（Othello syndrome）とよばれている。しばしば患者は危険人物となり[3]、ストーカーにもなる[4]。精神疾患に出現する他の妄想主題と比較すると、嫉妬妄想は他の妄想主題に広がることなく嫉妬に限局した単一妄想を呈しやすく、他の妄想主題である妄想性障害や統合失調症に発展することが少ないという報告[5]がある。

嫉妬妄想は、器質性精神障害、妄想性障害、アルコール依存症、統合失調症、パーソナリティ障害など、さまざまな精神障害にみられる。Soykaら[6]によると、イギリスの大学病院精神科入院患者八一三四名のうち、器質性精神障害では七・〇%に、妄想性障害では六・七%に、アルコール精神病では五・六%に、統合失調症では二・五%に嫉妬妄想が出現したという。しかし、この統計は入院に限るため過小評価されているという指摘がある。Shajiら[7]によると、嫉妬妄想は外来患者に多く、妄想性障害のなかでは一六%に嫉妬妄想がみられたという。高齢者の精神疾患全体のうち、一・四%が嫉妬妄想であるというアジアの報告もある[8]。男女別では嫉妬妄想は男性に多く、全体の六九・二%が男性患者であったという報告がある[9]。

3. 嫉妬妄想の成因

それぞれの疾患に出現する嫉妬妄想の特徴を挙げ、最後に共通する点を検討する。

3-1. アルコール依存症

アルコール依存症に出現する嫉妬妄想を初めて報告したのは、バレン（Baren）[10]である。彼は、アルコール依存症と嫉妬妄想とは近縁関係にあることを指摘したが、その後の研究では、その関係はそれほど強くなく、頻度は比較的少ないことが明らかになっている。鈴木[11]はアルコール依存症専門病院入院者のなかで、嫉妬妄想の出現の割合は〇・九%にすぎなかったと報告している。また、アルコール依存症者のなかには、飲酒している際にのみ病的嫉妬を呈する場合もある[12]。

アルコール依存症に伴う嫉妬妄想の機序の一つには、クラフト・エビング（Krafft-Ebing）[13]による逆説的性障害（paradoxe Sexualstörung）という心理解釈がある。彼によると、アルコール依存症者は、飲酒により性欲は亢進するのであるが、性機能は低下する。すなわち、配偶者との性交を望むが、身体的には性交が不可能となりやすい。しかし、自己の責任で性交が不可能であるとは思いたくない。むしろ配偶者の責任であり、性交を拒んでいるのは、ほかに愛人を作ったからだという妄想的な解釈をする。さらに、アルコールによる脳の認知機能の低下が妄想的な解釈を助長する場合があるという。クラフト・エビングのこの説は説得力がありそうであるが、鈴木[14]によると、アルコール依存症者のなかで嫉妬妄想のある群と嫉妬妄想のない群で性的障害の頻度は同程度であったという。

このほかにも、アルコール依存症に出現する嫉妬妄想は、配偶者を失うといった離婚の危機、性的および社会的に配偶者（主に女性）に対して優位に立とうとする男らしさへのこだわり、共依存などと関係するという意見もある。

3-2. うつ病および強迫

嫉妬妄想とうつ病や強迫との関係を指摘する立場がある。うつ病に嫉妬妄想が出現するという報告[15,16]や、老年期の喪失体験から嫉妬妄想が出現し、うつ病に親和的な側面があるという報告[17]がある。田中[18]は病的嫉妬をパラノイア性嫉妬妄想と統合失調症性嫉妬妄想の二極に分極させるのみでなく、強迫的心性を強く帯び、うつ病に親和的である病的嫉妬を示し、強迫的嫉妬―うつ病親和的病的嫉妬―パラノイア性嫉妬妄想を一つの連続線上にとらえている。強迫と嫉妬妄想との関係はCobb[19]らやMarazzitiら[20]によっても報告されている。

現象学の立場からH・テレンバッハ（Tellenbach H）[21]は、嫉妬を自己に所属する何かが失われることを恐れる保有希求によるとした。山本[22]は、病的嫉妬を患者の生活歴から読み取ろうとし、その成立について「患者にとって養育者との関係は愛ではなく服従であり、配偶者から愛されることを強く求め、自己の主体性を固守するとき夫婦の間に主体性の相剋が潜在し始める。配偶者の愛が失われ、夫婦の価値は支えを失おうとしていると感じられると、彼らは自分の価値の失墜を防ぎ、存在の場を確保しようとして、配偶者の愛を再び取り戻そうと企てる。これが病的嫉妬の動因であり目的である」と述べている。

認知の歪みという観点から嫉妬妄想を説明する立場もある。Tarrierら[23]は、ベックのうつ病に対する認知プロセスから類推して、嫉妬妄想を誤った認知や自動的思考の過程からとらえている。

3-3．妄想性障害および統合失調症

K・ヤスパース（Jaspers K）[24]は嫉妬妄想を、心理学的に了解しうる人格発展の結果として発現する嫉妬妄想と、了解の不能な病的過程による嫉妬妄想とを区別した。しかし、実際にはその境界が難しい症例は少なくない。統合失調症に出現する嫉妬妄想は、妄想性障害に出現する嫉妬妄想と比較すると、他の妄想主題に合併することが多いが、嫉妬妄想の対象は配偶者など比較的少数に限定され、患者を現実につなぎとめておく機能を併せ持つという意見もある。

妄想性障害に伴う嫉妬妄想は、共同体被害妄想と類似する場合もある。一般に嫉妬妄想は若い人より高齢者の妄想性障害に出現しやすい。遅発パラフレニーでは、させられ体験など若年によくある自我障害をみることが少ないが、その理由を、自我境界が主体をはなれ、目に見える具体的な境界（土地や住宅など）に置き換えられるのではないかという考え方もある。その結果、境界に囲まれた生活空間を不当に侵犯される侵害妄想、物とられ妄想、自分ではなく家族が被害にあう共同体被害妄想[25]という形をとりやすい。実際、嫉妬妄想における妄想の成立には、「自宅の窓が開いていた」「靴の位置がずれていた」などという生活空間の変容感を基盤におくことがある。このように考えると嫉妬妄想の患者が、自分に所属する当然の権利を不当に損なわれたとして、復権行為を起こしやすいことも理解できるように思う。

3-4. 脳器質性疾患

一九〇七年にA・アルツハイマー（Alzheimer A）によって報告されアルツハイマー病の概念のもととなった症例[26]は、嫉妬妄想で始まり徐々に記憶障害が進行した。浅井らの報告[27]では、六五歳以上の認知症患者で妄想を有する七一例のうち、物とられ妄想が一七例に、嫉妬妄想が九例にみられたという。Tsaiらの報告[28]では、一三三例の認知症のなかで一五・八％の二一人に嫉妬妄想が出現したという。

脳血管障害後にも嫉妬妄想はしばしば出現する。身体機能や認知機能の低下、それによる自尊心の低下、高次脳機能障害が妄想形成の背景となることがある。また、なかには、入院しているため自宅にいる配偶者の情報が少なくなることが嫉妬妄想の背景となる場合もある。多数例でみると、右半球損傷に多く、筆者ら[29]は以前、右側頭・頭頂葉出血後に短期間で嫉妬妄想が体系化した一症例を報告し、生活歴や性格要因などに加えて、右半球損傷によって生じた相貌失認、視空間障害、視覚性記憶障害などの高次脳機能障害が、妄想形成の一つの要因になった可能性を指摘したが、明確な神経基盤の特定は困難である。

3-5. 老年期

老年期にみられる嫉妬妄想は、喪失体験、自己存在価値の低下と復権の構造、物とられ妄想との共通点など、ライフサイクルの観点からとらえることができる。高齢者は、若年者と違い、新たな創造が難しく、喪失体験は大きな影響をもたらす。竹中[30]によると、病気などの障害で立場が弱くなりそれまでの夫婦の平衡が崩れたときに「見捨てられるのではないか」と不安になることが嫉妬妄想の背景となり、物とられ妄想と同様に嫉妬妄想には「弱者の攻撃性」という意味合いがあるという。

老年期の性という視点から嫉妬妄想を検討することも必要である。多くの老人は性衝動が残存しているのにもかかわらず、性機能が減弱することから、ここにもクラフト・エビングのいう逆説的性障害の心理機制を当てはめることができる。安田[31]によると、六五歳以上の高齢者のうち嫉妬妄想を呈した男性一八例中一〇例が泌尿生殖器の障害を合併していたという。山本[32]によると、嫉妬妄想一八例のうち八例が前立腺や子宮の手術歴を認めたという。松田[33]は前立腺肥大症の手術後に嫉妬妄想を呈した一例を報告している。なお、性の不安は、老年期だけではなく、若年の嫉妬妄想でもみられる[34]。

このように、嫉妬妄想はさまざまな精神疾患に出現するが、喪失しかけている他者を自分のものにしておきたいという強い感情を伴うことが特徴である。他の主題の妄想性障害と比較すると、他者への志向性がとりわけ強い。

4. 症例

【症例1】アルコール依存症に伴う嫉妬妄想の六八歳男性

〔生活歴〕既往歴には鼠径ヘルニアの手術歴がある。家族歴に特記すべきことはない。性格は真面目であるが、自己中心的であり、人づき合いは少ないほうであった。工員の父のもと、同胞三名の第一子として生まれた。高校卒業後に公務員として働き、仕事の成績は良好であった。二五歳で結婚し、挙児は二名。妻へは亭主関白であり、妻を奴隷のように扱っていた。飲酒量は二〇代から一日に日本酒二合ほどであった。

〔現病歴〕六〇歳で退職し、その後は飲酒量が増えていった。六五歳以降は、毎日日本酒五合に加えて、ビールや焼酎などを飲んでいた。警備の仕事なども勧められたが、本人のプライドが許さなかったという。また、退職前から長年にわたり夫婦間の性的関係はなかったという。

本人の退職後も妻は個人商店に勤めていたが、本人は妻の帰宅が遅いため、浮気しているのではないかと疑い始めた。六八歳時に嫉妬妄想が出現し、妻が仕事上でつきあいのある男性と浮気していると確信し始めた。本人は、妻が仕事場に行く際にも買い物に行く際にも尾行をするようになった。一方で、嫉妬妄想以外の異常体験は認めず、さらに記憶障害など認知症を疑う所見もなく、知性・意志・行動は保たれていた。このような状況下であっても、精神神経科への相談や通院はなかった。六九歳になると、浮気相手を殺すためにナイフを持ち出して妻の後を尾行し始めた。それを止めようとした店員にナイフで攻撃したため、措置入院となった。

入院後、リスペリドン三mgの投与にて徐々に嫉妬妄想の切迫感が薄れてきたが、妄想自体は消失しなかった。精神療法的アプローチは、本人のかたくなな性格のために困難であった。退院後、断酒時は嫉妬妄想の切迫感が薄れるが、飲酒後に切迫感が強まることを繰り返した。

〔考察〕アルコールが嫉妬妄想の形成の一因となっている症例である。また、アルコールだけではなく、もともとの性格傾向や退職による喪失感が嫉妬妄想の背景となっていると思われる。

【症例2】自殺未遂が嫉妬妄想の改善の契機となった五三歳女性

〔生活歴〕既往歴には子宮脱があり、三一歳時に手術を行っている。アルコール依存症の既往はない。家族歴に特記すべきことはない。役所勤めの父のもと、同胞五名の第五子として出生した。性格は負けず嫌いであり、プライドが高かった。また、強迫的で、「こうしなくてはならない」という考えが強かった。高校卒業後、託児所で働いていた。二二歳で結婚し、子供を二人もうけた。子供が生まれてからは専業主婦であったが、三二歳時に離婚した。

〔現病歴〕四六歳時に母が亡くなってから、親戚づきあいが少なくなり、実家とも疎遠になった。四九歳時に九歳下の現夫と再婚した。再婚後は、二人の子供とも疎遠になった。五二歳時から更年期障害となり、そのころから夫とは言葉を交わさなくなり、夫婦間の性生活もなくなった。夫は自営で商店を営んでいたが、仕事場で夜眠るようになり、本人とは寝室をともにしなくなった。夫婦の不仲は外部にはわからないようにうまく装っていたが、実際には話す相手がいないため、寂しい思いをしていた。しかし、プライドが高いため、寂しい思いを表現することができなかった。

五三歳時、現夫の携帯電話のメールを見たところ、メールの宛先が夫が昔会社に勤務していた際の社長の妻であった。これを機に、嫉妬妄想が出現し、本人は夫が浮気していると固く信じ始めた。同時期に本人は、円形脱毛症にも罹患した。このような状況下であっても、精神神経科への相談や通院はなかった。嫉妬妄想が出現してから二カ月後、自殺目的にトリアゾラム（〇・二五mg）四四錠を過量に服薬し、さらに手首に自傷したため、当院に医療保護入院となった。

入院後は夫と本人と筆者での三者面談を繰り返し、本人が孤独や喪失感を感じていたことを話し合った。自殺未遂をきっかけとして、本人が夫に自分の気持ちをわかってもらったと思うようになり、安心感が出てきた。入院一カ月後に退院し、数カ月後には夫と本人の二人で外出するようになった。その後も嫉妬妄想は残存したが、切迫感が大きく軽減した。その結果、何とか二人の家庭生活を続けることができた。

〔考察〕負けず嫌いでプライドが高く、人づき合いが上手ではない女性が、孤独や喪失感を感じていた状況で嫉妬妄想が出現した。嫉妬妄想や自殺未遂は、九歳年下の夫を自分につなぎとめる試みであった可能性がある。自殺未遂を機に治療が開始され、何とか夫婦生活を保つことができた。

【症例3】脳梗塞後に嫉妬妄想が出現した五九歳男性

〔生活歴〕既往歴には糖尿病がある。家族歴に特記すべきことはない。実家は農家であり、同胞四名の第二子。高校卒業後に会社員として働き、営業職を担当していた。営業成績はよく、出世頭であったが、上司や周囲の人との人間関係でうまくいかずに退職を余儀なくされた。以後、自営の仕事を続けていた。性格は独善的であり、しばしば周囲からは自己中心的、あるいは他罰的といわれていた。プライドは高く、弱いところをみせられず、強がり、虚勢を張っていた。二九歳時に結婚し、子供二人をもうけた。妻は市会議員の娘であり、結婚後も会社員として働き、出世していた。本人は結婚当初から妻の家柄や社会的地位に対してコンプレックスを持ち、妻の帰りが遅いことは許さなかった。また、子供にはスパルタ教育をしたという。

糖尿病の治療に対しても独善的に判断していたため、定期的に受診はせず、五八歳からはインポテンツとなった。飲酒量は毎日ビール一リットルほどであった。

〔現病歴〕五九歳時に頭部CT上、右被殻から放線冠にかけて低吸収域を認める脳梗塞が出現し、A病院に入院治療となった。抗血栓療法を行い、左不全麻痺は徐々に改善し、左顔面に軽度の運動麻痺を残す程度となった。発症一カ月後の改訂版長谷川式簡易知能評価スケール（HDS-R）は27／30であった。病初期には軽度の左半側空間無視を認めたが、一カ月後には消失した。また、発症一カ月後まではトイレ以外の大部屋などで尿検査の採尿をするなどといった脱抑制を認めた。また、軽度の感情失禁が残存した。

A病院入院中から妻に対する嫉妬妄想が出現した。きっかけは、同室者に「家を空けておいて、奥さん大丈夫かい」と問われたことであった。退院後自宅に戻ると、妻の帰りが遅いことを浮気していると確信し、妻に暴力をふるうようになった。浮気相手は妻の友人の夫だと確信し、その相手に昼夜を問わず一日五回以上も電話をするようになった。浮気をしている証拠については、「妻の下着がいつもと違うものをはいている」「車のシートがいつもと少し違っている」「妻がおどおどしている様子だ」などと言っていた。このような状況下にあっても、精神神経科への相談や受診はなかった。

数週間後、本人は「相手の男を殺す」と言い、常にナイフを携帯するようになった。驚いた妻が警察に通報するも、結局、留置にまで至らなかった。妻は自宅から逃げようと用意を始めたが、妻への暴力や自宅の器物破損が続いた。助けにきた長男が本人を抑えようとしたところ長男と本人が大喧嘩になり、本人が右橈骨開放骨折を罹患したため、当院整形外科にて入院となり、緊急手術を行った。しかし、整形外科病棟から浮気相手と思っている男性に頻回に電話をし、暴言も続いたため、入院三日後に当院精神神経科に医療保護入院となった。精神神経科病棟からも妻への脅迫の電話や、浮気相手と思っている男性への頻回の電話、代議士や市役所への電話が続いたため、電話制限を行った。一方で、病棟内の他の患者やスタッフへの攻撃はなかった。

薬物療法としてハロペリドール三mgとゾテピン二五mgを投与した。本人の妄想を持たざるを得なかった生き方を理解しようと試みたが、入院当初は精神療法的アプローチは困難をきわめた。面接を重ねるにつれて、三カ月後には妻や息子に対して、今まで迷惑をかけたという内容の手紙を書くようになった。しかし、いざ妻や息子に会うと攻撃的になるために自宅への退院はできずに、半年後、精神科病院へ転院した。

〔考察〕妻の出自や出世に対してコンプレックスがあったが、虚勢を張り、何とかプライドを保っていたが、糖尿病などによりインポテンツとなり、さらには脳梗塞によって入院を余儀なくされた状況で嫉妬妄想が出現した。また、軽度の麻痺や認知機能の若干の低下が、嫉妬妄想の背景になったと考えられる。本人の生き方に共感するようアプローチしたが、なかなか困難であった。

5. 治療

妄想は、内面に何かしら脱落を生じた主体が、低いレベルで自己の安定を得ようとする努力の表現といえる。嫉妬妄想をはじめとする妄想性障害では、心の奥に低い自己評価をかかえている患者が少なくない。シェイクスピアの戯曲オセロの嫉妬妄想の背景にも、人種の違いなど自身の劣等感や自責感が潜んでいて、ここに対象を一方的に憎むことで、あるいは対象から一方的に愛されていると思い込むことで、自身の劣等感や自責感を緩和しようとする心理のすり替えを読み取ることも可能である。治療者には、こうした妄想を持たざるをえなかった患者の生きていきにくさ、辛さに共感し、妄想を持つことによって病者が何を訴えようとしているかを考え、これを支える基本姿勢が必要である。さらに、嫉妬妄想は他者との関係の復権という意味合いがあり、配偶者や重要な他者との人間関係の再構築が求められる。

治療の試みのなかには、嫉妬妄想を認知の歪みととらえて、認知療法の効果を認めたとする報告がある[35]。薬物療法では、少量のリスペリドン[36]、クエチアピン[37、38]、ピモジド[39]、フルオキセチン[40]などの効果が報告されている。

一方で、嫉妬妄想の対象となった配偶者にも配慮が必要である。彼らは、自身に向けられた性的な内容の妄想という特異性から、かなり動揺していることが少なくない。特に高齢者の場合は妄想内容の特異性から社会的に口に出すことに抵抗があり、援助を求めずにひとりで耐えている場合も少なくない。提示した症例のように、暴力的な事件が勃発してからはじめて医療機関につながるケースも多い。治療者は、配偶者にも配慮や共感を示す必要がある。

文　献

（1）Friedmann M：Über der Psychologie der Eifersucht. Verlag von J.F.Bergmann, Wiesbaden, 1911
（2）高橋俊彦、大磯英雄「M.Friedmannの「嫉妬の心理学について」―その1」『臨床精神病理』9巻、343-351ぺ

ージ、1988
(3) Leong GB, Silva JA, Garza-Treviño ES, et al.：The dangerousness of persons with the Othello syndrome. J Forensic Sci 39：1445-1454, 1994
(4) Silva JA, Derecho DV, Leong GB, et al.：Stalking behavior in delusional jealousy. J Forensic Sci 45：77-82, 2000
(5) Crowe RR, Clarkson C, Tsai M, et al.：Delusional disorder：jealous and nonjealous types. Eur Arch Psychiatr Neurol Sci 237：179-183, 1988
(6) Soyka M, Naber G, Völcker A：Prevalence of delusional jealousy in different psychiatric disorders： an analysis of 93 cases. Br J Psychiatry 158：549-553, 1991
(7) Shaji KS, Mathew C：Delusional jealousy in paranoid disorders. Br J Psychiatry 159：142, 1991
(8) Chiu HFK：Delusional jealousy in Chinese elderly psychiatric patients. J Geriatr Psychiatry Neurol 8：49-51, 1995
(9) Musalek M, Berner P, Katschnig H：Delusional theme, sex and age. Psychopathology 22：260-267, 1989
(10) von Baren C：Über den trunkfälligen Sinnenwahn. Zschr Psychiat 4：606, 1846
(11) 鈴木康夫「アルコール精神病」『精神医学レビュー 16―アルコール依存』（洲脇　寛 編）、ライフサイエンス、東京、50-59ページ、1995
(12) Albert M, Sudeshni M, Mirza KAH, et al.：Morbid jealousy in alcoholism. Br J Psychiatry 167：668-672, 1995
(13) von Krafft-Ebing：Über Eifersuchtswahn beim Manne. Jahrb Psychiat 10：212-231, 1892
(14) 鈴木康夫「アルコール依存症と人間・社会4―アルコール嫉妬妄想と性的障害―」『こころの臨床ア・ラ・カルト』5巻12号、23ページ、1986
(15) 清水洋一、遠藤俊吉「嫉妬妄想を呈した内因性うつ病女性の一症例」『臨床精神医学』12巻11号、1417-1423ページ、1983
(16) 高橋俊彦『病的嫉妬の臨床研究』岩崎学術出版、東京、2006
(17) 尾崎尚子、大塚公一郎、水野美紀、他「老年期にみられる嫉妬妄想について」『臨床精神医学』22巻11号、1591-1597ページ、1993

(18) 田中雄三「うつ病親和的病的嫉妬について」『臨床精神病理』7巻、161-170ページ、1986
(19) Cobb JP, Marks IM：Morbid jealousy featuring as obsessive-compulsive neurosis：treatment by behavioural psychotherapy. Br J Psychiatry 134：301-305, 1979
(20) Marazziti D, Di Nasso E, Masala I：Normal and obsessional jealousy：a study of a population of young adults. Eur Psychiatry 18：106-111, 2003
(21) Tellenbach H：Zur Phänomenologie der Eifersucht. Nervenarzt 38：333-336, 1967
(22) 山本巖夫「病的嫉妬、とくにその成立について」『精神神経学雑誌』69巻、1210-1236ページ、1967
(23) Tarrier N, Beckett R, Harwood S, et al.：Morbid jealousy： a review and cognitive-behavioural formulation. Br J Psychiatry 157： 319-326, 1990
(24) K・ヤスパース『精神病理学研究I』みすず書房、東京、1969
(25) 原田憲一「老人の妄想について―その二つの特徴　作話傾向および「共同体被害妄想」」『精神医学』21巻、117-125ページ、1972
(26) Alzheimer A：Über eine eigenartige Erkrankung der Hirnrinde. Allg Z Psychiatr 64：146-148, 1907
(27) 浅井昌弘、保崎秀夫、仲村禎夫、他「老年期の幻覚・妄想状態」『臨床精神医学』11巻、581-587ページ、1982
(28) Tsai SJ, Hwang JP, Yang CH, et al.：Delusional jealousy in dementia. J Clin Psychiatry 58：492-494, 1997
(29) 船山道隆、濱田秀伯、加藤元一郎、他「右側頭・頭頂葉出血後、嫉妬妄想が出現した一例」『精神医学』49巻、369-376ページ、2007
(30) 竹中星郎「老年期の人格と障害」『精神医学』29巻1号、47-55ページ、1987
(31) 安田素次「老年期の嫉妬妄想と性的妄想」『老年期痴呆研究会誌』12巻、37-45ページ、2001
(32) 山本　晋、高橋三郎「嫉妬妄想と性的逸脱行為」『Geriatric Medicine』35巻12号、1651-1657ページ、1997
(33) 松田明子「老年期に発症した嫉妬妄想の一例」『精神神経学雑誌』89巻7号、555ページ、1987

(34) Gajwani AK, Abdi S, Adwani GB : The Othello syndrome. Can J Psychiatry 28 : 157–158, 1983
(35) Bishay NR, Petersen N, Tarrier N : An uncontrolled study of cognitive therapy for morbid jealousy. Br J Psychiatry 154 : 386–389, 1989
(36) Bisol LW, Lara DR : Low-dose risperidone for pathological jealousy : report of 3 cases. J Clin Psychopharmacol 28 : 595–596, 2008
(37) Chae BJ, Kang BJ : Quetiapine for hypersexuality and delusional jealousy after stroke. J Clin Psychopharmacol 26 : 331–332, 2006
(38) Chae BJ, Kang BJ : Quetiapine for delusional jealousy in a deaf elderly patient. Int Psychogeriatr 18 : 187–188, 2006
(39) Byrne A, Yatham LN : Pimozide in pathological jealousy. Br J Psychiatry 155 : 249–251, 1989
(40) Gross MD : Treatment of pathological jealousy by fluoxetine. Am J Psychiatry 148 : 683–684, 1991

【遅発パラフレニーと接触欠損パラノイド】

慶應義塾大学医学部 精神神経科学教室　古茶　大樹

1. はじめに

ここでは、高齢者の非器質性幻覚・妄想状態として提唱されている二つの概念を紹介する。よく知られているのは英国のM・ロス（Roth M）によって提唱された遅発パラフレニー（late paraphrenia）(1)である。ここでいう非器質性とは、病因としての器質因（非特異的な老化性器質因を含む）を厳密に除外したものではない。横断面の状態像からみて認知症あるいは意識障害の系列には位置づけられないもので、症候学的な意味での非器質性である。また非器質性とはいっても、躁うつ病圏とみなされている病像は含まれず、内因性精神病の二分法に従うなら、高齢発症の統合失調症圏の病像に位置づけられる。ところが、高齢発症の統合失調症については、そもそもその存在を認めるか否かで議論がある。国際的な専門家の会議で、一応の提言(2)がなされてはいるのだが、コンセンサスというより妥協案の色彩が強い。予後についても議論があり、長期経過をみると認知症に移行するケースがある。

接触欠損パラノイド（kontaktmangel paranoid）はW・ヤンツァーリク（Janzarik W）により提唱された概念(3)で、もちろん遅発パラフレニーと共通する部分もあるのだが、概念そのものは簡単に比較できるものではない。臨床像のどのような部分を本質的な特徴としてとらえたのか、提唱者の視点が違うのである。どちらが正しいのかではなく、その概念を提唱することでみえてくるものは何かといった視点の違いとして理解すべきである。ある症例は遅発パラフレニーと接触欠損パラノイドの両者によく当てはまることもあるが、遅発パラフレニーには近くとも、接触欠損パラノイドとは言い難いというケースもある。

二症例を呈示するが、そのような違いについても言及する。

2. 症例呈示

【症例１】七五歳女性　遅発パラフレニー

〔生育歴〕農家に生まれ育つ。高等小卒。二十代で結婚するが、一人息子の幼少時に夫と死別。その後、結核に罹患し二〇年間結核療養所に入院。抗結核剤の副作用で重度の聴力障害をきたす。息子は妹夫婦に預けられ、療養所から退院しておよそ二〇年間は妹夫婦と同じ敷地内で自立した生活を送っていた。

〔既往歴〕結核、高血圧、心肥大。

〔家族歴〕特記すべきことなし。

〔現病歴〕最初のエピソード以前に明らかな精神病症状は報告されていない。X年二月腹痛と発熱で総合病院に入院。入院中に「周囲が急に怖く感じられた」「スライドのようにダンサーが六人ぐらい出てきたり、暗い通路に布団がおいてあったり、自分でもそんなはずはないと思っていた」「息子の泣く声が聞こえて助けてあげなきゃいけないと思った」など急性に精神変調をきたし一週間で退院。退院後も「矢が飛んでくる」「刃物が怖い」といって新聞紙で顔を覆っている、「水に毒が入っている」「隣家で私のことを話している」など夜間も不眠となり妹夫婦も対応に困り、上京し長男宅に同居するようになり、X年三月当院を初診。

〔初診時現症〕高度の難聴があり、補聴器を使用しても十分には意思疎通ができない、診察には協力的、神経学的には異常を認めず、見当識正常、健忘は目立たない。

「自分の胸のあたりから声が聞こえてくる。無線機が胸のなかに仕込んであるのではないか」「ああしたほうがいい、こうしたほうがいいと、声がいろいろ言ってくる」「マンションの隣にいる人が自分のことを話している」「食事や水に何か入っているような気がする。理由はわからないが直感のようなものでわかる」と訴える。病的体験に対する批判は十分ではない。

〔検査所見〕末梢血、生化学、甲状腺機能正常、頭部CTスキャンで軽度の大脳皮質の萎縮と左大脳基底核に複数の陳旧性小梗塞巣を認める。

〔経過〕ハロペリドール〇・七五mgを就前一回投与し、約二週間で症状はかなり軽快した。「編み物をしていると『こうしたらどう』と胸のあたりから聞こえてきますが、結局自分の考えていることなんだなとわかってきました。もう惑わされることはありません」と述べる。約一カ月で幻聴は完全に消失するが、その当時から「体がだるくてすぐに横になってしまう」「歩くスピードが遅い」と活動性が低下し軽度のパーキンソニズムが疑われ、治療開始後三カ月でハロペリドールを終了し経過観察。その後、歩行困難、日常生活の活動性は回復したが、抗精神病薬中断後三カ月で症状再燃。「友人二人が自分のことを話している。自分は聞き役に回っている。自分の考えていることが話題になっているので、独り相撲、自分で三つの役をしているのはわかっているつもりなのだが、自分の知らない言葉が出てくるので不思議に思う。いつの間にか声のほうに聞き入ってしまって、読書をしていても声のほうに気が取られてしまう」「耳から聞こえると言うよりは胸から、頭のなかに聞こえてくる感じ」という。その後も同様のエピソードで二回入院している。

〔考察〕比較的急性に発症する精神病像を反復している。内容は多彩であり、幻聴、妄想気分、被害関係妄想、幻視を含んでいる。中核症状は幻聴で、命令あるいは対話形式という特徴が明らかであり、シュナイダーの一級症状に相当する。入院という環境変化によって症状は改善せず、症状の発現・消退に状況は関与していない。その点で接触欠損パラノイドとみることはできない。経過中に薬剤性のパーキンソニズムが出現していること、最初のエピソードに幻視が含まれていることから、レビー小体病の初期病像をみている可能性は否定できないが、認知症を欠いており、その後繰り返された精神病像では幻視は含まれていない。筆者の臨床診断は遅発パラフレニーである。

【症例2】 八〇歳女性　接触欠損パラノイド

〔生活歴〕六人兄弟の末子。女学校を卒業。二八歳で結婚、以来、専業主婦。挙子四名。

〔病前性格〕頑迷、非妥協的、思い込みが激しい。

〔既往歴〕高血圧、心肥大、胃潰瘍、膝関節症。

〔家族歴〕特記すべきことなし。

〔現病歴〕X—四年前に夫と死別し上京、長男一家その後長女一家と短期間同居するが折り合いが悪く、アパートに単身生活となる。上京して間もなく友人が二人できたが、一人は死亡し、一人は寝たきりとなり交流が途絶え、長女とたまに接する以外は孤立した生活をしていた。普段は穏やかなように見えるが、気にいらないと大声を出したり、包丁を振り回したり、自殺のまねごとをしたりすることがあったと長女は言う。

約二年前から二階の住人に対し「男を連れ込む。夜通し御経をあげて眠らせない。体の調子を悪くさせられる」と被害妄想を抱き、たびたび、住人や家主とトラブルになる。最近は生命の危険も訴えるようになってきている。生活リズムは乱れ昼夜逆転している。老年期幻覚妄想状態の診断でX年に入院。

〔入院時所見〕膝関節症のため杖歩行。軽度難聴あり。神経学的には異常なし。

〔精神的現症〕意識清明、見当識正常。診察には協力的で、表面的な疎通性はよい。感情表出は豊かである。話し始めると多弁で一方的になりがちで、抑えがきかない。隣人に対する被害感の確信は強く訂正不能。「二階の住人は自分より二〇歳ぐらい若い独身女性で、毎日、男の人が泊まりに来る。外食で仲良くなったらしい。男が来たのは足音でわかる。最初の嫌がらせは足踏みだった。夜になると一時間おきに、ゆっくりと力一杯ドンドンと八回、私がトイレに起きるとまたドンドンと足踏みをする。足踏みだけで一八カ月続いた。自分だけでなく周囲の住人も困っていた。大家さんに苦情を言ったら『その人はてんかんで、頭が悪いから自分のやったことも忘れてしまう。だから我慢してくれ』といわれた（注：事実無根）。足踏みの次は、夜になると大声で話す。それも一晩中。旦那さんと話しているはずだが聞こえるのは彼女の声だけ。私が電話で話していた内容を大声で旦那さんに話している。それが六カ月続いて、それから毎晩のように大きな声で御経をあげる。御経のなかに呪文があって、『〇〇さん（自分の名前）がどうか出ていくように』と八回唱える。それがずっと続いていて私を眠らせないようにしている」。娘が家に泊まっているときには上記のようなことはまったくないという。

〔入院後経過〕入院後、病的体験は再燃しなかったが、入院以前の体験についての確信はまったく揺るがなかった。当初はチオリダジン四〇mg投与していたが、抗精神病薬を投与中止しても変化なし。多弁だが、話は迂遠で、まとまりが悪い。自分の話したいことを一方的にしゃべることに終始し、それが対人交流の妨げになっているという問題意識はまったくない。当初は他患との交流があったが、長続きはしない。入院中、長男が癌で亡くなったが、取り乱すこともなかった。老人ホームへの入所が決まったが、「この病棟はぼけた人が多くてあまり気を使う必要がないが、老人ホームだとそういうわけにはいかない。対人関係を負担に感ずる」と述べていた。記憶は良く保持されており、認知症の徴候はない。特別養護老人ホームに入所した。

〔考察〕症候学的には幻覚妄想状態で、中核にあるものは隣人からの被害関係妄想。要素幻聴、幻声とおぼしき体験を訴えるが、一見すると非常に鮮明な幻覚を疑わせる体験の一部は、錯覚と追想錯誤とみるべきかもしれない。妄想の対象は隣人に限定され、その内容は二階からの足踏みや声といった騒音被害で、生活空間に限定され

JCOPY 88002-834

た卑近で現実的な主題である。認知症や意識障害はなく、一次性の感情障害もない。人格・感情が保持され、遅発パラフレニーとみることもできる。ひとりよがりの解釈で妄想は体系化しており、ここに人格の積極的なかかわりが認められる（妄想加工）。入院して環境が変化すると、病的体験は消失し投薬を中止しても再燃しない。娘が一緒に泊まるときも症状は出現せず、その意味では孤立状況が症状の発現・消退に深く関与している。この環境変化による症状の消長は、自己暗示の関与をうかがわせる。そのほかに発病と関連する要因としては、対人関係に支障をきたす発病以前からの長期間にわたる性格の異常、夫の死と長男・長女一家との同居の失敗、その結果の単身生活、数少ない友人の死・病による社会的孤立状況の悪化と将来に対する不安、軽度難聴などを指摘することができる。

3. 概念の解説

臨床的に役立つ優れた類型概念は、提唱者の視点に立つとその類型が自ずとみえてくるものである。提唱者がどのような対象から、どのような見方で症例を鑑別し、その概念を導き出したのか。こういった背景が切り離されてしまうと、提唱された類型の特徴だけが一人歩きしてしまうことが少なくない。提唱された類型概念を本当に理解することとは、その提唱者の視点を理解することだと思う。それが、一人ひとりの患者をより深く理解することにつながっている。

3-1. 遅発パラフレニー

ロスは、一九五五年の論文「老年期精神障害の自然経過」(4)でこの名称を初めて使っている。この論文は、症候学と自然経過（転帰）から老年期精神障害を再分類しようとする試みで、その主眼は老年期精神障害に、認知症ではない機能性精神病の存在を明らかにすることにあった。ここでは老年期の精神障害は、感情精神病、老年精神病（アルツハイマー型認知症に相当）、動脈硬化性精神病（脳血管性認知症に相当）、遅発パラフレニー、急性錯乱に分類されている。遅発パラフレニーは、体系化した妄想を抱き、幻聴を伴うこともあり、人格と感情的反応が保持され、クレペリンがパラフレニーの名のもとに記載した妄想性疾患に多くの共通点を持つものと定義されている。この最初の論文では、高齢発症の統合失調症の表現型であることはわずかに触れられているだけで、この概念が提唱された時点では、ロスは器質性認知症との鑑別に力を注いでいたに違いない。

統合失調症との関連がはっきりと模索されるようになったのは一九六一年のD・W・K・ケイ（Kay DWK）との共同研究[5]からである。この研究では、遅発パラフレニーだけが取り上げられ、疾患単位としての原因追究へとその関心が向けられている。当初の老年期精神障害全体のなかでの症候学的な鑑別から、病因論へと彼らの視点・関心が変化した。そして統計学的方法論が導入され、女性、独身、社会的孤立、難聴、脳の器質的病変、病前性格異常が危険因子として抽出されている。この研究は今日の遅発性統合失調症研究の礎として高く評価されるべきものであるが、それは同時にbio-psycho-socialモデルの始まりを告げるものでもあった。高齢発症の機能性精神病はbio-psycho-socialモデルで考えるべき、さらには統合失調症もまたそのようなモデルで考えるべきであるという主張にもつながったように思える。

3-2. 接触欠損パラノイド

ロスの遅発パラフレニーと並んで取り上げられるのが、ヤンツァーリクの接触欠損パラノイドである。ヤンツァーリクはすでに一九五七年に、医療機関を受診する比較的急性の症状が豊富な統合失調症性精神病を高齢統合失調症[6]として報告している。この一九七三年の論文[3]では、保健所の相談を通じて浮かび上がってきた、医療機関にはなかなか登場することのない慢性精神病に注目している。孤独な生活状況が確かに存在し、精神病の発症にも、症状の改善にも孤立状況が深くかかわっている慢性精神病を接触欠損パラノイドと名づけた。ヤンツァーリクはこれを統合失調症圏に位置づけ、女性に多い、性的内容を含む迫害妄想、居住境界をめぐる妄想といった特徴を見出しているが、興味深いのは、妄想のなかに失われた対人関係が形を変えて再生している、つまり妄想は症状であると同時に孤独を軽減し自殺を防止する機能を持っていることを指摘している点だろう。女性性優位も指摘されているが、それを生物学的な更年期変化と結びつけるのではなく、孤立した男性と女性の生き方の違いとしてとらえている。ヤンツァーリクの関心は常に一人ひとりの患者の心に向けられ、あえて身体因そのものを積極的には論じていない。このような考え方は、個々の症例の精神病理学的な理解に優れ、孤立の解消する入院による症状改善と、孤立状況に戻ると再発するという臨床観察にも、一定の答えを導き出してくれるものである。

文 献

(1) Roth M : Late Paraphrenia. In : (ed), Miller NE, Cohen GE. Schizophrenia And Aging. Guilford, New York, pp217-234, 1987
(2) Howard R, Rabins PV, Seeman MV, et al. and the International Late-Onset Schizophrenia Group : Late-Onset Schizophrenia and Very-Late-Onset Schizophrenia-like Psychosis : An International Consensus. Am J Psychiat 157 (2) : 172-178, 2000
(3) Janzarik W : Über das Kontaktmangelparanoid des höheren Alters und den Syndromcharakter schizophrenen Krankseins. Nervenarzt 44 : 515-526, 1973
(4) Roth M : The Natural History of Mental Disorders in Old Age. J Ment Sci 101 : 281-290, 1955
(5) Kay DWK, Roth M : Environmental and Hereditary Factors in the Schizophrenia of Old Age ("Late Paraphrenia") and their Bearing on the General Causation in Schizophrenia. J Ment Sci 107 : 649-686, 1961
(6) Janzarik W : Zur Problematik schizophrener Psychosen im höheren Lebensalter. Nervenarzt 28 : 535-542, 1957

【皮膚寄生虫妄想】

足利赤十字病院 精神神経科　船山　道隆

1. 皮膚寄生虫妄想とは

皮膚寄生虫妄想とは、初老期・老年期の女性に多く出現する、皮膚に寄生虫がいるという妄想である。他の精神症状を伴わない場合は、発症は緩徐であり、人格や情意の変化は少ない。皮膚寄生虫妄想は他の精神症状を伴わない純粋型だけではなく、統合失調症や遅発パラフレニーなどに伴って出現する場合もある。

皮膚寄生虫妄想に相当する病態は一九世紀から記載されている。一八九四年にフランスの皮膚科医Thibierge[1]は、ダニに感染していることを確信しているが、身体には何も所見がない患者を「ダニ恐怖症（acarophobia）」の名で記載した。その後も一八九六年のPerrinのnévrodermies parasitophobiques[2]など、多数の類似した報告が相次いだが、詳細な記載を行い、この症状を一つの概念にまとめたのは、スウェーデンのK・A・エクボム(Ekbom KA)[3、4]である。

2. エクボムの初老期皮膚寄生虫妄想（Der präsenile Dermatozoenwahn）

エクボムは一九三八年に、皮膚のなかあるいは皮下に小さな虫がいると確信し、これを駆除するために全力を傾け、他の精神症状を伴わずに慢性に経過する五〇歳から六〇歳に至る七例の女性を報告し、初老期皮膚寄生虫妄想（Der präsenile Dermatozoenwahn）の名で発表した。エクボムの記載は非常に詳細で明快に説明されているため、皮膚寄生虫妄想はエクボム症候群ともいわれる。

彼は、誇大妄想や迫害妄想を伴い、迫害者がウジ虫を体に注入したなどという妄想を抱く統合失調症に伴う皮膚寄生虫妄想と、皮膚寄生虫妄想のみが主体である純粋型の初老期皮膚寄生虫妄想を明確に区別している。後者は、視覚、聴覚、嗅覚、味覚、触覚といった感覚の誤認や、関係妄想、誇大妄想、罪業妄想など、統合失調症に関連する症状を欠き、物質乱用歴もない。

以下は、エクボムが書いた論文の考察の一部抜粋である(3〜5)。

エクボム自身の七例とエクボム以前の報告例一五例をまとめると、二二例すべて女性であり、発症年齢は四〇代以下が三例、五〇〜六〇代が一八例、七〇代が一例であった。閉経と関連して発症することはなく、閉経後数年経ってから発症することが多かった。身体的所見には特記すべきことはなく、感覚障害はなく、健康そうにみえた。自ら自傷する場合を除けば、皮膚は完全に正常である。エクボムの七例のうち三例は梅毒の罹患歴があった。皮膚感覚は主にかゆみであった。皮膚の上や下を這ってくる感覚がしばしば出現した。疥癬の罹患歴がある患者は疥癬が再発したと言ったが、外来種の虫だと言ったり、医学の新しい発見だなどと言うものもいた。患者は多くの時間をひっかき、櫛でとかし、皮膚から虫を絞り、あるいはつつき、拡大鏡で調べ、軟膏やパラフィンをつけ、服を着替え、寝具を乾かすなどしていたので、日常の仕事ができなかった。精力的な女性はドクターショッピングをした。一方で、おとなしい気質の持ち主は、医者にかからない場合もあるだろう。

患者たちは小さな虫のことをたゆみなく話すが、組織立った話をすることはなかった。患者たちは理論化するよりも具体的に実行しがちであった。彼らは小さな虫の名前をつけ、どこから来たか、どこで生きるかなど知っているが、それ以上は知らなかった。彼らの叙述はほとんど変化せず、奇妙で空想的な特徴はなく、具体的であり、明快であり、信用できるので、近所の人が時々だまされることは不思議ではなかった。しかし、二人組精神病（Folie á deux）は一例しか記載されていなかった。数年にわたり妄想の強度は変わらず、他の異常体験を伴わずに進行した。彼らは明晰な思考力を持ち、冷静である。知能は正常か軽度の低下にとどまった。遠隔および近時記憶は軽度障害されているが、おおまかには無傷であった。幻覚、関係妄想、干渉してくる妄想など統合失調症にまつわる症状はなかった。非常に特徴的であるのは、悪い人によって虫が送られてきたという考えはまったくないことであった。軽度のうつ状態は出現しても、思考制止、不安、罪業妄想は認めなかった。躁状態は認めなかった。明らかなスキゾイド性格の傾向はなく、一例を除けば慎み深かった。不眠や食欲低下、あるいは神経症性の症状を訴える患者もいた。

患者のなかには、感覚は長期間変化しないが、解釈が少し変化するものがいる。このことは、知覚異常（paraesthesia）が一次的な現象であることを示す。おそらく、虫がかかわると解釈する前に、知覚異常の段階があるだろう。虫について話したことを否定しようと偽る患者もいる。しかし彼らはかゆみについて以前とまったく同じように述べる。したがって、幻覚が問題ではなく、感覚、すなわち、初老期に出現した知覚異常が妄想の形成の一次的な原因であると考えられる。

初老期皮膚寄生虫妄想はパラノイアと類似点がある。すなわち、クレペリン[6]のいうように、幻覚を欠き、思考、意志、行動の明快さかつ秩序を保ちながら、潜行性に発展する持続的で揺るぎない妄想体系を主体としている。しかしながら、初老期皮膚寄生虫妄想に特別な性格傾向が存在するかについては断言できない。パラノイアでは妄想の形成に感情の影響が大きく作用しているが、初老期皮膚寄生虫妄想ではパラノイアと比較すると決定的な影響は少ない。心気的な考えの形成を導く不安、あるいは悲観的な気持ちもほとんど認められない。どの患者も生活や健康がおびやかされているとは考えていない。病気であるともまったく考えていない患者もいる。恐怖症（Phobia）という言葉は適切ではない。患者は皮膚にいる虫を怖がっているのではなく、実際に虫がいるのを確信している（19世紀末のフランス語のphobieは、現在の英語のphobiaとは同等ではない。Phobieはより広い意味を持ち、さまざまな異常な観念を表現するのに用いられていた）。

興味深いことに、コカイン中毒では同様な臨床像が認められることがある。しかし、少なくともスウェーデンではコカイン中毒はまれであり、鑑別診断に困ることはない。初老期寄生虫妄想が独立した病気であるとみなされる必要について討論する価値はない。心気妄想とは類似点があり、妄想の対象は虫ではないものの、ジャネの二本のピンを飲み込んだと信じている五〇歳位の女性の症例(7)とも類似する。当然ながら、最終的な病態を把握するために、これらの症例を数十年間観察することは重要である。認知症には至らないが、患者の最終的な病態はまだわからない。

治療に関していうと、オピウムや環境変化によって改善した症例がある。また、かゆみを和らげる薬が症状の一時的な軽減をもたらすようである。

3. エクボム以降の研究

エクボムの詳細な臨床像の報告以来、皮膚寄生虫妄想はさまざまな報告がなされている。しかし、エクボムの記載と多くの研究者の報告は一致する。以下にエクボム以降の報告をまとめる(8)。

3-1. 皮膚寄生虫妄想が出現する疾患

典型的な純粋型の皮膚寄生虫妄想は人生後半期の女性に多く、女性が男性の二倍程度、発症のピークは五〇歳台から六〇歳台にあり(9, 10)、発症は緩徐で、いちじるしい人格変化や痴呆状態は示さない。皮膚寄生虫妄想は他の精神症状を伴わない純粋型だけではなく、統合失調症、遅発パラフレニー、うつ病、感応精神病、アルコール症、覚醒剤中毒、てんかん、人工透析、副甲状腺機能低下症、パーキンソン病、ＡＩＤＳなどの疾患にも出現する。

コカイン中毒[11]では異常感覚が一三～三二%に出現するという報告があり、皮膚寄生虫妄想に発展する場合がある。また、アンフェタミン中毒[11]においても幻触から皮膚寄生虫妄想が出現する場合がある。これらの薬剤による皮膚寄生虫妄想は、薬理学的なモデルを示すものである。さらに、感覚の異常が一次的な原因であり、その一部が妄想に発展するという流れを示唆するものである。

3-2. 発生率

皮膚寄生虫妄想の発生率はまれである。一年間の発生率は一〇〇万人に一六・六人という報告[12]がある。朴[13]によると大阪市立大学医学部付属病院神経精神科外来では七年間のうちに皮膚寄生虫妄想と診断されたものは一〇名であり、精神科初診患者約一三〇〇例中一例の割合であるという。しかし、精神科受診に抵抗があり、皮膚科などの他の診療科で治療を続けている症例も少なくない。ドイツの精神疾患による入院患者のなかで、皮膚寄生虫妄想の割合は一%未満である[14]という。スペインの一般病院の統計によると、皮膚寄生虫妄想の割合は、他科から精神科に紹介される患者の一%未満である[15]という。皮膚科医によると、皮膚寄生虫妄想を訴える患者に精神科受診を勧めても応じることはまれであり[16]、紹介しようとしたばかりに違う皮膚科医にかかるようになる場合も多いという。患者のなかには昆虫やダニの研究機関などを転々とするものもいるという[17]。ドイツの動物学者は一〇年間に七七例の症例をみた[18]といい、カリフォルニアの昆虫学者は五年間に一〇〇例以上の症例をみた[19]という。精神科医による皮膚寄生虫妄想の報告は数例にとどまるが、皮膚科医の大滝[17]は皮膚寄生虫妄想を紹介例も含め一三年間に一一六例（おそらく純粋型だけではないと思われる）経験したという。英国の皮膚科医Lyell[20]によると、頻度は皮膚科医のなかで一生に一例というものから昨年三例診たというものまでばらつきがあり、一人の医者の報告では三〇例が最大であるという。林[9]によると、純粋型の五一・九%が初回に皮膚科医を受診していて、最初から精神科医を受診するものは一一・五%に過ぎないという。これらの報告から、精神科医の想像以上に患者数は多く、皮膚科を中心とした精神科以外の診療科にとどまっている患者が少なくないと考えられる。

3-3．臨床像

かゆみや「皮下に動く感じ」「ムズムズ感」「チリチリする」「チクチクする」などという、皮膚の異常知覚にもとづき寄生虫の存在を確信することが多い。皮膚だけではなく眼球[21]や胃[3,4]や腸内[22]の寄生虫妄想の報告もある。妄想の対象となる虫の種類はダニ、シラミ、疥癬、昆虫などさまざまである。なかには着飾った小人が腹部の上で踊り行進しているのを見たというLilliputian hallucinationと共存した症例報告[23]もある。

虫を退治するために家に殺虫剤を撒いたり、毎日布団を干したり、衣服を煮たり熱湯をかけたり、室内の掃除を一日中続けていたりと、虫退治に一日を費やしてしまうこともまれでない。虫から逃れるために転居を繰り返す場合もある。自己治療に用いられる消毒剤や殺虫剤による接触皮膚炎を伴うこともある。不快な自覚部位から虫を発掘しようと試みられることもある。自らの瘙痒痕を虫の刺した、あるいは虫の這った跡と主張することもある。希死念慮を訴える症例の報告もみられる[24]。

疎通性は比較的良好であるが、虫以外の話や身体の変容の話に持っていこうとすると、患者はその話を避け、身体の変容感も強く否定し、虫の話に固執しがちである。妄想に組み込まれた虫の持つ意味は、「身体」の危機・苦悶を他者へ伝えようとするコミュニケーションの媒体としての機能を持つという指摘もある[25]。触覚性の体験だけではなく、虫を見たという視覚性の体験は比較的多く報告されている。林[9]の調査によると、純粋皮膚寄生虫妄想において虫を見たという偽幻覚が四三・四%の症例にみられ、ゴミなどを虫と錯覚するものが四一・五%の症例にみられたという。しかし、確信を持って鮮明に虫を見たと主張することはなく、視覚性の体験は触覚性の体験の後に出現することが一般的である。立山[26]によると、視覚性の虫の体験は妄想の強い時期に感情的に誘発された錯覚性誤認であるという。

3-4．発症の契機ないし誘因

皮膚寄生虫妄想の発症誘因は一元的には片づけられず、脳の器質的要因、生活史、環境要因、既往症などが複雑に絡み合っていると考えられる。

林[9]によると、皮膚寄生虫妄想では頭部CTにおいて軽度から中等度の脳萎縮所見を認めることがまれではないという。身体的な誘因が影響しているという報告もしばしばみられる。大滝[17]は、発症年齢の最大を占める女性の五〇～五五歳では、更年期に伴う皮脂腺の分泌低下から出現する皮膚の乾燥や瘙痒感が皮膚寄生虫妄想の出現に影響を与えているという。吉松[27]は、高齢者で出現する皮膚の瘙痒感が妄想を生む誘因になりうると述べている。四〇年以上にわたり慢性湿疹が持続した患者に皮膚寄生虫妄想が出現した報告[28]もみられる。人工透析中に皮膚寄生虫妄想が出現した症例がたびたび報告[29~32]されるが、透析中にしばしば出現する皮膚の瘙痒感が一つの誘因となっている可能性がある。アルコール性末梢神経障害による皮膚の感覚変化が一つの誘因になっていた症例[33]も報告されている。白内障の手術による視力の改善後に視覚的な虫の訴えが消失し、触覚的な訴えも減少して妄想が形骸化した症例[34]からは、触覚の影響だけではなく視覚の影響も考えられる。

独居、配偶者や親の死、別居、子供の独立、退職などという家庭的ないし社会的な孤立状況が発症の契機になることが少なくない。大滝の統計[17]によると、健常者に比べ皮膚寄生虫妄想の患者の独居率は三倍であるという。林[9]によると約半数が家庭的ないし社会的な孤立をうかがわせる状況にあるという。一方で感応例がしばしば報告[35~40]されることも特徴的である。

自我障害との関連が疑われる症例もみられる。上田[41]は「夫や子供にもうつった」という症例を、立山[26]は

「虫が自分から他人にうつる。周囲の人に迷惑をかけて申し訳ない」という症例を報告し、いずれも自我漏洩症状と類似する構造が考えられる。

3-5. 嫉妬妄想との比較

皮膚寄生虫妄想者の性格は強力性の性格と、無力性の性格といった二つの性格成分があり、全体としては強力性性格成分が前景に立つ例が多いという報告[26]がある。強力性の性格者が虫にこだわり続ける特徴、慢性で単一性の経過、人格の崩れが少ないことから、妄想性障害とみるのが妥当であるという指摘も多い。しかし、一定の性格傾向を示さないという報告[3, 4, 13]もある。

一方で、嫉妬妄想は強力性の性格要因や、対人関係における復権の意味合いが強い。また、しばしば脳卒中後や認知症に伴い出現する[42, 43]。

このように、皮膚寄生虫妄想では、嫉妬妄想などのパラノイアと比較すると、性格要因は決定的ではなく、対人関係における復権の意味合いには乏しく、脳卒中後に出現した報告はあまり見当たらない。むしろ、皮膚寄生虫妄想は触覚との関連が深い[27]といわれている。ところで触覚は、外界の刺激を感受する五感のなかでもその刺激源が自己身体と切り離された外界にはないことが特徴である。皮膚寄生虫妄想の中心症状は体感症であるという意見[44]や、セネストパチーやフーバーの体感異常型統合失調症[45]との類似点も示唆され、統合失調症の一部という意見もある。

嫉妬妄想との比較をまとめると、皮膚寄生虫妄想は性格要因や対人関係における復権という意味合いはより少なく、触覚や体感異常に近いといえよう。

3-6. 症例　四五歳女性

【生活歴】既往歴や家族歴には特記すべきことはない。性格は真面目であり、几帳面である。対人関係では緊張することが多かったという。飲酒歴や薬物使用歴はない。自営業を営む父のもと、同胞二名の第二子として生まれた。短大卒業後は事務員として働き、仕事の成績は良好であった。二九歳で結婚し、挙児は一名。

【現病歴】四二歳頃から体全体にむずむず、チクチクといった違和感が出現した。次第に、仕事場から持ち込んだダニが皮膚にはっているせいで違和感が出現していると確信しだした。ダニは足先から頭までどこにでもいるという。髪をとかすとダニが取れる感じがするという。ダニを殺すために、何度も殺虫剤を部屋にたき、着た服を熱湯に浸して干したりした。数軒の皮膚科を受診するも、ダニに刺された跡はないといわれたが、虫の存在の確信は揺るがなかった。皮膚科医から精神科の受診を強く勧められたが、かたくなに拒否していた。

三年後に家族に勧められ、ようやく受診した。抗精神病薬の投与に対して慎重であったが、スルピリド一〇〇～一五〇mg／日の内服を続けた。ダニを殺すための激しい行動は少なくなるなど若干改善傾向があるものの、ダニへの確信はなかなか揺るがなかった。

3-7. 治療

薬物療法は、以前はピモジドやハロペリドールといった抗精神病薬が使用された報告が多かった。また、チアプリド[46、47]やスルピリド[48]の効果がみられた報告もみられる。一九九〇年代からはリスペリドン[49～51]やオランザピン[52～55]の効果がみられた報告が相次いでいる。しかし、最近になってピモジドの再評価をしている報告[56]もある。うつ病やうつ状態を伴う症例には抗うつ薬も投与される。抗うつ薬にて効果を認めた報告[57]もある。皮膚電気刺激を試みて良好な結果を得られたという報告[58]もみられる。電気痙攣療法に反応した症例報告もある[59]。副甲状腺機能低下症に伴う皮膚寄生虫妄想にカルシウム剤を投与して妄想が改善した症例報告[60]もみられる。Trabert[61]は、抗精神病薬の出現により完全寛解する割合が三三・九%から五一・九%に増加したと報告している。林[9]の調査によると、純粋型の六一・六%が軽快あるいは寛解していると述べている。これらの報告は、慢性に経過すると考えられていた皮膚寄生虫妄想の半数以上が、抗精神病薬、精神療法、環境調節などといった治療により軽快あるいは寛解することを示している。しかし、軽快した場合も虫への確信は強い。

精神療法も大事である。ところで、人生後半期に出現する自我障害は、自我境界が主体を離れ、外の土地や住宅など目に見える具体的な境界に置き換えられ、境界に囲まれた生活空間を不当に侵犯される侵害妄想、ものとられ妄想、家族が被害にあう共同体被害妄想という形をとりやすいと考える見方がある[62]。人生後半期に出現する皮膚寄生虫妄想を同様の観点から検討すると、自我障害が出現し自我境界が主体から離れつつも、若年齢のような主体からの無差別な拡散や漏洩といった自我漏洩症状や、させられ体験などの侵入が減り、自己身体や日常的で具体的な形としての「虫」に凝集されたものと考えられるのではないだろうか。実際、皮膚寄生虫妄想では虫が自宅の部屋など生活空間にも存在すると訴える症例が少なくない。また、自分だけではなく、自宅のネコにも虫が寄生しているという妄想を抱いた症例報告がある[63]。

自他の区別が破綻し、新たに別の枠組みが設定されるかのような現象は、自我の輪郭が希薄になりつつある主体が、それを身近ではっきりと目にみえる、明瞭な境界に置き換えることで安定を得ようとする自助努力、一種のコーピング、あるいは生活の復権を示しているとも思える。

妄想は、内面に何かしら脱落を生じた主体が、低いレベルで自己の安定を得ようとする努力の表現とみることもできる。皮膚寄生虫妄想と比較するとパラノイアは強力性の性格や感情といった背景が大きいが、その強力性のパラノイアでさえ、こころの奥に低い自己評価や自責をかかえている患者が少なくない。治療者は、よく話を聞いて信頼関係を築き、妄想を持たざるをえなかった患者の生きていきにくさ、辛さに共感し、これを支える基本姿勢が必要である。

文　献

（1）Thibierge G：Parasitophobie. Rev Gén Clin Ther 32：373–376, 1894

（2）Perrin L：Des névrodermies parasitophobiques. Annales de Dermatologie dt de Syphiligraphie 7：129–138, 1896

（3）Ekbom KA：Der Präsenile Dermatozoenwahn. Acta Psychiatr Neurol Scand 13：227–259, 1938

（4）Ekbom KA, Yorston G, Miesch M, et al.：The pre-senile delusion of infestation. Hist Psychiatry 14：229–256, 2003

（5）船山道隆「高齢者に比較的特有な精神障害について　高齢者の皮膚寄生虫妄想」『総合病院精神医学』21巻、８－１６ページ、２００９

（6）Kraepelin E：Psychiatrie（西丸四方、遠藤みどり、西丸甫夫、他　訳『クレペリン精神医学　全６巻』みすず書房、東京、１９８５－１９９４）

（7）Janet P：Les obsessions et la psychasthénie. Alcan, Paris, 1908–1911

（8）船山道隆「皮膚寄生虫妄想」『メランコリー』（濱田秀伯、古茶大樹　編著）、弘文堂、東京、１５４－１６２ページ、２００８

（9）林　拓二、深津尚史、橋元　良、他「皮膚寄生虫妄想」『稀で特異な精神症候群ないし状態像』（中安信夫　編）、星和書店、東京、５２－６２ページ、２００４

（10）大滝倫子「寄生虫症妄想」『皮膚科診療』14巻７号、５８３－５８９ページ、１９９２

（11）de Leon J, Antelo RE, Simpson G：Delusion of parasitosis or chronic tactile hallucinosis：hypothesis about their brain physiopathology. Compr Psychiatry 33：25–33, 1992

（12）Trabert W：Zur Epidemiologie des Dermatozoenwahns. Nervenarzt 62：165–169, 1991

（13）朴　省治「いわゆる皮膚寄生虫妄想の臨床的研究」『九州神経精神医学』37巻、１９１－２０７ページ、１９９１

（14）Marneros A, Deister A, Rohde A：Delusional parasitosis. Psychopathology 21：267–274, 1988

（15）de Leon J, Saiz-Ruiz J, Chinchilla A, et al.：Why do some patients somatize? Acta Psychiatr Scand 76：203–209, 1987

（16）生野麻美子、羽田俊六「寄生虫妄想とその治療」『皮膚臨床』27巻６号、５６９－５７４ページ、１９８５

（17）大滝倫子「寄生虫症妄想」『皮膚科診療』14巻７号、５８３－５８９ページ、１９９２

(18) Dohring E：Zur haufigkeit des syndromes "wahnhafter Ungezieferbefall". Munch Med Wochenschr 44：2158-2160, 1960
(19) Schrut A, Waldron W：Psychiatric and entomological aspects of delusory parasitosis. JAMA 186：429-430, 1963
(20) Lyell A：The Michelson Lecture. Delusions of parasitosis. Br J Dermatol 108：485-499, 1983
(21) Sherman MD, Holland GN, Holsclaw DS, et al.：Delusions of ocular parasitosis. Am J Ophthalmol 125：852-856, 1998
(22) Ford EB, Calfee DP, Pearson RD, et al.：Delusions of intestinal parasitosis. South Med J 94：545-547, 2001
(23) Kanazawa A, Hata T：Coexistence of the Ekbom syndrome and Lilliputian hallucination. Psychopathology 25：209-211, 1992
(24) 伊東昇太、宇内康郎、植松俊彦、他「K.A.Ekbomの「初老期皮膚寄生虫妄想」について」『臨床精神医学』9巻6号、717-724ページ、1980
(25) 森山成彬、加藤裕二、末次基洋「寄生虫妄想における「身体」」『精神医学』26巻10号、1049-1057ページ、1984
(26) 立山萬里「「皮膚寄生虫妄想」の臨床的研究」『慶應医学』58巻4号、585-608ページ、1981
(27) 吉松和哉「触覚障害と皮膚寄生虫妄想」『老年精神医学雑誌』9巻7号、805-811ページ、1998
(28) 桂木正一、新里和弘、中島　央、他「四〇年以上にわたり慢性湿疹が持続した患者に出現した皮膚寄生虫妄想の一例」『老化と疾患』5巻1号、91-93ページ、1992
(29) 花田一志、向井泰二郎「人工透析療法中に発症した皮膚寄生虫妄想にtiaprideが著効した一例」『精神科治療学』13巻11号、1363-1366ページ、1998
(30) 春木繁一、鈴木恵子「透析患者にみられた皮膚寄生虫妄想症について」『精神医学』27巻9号、1085-1087ページ、1985
(31) 井上誠士郎、土屋　潔、栃木昭彦、他「地方都市一般病院における透析患者への精神科的対応」『臨床精神医学』29巻12号、1601-1607ページ、2000
(32) 灘岡壽英、東谷慶昭、佐川勝男、他「人工透析療法の経過中に精神病状態を呈した二症例」『精神医学』31巻10号、1073-1075ページ、1989
(33) 永瀬文博、赤崎安昭、野間口光男、他「皮膚寄生虫妄想を呈したアルコール多量飲用者の一例」『精神医学』33巻10

号、１１０５-１１０９ページ、１９９１
(34) 武井　明、吉田幸宏、松本三樹、他「糖尿病性の白内障および網膜症と皮膚—腸内寄生虫妄想を有する一女性例」『精神医学』35巻8号、８４８-８５０ページ、１９９３
(35) Daniel E, Srinivasan TN : Folie á Famille : delusional parasitosis affecting all the members of a family. Indian J Dermatol Venereol Leprol 70 : 296-297, 2004
(36) Gieler U, Knoll M : Delusional parasitosis as "Folie á trios". Dermatologica 181 : 122-125, 1990
(37) 千代谷成史、帷子康雄、斉藤　宏、他「寄生虫妄想の四例」『臨皮』41巻3号、２７１-２７５ページ、１９８７
(38) 大滝倫子「電話を介して感応した寄生虫症妄想の二組の姉妹例」『皮膚臨床』37巻3号、３８３-３８６ページ、１９９５
(39) 斉藤正武「夫婦で罹患した皮膚寄生虫妄想」『精神医学』30巻9号、１０１５-１０２１ページ、１９８８
(40) 横山茂生、岩井闊之、久保信介、他「皮膚寄生虫妄想を主症状とする感応性精神病の一家族例」『精神医学』18巻5号、５２７-５３３ページ、１９７６
(41) 上田　格、人見一彦「皮膚寄生虫妄想を呈し脳萎縮がみられた三例について」『臨床精神医学』17巻9号、１３５７-１３６５ページ、１９８８
(42) 船山道隆、濱田秀伯、加藤元一郎、他「右側頭・頭頂葉出血後、嫉妬妄想が出現した一例」『精神医学』49巻、３６９-３７６ページ、２００７
(43) 船山道隆、濱田秀伯「嫉妬妄想・被愛妄想」『こころの科学』126巻、５６-５９ページ、２００６
(44) 林　拓二「高齢者の妄想性障害と痛み」『老年精神医学雑誌』17巻2号、１９０-１９４ページ、２００６
(45) Huber G : Die coenesthetische Schizophrenie. Neurologie 33 : 491-520, 1957
(46) 向井泰二郎、人見一彦「Tiaprideが著効した皮膚寄生虫妄想の一例」『精神医学』35巻7号、７７３-７７６ページ、１９８３
(47) 谷口章雄、田中　信「チアプリドが著効した皮膚寄生虫妄想の一例」『臨皮』51巻11号、９２４-９２６ページ、１９９７

(48) 石井暁彦、斉藤隆三「寄生虫妄想」『心身医療』6巻4号、500-501ページ、1994
(49) Gallucci G, Beard G：Risperidone and the treatment of delusions of parasitosis in an elderly patient. Psychosomatics 36（6）：578-580, 1995
(50) Narumoto J, Ueda H, Tsuchida H, et al：Regional cerebral blood flow changes in a patient with delusional parasitosis before and after successful treatment with risperidone：a case report. Prog Neuropsychopharmacol Biol Psychiatry 30（4）：737-740, 2006
(51) Safer DL, Wenegrat B, Roth WT：Risperidone in the treatment of delusional parasitosis：a case report. J Clin Psychopharmacol 17（2）：131-132, 1997
(52) Freudenmann RW：A case of delusional parasitosis in severe heart failure. Olanzapine within the framework of a multimodal therapy. Nervenarzt 74（7）：591-595, 2003
(53) 原田研一「Olanzapine投与により著明改善した皮膚寄生虫妄想（Ekbom症候群）の一例」『精神医学』47巻5号、569-571ページ、2005
(54) Meehan WJ, Badreshia S, Mackley CL：Successful treatment of delusions of parasitosis with olanzapine. Arch Dermatol 142（3）：352-355, 2006
(55) 仲谷　誠、大森健一「Olanzapineによる皮膚寄生虫妄想の治療経験」『総合病院精神医学』16巻2号、167-171ページ、2004
(56) Makhija M：Reconsidering Pimozide for new-onset delusion of parasitosis. Can J Psychiatry 49：643-644, 2004
(57) Pylko T, Sicignan J：Nortriptyline in the treatment of a monosympotomatic delusion. Am J Psychiatry 142：1223, 1985
(58) 山下剛利「皮膚寄生虫妄想の治療―皮膚電気刺激の効果―」『精神神経学雑誌』88巻1号、1-13ページ、1986
(59) Baumer L：Die Behandlung des Juckreizes insbesondere beim “Dermatzoenwahn” mit Elektroshock. Hautarzt 2：1931-1932, 1951
(60) 江原　嵩、山下公三郎、中村立一、他「皮膚寄生虫妄想を呈した副甲状腺機能低下症の三症例」『臨床精神医学』19

巻3号、347-351ページ、1990
(61) Trabert W：100 years of Delusional Parasitosis. Psychopathology 28：238-246, 1995
(62) 濱田秀伯『精神病理学臨床講義』弘文堂、東京、2002
(63) Nel M, Schoeman JP, Lobetti RG：Delusions of parasitosis in clients presenting pets for veterinary care. S Afr vet Ass 72：167-169, 2001

共同体被害妄想

東京拘置所 医務部　小野江　正頼

1. はじめに

一九七九年、原田(1)は六五歳以上の入院患者四八名を調査し、高齢者に特徴的な妄想を論じた。そのなかで作話的傾向とともに、「自分の金や品物が盗まれる」「自分の家族が迫害される」という特徴的な妄想を論じこれらを共同体被害妄想と命名した。原田による定義は以下である。

「自分を中心に形成されている共同社会の最小の単位である家族、そしてそれに自分の大事な持物をも加えた一つの小さい世界を、ここで『共同体』とよび、『自分一個でなくて、自分の属する共同体が被害を受ける、迫害される』妄想のこと」

高齢者に従来から被害妄想あるいは迫害妄想としてとらえられていた妄想が生じた場合、その対象は「自分の共同体」になるといった特徴づけを行ったわけである。

そのうち、「自分の金や品物が盗まれる」といった盗害妄想（物盗られ妄想、被窃盗妄想ともよぶ）については、妄想を示した高齢者一八名中八名にみられたとし、原田自身も高齢者にあらわれるものとしては周知のこととして特別な説明を加えていない。老齢化による記憶低下からくる置き忘れ、しまい忘れを短絡的に被害的に意味づけているといういわば定説を踏襲しているに過ぎない。むしろ興味深いのは「家族が迫害される」といった共同体被害妄想であろう。この形の迫害妄想は一八名中四名に認められたとし、その本質には高齢者の長い生活史のなかで形成された身内への一体感、信頼感が関係するであろうと論じた。

一九三九年宮城[2]はわが国の妄想の特徴として「欧米諸国に比して家族を被害者とする妄想が特に多い」と報告を行った。宮城はその説明として自我の範囲がわが国と欧米では異なることに理由を求めた。社会的条件により自我範囲は決定され、欧米の個人主義社会の自我範囲とわが国の家族主義社会の自我範囲は異なること、「家族主義感情生活」においては家族もまた自我なのであると結論づけた。この宮城の報告では二例のみが例示され、以降は略されているので症例全体の詳細は不明であるが少なくとも例示された二例は一八歳女性、二一歳女性といった若年の症例であり、原田の論じる高齢者にみられた妄想ではないものの、妄想内容は原田の定義した共同体被害妄想そのものであり興味深い。一九六八年小久保[3]は家族とりわけ配偶者に向けられた被害妄想を考察した。夫婦共同体における夫婦の共同存在は、より不確実で不安定ながらあらたな相互的共人間的結晶（ともにいること）への過程であるとし、病者は「～（対象配偶者）とともにある」存在に挫折し、「～のためにある」ないしは「～によってある」という欠如存在に陥って、それを補塡するのが被害者となる家族であると考察した。要するに生じた被害妄想を利用して病者と配偶者との共同体感情、結合性を高める病者自身の精神的作用として配偶者への被害妄想が生じてくるとの趣旨に理解することができる。また、逆に病者と配偶者の結合性を低める障害として嫉妬妄想があるとした。原田自身もこの宮城と小久保の論文を引用しつつ、自分の定義した共同体被害妄想と同じものなのかどうかはまだ十分検討されておらず不明であるとした。

一九八四年木戸[4]は六五歳以上の入院患者二〇〇名を対象に共同体被害妄想の検討を行った。その内訳は急性器質性精神病二三名（そのうち妄想があるもの一二名）、認知症七六名（同三八名）、非認知症一〇一名（同四六名）である。このなかで妄想がある認知症と非認知症の症例に着目し、認知症では三八名中二七名に盗害妄想がみられたのに比べ、非認知症では四六名中八名しか盗害妄想がなかったことを根拠に盗害妄想が認知症の高齢者に特有のものであると結論づけ原田の考えを追認した一方で、「家族が迫害される」といった共同体被害妄想に関しては、妄想がある九六名全体のなかで五名に認められたに過ぎないとし、その五名のいずれもが自分に対する被害妄想が併存しており、内向性が強まる高齢者の人格変化においてはむしろ関心は自分のことに狭まり、家族への迫害妄想はむしろ若年者に比べて少なくなるのではないかと否定的な見解を示した。一九九三年竹中[5]は自分の勤務する病院を初診した六〇歳以上の二八〇名を調査した。妄想は八一名で認められ、そのうち四三名が認知症であったとした。「盗られ妄想」は四二名で特異に多いとしながらも、そのうち二九名は非認知症であり盗害妄想が認知症の高齢者に特徴的であるといった考えに疑問を投げかけると同時に、「盗られ妄想」は四二名中女性四〇名男性二名であり女性に有意に多いと性差を示した。家族に対する共同体被害妄想は九名にみられたとしたが、「この妄想は単一の形で出現するというよりは、うつ病症状を伴ったりそれと交代にみられることが多く、妄想内容については、貧困妄想と共通する」との見解を述べている。

このように共同体被害妄想の是非に関しては、さまざまな見解があるようであるが、調査研究された報告は非常に少なく、筆者の調べえた限りでは、欧米圏での「共同体被害妄想」に関する報告はみつけられなかった。しかしながら、たとえば一八五二年E・C・ラセーグ（Lasègue EC）[6]の「被害妄想について」という論文中には四四歳の女性で自分の息子を「神の子として召されるように皆がしむけている。子供を湯に入れてくれたのは溺死させようとしたためだ」と訴える症例が記載されている。ほかにも一八九九年クレペリン[7]は教科書第六版で「退行期精神病」をまとめ、「初老期侵害妄想」の女性患者の症例として「妻と子供は拷問に遭い、幼子は地面に打ち付けられ、庭の垣に吊るされる」と訴える内容が記載されている。これらは家族が迫害を受けている点で、妄想内容は共同体被害妄想と合致するといえるであろう。宮城は欧米圏では家族を被害とする妄想はわが国に比べて少ないとしているものの、決して皆無というわけではない。

2. 症例

自験例を紹介する。ただし、プライバシーに配慮し、論旨を損なわない範囲で改変してある。

【自分の金や品物が盗まれる】八〇代　女性

特記すべき家族歴はない。三五歳時、心臓弁膜症手術の既往歴を持つ。小学校卒業後は家事手伝いをしていた。二五歳で従兄弟と血族結婚するが、二八歳で離婚して単身上京して再婚する。子供はいない。三〇歳代より看護助手として働いていた。五八歳時に夫と死別して単身生活となる。六〇歳で定年退職して以降は年金生活となる。七一歳時より軽費老人ホームに入所していた。七五歳時にホーム外にいた交際男性が死去してからは落ち込みがちになっていた。好んで外出したが、帰り道がわからなくなったり、知人を見ても誰だかわからなかったり、使い慣れた洗濯機の操作がわからなくなるなどし、そのうちに自分の財布をホーム内の各所に置き忘れては、財布が盗られたと言い出すようになった。八〇歳からは男性に対して「おんぶして」「やらせて」などと言って局所に触れるなどの性的逸脱行為がみられたり、朝から徘徊して、見知らぬ人に話し掛けたりして、近隣から苦情がホームに寄せられていたことより、精神科病院に入院となった。入院時、長谷川式簡易認知症スケール一一点であり、特に記銘力障害が目立ち、認知症と診断した。頭部CTの所見では前頭葉〜側頭葉を中心とした脳全体の萎縮が認められ、アルツハイマー型認知症に合致する所見であった。

高齢女性のアルツハイマー型認知症の症例である。共同体被害妄想のうち、盗害妄想が認められる。「財布を置き忘れた」ことが妄想の形成に関与していることは明らかで、記銘力の低下がその基盤となる。この後、クエチアピンを中心とした薬物療法を行った結果、記銘力障害は残るものの、性的逸脱と徘徊などが治まりいったんホームへ戻ることとなった。「盗られた」発言は目立たなくなったものの、治まり切っていない。

【自分の家族が迫害される】七〇代　女性

特記すべき既往歴、家族歴はない。女学校を卒業して以来は家事手伝いをしていた。二〇代で会社員の男性と結婚して二人暮らしをはじめ、専業主婦となったが特に問題なく過ごしていたという。子供はいない。六五歳時に夫が定年退職して以来は夫婦で年金暮らしをしていた。趣味で自宅の前に植木鉢を並べて花を多数栽培していたのだが、誰かが嫌がらせをして花を枯らしてしまうと言い出して発症した。夫によれば花は確かに枯れていたのだが、それは花自身の寿命であり特別なことではなく、そのことを説明しても本人は納得しないという。そのうちにチューリップの花が頭から落ちていることがあり、今度は花が誰かに切られてしまったといよいよ本人の疑念は深まったのだという。これも夫によれば故意に切られた様子はないという。次第に近隣を疑いの目で見るようになり、近所づきあいは破綻した。以前から近所づきあいは特別なものはないが、顔を見れば挨拶する程度にごく普通には付き合ってきていたという。しばらくして「留守の間に盗聴器や監視カメラを設置されてしまった」と言い出した。その盗聴器を使って、自分が見張っていない隙を狙って嫌がらせをするのだと言い出し、心配した夫に連れられて精神科を受診した。診察室では自分が大切にしていた花へ被害を与えて近所の人が自分を笑いものにしていることが語られるとともに、最近では嫌がらせは自分だけではなく夫へ及び、夫の車が汚される嫌がらせもあると訴えた。夫によれば、自宅前のガレージに置いておいた車が確かに汚れることはあるものの、屋外のため砂ぼこりを浴びることは珍しくなく、特別なものではないという。

高齢女性に発生した妄想症例である。認知症スケールは実施しなかったが、夫から話を聞く限り、家事などは特に問題なくこなせており、金銭管理などもしっかりしていることなどから認知症の可能性は少ないと思われた。被害妄想以外に特別な症状はなく、遅発パラフレニーの症例と考えられるが、遅発パラフレニーの臨床的特徴[8]とされる、①女性、②感覚器障害の存在、③統合失調気質または妄想的な人格傾向、④未婚のうち、女性であること以外はあてはまるものはなく、典型例とはよべない。共同体被害妄想のうち盗害妄想はみられていないが、夫の車が汚されるといった家族の所有物への被害妄想が認められた。少量のハロペリドールを処方したところ、盗聴器に関する発言はなくなったものの、症状は続いている。

3. 考察

共同体被害妄想を考察するうえで欠かせないのがW・ヤンツァーリク（Janzarik W）[9]の接触欠損パラノイドの概念であろう。接触欠損パラノイドの詳細は他稿に譲るが、侵入者、盗害、毒害、傷害、汚染者、害虫、ガス、煙などの被害妄想が、住宅境界と結びついた形で生じてくる特徴的な妄想が報告されている。その解釈としては、接触欠損パラノイドでは「孤立」をキーワードとして、妄想主題が住宅境界と結びつくことによって失われた対人関係が異常な形で再生してくることとされている。宮城は社会的条件により自我範囲は決定されると述べたが、住宅境界を自我の及ぶ範囲として、いわば「拡大した自我」とみると共同体被害妄想と共通項が生まれる。自験例でも、植木鉢の花やガレージの車など住宅境界から侵入した形で被害妄想が生じている点で似ている。

またその一方で、多少飛躍するかもしれないが、A・アドラー（Adler A）[10]の共同体感覚論も共同体被害妄想を考察するうえで参考になる気がする。共同体感覚とはすべての人間が社会的に身につける可能性のある能力で、自己の利益ばかり考えるのではなく、相手の利益さらにはそれを取り巻く社会に対してはどうなるだろうかと、より大きな共同体を意識して行動するようになる感覚のことである。そして、その段階には他者を自己同一化したり、共感したりするといった能力がみられるとしている。アドラーは被害妄想を論じたわけではなく、共同体とは社会全体をさし、むしろ幼児期などにこういった感覚が備わってくる過程、性格発達を論じているのだが、このような共同体感覚が備わっていない人間にそもそもこのような共同体被害妄想が生じてくるものであろうか。家族に生じるさまざまな日常を常に自分のものと同様に感じ行動しているからこそ、被害妄想が生じてきたときにその対象範囲が拡大しているようにみえるとはいえないだろうか。宮城のいう「家族主義感情生活」論もこの考えに近いと思われる。

加齢の影響からも考察できるように思う。高齢者にとって生活範囲は一般に広いものとはいえない。退職後は通勤する必要がなくなり、子供も成年となり養育する必要がなくなる。それまで必要であった人間関係や行動範囲は確実に狭まる。身体的にも加齢の変化が出てくる。足が衰え、遠出を避けるばかりか、日常の外出頻度も減ってくる。認知症などで家族以外とのコミュニケーションが制限され、交流範囲が限られる高齢者も増えてくるであろう。実際にわが国の要介護・支援認定率は二〇一〇年八月末の段階で一七・一%であり[11]、また、要介護高齢者の発生率は六五歳から六九歳が三・五%なのに比べ、七〇歳~七四歳六・五%、七五歳~七九歳一三・〇%、八〇歳~八四歳二二・五%、八五歳以上四四・五%と加齢とともに上昇する[12]。このように狭まってくる生活範囲のなかで、いわば自分の住居が高齢者の「自分の世界」として収束してくることは想像に難くない。また、人間関係の狭まりもその住居で共同生活を営む「家族」に収束してくるのであろう。共同体被害妄想の成因を「拡大した自我」とみることができる一方で、その収束してきた「自分の世界（=自分の生活範囲）」とそれ以外の「外の世界（=自分の生活範囲外）」との間に特別な境界が生まれ、そこに生じてくるのが共同体被害妄想とみることはできないであろうか。馬場[13]は高齢者の妄想は一般に主題が世俗的・現実的で対象は具体的であるとまとめたが、このように狭まってくる生活範囲のなかで起こってくる内容に主題が限られてくるという見方もできよう。

4. おわりに

共同体被害妄想は、これまであまり熱心に研究されてきた概念とはいえない。盗害妄想などはむしろ自明なこととして扱われてきたからかもしれないし、第二次世界大戦後に欧米的な個人主義的考えが進んだ現在のわが国では、宮城がかつて指摘したような家族主義社会が顧みられることが少なかったのかもしれない。しかし、急速に高齢化が進むわが国において、われわれ臨床家が高齢者の妄想を治療する機会はますます増えていく。今後は共同体被害妄想を治療的な側面から研究していく必要がありそうである。

文献

（1）原田憲一「老人の妄想について—その二つの特徴—作話的傾向および「共同体被害妄想」」『精神医学』21巻2号、117-126ページ、1979
（2）宮城音彌「日本に於ける家族を被害者とする被害妄想—自我の範囲の社会的性質」『心理研究』14巻、85-86ページ、1939
（3）小久保享郎「家族を被害者とする被害妄想について—分裂病者における共同体感情の障害についての考察（Ⅱ）—」『精神医学』10巻8号、613-617ページ、1968
（4）木戸又三「老人の妄想の二、三の特徴について—原田論文（精神医学、1979年）の検討を中心にして—」『精神

医学』26巻12号、１２６１-１２６７ページ、１９８４
（5）竹中星郎「老年期の心性と病理」『老年精神医学雑誌』4巻9号、１０７１-１０７８ページ、１９９３
（6）Laségue EC：Du délire de persecutions. Archives générales de médecine et Études médicales, t.l. 1852 in C.Laségue, Ecrits psychiatriques：Textes choisis et présentés par J.Corraze Ed Privat, pp29-37, 1971（C・ラセーグ「被害妄想について」『現代精神医学の礎Ⅱ—統合失調症・妄想』（高橋　徹、影山任佐　訳、松下正明、影山任佐　編）、時空出版、東京、２８２-３０５ページ、２００９）
（7）Kraepelin E：Psychiatrie, 6 Aufl. Barth, Leipzig, pp342-346, 1899（E・クレペリン「初老期侵害妄想」『メランコリー人生後半期の妄想性障害』（久江洋企　訳、濱田秀伯、古茶大樹　編著）、弘文堂、東京、１７１-１７６ページ、２００８）
（8）Kay DWK, Roth M：Environmental and hereditary factors in the schizophrenias of old age（late paraphrenia）and their bearing on causation on schizophrenia. J Ment Sci 107：649-686, 1961
（9）Janzarik W：Über das Kontaktmangelparanoid des höheren Alters und den Syndromcharakter schizophrenen Krankseins. Nervenarzt 44：515-526, 1973
（10）Adler A：Menschenkenntnis, 1927（A・アドラー『人間知の心理学』（高尾利数　訳）、春秋社、東京、１８６-２１６ページ、１９８７）
（11）厚生労働省ホームページ『介護保険事業状況報告の概要（平成22年8月暫定版）』（http://www.mhlw.go.jp/topics/kaigo/osirase/jigyo/m10/dl/1008a.pdf）
（12）厚生労働省ホームページ『厚生労働白書（平成11年）』（http://wwwhakusyo.mhlw.go.jp/wpdocs/hpaz199901/b0054.html）
（13）馬場　存「高齢者の妄想—総論—」『老年精神医学雑誌』17巻10号、１０２７-１０３１ページ、２００６

認知症（物盗られ妄想）

慶應義塾大学医学部 精神神経科学教室　小口　芳世

1. はじめに

初老期および老年期にみられる妄想は、若年者のそれと異なり、症候群として位置づけられることが多い。したがって、疾患特異的にみられるものではない。しかし、物盗られ妄想は、意識障害を伴わない老年期精神疾患にみられる幻覚妄想のうちの一つで、認知症に付帯する代表的な妄想であり、認知症患者の妄想主題の約七割を占めるといわれている(1)。

一方、物盗られ妄想は認知症のどのタイプに多いのかという点に関しては、小澤は、アルツハイマー型認知症で八五・四%に及び、脳血管性認知症の五三・八%と比較して有意に多いと指摘している(1)。

そもそも、物盗られ妄想では、統合失調症にみられる体系的な妄想とは異なり、「自己の所有物の置き場所がわからなくなる」、「自宅にいても『帰る』『行く』と言って出て行こうとする」といった言動がみられ、それらは相当部分で了解が可能といえる。つまり、アルツハイマー型認知症の中核症状ともいうべき記憶障害と見当識障害、さらには思考や判断力の低下、記憶錯誤が基盤にあり、妄想が二次的に出現したものと考えてよい。しかし、記憶障害や見当識障害が著明な人であっても、妄想に発展しないケースもある。その違いを規定するものがアルツハイマー型認知症患者の心理社会的要因であり、これらが複雑に絡み合って、物盗られ妄想は生成されているものと考える。

ここでは、物盗られ妄想のリスクファクターや認知機能との関係を整理したうえで、症例を通じて、その複雑な形成過程を明らかにすることを目的とする。

2. 物盗られ妄想のリスクファクター

2-1. 性別

女性のアルツハイマー型認知症患者は、男性の同疾患患者に比し、物盗られ妄想が有意に多いとされている[2]。この結果は過去の研究（特に我が国の研究）からも確認されている[1、3~5]。女性に多いということは、我が国において、主婦により伝統的に家事がなされていたという事実に関連する。そのため、主婦は財布、衣類、食卓用食器類といった家財を扱う機会により多く遭遇しており、アルツハイマー型認知症の主婦は家財を見つけられず、容易に物盗られ妄想に発展すると考えられる[2]。

しかし一方で、英国のA・バーンズ（Burns A）[6]らはアルツハイマー型認知症一七八例を分析し、物盗られ妄想を示した男性症例は全男性例の一九%であったが、女性は六%に過ぎなかったと述べ、男性に有意に多い（$p < 0.02$）と報告している。

このような相違は、果たして我が国の物盗られ妄想と欧米のそれとが同じ病態を有しているのかという疑問につながる。あるいは、物盗られ妄想の生成構造を論じるにあたって、社会文化的背景が無視できないことを示唆している[1]。また、浅野[7]らは、アルツハイマー型認知症自体が女性に多い疾病なので、そのことを考慮に入れる必要があると指摘している。

2-2. 家族との同居の有無

「家族との同居の有無」という点において、一人暮らしをしているアルツハイマー型認知症患者は、家族と同居している患者より、物盗られ妄想がみられる頻度がいちじるしく高いことが示されている[2]。さらに配偶者と同居していないアルツハイマー型認知症患者は、同居している患者よりも頻繁に物盗られ妄想を認めることが明らかになった。一方で、彼らの子供たちと同居していることと、物盗られ妄想の有病率との間には、いちじるしい相関はみられなかった。家族と同居しているアルツハイマー型認知症患者において、物盗られ妄想の有病率が低いのは、家族がなくしたものを一緒に探すことができたり、預金通帳のような重要なものを管理するなどのサポートを行えることにより、患者が一定の安心感を得るからなのかもしれない。他方、子供と同居はしているが、配偶者がいないアルツハイマー型認知症患者に高い頻度で物盗られ妄想がみられる背景として、たいてい子供が仕事などで日中外出しているため、患者がしばしば一人で過ごすことになる事実が説明として挙げられる。その間、患者は不安感を抱くことも多い[2]。すなわち、「精神的な独居」が物盗られ妄想のリスクファクターといえる[8]。

2-3. 神経症的性格

発病前の性格特性として、神経症的性格を有したアルツハイマー型認知症患者はそうではないアルツハイマー型認知症患者より頻繁に物盗られ妄想がみられる。すなわち、このような患者は、簡単には見つけられないような場所にものを隠す傾向が、より顕著に認められ、重要な物がおいてある場所をよりひどく気にする傾向がある。

愛想の良さや誠実さ、寛大さなどを含んだ他の性格特性に関するさらなる研究は、病前性格と物盗られ妄想の関係を明らかにするため必要と考えられるが、詳細は明らかにされていない[2, 9]。

JCOPY 88002-834

3. 物盗られ妄想と認知機能

認知症の重症度を調節したうえで、物盗られ妄想を有するアルツハイマー型認知症群と有していない群二群間において、神経心理学的認知機能を評価するのに一般的なツールであるMini-Mental State Examination（ＭＭＳＥ）や改訂長谷川式簡易知能評価スケール（ＨＤＳ-Ｒ）では、有意差がないことが、村山ら[2]の研究により近年明らかにされた。さらにThe Neurobehavioral Cognitive Status Examination（ＣＯＧＮＩＳＴＡＴ）[注]の神経心理学的な側面を評価するサブ項目に関しても二群間で差はなかった。これらの結果は妄想と神経心理学的認知機能との関連性を論じた先行研究の結果においても確認できる[6、10、11]。

（注）器質性の損傷による認知障害の特徴の把握とリハビリやケアの指針の検討から、統合失調症、うつ病、アルコール性障害の認知障害の評価にまで使用される。二〇歳から八七歳まで六つの年齢群にわけて標準化されている。もっとも難易度の高い課題に正答すれば正常とするscreen-metric方式で行われるため、検査時間は軽度認知症で一五分程度ですむ

ところで社会的認知機能とは、自己と他者の間の関係を表現するものであり、一般的には神経心理学的認知機能検査では評価できない[12]。妄想、特に物盗られ妄想は対人関係に関連した精神症状であり、社会的認知機能と関連していると考えられる。前述したＣＯＧＮＩＳＴＡＴは、記憶、構成、計算、言語といった神経心理学的な認知機能に加えて、社会的認知機能に対する評価を含んでいる。近年の研究では、物盗られ妄想を有したアルツハイマー型認知症患者は物盗られ妄想を有していない群より、ＣＯＧＮＩＳＴＡＴのなかの評価項目である「対人関係」を、より理解していることが明らかになった[2]。すなわち、この結果は、物盗られ妄想のないアルツハ

イマー型認知症患者は物盗られ妄想のある同群より、社会的認知機能障害を有する可能性があることを示唆している。

非常に軽度なアルツハイマー型認知症患者においては、正常と変わりがないことが多いが、たいていのアルツハイマー型認知症患者はやはり、社会的認知機能障害を持っている可能性がある(13)。アルツハイマー型認知症患者が紛失したものを見つけ出せない際、相対的に社会的認知機能が保たれている彼らは、社会的認知機能障害のあるアルツハイマー型認知症患者に比して、遺失物に関して責任をより他者になすりつけるのかもしれない(2)。

4. 症例と考察

4-1. 症例

【症例】初診時、七三歳　女性。診断は晩発性アルツハイマー病

〔生活史〕旧制の高等女学校を卒業後、呉服屋に就職した。二四歳で結婚し、四人の子供をもうけた。子育てが一段落してからは、呉服屋の経理をほぼ一人で行っていた。子供たちが結婚して家を出て行った後は、譲り受けた呉服屋を夫婦二人で経営していた。七一歳のとき、夫と死別し、独居していた。

〔病前性格〕几帳面で真面目。完璧主義である。プライドが高い。神経質。

〔現病歴〕夫が死亡してしばらく、一人で店を切り盛りしていたが、半年たったころから徐々に意欲が低下し、不眠や食欲不振も認めるようになった。仕事でも今まではみられなかったミスが目立つようになり、電話で受けた注文をすぐ忘れるなどのトラブルが続いた。本人は嫌がったが、仕事を長男に任さざるをえなくなっていった。次第に、家にひきこもり一日茫然として過ごすことが多くなった。また同じころから「財布と通帳がなくなった。誰かが盗んだに違いない」との発言が増え、警察に通報することもたびたびみられた。そのため、心配した家族

に付き添われて、A病院外来を受診した。受診時は穏やかで礼節も保たれていたが、財布と通帳の話題になった瞬間に「誰かが私にいじわるをして、ついには店の財産まで奪おうとするのです」と切実に担当医に訴え出た。次の瞬間、手持ちのバッグのなかを何回も確認し、財布の中身を執拗に確認する仕草が認められた。付き添いの家族が残金を確認し、盗まれていない旨を本人に告げても、「いや、今朝入れた額とあわない。誰かがお札を勝手に抜き出したに違いない」と訂正は不能であった。

〔検査所見〕HDS-Rは一九点、MMSEは一八点、N式は七三点である。頭部CT、MRIで軽度のびまん性脳萎縮、SPECTにて両側前頭葉、側頭葉、頭頂葉の血流低下を認めた。

〔経過〕上記経過よりある晩発性アルツハイマー型認知症と考え、しばらく外来で経過をみる方針とした。しかし、次第に夜間せん妄が出現し、家族の手に負えなくなってきたため、入院となった。ところが、何で入院しているのかわからず、「私は何をしに来ているのでしょうか？」としきりにスタッフにたずねる姿が目立った。また、帰宅要求もみられたが、上機嫌な様子で「帰る、帰らないと、でも帰っても」などと口ずさみ、切迫したものとは異なる印象であった。夜間せん妄や物盗られ妄想は、入院直後には特にみられなかった。しかし、入院して一カ月たったころから、しきりに「何だかとても寂しい、不安」という言葉が聞かれ、スタッフルームを頻回に訪れるようになった。同時に着衣が自分一人ではしにくくなり、スタッフや見舞いに訪れる家族の手を借りてようやく行えた。そのことに対して、本人は焦りを覚え、「もう私は何もできないわ。何も悪いことはしていないけど、何をやってもうまくいかないの」とひどく落胆していたという。入院してから毎日やっていた朝のラジオ体操もこのころから「楽しくない」と言ってやらないようになってしまった。

同じころ、「自分の持ち物が盗まれている」という物盗られ妄想を思わせる訴えが再びみられるようになり、病棟内をくまなく探す姿が頻繁になった。対象となった物をスタッフが見つけても、本人の「まだほかにも盗まれているものがある」という思いは払拭できず、それが何であるかを問いたずねても、ひたすら「盗まれた。盗まれた」と繰り返すばかりであった。特定の誰かが対象となることはなく、盗まれたものも財布や通帳といった金銭が絡んだ特定のものではなかった。家族にリスクを説明し、本人にも了承を得たうえで、リスペリドン一mgの投与を行い、経過をみた。その結果、一連の物盗られ妄想や本人の不安感は消失した。徐々に日常生活動作能力は低下しているものの精神症状は安定しており、入院二カ月後に退院し、現在は外来で経過観察中である。引き続き、物盗られ妄想はみられず、経過良好である。

4-2. 物盗られ妄想の生成過程

以上のような症例であるが、まず、項目2で説明した物盗られ妄想のリスクファクターである女性、単身独居、病前性格が神経質である点を満たしている。しかし、単純にリスクファクターが物盗られ妄想を形作っているだけとは考えにくい。松田[8]は、認知症患者の精神的孤立と不安感が、物盗られ妄想を呈している認知症患者の心理的背景にあると述べている。症例では、まず精神的支柱と考えられる夫が他界し、独居となったことで「精神的孤立」が生み出された可能性が指摘できる。また、入院して一カ月ほどはみられなかった物盗られ妄想が顕在化してきた背景には、入院した孤独感から派生した不安感がベースにあると考えられる。それと同時に出現した着衣失行が本人の焦燥感につながった。実際、本人自らに非はないのであるが、今までどおりにできないことを過度に嘆いた。アルツハイマー型認知症の一症状として出現した着衣失行は、本人が「病気の症状」であるということを認識できないだけではなく、それまで楽しめてやっていたと思われる毎朝の日課ともいうべきラジオ体操への意欲までそいでしまうことになる。これは、抑うつというよりも「何もできない」という心理的な追い込みが、「楽しいことが何もない」という自己満足感の欠如につながっているととらえることができる。ここらは多少推測になるが、以上のような追いつめられた心理状況において、家族を含めた周囲の人との人間関係に少しの亀裂が生じる、あるいは立場や関係性が逆転してしまったケースでは、周囲への反発や被害者的意識が芽生えることは少なくないと考える。症例においても似たような現象が起こり、「お金や物が盗まれる。誰かの仕業に違いない」という妄想に結びつくのは了解可能といえる。もう一つの見方として、松田[14]は、物盗られ妄想は先に述べた不安感や自己満足感の欠如を補う代償行為ととらえている。すなわち、金銭や通帳、あるいは大切な物品といった本人にとって生活上かけがえのないものを必要以上に確認することにより、自らの地位やテリトリーを死守するのである。つまり、物盗られ妄想は、認知症固有の症状というよりむしろコーピング手段としての側面が大きいといえる。

4-3. 物盗られ妄想の分類（妄想対象による分類）

小澤[15]は物盗られ妄想に二つの亜型があると指摘し、一つは症例のような「誰かに盗られた」など犯人が特定されず、拡散していく喪失感が前景に出るタイプと、もう一つは特定の家族を犯人扱いする攻撃性が前景に出る群とに分類した。双方のタイプともに最終的には物盗られ妄想に結びつくのであるが、後者の特定対象への攻撃性が出るタイプは、ベースに喪失体験や喪失感がある。これが「誰かを頼りたい」という依存欲求と依存を受け入れにくい性格との葛藤と合わさり、身近な介護者への両価感情につながり、攻撃性を生むとしている[7、15]。さらに浅野は、攻撃性が出る亜型は、依存することができない人柄に起因する群と息子を取り返したい願望に起因する群とにわけている[7]。

5. 物盗られ妄想の治療と対応

松田[14]は物盗られ妄想の程度により、アプローチが異なることを指摘している。すなわち、その程度が強固で攻撃性を伴う場合は、リスペドン〇・五～一mgなどの少量の抗精神病薬を用いることが望ましい。ただし、二〇〇五年のＦＤＡの勧告にもあるように、認知症患者への抗精神病薬の投与は死亡のリスクを挙げるなど、注意喚起があるため、患者および家族に入念に説明を行うことが推奨される。軽度の場合は、家族の対応のみで軽快するケースもみられる。妄想のターゲット以外の人物の言うことを聞く可能性があれば、その人物と信頼関係を構築し、妄想を訂正することなく、曖昧な記憶を補助し、丁寧にコミュニケーションを図っていくことが重要と考える。また本人の不安を傾聴し、軽減する働きかけも必要で、デイサービスなどを通じて本人らしさを再発見していくことは、ひいては妄想の消失に大きく寄与するかもしれない。漠然とした不安がなくなって、患者本人が主役になれる世界を持つだけで、症状の改善がみられることが多い(14)。

6. まとめ

物盗られ妄想のリスクファクターとして、女性、単身独居、神経症的性格であることを指摘した。また物盗られ妄想は社会的認知機能と関連があり、妄想のある患者はより対人関係に敏感であることが明らかになった。また物盗られ妄想の生成過程として、認知症患者の心理背景、すなわち精神的孤立と不安感がベースにあり、焦燥感、自己満足感の欠如、周囲の人との関係性の破綻と相まって、出現してくる過程を症例を通じて示した。さらに物盗られ妄想は認知症固有の症状というより、コーピング手段である点を言及した。

物盗られ妄想の生成過程に関連して、二つの亜型を示し、一つは喪失感が前景に出る妄想対象が固定されないケース、もう一つは攻撃性が前景に出る妄想対象が特定されるケースを述べた。

最後に物盗られ妄想の治療にも触れ、強固で攻撃性を伴う場合は少量の抗精神病薬を用いるが、軽度の場合は家族の対応やデイサービスを通じて、認知症患者の「自分らしさ」を保っていくことが重要であることを指摘した。

文　献

(1) 小澤　勲「痴呆性老人にみられるもの盗られ妄想について（1）性別、疾病診断随伴率と痴呆の時期による病態の違い」『精神神経学雑誌』99巻6号、370-388ページ、1997

(2) Murayama N, Iseki E, Endo T, et al.：Risk factors for delusion of theft in patients with Alzheimer's disease showing mild dementia in Japan. Aging Ment Health 13（4）：563-568, 2009

(3) Bassiony MM, Lyketsos CG：Delusions and hallucinations in Alzheimer's disease：review of the brain decade. Psychosomatics 44（5）：388-401, 2003

(4) Ikeda M, Shigenobu K, Fukuhara R, et al.：Delusions of Japanese patients with Alzheimer's disease. Int J Geriatr Psychiatry 18（6）：527-532, 2003

(5) Rao V, Lyketsos CG：Delusions in Alzheimer's disease：a review. J Neuropsychiatry Clin Neurosci 10（4）：373-382, 1998

(6) Burns A, Jacoby R, Levy R：Psychiatric phenomena in Alzheimer's disease. I：Disorders of thought content. Br J Psychiatry 157：72-76, 92-94, 1990

(7) 浅野弘毅、近藤　等、海老名幸雄、他「老年期の痴呆病理（第四報）―物盗られ妄想―」『仙台市立病院医誌』22巻、25-30ページ、2002

(8) 松田　実「認知症の症候論」『高次脳機能研究』29巻3号、18（312）-26（320）ページ、2009

(9) Goldberg LR：An alternative "description of personality"：the big-five factor structure. J Pers Soc Psychol 59（6）：1216-1229, 1990

(10) 池田　学「アルツハイマー病における物盗られ妄想と記憶障害の関係について」『高次脳機能研究』24巻2号、43（147）-50（154）ページ、2004

(11) Migliorelli R, Petracca G, Teson A, et al.：Neuropsychiatric and neuropsychological correlates of delusions in Alzheimer's disease. Psychol Med 25（3）：505-513, 1995

(12) Adolphs R：The neurobiology of social cognition. Curr Opin Neurobiol 11（2）：231-239, 2001

(13) Gregory C, Lough S, Stone V, et al.：Theory of mind in patients with frontal variant frontotemporal dementia and Alzheimer's

disease：theoretical and practical implications. Brain 125（Pt 4）：752-764, 2002
（14）松田　実「認知症支援における医療の役割―あくまでも症候学にこだわる立場から―」『老年医学雑誌』22巻（増刊号―Ⅰ）、126-134ページ、2011
（15）小澤　勲『痴呆老人からみた世界―老年期痴呆の精神病理―』岩崎学術出版社、東京、1998

JCOPY 88002-834

器質性脳障害における妄想

日本医科大学 精神医学教室　上田　諭

1. はじめに

「器質性脳障害」は広範であるので、ここではその一つとしてあるいは代表例として、レビー小体病をとりあげたい。

レビー小体病は、パーキンソン病（Parkinson's disease：PD）、認知症を伴うパーキンソン病（Parkinson's disease with dementia：PDD）、レビー小体型認知症（dementia with Lewy bodies：DLB）を包括する概念である（ほかに、純粋自律神経不全症（pure autonomic failure）があるが、ここでは触れない）。これは、レビー小体が脳幹と間脳のみでなく大脳にも分布する「びまん性レビー小体病（diffuse Lewy body disease：DLBD）」を発見した日本の小阪[1]が提唱した概念で、ほぼ世界的に認められている。このDLBDを「小阪病（Kosaka's disease）」と呼ぼうという動きもあったが、McKeithら英国の研究者の声に押され、現在はDLBという認知症の呼称となっている。これは診断分類上、大変残念なことであった。すなわち、小阪の提唱した概念は元来認知症を指すものではなく、より広い概念であり、小阪が望まぬ形で認知症の一型であるDLBとして一般化してしまったことは、後述する診断上の混乱の原因になっている。筆者は、PDを別として、PD以外のレビー小体病をDLBDまたはKosaka's diseaseとしたうえで、認知症と非認知症の下位亜型を設けることが望ましいと考えている。

2. パーキンソン病（PD）の妄想

PDの治療経過中には、精神病症状を呈することが少なくない。これらの症状は、①PDそのものの障害に起因するもの　②レボドパを中心とする抗パーキンソン薬が原因であるもの　③両者の複合的作用であるもの、の三つがあり得るが、抗パーキンソン薬を服用していないPD患者は現実にはほとんどいないので、薬剤の影響を否定することはできない。ドパミン作動性精神病、レボドパ起因性精神病なども呼ばれるゆえんである。精神病症状は、意識混濁を伴うせん妄や錯乱による場合と、意識清明下の幻覚・妄想状態の二つに大別され、ここでは後者を扱うのが主旨となる。

PDの精神症候学はいまだ蓄積に乏しいが、症状としては幻覚がもっとも多く、なかでも幻視が一般的である。次いで幻聴、実体的意識性（あるいはpresence hallucination）、妄想が多い(2、3)。特殊な幻覚として、幻嗅、幻触、体感幻覚(4)の報告が散見される。

妄想は、ほとんどは被害妄想である。その内容は、迫害妄想のほか、被盗聴妄想、被毒妄想、注察妄想などがある。心気妄想や自己身体像についての妄想もあり得るが、うつ病の併存がある場合には、それはうつ病関連の妄想と考えられる。

症例を提示する。匿名性には配慮している。

【症例】六五歳　男性

〔既往歴・家族歴〕特記事項なし。

〔生活歴〕高校卒。結婚後、二子をもうける。自営業を二〇代から続けている。

〔治療経過〕X―一一年、契機なく抑うつ的となり、翌年手首を切り自殺企図した。近医でうつ病として治療し軽快した（ミアンセリンが主剤、詳細は不詳）。X—八年、筋固縮、寡動が出現、PDと診断されレボドパが開始されたが、症状の悪化でX—二年からA医大神経内科に二度入院した。初回の入院で、うつ病に対してスルピライド三〇〇mgの処方が判明し、薬剤性パーキンソニズムを疑われて中止されミアンセリン一〇mgのみとなったが、症状は変わらず薬剤性は否定された。その後、レボドパ三〇〇mg＋ベンセラジド七五mg、カベルゴリン三mgまで増量されていたが、生活は車椅子か床上で妻がすべての面で介助していた。X年三月下旬から、「家が火事だ」「盗聴されている」「動くなと言われる」と言うようになり、その後「首が回転する」「体から血が噴き出した」「体中に磁気がきている」などの訴えを繰り返した。カベルゴリンの中止でも改善なく、X年四月、A病院精神科を初診、入院（医療保護入院）となった。

頭部MRIで前頭葉、側頭葉に軽度萎縮、海馬にごく軽度の萎縮を認めた。脳波は正常であった。脳血流SPECT、MIBG心筋シンチは未施行。自発的体動はわずかでYahr分類五度であった。

「ガスが充満している」「看護婦さんの背中から火が出てる」という幻視をうかがわせる訴え、「子供が呼んでいる」との幻聴、「家が火事になっている」との訴えや、「殺人者がいる」「この病院で親戚が六人次々に殺された」と被害妄想様の言辞が聞かれた。「お金が一銭もない。家も破産だ」と貧困妄想も聞かれ、ベッド調節用のコードで自分の首を絞めようとした。加えて、「頭と胴体が逆になってるからひっくり返して」「首が胴体から取れてしまった」「頭が二つになってしまった」という自己身体像の異常や、「背中の下に人がいる、取ってくれ」「股から一酸化炭素が出ている」「口にガラスが入っている」「体から血が噴き出している」などという体感幻覚を、終日断続的に訴えた。いずれも情動の興奮を伴っていたが、見当識はおおむね正常であった。クエチアピンその後オランザピンの少量投与、レボドパ減量も効果なく、誤嚥性肺炎を生じたため、無けいれん性電気けいれん療法（サイン波一〇〇V五秒）を週二回で計一〇回施行し、ほぼ毎回有効な発作波が得られた。幻覚妄想は消失し、寡動と筋固縮も軽快、軽介助で歩行可能となり、レボドパ三〇〇mgの処方で、X年六月に退院した。改訂長谷川式簡易知能評価スケール（HDS-R）は二四点。Yahr分類は四度に改善していた。

X年一二月、肺炎のため、A病院神経内科に入院したが、筋固縮も強度に戻っており、幻視、妄想、体感幻覚も認められた。X＋一年一月、肺炎の増悪のため死亡した。活発な幻視の存在からDLBも疑われたが、剖検の結果は、病理診断もPDであった。

本例はPD進行期の症例で、精神病症状として、幻視、幻聴、被害妄想、体感幻覚が認められるが、うつ病の併存があり、貧困妄想や自殺企図もみられている。被害妄想としては、「盗聴されている」「殺人者がいる（殺される）」との内容が認められる。これ以外に妄想といえるもので特徴的なのは、「頭が二つになった」「頭と胴体が逆になっている」などの自己身体像の異常の訴えである。このような訴えがPDで認められることはまれではない。これは、PDに合併するうつ病の妄想としての身体像の変容とみることもできるかもしれない。高齢者うつ病の妄想はその形成過程を層構造としてみることができ、浅層から「社会的役割＝微小妄想」―「所有＝貧困・心気妄想」―「身体像＝臓器否定妄想」―「生命感情＝既死・不死観念」の順に侵害されるとされる(5)。ただ、その場合の身体像の妄想では、通常「腕が短くなった」「胃も腸もなくなった」というように自己の卑小視、否定視という観点でとらえられるが、本例の訴えはそのようなうつ病心性からの理解は困難である。つまり、うつ病によらないPDの身体像に関する妄想または体感幻覚の一種とみるのが妥当と思われる。

3. レビー小体型認知症（DLB）の妄想

DLBの精神（病）症状として、最新の臨床診断基準改定版(6)には、幻視、REM睡眠行動障害、他の幻覚、系統的妄想、抑うつが記載されているが、このほかにもカプグラ症状や実体的意識性、体感幻覚など報告される

精神病症状が多種あり[7]、DLBにより生じる固有の精神症状が何であるのか検討が必要な状況にあると言わざるを得ない。臨床診断のもとにこれらの諸症状の因子分析を行ったNagahamaら[8]は、「幻覚（幻視、実体的意識性、幻聴、体感幻覚）」「誤認（カプグラ症状、幻の同居人、重複記憶錯誤、人物・場所誤認）」「妄想（盗害、被害、嫉妬、心気）」の三つが独立した症状要素であることを指摘している。

妄想性同定錯誤症候群（delusional misidentification syndrome）[9]という症状の括り方もあり、誤認と妄想は、区別が難しい面がある。既知の人物を別人だというカプグラ症状は、替え玉「妄想」とも呼ばれ、また場所を間違えて信じこむのも「妄想」である場合もある。しかし、Nagahamaらの分類では、カプグラ症状も場所の錯誤も「誤認」に含まれる結果になった。DLBが進行性の認知機能低下を伴うことを考えれば、非常に妥当な仕分けであろうと思われる。正常な時間と場所などの見当識を持ちながら、訂正できない誤った確信を抱くのが妄想であり、認知機能低下によると考えられればそれは誤認とみるのが適当である。

DLBの妄想は主に、

①初期の記憶障害に関連して生じるもの＝盗害妄想、被害妄想、嫉妬妄想

②初期、中期以降の幻視（主に人物）に関連して通常二次性に生じるもの＝盗害妄想、被害妄想、嫉妬妄想

③パーキンソン症状が顕在化した後に生じるPDに準じたもの＝被害妄想、心気妄想、自己身体像に関する妄想にわけられるように思われる。

初期認知障害に関連する妄想（①）は、アルツハイマー型認知症においても典型的な妄想であり、認知症初期の軽度記憶障害に関連して生じる。「Kitwoodの公式」にいう対人心理（Social Psychology）要因[10]から生じやすいという機序は同様であり、周囲から物忘れや遂行機能の失敗を指摘されたり叱責されたりすることによって不安と疎外感や喪失感を高め、妄想形成の背景となることが多いと考えられる[11]。

典型的なＤＬＢは、軽度認知障害（記憶障害）から始まり、続いて幻視とパーキンソニズムがほぼ同時期に出現してくる経過をとる[12]。その初期に生じる妄想は、アルツハイマー型認知症と共通していてもおかしくない。

しかし人物を主とする幻視が現れるようになると、病識を持てない患者が、多くは見知らぬ人物に警戒心と恐怖感を抱き、場合によっては配偶者に対し嫉妬心を生じるようになることはある意味当然である（②）。妄想が生じるとそれを幻視が現れるたびに強化する形になり、妄想はより堅固なものとなりやすい。ただし、患者に親和的で願望充足的な幻視の場合はふつう妄想にはつながらない。

さらに、パーキンソニズムを呈するようになると、前項で述べたＰＤに生じるのと同様の妄想が生じ得る（③）。被害妄想が一般的で、心気妄想、身体像の変容妄想もあり得るであろう。

妄想に関して臨床診断基準の記述には、支持的特徴として「系統的妄想」が挙げられているが、実際の臨床では系統的なあるいは体系化したものは少ない印象を持つ。

症例を提示する。匿名性に配慮している。

【症例】七八歳　男性

〔既往歴・家族歴〕白内障で左眼は強度の視力障害。七六歳時、食道癌手術。再発・転移はみられていない。

〔生活歴〕大卒。会社勤務後、独立し自営業を六五歳まで。結婚後、二子あり。妻子と三人暮らし。

〔治療経過〕Ｘ—一年（七六歳）の手術後から、家のなかですごすことが多くなり、同時に物忘れに気づかれるようになった。一年半後のＸ年六月から、夕方になると「工事で水を撒く音がする」と言い始め、八月からは夜間に「黒い男の人四人が家のなかで工事している」と訴えて、翌日は一日中「おれが世帯主なのに、どうして他人を入れて工事をするのか」と興奮して妻を責めるようになった。日中「かわいい女の子が部屋にいる」「壁のなかに人がいる」「人の影が動く」と訴え、妻がいないと言うと、「馬鹿にするな」と怒った。また、夜間「妻が赤ん坊を抱いて寝ている」と言い、翌日「犯罪だ」と交番に駆け込んだ。このような「幻視」は二、三日おきに、夜間中心に現れ、翌日も覚えていることが多かった。

このため、同年一〇月に当科を初診した。「袋戸棚が動いたり、人の声が聞こえたりする」と自ら語る。認知機能検査に素直に応じ、Mini-Mental State Examination（MMSE）二〇点（見当識三／五、逆唱一／五、遅延再生二／三）であった。下肢筋力低下はあるが、筋固縮や振戦などパーキンソニズムは認めなかった。妻によると、寝言が多く、眠りながら上肢を宙に動かしていることがしばしばだという。頭部MRIでは、海馬萎縮が右優位に中等度みられ、脳血流SPECTでは、両側後頭葉、頭頂葉の集積低下を認めた（MIBG心筋シンチは未施行）。緩徐進行性の認知機能低下と、後に想起可能で具体性を帯びた繰り返す幻視を認め、REM睡眠行動障害も強く疑われ、probable DLBと診断した。脳画像所見は支持的特徴に部分的に合致していた。一部せん妄の重畳もあり得ると思われたが、主病像はDLBと考えられた。ドネペジル二・五mg、リスペリドン〇・二五mgで一時期症状は軽快したが、数カ月で再燃し、「妻が若い男と寝ていた。いっぱい男が出入りしている」と妻を責めるようになった。また、小遣いを要求されて妻が渡すと「お金が裏返しになっていた。だました」と言い、「お前は何か企んでいるだろう」と怒る。外出時、一人で大丈夫かと心配した息子がついて行こうとすると、「おまえも母親とグルだから信じられない」と言う。このため、抑肝散七・五gを加え、頭ごなしに否定する口調になりがちな妻にも対応の指導をして、幻視は徐々に軽快した。しかし、幻聴は持続しており、また、「男がいるはずだ」と妻をしばしば怒り、「財布を見ただろう」と頻繁に財布の中身を確認した。このためクエチアピンを追加、五〇mgまで増量し、デイサービスも開始して、被害妄想の訴えもほぼ改善した。その後、徐々にパーキンソニズムや一過性の意識消失と血圧低下がみられ始めたため、リスペリドンは中止とした。

本例の精神病症状の中心は人物幻視であり、その人物は「黒い男」「かわいい女の子」「赤ん坊」「人の影」などである。「人の影」は実は「影」ではなく「気配」であって、実体的意識性に近いものの可能性もある。具体的で鮮明な人物や動物が繰り返し現れるのはＤＬＢの典型的な幻視の症状である。幻視に伴って二次的に妻への嫉妬妄想、金銭にかかわる被害妄想が出現しているが、これもＤＬＢでしばしばみられる妄想の発現形式である。本例ではその後、薬物治療によって幻視が改善しても、嫉妬妄想や被害妄想は持続しており、二次性に生じた妄想が固定化したと思われるが、治療による幻視の消失とともに妄想もまた消失し、情動も安定することが多い。

4．否定妄想はＤＬＢの妄想か—診断の問題点

妄想を語る前提となる、ＤＬＢの診断に関して、現状にはいくつかの問題があると言わざるを得ない。

まず、ＤＬＢの診断の曖昧さあるいは非厳密さである。臨床診断基準を使って診断する際問題となり得るのは、中心的特徴の「認知症」が本当にあるか、コア特徴の「幻視」「パーキンソニズム」が薬剤性の症状である可能性は否定できているか、について十分吟味を要する点である[13, 14]。国内の症例報告では近年、幻視・妄想や他の精神症状を呈して、ＳＰＥＣＴやＭＩＢＧシンチなどの画像所見が一致するとしてＤＬＢと診断されながら、治療の結果、認知機能がほぼ正常範囲にまで大きく改善した症例がまれならずみられている。このような症例は、認知機能が進行性に低下しているのかどうか、つまり認知症であるかどうか、さらに経過をみる必要がある。認知機能の判断を曖昧にしたままＤＬＢだとして症状を説明する症例報告もある。認知機能は、精神病症状の修飾を受けて容易に一過性の低下を示す[15]ことが通常である。その点を評価し判断するのが、診断には不可欠であろう。こうした症例は、機能性精神疾患やパーキンソン病である可能性が残り、ＤＬＢとの診断は拙速というほかはない。そのような厳密さを欠く診断の下に評価された妄想や幻覚を、ＤＬＢの症状であると呼ぶことはできない。

もう一つは、非典型的な症状や経過を示すＤＬＢの理解の問題である。近年、シュナイダーの一級症状[16]やコタール症候群、焦燥型うつ病[17]など「多彩な精神症状」がＤＬＢに生じるとする論調が目立っている。ＤＬＢの発見者である小阪[18]は、「ＤＬＢが誤診されやすい。ＣＴやＭＲＩでは脳萎縮が比較的軽いため、機能的な精神障害、とくに老年期精神病とか遅発性パラフレニーなどと診断されてしまうことが少なくない」と述べている。これまで老年期の機能性精神症候群と考えられていたものの多くが、実はＤＬＢであるという指摘である。しかし、ＤＬＢは診断上もっとも重い意味を持つ器質性精神疾患であることを考えれば、その診断は厳密であるべきで、典型的な症状と経過がより重視されるべきであり[19]、大きな広がりと深さを持つシュナイダーの一級症状やコタール症候群の否定妄想や巨大妄想を、ＤＬＢの神経病理で説明することは現時点では困難である。たとえ、ＤＬＢと診断し得る症例であっても、その特異な妄想が実際どのような内実のものなのか、いつからどのように形成されたのかを精神症候学的に理解する必要がある。これは、治療を考えるうえでも重要なことである。罪業妄想、幻聴、緊張病症候群を活発に呈したＤＬＢに対して、その精神症候から遅発緊張病ととらえて治療し奏効した筆者らの報告がある[19]。

ＤＬＢやＡＤなど変性性認知症は、中安[20]がいうように、その基本的表出は「弛緩」であり、自己の状態に対する態度は「不関」を示すものである。シュナイダーの一級症状を呈す統合失調症やコタール症候群を示す重症うつ病では、その表出は「緊張」となり、態度は「苦悩」のはずである。ＤＬＢが「緊張」と「苦悩」を帯びる場合もあるだろうが、その判断は慎重であるべきである。

文献

(1) 小阪憲司、松下正明、小柳新策、他「〝Lewy小体病〟の臨床神経病理学的研究」『精神経誌』82巻、292-311ページ、1980

(2) 堀口　淳、稲見康司、柿本泰男「パーキンソン病患者の幻覚を中心とする精神症状と薬物治療」『臨床精神医学』14巻、1091-1098ページ、1985

(3) Fénelon G, Mahieux F, Huon R, et al.：Hallucinations in Parkinson's disease. Prevalence, phenomenology and risk factors. Brain 123：733-745, 2000

(4) 上田　諭、小山恵子、田中邦明、他「抗パーキンソン薬による精神症状としての体感幻覚」『精神科治療学』21巻、73-80ページ、2006

(5) 一瀬邦弘、田中邦明、長田憲一、他「老年期精神障害にみられる異常行動―せん妄、徘徊、妄想を中心に―」『臨床精神医学』22巻、775-786ページ、1993

(6) McKeith IG, Dickson DW, Lowe J, et al.：Diagnosis and management of dementia with Lewy bodies：third report of the DLB consortium. Neurology 65：1867-1872, 2005

(7) Iseki E, Marui W, Nihashi N, et al.：Psychiatric symptoms typical of patients with dementia with Lewy bodies—similarity to those of levodopa-induced psychosis. Acta Neuropsychiatr 14：237-241, 2002

(8) Nagahama Y, Okina T, Suzuki N, et al.：Classification of psychotic symptoms in dementia with Lewy bodies. Am J Geriatr Psychiatry 15：961-967, 2007

(9) 深津　亮、藤井　充、戸塚貴雄「妄想性同定錯誤症候群とは」『老年精神医学雑誌』21巻、633-637ページ、2010

(10) 上田　諭、大久保善朗「「Kitwoodの公式」の有用性―対人心理要因への介入でBPSDが著明に改善したAD症例」『精神医学』53巻、907-913ページ、2011

(11) 松田　実「認知症支援における医療の役割―あくまでも症候学にこだわる立場から」『老年精神医学雑誌』22巻（増刊I）、126-134ページ、2011

(12) 井関栄三、丸井和美「レビー小体病―神経病理学的再評価」『神経研究の進歩』48巻、399-408ページ、2004
(13) 上田　諭「薬剤誘発性の幻視はレビー小体型認知症の前駆症状か？」『精神医学』52巻、296-297ページ、2010
(14) 上田　諭「認知症のないレビー小体型認知症はあり得るか―レビー小体病の診断への懸念と提案」『精神医学』52巻、515-517ページ、2010
(15) Miyashita M, Sasayama D, Sugiyama N, et al. : Psychotic symptoms complicate the clinical differentiation of Parkinson's disease with major depressive disorder from dementia with Lewy bodies. Psychogeriatrics 10 : 107-110, 2010
(16) 筒井啓太、秋元和美、中島さやか、他「Schneiderの一級症状を呈し統合失調症との鑑別を要したレビー小体型認知症の一例」『総合病院精神医学』20巻、S102ページ、2008
(17) Takahashi S, Mizukami K, Yasuno F, et al. : Depression associated with dementia with Lewy bodies (DLB) and the effect of somatotherapy. Psychogeriatrics 9 : 56-61, 2009
(18) 小阪憲司「レビー小体型認知症の臨床診断　なぜ臨床診断が重要か？―歴史的な経緯」『Cognition Dementia』7巻、9-13ページ、2008
(19) 上田　論、小山恵子、古茶大樹、他「遅発緊張病の症状群を伴うレビー小体型認知症―いかに症例を理解し治療するか―」『精神神経誌』113巻、144-156ページ、2011
(20) 中安信夫「特集「うつ病」か「痴呆症（認知症）」か？―I　編集後記」『精神科治療学』20巻、982ページ、2005

【人物誤認と妄想（カプグラ症候群）】

足利赤十字病院 精神神経科　船山　道隆

1. はじめに

人物誤認とは、ある人物を本人と認識することができないことである。人物誤認のなかで代表的なカプグラ症候群とは、自分を含めた自分の周囲の既知であるはずの人たちを、そっくりであるが本物ではない人によって置き換えられたと確信する現象である。カプグラ症候群は、ソジーの錯覚ともいわれるが、ソジーとは、フランス語で「ある人に生き写しの他人」という意味である。カプグラ症候群は、多くの場合、親しい既知の人物に出現しやすいことが特徴的である。カプグラ症候群と並んで代表的なフレゴリ症候群は、他者を別の他者の変装であると確信するものである。前者のカプグラ症候群を同一性の欠損、あるいは同一性の低下（hypoidentification）、フレゴリ症候群を無媒介な同一性、あるいは同一性の過剰（hyperidentification）と考える立場[1、2]もある。

近年は妄想性誤認症候群として、カプグラ症候群、フレゴリ症候群、相互変身症候群、自己分身症候群をまとめて論じることが多い。重複記憶錯誤をこの妄想性誤認症候群に含めるか否かは議論が多い。症候学的には、重複記憶錯誤は、同一のものが複数存在するという現象であり、「同じ病院が二つある」などと場所に関する重複が主症状である。一方で、カプグラ症候群は同一のものではなく、偽物であり、一般的に人物に出現する。また、重複記憶錯誤が客観的事実に出現するのに対して、カプグラ症候群は主に親しい人物に出現して主観的価値の文脈と関連する[3、4]。しかし、A・ピック（Pick A）[5〜7]が重複記憶錯誤を同一性の問題とし、J・カプグラ

(Capgras J)[8、9]がカプグラ症候群を同一性の失認とするなどと、両者が同一性あるいは同定に関連した障害であるという点では類似する。

カプグラ症候群をはじめとする人物誤認を妄想の観点からとらえる立場がある。実際に人物誤認は、人物の微妙な雰囲気の違いから本物ではないとすることが多く、統合失調症に出現する妄想知覚の成り立ちと類似する。G・フーバー（Huber G）ら[10]によると、P・マトウセック（Matussek P）の妄想知覚論と同様に、人物誤認の際にも知覚変容が出現し、妄想性人物誤認が出現すると述べている。

ところで、カプグラ症候群は統合失調症をはじめとする精神疾患、レビー小体型認知症やアルツハイマー病などの変性疾患や脳血管障害などの脳器質疾患で出現する。精神疾患と脳器質性疾患で出現するカプグラ症候群自体は同じであるが、背景に存在する症状は大きく異なる。ここでは、まず、この背景にある症状の違いを中心に考えていきたい。このうえで、同一性あるいは同定という観点から、両者において同様に出現するカプグラ症候群の機序を検討する。

2. 統合失調症に出現したカプグラ症候群の例

2-1. カプグラの症例

カプグラ症候群のもととなった、一九二三年にカプグラらが最初に報告した五三歳女性M婦人[8、9]は、血統妄想、誇大妄想、被害妄想などの妄想と、自分自身を含めた人物が取り替えられているという人物誤認が長期にわたって続いた妄想型統合失調症、あるいはフランスでいう慢性体系妄想病の症例である。この症例は、双子の息子を亡くした後の三七歳頃から、嫉妬と誇大観念が現れ、さらに夫が自分の夫ではないと言い出した。知能低下は認めず、身体的、神経学的検査では、両側膝蓋腱反射の軽度の亢進以外には特に異常を認めなかった。妄想以外に関しては、概して物静かで丁寧であり、愛想は良かったという。

〔人物誤認とその周辺症状〕「自分は皇族の出身であり、高い道徳と莫大な財産を授かっている。卑劣な敵が盗みをしたり、毒殺を計ったりする。土地も子供も横取りされた。パリの地下の広大な地下室には、隠されている人々がいる。助けを呼ぶ声が聞こえ、生きながら埋葬されたり、手術されたり、ミイラにされている。

子供は取り替えられ、人々は消されて身体つきをかえてしまったりする。一人の子は乳飲み子のころに盗まれて、ほかの子供と取り替えられ、その後に死んだ。自分は、自分の子供ではなかった子供の葬式に列席した。五年間に二〇〇〇人以上の子供を持ったが、それはみなソジー（瓜二つの他人）であった。

自分は、幼少期に誘拐されてM家の娘とすり替えられた。自分は、自分に似た罪を犯した婦人の身代わりとして精神病院に入院させられていて、自分に似たその婦人が自分に代わってアパートに住んでいる。

自分に会いに来る男たちは自分の夫のソジーであり、本物の夫は行方不明となり、殺害された。面会に来る夫は少なくとも八〇人にものぼった。私は訴えを警察に書き送るが、警察長官や警視たちそのものも失踪し、ソジーと取り替えられていた。警察長官は少なくとも一〇回は取り替えられていた。メゾンブランシュ（サンタンヌ病院からM婦人が移された病舎）においてはあらゆる人々にソジーがいる。医者やインターンの学生にはソジーがいて、そのソジーは医師やインターンの学生を危ない目にあわせようとしている。女の看守さんのなかには、五〇人のソジーがいて、その娘にもソジーがいる。病舎の患者の多くにもソジーがいて、ソジーは次々とソジーを生み出す」

〔考察〕この症例の特徴は、血統妄想、誇大妄想、被害妄想などの重篤な妄想が出現しているなかで人物誤認が出現していることである。さらに、自分自身にもソジーが存在することと、人物が複数化することが特徴的である。以下に、カプグラが提示した症例のように、統合失調症にカプグラ症候群が出現した自験例二例を挙げる。

2-2. 統合失調症　二四歳女性

〔現病歴〕既往歴に特記すべきことはない。母が全般性不安障害である。同胞二名の第二子。性格はおとなしく、学生時代の成績は優秀であった。

一五歳から対人恐怖が出現し、一七歳には被害妄想、言語幻聴、させられ体験、思考伝播が認められ、当院外来に受診した。身体所見、末梢血や生化学検査、神経学的所見、頭部CTで異常所見はなかった。リスペリドン二mgなどの薬物療法や生活指導などによって寛解し、専門学校を卒業したが、二一歳時に仕事を始めてまもなく、思考のまとまりがなくなり、物音へ非常に敏感となり、眼鏡をかけている人を異様に気にするようになったため、当院外来に再受診した。

〔人物誤認とその周辺症状〕再受診時、「仕事場のみんなが自分のうわさをしている」「自分が自分でわからない。自分がどこにいるのかがわからない」「自分が何人もいる」「私は女優」「顔を洗おうとすると顔を洗うなと命令される」などという異常体験を訴えていた。さらに、「お母さんは別人だ」と叫び、母への暴力が出現したため入院治療となった。ブロムペリドール一八mgを投与し、徐々に幻覚妄想状態は改善した。母が本人の病状によって感情的になりやすかったため、家族心理教育を行い、退院となった。以後、仕事はできず、母との自宅内での生活を続けた。日常生活で関心のあることは少なく、デイケアや作業所の通所を勧めるも、拒否した。

二二歳時の再燃時には、主治医の顔の幻視や入院時の病棟のイメージが鮮明によみがえり、小鳥のさえずりが人の声となり、自分の味方になると思うなどという訴えがあった。また、空気がざわざわとするように感じ、光を異様にまぶしいと感じたと言っていた。さらに、「自分が自分じゃない感じ。自分が自分でわからない。時間帯によって自分が違う」「自分がわかれちゃう。別の自分が出てくる。別の自分はおばけ。自分が大量発生して何百人にもなる」「もう一人の自分が自分を責めたり、悪口を言ったり、命令したりする」などと言い、一カ月の入院治療となった。その後もしばしば短期間の入院を続けた。

二四歳時の再燃時には言語幻聴に加え、「私は誰ですか？」と言い、病棟から自宅に「…（本人の名前）はいますか？」などと電話していた。同時期に、「お母さんを見てもよくわからない。お母さんはそっくりだけど偽者」「まったく同じ人が同じところにもう一人いる」などと言っていた。以後も、母を偽物と確信するカプグラ症候群ため、母に暴力を加えることがしばしば出現している。

〔考察〕この症例の特徴は、カプグラの報告例と同様に、統合失調症の幻覚妄想状態のなかで人物誤認が出現し、さらに自己ソジー、自己や他人の複数化が出現していることである。また、本症例のように、カプグラ症候群が暴力の原因となることはまれではない(11)。

2-3．統合失調症　五五歳男性

〔現病歴〕既往歴、家族歴に特記すべきことはない。同胞四名の第三子。学生時代の成績は優秀であった。

大学卒業後の二三歳から言語幻聴、被害妄想、思考伝播が出現し、現在まで四回の入院歴がある。しばしば薬を自ら調節し、時には怠薬するために再燃を繰り返していた。仕事はできず、母と二人暮らしをしていた。保健所の職員がしばしば訪問に行っていたが、作業所には通所せず、無為自閉の生活を続けていた。

五三歳時、「透明人間に指図される。自分に向かって風が吹いてきたり、空気みたいな声が入ってきたりする。透明な空気に意味があり檜の木から毎日言葉を送ってくる。新聞を見ていたときやお酒を飲んでいたときに、前にも同じ場面を見たと思うようなデジャ・ビュ（既視体験）が起こった。他人の夢が伝わってくる。戦争が始まるようだ」と訴えた。さらに、透明人間に指図されると言い、壁を殴ったり穴をあけたりしていたため、二カ月間入院治療となった。身体所見、末梢血や生化学検査、神経学的所見、頭部CT、および脳波で異常所見はなかった。ハロペリドール三mgとクエチアピン四〇〇mgの投与を行い、退院となったが、五三歳から五五歳にかけて外来にて以下のように訴えていた。

〔人物誤認とその周辺症状〕「二重人格となり、自分が分離して二人になった。自分自身は透明人間になり、もう一人の自分を見た。もう一人の自分は、自分にそっくりだった。もう一人の自分が、ムンクの叫びのように悲鳴を上げていた」「自分の思いが天に昇り、自分がノートに書いたことも雲や太陽光線になってしまい、もう一人の自分に伝わり、それが空気で意味移しされて入ってくる。『電気をつけて。こうしたほうがいい』という命令が、阿吽の呼吸で入ってくる。入ってくると肩が痛くなることがある。自分があちこち遠くに行ってしまい、東大出身の人の恋愛事件を自分がうまく処理できた」

また、同時期に「他人が透明人間になる。自宅の会計士にも黒い影の分身がみえた。どの人も影を持ち二人になる。その影にその人たちの思っていること、考えていること、夢などが乗り移り、自分に入ってくる。弟の嫁さんが顔は同じだけど、別人格の偽者になった」と言っていた。

〔考察〕この症例の特徴も、カプグラの報告例や前に挙げた症例と同様に、統合失調症の幻覚妄想状態のなかで人物誤認が出現し、さらに自己ソジーや自己および他人の複数化が出現している。このように、統合失調症においてはカプグラ症候群が単独で出現することは基本的になく、幻覚妄想状態のなかで出現し、しばしば自己ソジーや複数化を伴う。

筆者ら[12]は以前、カプグラ症候群が出現した統合失調症の一例の経過を詳細に報告した。この症例の経過は、離人症で始まり、二重自我、二重身、自己ソジー、カプグラ症候群、フレゴリの錯覚に近い周囲人物の多重化と進展し、部分的にその逆をたどって改善した。この経過から、統合失調症における人物誤認の機序を、ヤスパースのいう自我意識の障害を基盤として、自己が内から外へ異質・無縁化、他者化、複数化していく過程と考えた。統合失調症で出現するカプグラ症候群では、自己ソジーや複数化を伴わない症例もしばしば認められるが、離人症が背景に存在しやすいことは本邦のみならず、海外でも報告されている[13]。

筆者は、統合失調症におけるカプグラ症候群は、自我意識の障害をはじめとする統合失調症の中核症状に伴って出現すると考えている。一方で、脳器質性疾患におけるカプグラ症候群では、自己ソジーを典型とする自我意識の障害はみられない。以下に自験例を挙げる。

3. 脳器質疾患に出現するカプグラ症候群

3-1. 心肺停止による境界領域梗塞後にカプグラ症候群を呈した六〇歳男性

〔現病歴〕自営業で商店を営んでいた。既往歴には高血圧と胃潰瘍があり、胃潰瘍に関しては当院外科に通院していた。六〇歳時、心窩部痛が出現したため、本人は胃潰瘍の再発と考えたため、外科の待合室で待っていたところ、意識が消失した。外科医師によって心肺停止が確認され、心臓マッサージと人工呼吸を行いながら救命救急センターに運ばれた。この時点で対光反射は認められなかった。心電図上で心室細動が認められ、電気的除細動を合計一〇回行ったところ、心肺停止四〇分後にショックから改善して血圧が一二〇mmHgと上昇した。この時点で対光反射が認められた。心電図では、V1からV3までのST上昇と異常Q波が認められた。心臓断層撮影検査では、左心室の前中隔および心尖部全周性に重篤な低収縮が認められた。

人工呼吸器を装着し、大動脈内バルーンパンピングを挿入し、経皮的冠動脈形成術を施行した。以後、大動脈内バルーンパンピングおよび人工呼吸器を離脱したが、顕著な不穏が続いた。発症三日後の頭部MRI拡散強調画像では、後大脳動脈と中大脳動脈の境界領域である両側側頭葉下部（紡錘状回から下側頭回にかけて）に拡散強調画像で高信号域が認められた（**図1**）。99mTc-ECDによる頭部SPECT eZIS解析（**図2**）では、両側後大脳動脈と中大脳動脈の境界領域、両側前大脳動脈と中大脳動脈の境界領域、小脳の一部に相対的血流量の低下部位を認めた。

〔カプグラ症候群とその周辺症状〕　身体的には順調に回復し、通過症候群も徐々に改善したため、発症一カ月半後に退院となった。脳波では九Hzのα波が認められ、WAIS-Rは全検査IQが八〇であったが、健忘症候群が残存した。逆向性健忘は強く残存し、二年前に叔父が亡くなったことや一年前に息子が就職したことをまったく覚えていなかった。妻に関しての記憶は、発症後一～二年間覚えていないこともあったが、それ以前のことは覚えていた。しかし、中学や高校時代のそれほど親しくない同級生など、印象の薄い出来事に関しては、数十年の逆向性健忘が認められた。一方で、前向性健忘はごく軽度であった。視力は両眼とも一・二であり視野も正常であり、色覚も正常であったが、見ただけでは食べ物を判断できないなど、視覚失認が残存した。

発症二カ月後から三カ月後までほぼ一カ月間、妻に対するカプグラ症候群が続いた。妻を見ても声を聞いても妻だとは認識せず、妻の前で、「…（妻の名前）がいない。今いる人は妻に顔もそっくり似ていて姿もそっくりだけど、微妙に違って、本当の妻ではない。そっくりな別の人が家に入り込んでいる。もう一人の本物の妻はどこに行ってしまったのだろう」と言い、本当の妻を探し回っていた。探してもいないことがわかると、「前の妻から新しい妻になったので、実家に行って、自分の親に紹介する」と言っていた。また、一時的ではあるが、次女を見ても声を聞いても誰だかわからないこ

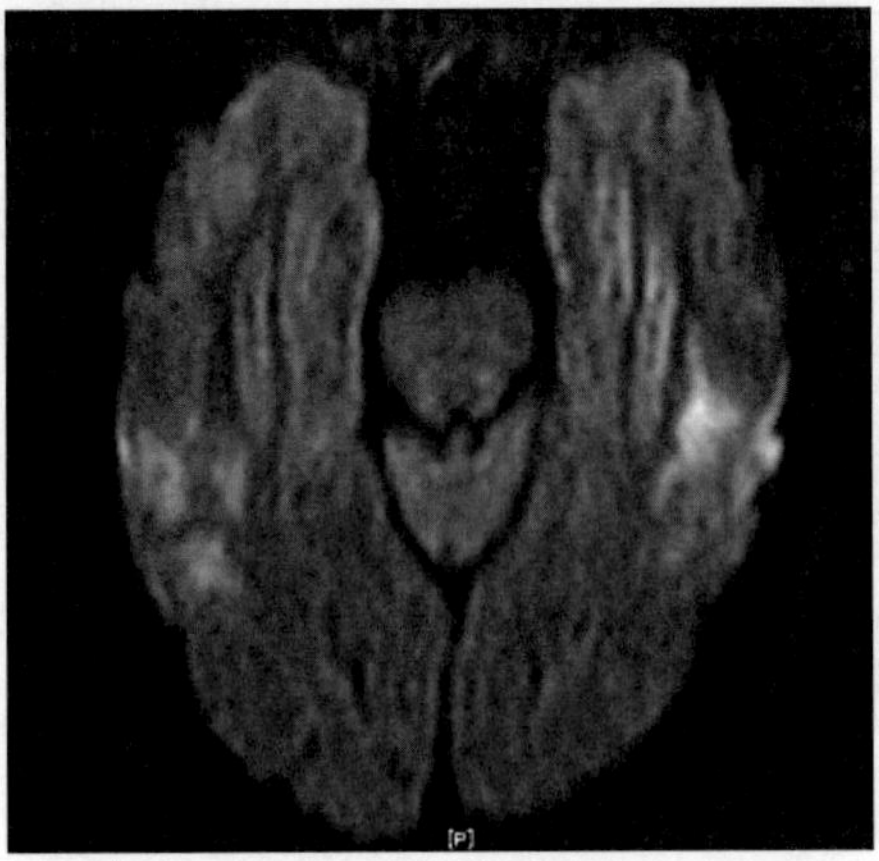

図1　頭部MRI拡散強調画像
後大脳動脈と中大脳動脈の境界領域である両側側頭葉下部（紡錘状回から下側頭回にかけて）に高信号域

とがあり、実際には子供は二人だが、「子供が三人いる」などと言っていた。

〔考察〕本症例では、健忘症候群と視覚失認が出現するなかで、妻に対してのカプグラ症候群が出現した。一方で、自己ソジーや自己の複数化、離人症などといったヤスパースのいう自我意識の障害は認められなかった。また、上記の統合失調症で認められたような体系的な妄想や離人症は認めなかった。

カプグラ症候群や子供の人物同定障害が認められた背景には、逆向性健忘を中止とする記憶障害や視覚失認の影響も考えられるが、「妻に顔もそっくり似ていて姿もそっくりだけど、微妙に違って、本当の妻ではない」という訴えを視覚失認や記憶障害だけで説明することはできない。視覚失認あるいは相貌失認であれば、妻の声を聞けば妻であるという判断はできるはずである。この症状はむしろ、同一性あるいは同定の問題であると思われる。

3-2．右視床の脳出血後にカプグラ症候群を呈した六四歳男性

〔現病歴〕部長職として工場に勤めていた。既往歴には高血

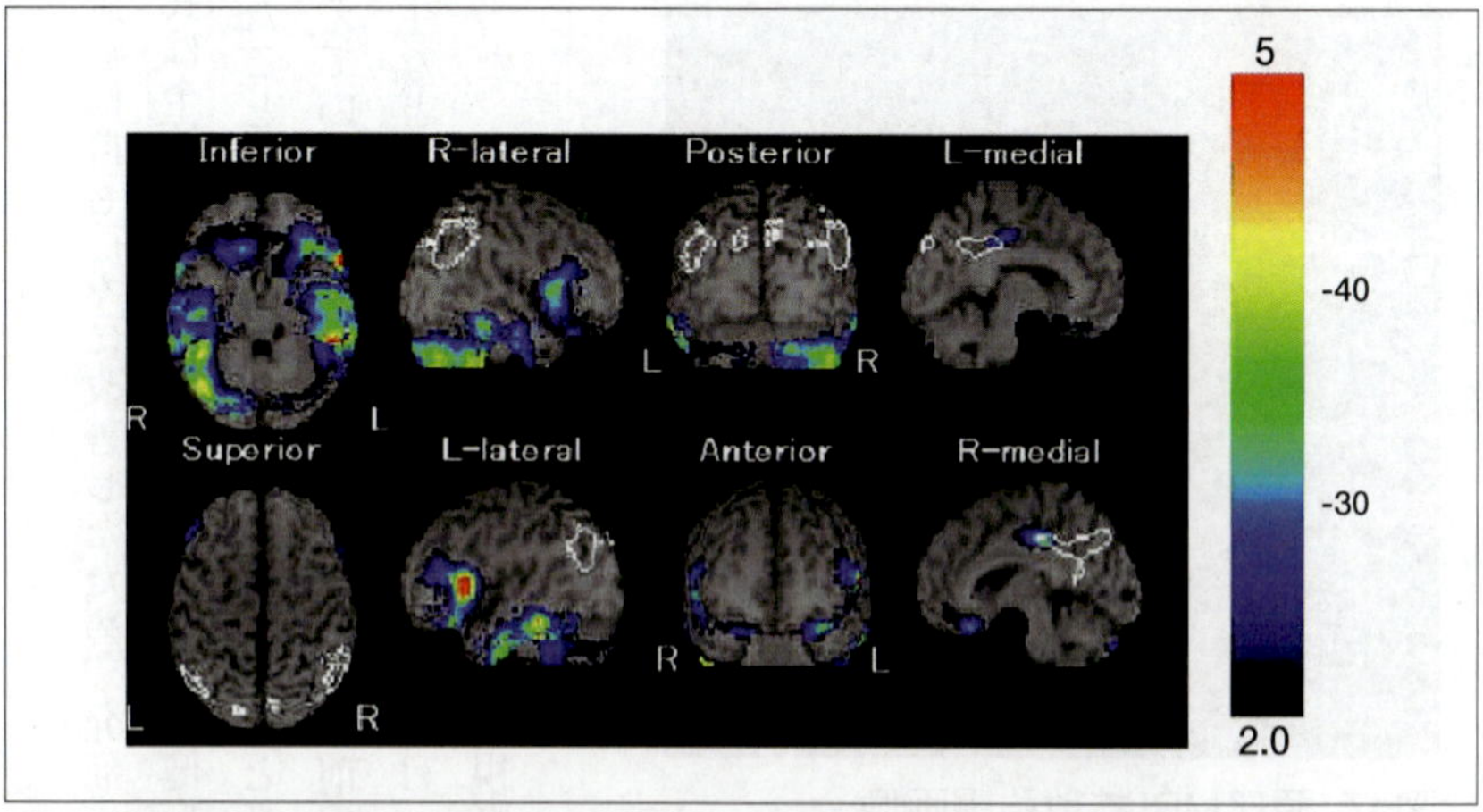

図2　ECD SPECT eZIS解析
両側後大脳動脈と中大脳動脈の境界領域、両側前大脳動脈と中大脳動脈の境界領域、小脳の一部に相対的血流量の低下部位

圧と糖尿病があり、内服治療をしていた。六四歳時に右視床出血が出現し、保存的に治療した。発症六カ月後の頭部CT（図3）では、右視床に低吸収域が認められた。神経学的には、左下四分の一盲、左上下肢のごく軽度の麻痺、左半身の軽度の感覚障害が残存した。神経心理学的には、左側に妻がいても気づかず、左の靴下は履かず、左側の体をぶつけるのなど、左半側空間無視が数カ月間残存した。また、入院時はトイレの位置がわからず、女性部屋に入ってしまい、退院後も自宅内で迷い、洋服の左右前後もわからなくなるなど、視空間障害が半年ほど残存した。発症六カ月後の改訂版長谷川式簡易知能評価スケール（HDS-R）は24／30、Mini Mental State Examination（MMSE）は25／30であった。

〔人物誤認とその周辺症状〕発症七カ月後に実家から親戚が遊びに来た。その一週間後の夕方からほぼ半日間、以下のような、自宅にいながら実家の近くの本家を探し、その途中で妻の人物誤認が出現した。

「本家を探している途中、妻とそっくりな別人を見つけた（妻いわく、実際の妻を見ていたという）。妻と同じく性格はとても親切で、声もそっくり同じだった。診察の予定日も知っていた。生年月日と年を聞いたら、妻とまったく同じ年であった。おなかがすいたら、その妻とそっくりな人がおにぎりとお饅頭をくれた（妻が実際に出した）。家も自宅にそっくり似ていて、子供の写真も飾っていたけど、同じ家とは感じなかった」

妻によると、そのエピソードのなかでの本人は一貫して落ち

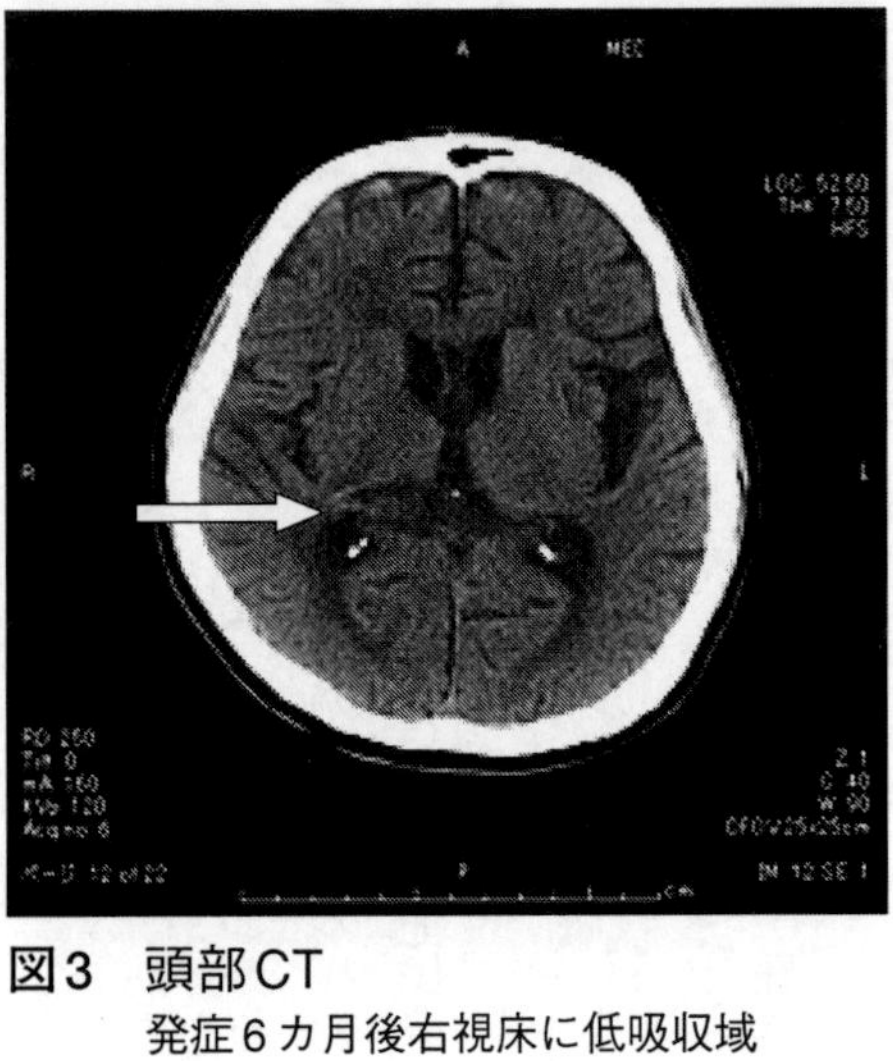

図3　頭部CT
発症6カ月後右視床に低吸収域

着いていたという。本人はこのエピソードの内容をしっかりと覚えていた。以後、このような症状は出現していない。

〔考察〕本症例も前述の症例と同様に、自我意識の障害や離人症、自己ソジーは出現していない。一日だけのエピソードであり、夕方から出現したことは、日没症候群あるいは夕暮れ症候群と類似し、エピソードをしっかり覚えているものの、せん妄と類似する意識変容である。脳器質性疾患でのカプグラ症候群の報告例には、本症例のように、せん妄との鑑別が必要となる例がある[14]。しかし、せん妄のときにほとんどの症例はカプグラ症候群が出現しないが、なぜこの症例はカプグラ症候群を呈したのであろうか。

4. カプグラ症候群の機序

上記のように、精神疾患と脳器質性疾患で出現するカプグラ症候群には、自我意識の障害、自己ソジー、離人症の有無の違いが存在したが、なぜまったく同じの症状が異なる疾患において出現するのであろうか。

近年は、脳器質性疾患に出現するカプグラ症候群から、さまざまな機序が想定されている。もっとも有名であるのは、H・D・エリス（Ellis HD）らによって提唱された離断による親近感の障害説[15, 16]である。この仮説は、相貌失認による研究から発展したものである。Bauer[17]は、相貌失認患者が意識的には同定できない熟知相貌に対して、自律神経反応の指標となる皮膚電位反応（skin conductance response）が生じることを示した。このことは、熟知相貌が潜在的に認知されていることを示していると解釈できる。彼は、相貌の同定には、紡錘状回を中心とした古典的な形態認知経路以外にも、第二の情動的認知経路が存在すると主張した。

この見解を端緒として、カプグラ症候群を相貌失認の機序とまったく反対であるという見解が報告されるようになった[15, 16, 18]。すなわち、カプグラ症候群では熟知相貌に対して意識上では識別できるものの、皮膚電位反応が生じないというものである。エリスら[15,16]によると、相貌失認患者は形態的相貌認知に関与する経路（視覚野から下縦束を経由して側頭葉に至る腹側経路）が離断されているが、一方でカプグラ症候群では情動的認知経路（視覚野から下頭頂小葉を経由して辺縁系に至る背側経路）が離断されていて、相貌失認と鏡像関係にあるという。Hirsteinら[18]も視覚経路離断という立場から、カプグラ症候群の機序を下側頭葉と扁桃体の離断と想定している。ところが、出会っていない人（見ていない人）に対してカプグラ症候群が発展した症例[19]や、盲患者にも出現するという批判[20,21]があり、情動的相貌経路の離断ではカプグラ症候群を十分には説明できない。

秋山らの報告[22]は、この論点の矛盾を解決する可能性がある。この報告では、ヘルペス脳炎による右側頭葉と両側前頭葉腹内側部損傷後にカプグラ症候群を呈した一例に対して行った詳細な検討から、上記の形態的相貌経路と情動的相貌経路の二つの経路が統合される前頭葉での情報の統合不全として、カプグラ症候群を含む人物同定障害をとらえている。この見解は、エリスらの情動的相貌経路による親近感の離断という立場よりも、情報の統合という側面を強調している。

カプグラ症候群をはじめとする人物誤認が脳器質性疾患で出現し損傷部位が明らかな現在までの七九例のなかでは、右前頭葉の損傷が二一例ともっとも多く、その他の部位でも前頭葉と側頭葉の報告が多い[23]。最近は、カプグラ症候群が右半球の障害に関連するという見解がみられる[24,25]。Devinsky[25]は右半球損傷により自己監視、刺激に対しての親近感、感情負荷などが損傷され、右半球からの抑制から解放された左半球が過活動し、過剰な誤った説明をするために妄想性誤認症候群が出現すると説明している。大東[26,27]は、頭部外傷後精神病性障害の症例から、妄想知覚の発現には側頭極がかかわる可能性を述べている。重複記憶錯誤とカプグラ症候群は前述のような症候学的な違いはあるものの、責任病巣は右半球や前頭葉という報告が多い[28]。

人物やものの同一性を保持したり、同定したりすることは、脳のさまざまなネットワークを用いて行われていると思われるが、これらの報告から右半球や前頭葉、あるいは側頭葉前方がその主たる神経基盤である可能性がある。これらの部位は、比較的個別の機能を持つ言語野などと比べると、ものごと全体を把握したり情報の統合をしたりする部位である。本論に挙げた二症例は、一例が両側の前頭葉と側頭葉に、もう一例が右視床に損傷部位（右視床の損傷は、右半球全体の機能を広範に低下させることが少なくない）があり、この観点とは矛盾しない。脳器質性疾患では、右半球、あるいは前頭葉や側頭葉前方という情報の統合や全体をとらえる部位の損傷に伴ってカプグラ症候群が出現する可能性がある。

統合失調症ではヤスパースのいう自我意識の障害に伴い、単一性意識の障害や同一性意識の障害などが出現する。上記の脳器質性疾患による同定の障害とは切り口が異なるものの、「そっくりであるが本物ではない偽物」とするカプグラ症候群が統合失調症においてまったく同じく出現する。筆者の現段階での推論は、統合失調症では自我意識の障害から、脳器質性疾患では情報の統合不全やものごとの全体が把握できないことから、症候学的にはまったく同様である人物誤認あるいは人物の同定障害が出現するというものである。一方は自我意識の障害から、もう一方は情報の統合不全から、同一性が失われると考えている。今後の研究が期待される。

文献

（1）加藤　敏「Frégoliの錯覚」『臨床精神医学』14巻（特大号）、535-538ページ、1985

（2）Christodoulou GN, Margariti M, Kontaxakis VP, et al.: The delusional misidentification syndromes : strange, fascinating, and instructive. Curr Psychiatr Rep 11 : 185-189, 2009

（3）濱中淑彦『幻覚、妄想の臨床』医学書院、東京、135-167ページ、1992

(4) 濱中淑彦「「脳器質性」精神障害をめぐる諸問題—Capgras症状と器質性妄想症候群を中心に—」『精神医学』32巻、1152-1162ページ、1990
(5) Pick A：Über eine neuartige Form Von Paramnesie. Jahrbücher für Psychiatrie und Neurologie 20：1-35, 1901
(6) Pick A：Clinical studies. Ⅲ. —On reduplicative paramnesia. Brain 26：260-267, 1903
(7) 濱中淑彦『臨床神経精神医学』医学書院、東京、399-408ページ、1986
(8) Capgras J, Reboul-Lachaux J：L' illusion des《Sosies》dans un délire systematisé chronique. Bull Soci Clin Méd Ment 11：6-16, 1923
(9) 大原　貢「L'illusion des《Sosies》dans un délire systematisé chronique」『精神医学』20巻、759-770ページ、1978
(10) Huber G, Gross G：Wahn. Eine deskriptiv-phänomenologishe Untersuchung schizophrenen Wahns. Ferdinand Enke Verlag, Stuttgart, 1977（木村　定、池森義明 訳『妄想—分裂病妄想の記述現象学的研究—』金剛出版、東京、1983）
(11) Bourget D, Whitehurst L：Capgras syndrome：a review of the neurophysiological correlates and presenting clinical features in cases involving physical violence. Can J Psychiatry 49：719-725, 2004
(12) 船山道隆、濱田秀伯「人物誤認の症状進展に関する一考察」『臨床精神病理』27巻、3-9ページ、2006
(13) Luauté JP, Bidault E：Capgras syndrome：agnosia of identification and delusion of reduplication. Psyhopathology 27：186-193, 1994
(14) 今井幸充、北村世都「人物誤認—カプグラ症候群を中心に—」『最新精神医学』4巻、489-495ページ、1999
(15) Ellis HD, Young AW：Accounting for delusional misidentifications. Br J Psychiatry 157：239-248, 1990
(16) Ellis HD, Young AW, Quayle AH, et al.：Reduced autonomic responses to faces in Capgras delusion. Proc R Soc Lond B 264：1085-1092, 1997
(17) Bauer RM：Visual hypoemotionality as a symptom of visual-limbic disconnection in man. Arch Neurol 39：702-708, 1982
(18) Hirstein W, Ramachandran VS：Capgras syndrome：a novel probe for understanding the neural representation of the identity

JCOPY 88002-834

and familiarity of persons. Proc R Soc Lond B 264：437–444, 1997
(19) Dietl T, Herr A, Brunner H, et al.：Capgras syndrome —out of sight, out of mind? Acta Psychiatr Scand 108：460–463, 2003
(20) Rojo VI, Caballero L, Iruela LM, et al.：Capgras' syndrome in a blind patient. Am J Psychiatry 148：1271–1272, 1991
(21) Dalgalarrondo P, Fujisawa G, Banzato CEM：Capgras syndrome and blindness：against the prosopagnosia hypothesis. Can J Psychiatry 47：387–388, 2002
(22) 秋山知子、加藤元一郎、村松太郎、他「情動に修飾される人物同定障害」『高次脳機能研究』24巻、253–261ページ、2004
(23) Signer SF：Localization and lateralization in the delusion of substitution. Psychopathology 27：168–176, 1994
(24) Feinberg TE, Roane DM：Delusional misidentification. Psychiatr Clin North Am 28：665–683, 2005
(25) Devinsky O：Delusional misidentifications and duplications：right brain, left brain delusions. Neurology 72：80–87, 2009
(26) 大東祥孝「妄想知覚の発現機序仮説について」『Schizophr Frontier』10巻、107–111ページ、2009
(27) 大東祥孝「頭部外傷後精神病性障害（PDFTBI）と側頭極損傷—妄想知覚の発現機序仮説にむけて—」『精神経誌』111巻、452–459ページ、2009
(28) 船山道隆、加藤元一郎、三村　將「地理的定位錯誤から重複記憶錯誤に発展した右前頭葉出血の一例～重複記憶錯誤の成立過程について～」『高次脳機能障害』28巻、383–391ページ、2008

第3部

妄想の治療論

I 薬物療法

慶應義塾大学医学部 精神神経科学教室　内田 裕之

1. はじめに

抗精神病薬が統合失調症の治療に使用されるようになって半世紀たつ。この薬剤は現在、保険上は認められていないが、気分障害などの精神病症状にも用いられるようになった。現在のところ、上市されているすべての抗精神病薬に共通する作用機序は、程度の差こそあれ、ドパミン遮断作用である。つまり、ドパミン神経系の調整が、妄想を含む精神病症状の治療において重要な役割を担っていることは明らかである[1]。一方で、ドパミン神経系が果たす統合失調症の病態生理における役割に関して、すべてが明らかになっているわけではなく、むしろわからない部分のほうが多い。妄想などの精神病症状の神経学的基盤は、未だ十分に解明されていないが、近年S・カプーア（Kapur S）によって提唱されているセイリエンス（セイリエンスとは「際立ち」の意）仮説は、そうした症状の神経学的基盤のみならず、その精神病理、薬物治療論にまで踏み込み注目を集めている[2~4]。抗精神病薬の具体的な使用方法は正書に任せ、本稿では、セイリエンス仮説を紹介し、妄想に対する薬物療法を再考する。また、その副作用も概観する。

2. セイリエンス仮説

2-1. 精神病症状の形成

新たな環境において、新しい経験や適切な動機づけに関する際立ちを文脈に則って仲介するのは、ドパミン神経系の本来の活動である[5~8]。つまり、通常は、適切な刺激に対してドパミン系が適切に反応する。カプーアは、統合失調症において、遺伝や環境などの素因により[9]、文脈とは関係なくドパミンニューロンが独立して勝手に発火し、ドパミンが放出されるという仮説を立てた（**図**）。つまり、文脈に沿った新奇性と動機づけの正常な過程が、統合失調症患者において障害され、ドパミン系が異常な新奇性や際立ちの発生源になるという考え方である。

精神病症状の指標は、幻覚（すなわち異常知覚）と妄想（すなわち固定された誤った思い込み）であるが、患者はふつう明らかな発病をする前に数カ月の前駆期を経験する[10]。この期間に、文脈とは関連のないドパミンニューロンの発火とドパミン放出が起こっていると推定される。この段階で、患者のなかには周囲に対する困惑し

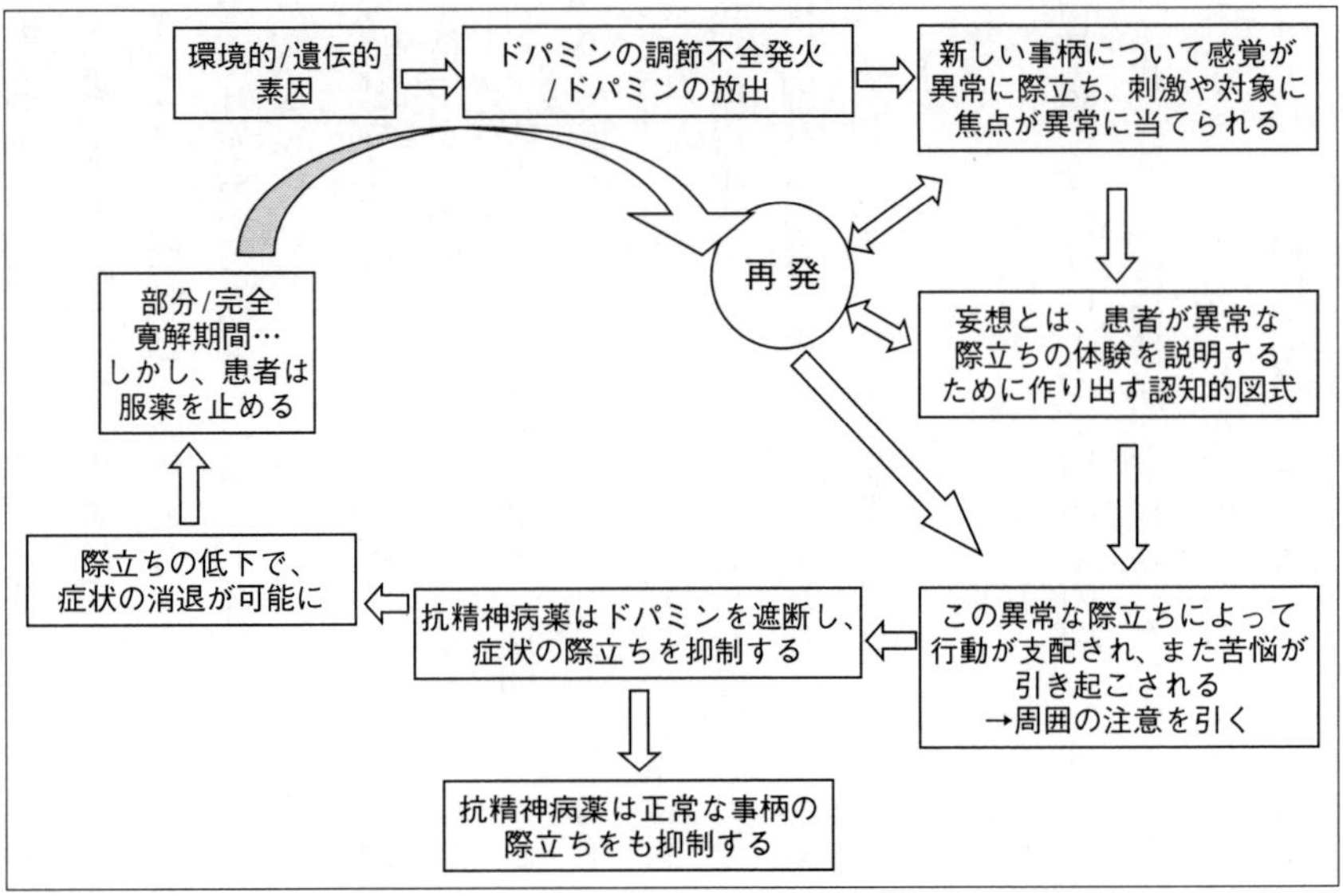

図　セイリエンスの仮説

た感覚が生じる。そうした感覚は、「感覚が研ぎ澄まされたようです」、「周囲の些細なことが気になります」、「物音や景色が以前と違って見えます」などというように患者によって表現される。患者は明らかな説明づけのないまま、このような変わった新奇性や際立ちを経験し続ける。こうした経験は、結果として患者に困惑と混乱をもたらし、時には気分と行動に変化を引き起こす。そして、それが妄想という形で説明づけるようになると、すべてが腑に落ちるのである[11, 12]。

この枠組みにおける妄想とは、患者が異常な新奇性や際立ちに基づく経験を合理的に理解するための認知的な説明である。妄想とはドパミン系の異常という神経学的基盤を持つが、各個人が妄想を形成するため、妄想の内容は精神力動的な主題や文化的および時代的側面の影響を受ける。たとえば、とある患者が「周囲の人がじろじろ見る」と感じたとする。日本では「私が天皇家の御落胤だから、じろじろ私を見るのね」と言うところを、カナダでは「私がイギリス王室の末裔だから…」と言うかも知れない。このようにドパミン神経系の異常は新たな妄想形成の燃料となり、妄想の内容は各個人が置かれている状況に規定されるのである。こうした妄想の枠組みは、その後の思考や行動に認知的図式を与える。なお、幻聴は、内なる思考、言語、記憶に対して異常な際立ちを認識していると考えられる。遅かれ早かれ、このような幻覚や妄想は患者の行動に影響を及ぼし、病院を受診し、抗精神病薬の治療を受けることになる。

2-2. 薬物治療におけるドパミン遮断の役割

最初の抗精神病薬を用いたH・ラボリ（Laborit H）は、抗精神病薬の投与によって周囲への関心が減少すると報告し[13]、この経験はのちの研究によっても支持されている。我々は、「抗精神病薬が刺激をコントロールし、行動を正常化し、時には周囲への関心を失わせ、無関心にしてしまう」ということを知っている。カプーアはこうした経験的知見を、上述の枠組みに組み込み、「抗精神病薬はドパミン神経伝達を遮断することによって、動機づけに関する異常な際立ちを減退させる」と提唱した。

この仮説によれば、抗精神病薬は妄想を直接消失させるのではなく、ドパミンを遮断した神経化学的環境をつくりだし、そのなかでは新たな異常な際立ちが起こりにくく、すでに形成された異常な際立ちは消退しやすい、と想定している[14, 15]。こうした新たな神経化学的環境において、患者が幻覚や妄想をすぐに放棄するのではなく、「あれは前ほどつらくなくなりました」と語るようになる[16, 17]。つまり、症状は消えるのではなく冬眠状態に入る。実際、カプーアらが行った治療過程における症状の変遷に関する報告によると、抗精神病薬は、症状を消失(eradicate)させるのではなく、多くの場合患者から引き離した(detach)。つまり、症状の改善は動的な過程であり、抗精神病薬はドパミン神経伝達を遮断し、症状に割り付けられた異常な際立ちを減退させ、そして患者は心理学的な改善に向けてそういった症状に折り合いをつけるのである[15, 18]。

このように、ドパミン神経系の遮断と症状の改善には、密接な関係がありそうだが、従来、抗精神病薬の効果発現には数週間かかるといわれてきた。しかし、カプーアらは八〇〇〇人以上の患者にわたる一一二件の研究のメタ解析を行った結果、抗精神病薬の効果は一週目にもっとも現れることを明らかにした[19]。この早期改善は、幻覚妄想などの中核症状に限定しても同じ結果が得られ、抗精神病薬の非特異的〝鎮静効果〟による症状改善ではなく、ドパミン系遮断が関連していることを示した。これにより、いわゆる〝遅延発現〟仮説を棄却し、ドパミン遮断と症状改善の密接な関係に関する彼の仮説をさらに補強したのである。

2-3. ドパミン神経系遮断による副作用

抗精神病薬の運動系副作用はよく知られているが、抗精神病薬による主観的に不快な体験は、それと同等以上に重要である。その一つが、〝neuroleptic dysphoria〟である。抗精神病薬は脳のすべての部位においてドパミン系を遮断してしまい、正常、異常を問わず、際立ちを押さえ込んでしまう。正常な際立ちも抑制された結果、患者は周囲への興味や関心を失い、主観的な不快感情に特徴づけられるneuroleptic dysphoriaの状態になり、時にはそれが原因で服薬を中断してしまうこととなる[20]。ドパミン系を過剰に遮断することがneuroleptic dysphoriaと関連していることは、カプーアらのPET研究などによっても明らかである[21]。本研究では、オランザピンまたはリスペリドンを服用している統合失調症患者一二名において、線条体および皮質のドパミン受容体の占拠率がsub-jective well-being on neuroleptic medication総評点と負の相関を示すことを明らかにした。

また、抗精神病薬は、知覚、特に視覚に影響を与えることもある。神戸大学の山口ら（一九八五年）は、抗精神病薬を服用中の患者が、主に視覚過敏を特徴とする発作を経験することをはじめて系統立てて報告し、知覚変容発作（以下、本発作）と名づけた。彼らは本発作の特徴として、①急性発症、②数分から数時間の経過で徐々に軽快、③夕刻、疲労時に好発、④症候の内容は知覚過敏化、視覚・聴覚・身体感覚にかかわる変容を主体とする、などの点を挙げ、本発作を呈する患者はすべて統合失調症と診断されていたため、本発作を統合失調症の一症状ととらえた[22]。次いで、樋口らは、錐体外路症状を軽減させる抗パーキンソン病薬により本発作が消失した統合失調症患者二例を報告し、本発作が抗精神病薬の副作用である可能性を示唆した[23]。その後、本発作の原因をめぐって、統合失調症の一症状とする立場と、抗精神病薬の副作用であるとする立場に大別されるようになったが[24, 25]、現在は抗精神病薬の副作用と考えられるのが一般的である。本発作の罹患率は、三～五％と決してまれではなく、発作自体が患者にとってきわめて苦痛であるのみならず、「発作が再度起こるのではないか」という予期不安もしばしば引き起こすため、生活の質も大いに低下させる[22]。

2-4. 服薬の中断と再発

抗精神病薬による治療を中断すると、ドパミン系の異常が再始動する。また、抗精神病薬の治療を受けていても、ストレスなどの環境的要因により、その異常が再始動するであろう。この異常は冬眠状態にあった症状を活動状態に引き戻し、同じ認知的体系に基づく症状が現れる。つまり、「私が御落胤という情報がまた出回っているから、みんなが私をじろじろ見るのね」というように前回エピソードと似た内容になるのである。

上記のような観察および考察に基づき、統合失調症の治療において適度なドパミン神経伝達の遮断が望ましいと考えられる。これまでのPET研究によると、急性期の治療において、六〇％以上のドパミン受容体占拠は治療効果を十分に発揮し、またその占拠が八〇％を超えると錐体外路症状が出現する危険が高まることが知られている[26、27]。また近年では、こうした知見に基づき、逆にPETデータに基づき新しい抗精神病薬の治療用量の予測も行われ、成果を挙げている[28、29]。しかし、急性期治療で得られた反応を維持するために必要なドパミン受容体占拠率は明確ではない。S・ナイベルグ（Nyberg S）らはデカン酸ハロペリドールで維持治療をされている八名の統合失調症患者のドパミン受容体占拠率を経時的に測定したところ、注射一週間後は平均七三％であったのに対し、四週間後は五三％まで減少していた[30]。また、筆者はG・レミントン（Remington G）らと、二週間投与が推奨されているリスペリドン持効剤を四週間投与された七名の統合失調症患者のドパミン受容体占拠率と一年転帰の関連の検討を行った[31]。注射後四週経過時の占拠率は平均五六％で、四名が六〇％を下回っていたが、この四名に一年間再発は観察されなかった。これらの知見の合理的な説明は、六〇％以上のドパミン受容体の占拠が急性期治療には必要だが、維持期においてそうした推奨される閾値以上の占拠を継続して維持する必要はない、というものかもしれない。こうした推測は、抗精神病薬の投与間隔を長くしても維持期治療においては十分な効果が得られるとする臨床研究にも支持されているが[32、33]、さらなる大規模な研究が待たれる。

3. おわりに

抗精神病薬を投与しても、妄想が改善しない患者もいることは周知の事実であり、また、他の神経系にも妄想の病態生理および治療においてなんらかの役割を果たしている可能性はあるが、実際我々が臨床で用いることができる薬剤は抗精神病薬である。抗精神病薬は、さまざまな副作用を引き起こしうることを認識しながら、治療効果を獲得し、副作用を最小化するために、できるだけ少ない量での治療を心がけるべきであろう。

文献

（1）Kapur S, Mamo D : Half a century of antipsychotics and still a central role for dopamine D2 receptors. Prog Neuropsychopharmacol Biol Psychiatry 27 : 1081–1090, 2003

（2）Kapur S : How antipsychotics become anti–“psychotic”–from dopamine to salience to psychosis. Trends Pharmacol Sci 25 : 402–406, 2004

（3）Kapur S, Mizrahi R, Li M : From dopamine to salience to psychosis–linking biology, pharmacology and phenomenology of psychosis. Schizophr Res 79 : 59–68, 2005

（4）Kapur S : Psychosis as a state of aberrant salience : a framework linking biology, phenomenology, and pharmacology in schizophrenia. Am J Psychiatry 160 : 13–23, 2003

（5）Berridge KC : Pleasure, pain, desire and dread; hidden core processes of emotion. In : (ed), Kahneman D, Diener E, Schwarz N. Well Being : The Foundations of Hedonic Psychology. Russel Sage Foundation, New York, pp525–557, 1999

（6）Berridge KC, Robinson TE : What is the role of dopamine in reward : hedonic impact, reward learning, or incentive salience? Brain Res Brain Res Rev 28 : 309–369, 1998

（7）Shizgal P : Neural basis of utility estimation. Curr Opin Neurobiol 7 : 198–208, 1997

（8）Heinz A : Anhedonia–a general nosology surmounting correlate of a dysfunctional dopaminergic reward system? Nervenarzt 70 : 391–398, 1999

(9) Lewis DA, Levitt P : Schizophrenia as a disorder of neurodevelopment. Annu Rev Neurosci 25 : 409–432, 2002

(10) Yung AR, McGorry PD : The prodromal phase of first-episode psychosis : past and current conceptualizations. Schizophr Bull 22 : 353–370, 1996

(11) Roberts G : The origins of delusion. Br J Psychiatry 161 : 298–308, 1992

(12) Bowers MB Jr : Pathogenesis of acute schizophrenic psychosis. An experimental approach. Arch Gen Psychiatry 19 : 348–355, 1968

(13) Laborit H, Huguenard P : Artificial hibernation by pharmacodynamical and physical means. Presse Med 59 : 1329, 1951

(14) Clody DE, Carlton PL : Stimulus efficacy, chlorpromazine, and schizophrenia. Psychopharmacology (Berl) 69 : 127–131, 1980

(15) Miller R : Hyperactivity of associations in psychosis. Aust N Z J Psychiatry 23 : 241–248, 1989

(16) Winkelman NW Jr : Chlorpromazine in the treatment of neuropsychiatric disorders. J Am Med Assoc 155 : 18–21, 1954

(17) Elkes J, Elkes C : Effect of chlorpromazine on the behavior of chronically overactive psychotic patients. Br Med J 2 : 560–565, 1954

(18) Chouinard G, Miller R : A rating scale for psychotic symptoms (RSPS) part I : theoretical principles and subscale 1 : perception symptoms (illusions and hallucinations). Schizophr Res 38 : 101–122, 1999

(19) Agid O, Kapur S, Arenovich T, et al. : Delayed-onset hypothesis of antipsychotic action : a hypothesis tested and rejected. Arch Gen Psychiatry 60 : 1228–1235, 2003

(20) Gerlach J, Larsen EB : Subjective experience and mental side-effects of antipsychotic treatment. Acta Psychiatr Scand Suppl 395 : 113–117, 1999

(21) Mizrahi R, Rusjan P, Agid O, et al. : Adverse subjective experience with antipsychotics and its relationship to striatal and extrastriatal D2 receptors : a PET study in schizophrenia. Am J Psychiatry 164 : 630–637, 2007

(22) 山口直彦、中井久夫「分裂病者における知覚潰乱発作について」『分裂病の精神病理 14』（内村幸雄 編）、東京大学出版会、東京、295–314ページ、1985

(23) 樋口　久、清水徹男、菱川泰夫「知覚変容発作体験を伴った反復性「発作症状」を示した精神分裂病の一症例—

「発作症状」の特徴とbiperidenの効果」『精神医学』30巻、1213–1219ページ、1988
(24) 渡辺　憲「抗精神病薬使用中にみられる発作性の知覚変容を中心とする症候群」『精神科治療学』6巻、135–148ページ、1991
(25) Higuchi H, Shimizu T, Hishikawa Y : Recurrent paroxysmal episodes characterized by perceptual alteration in three schizophrenic patients on neuroleptic medication. Psychiatry Clin Neurosci 51 : 99–101, 1997
(26) Farde L, Nordstrom AL, Wiesel FA, et al. : Positron emission tomographic analysis of central D1 and D2 dopamine receptor occupancy in patients treated with classical neuroleptics and clozapine. Relation to extrapyramidal side effects. Arch Gen Psychiatry 49 : 538–544, 1992
(27) Kapur S, Zipursky R, Jones C, et al. : Relationship between dopamine D(2) occupancy, clinical response, and side effects : a double-blind PET study of first-episode schizophrenia. Am J Psychiatry 157 : 514–520, 2000
(28) Mamo D, Kapur S, Shammi CM, et al. : A PET study of dopamine D2 and serotonin 5–HT2 receptor occupancy in patients with schizophrenia treated with therapeutic doses of ziprasidone. Am J Psychiatry 161 : 818–825, 2004
(29) Kapur S, Zipursky RB, Remington G, et al. : 5–HT2 and D2 receptor occupancy of olanzapine in schizophrenia : a PET investigation. Am J Psychiatry 155 : 921–928, 1998
(30) Nyberg S, Farde L, Halldin C, et al. : D2 dopamine receptor occupancy during low–dose treatment with haloperidol decanoate. Am J Psychiatry 152 : 173–178, 1995
(31) Uchida H, Mamo DC, Kapur S, et al. : Monthly administration of long–acting injectable risperidone and striatal dopamine D2 receptor occupancy for the management of schizophrenia. J Clin Psychiatry 69 : 1281–1286, 2008
(32) Remington G, Seeman P, Shammi C, et al. : "Extended" antipsychotic dosing : rationale and pilot data. J Clin Psychopharmacol 25 : 611–613, 2005
(33) Gharabawi GM, Gearhart NC, Lasser RA, et al. : Maintenance therapy with once-monthly administration of long–acting injectable risperidone in patients with schizophrenia or schizoaffective disorder : a pilot study of an extended dosing interval. Ann Gen Psychiatry 6 : 3, 2007

JCOPY 88002-834

Ⅱ 精神療法

駒木野病院 精神科　三浦　聡太郎

1. はじめに―精神療法の広義と狭義

精神療法には狭い意味と広い意味がある。

狭い意味での精神療法は精神分析療法、認知行動療法、森田療法、内観療法などそれぞれ特別の名称でよばれる過程である。

これらは古典的精神分析療法が神経症を、森田療法が強迫（森田神経質）を対象としているように療法ごとに特定の疾患や症状を主な対象としている。アセスメントから治療的介入までにも療法ごとの特定の流れがある。そして学派や学会などの集団がありそのうちで行われる。治療者側も患者側もその療法を行っていることを意識して治療を行う。

これに対して広い意味での精神療法は患者との接し方、扱い方など診察のなかでのやりとり全般である。広義の精神療法は個人や個性のうちで行われ、治療者側も患者側もそれと意識して行うことは少ない。広義の精神療法は薬物療法など他の治療アプローチとおりまぜて用いられることが多く、狭義の精神療法は単独で治療が完結することが多い。

狭義の精神療法のなかで妄想に対して比較的用いられているのは認知行動療法という印象が筆者にはあるが、認知行動療法については別項に譲る。

集団精神療法は妄想に特化したものではないが統合失調症患者を対象に用いられることはしばしばある。治療者や医療スタッフが指摘しても妄想であることを認めなかったのが、集団精神療法の場で他の患者の話を聞いていくなかでふと本人が自分の妄想に気づくということはありうるだろう。

多くの精神科医に馴染みがあって、多くの妄想を持った患者に行われているのは広義の精神療法のほうであろう。狭義の精神療法の妄想に対する取り組みはその療法の専門書を参照していただくとして、ここではより一般的な広義の精神療法を中心に扱っていくこととする。以下、特に断りのない場合、精神療法は広義の精神療法を指すこととする。

2. 妄想の治療過程の三段階

ほとんどの妄想は精神療法だけでは改善しない。薬物療法の力を借りる必要がある。しかし、逆に薬物療法の力だけでも妄想は十分に改善しない。

妄想とは（a）病的につくられた誤った（不合理な、あるいは実際にありえない）思考内容あるいは判断で（内容の誤り）、（b）根拠が薄弱なのに強く確信され（感情的確信）、（c）論理的に説得しても訂正不能なものをいう（訂正不能性）。

薬物療法の効果で考え方が変わる、つまり（a）の内容の誤りが正されたり、（c）のように訂正不能なものが訂正可能になるわけではない。「気分が巻き込まれず、無関心となり、行動に影響しなくなる」のが薬物療法の効果であり、主に（b）の感情的確信に対して効果があるといえるであろう[1]。

薬物療法で感情的確信を改善した後で、妄想の消失や軽減に寄与するのは疾患教育などの精神療法的かかわりであろう。感情的確信は訂正不能性にもつながってくる。つまり薬で感情的確信を改善することは、その後の精神療法での妄想の改善の下準備となっているわけである。

妄想の改善には薬物療法と精神療法、両方とも重要であるといえるであろう。

妄想を持った患者の治療プロセスは次の三つのプロセスがあると考えられる。①は病識のない患者を医療につなげて薬物療法を導入するまでの前処置の段階である。②は薬物療法を行う段階。③は薬物療法で混乱がとけたところで（あるいは前述の言葉を使えば、感情的確信が和らいだところで）疾患教育を行い、自分が病気であることを受容していく過程につきあっていく段階である。

①において精神療法をきちんと行わなければ治療につながらなく、②③も成立しないであろう。

②については良好な精神療法は良好な治療関係となり、それは良好な服薬アドヒアランスにつながってくる。また治療関係が良好であればプラセボ効果で薬効が増し、副作用が軽減され、治療関係が悪ければその逆が起こる[2~4]。

③については先ほど述べた、薬は感情的確信を改善するが、その後で妄想を改善していくのは疾患教育などの精神療法的過程であるということである。

また自分の考えが妄想であること、自分が病気であることを受け入れていく受容過程に伴う抑うつ、不安などに対する精神療法も大切である。

このように精神療法は妄想を持った患者を治療していく三つの過程のすべてにおいて重要な意味を持つ。

3. 妄想の治療過程①──前処置について

「妄想の治療過程①」は治療につなげる前処置であるが、この段階で苦労する患者が少なくない。

妄想状態の患者は基本的には妄想に対しては病識がない。自分を精神病だと思わない患者がわざわざ通院して副作用の出る可能性がある薬を飲むのはなぜだろうか？

「嫌がらせ」が被害妄想であるとは思っていないが、「嫌がらせ」によって生じた不眠や不安、抑うつに対する治療を求めて来院することもある。

本人が困っていることがなくても「家族や福祉担当者から言われるから」という理由で通院したり、統合失調症特有の常同性や素直さが手伝う部分もあるであろう。

妄想型統合失調症や妄想性障害の患者は破瓜型統合失調症や緊張型統合失調症の患者と比して治療につながりにくい印象がある。陰性症状や昏迷などの妄想以外の症状に乏しく、自分が病気だと気づきにくいこと、保たれていた社会的機能や地位が危機にあるため防衛として余計自分を病気とは認めたがらないことなどが関係していると考えられる。妄想型統合失調症や妄想性障害の患者を治療につなげるのに家族や治療者が長いこと苦労するケースは比較的多く思い当たるのではないか？

何年も医療にまったくつながらない、あるいは中途半端にしかつながらなかったケースをきちんと医療につなげることはその患者の人生を変えることといっても過言ではないであろう。

ここで二例ほど医療につなげるのが困難と思われたが何とか医療につなげたケースを紹介したい。

【症例1】 初診時四〇代　女性

症例は「隣人からの監視で気分が沈んで夜も眠れず、食欲もない。弁護士に相談したところ心療内科を受診して診断書をもらってきてくれと言われた。『監視のせいで精神的に不安定である』という診断書を書いてほしい」というのを主訴に筆者のところを受診。抑うつ的なだけでなく焦燥感もみられた。見られている感じがするのと「今家を出ただろう」「さっきシャワーをしていただろう」という隣人の声が聞こえると言う。

自宅にずっといると監視されていて精神的な負担が大きいため、兄の家と自宅を行ったり来たりの生活をしていて、兄の家にいるときは監視はないとのことであった。また自宅にいても夫がいるときは監視はないとのこと。

この話を聞いて筆者はおそらく本人の訴えは妄想であろうと思った。本人の行動をいちいち監視して言葉にするような隣人が存在するというよりは行為批評の幻聴と考えるほうが考えやすいからだ。また夫がいるときだけ監視がないというのも、相手が夫がいるかいないか確実に察知するのは難しいし、実際に隣人が本人ひとりのときを狙ってやっているというよりは、訴えは妄想であって本人ひとりのときに異常体験に取り込まれやすいと考えるほうがスムーズであろうと考えた。弁護士も同様に考えたからこそ、診断書をもらってくるよう言うことで医療につなげようとしたのであろう。

しかしここでは抗精神病薬を処方せず、念のため夫からも情報を得ようと夫と一緒に再び来院してもらうよう頼んだ。その際本人に伝えた言葉は「私にできることが診断書を書くことかどうかはわからないが、あなたのためにできることを探したい。そのためにはより多くの情報が必要。御主人からの情報も欲しいので改めて御主人と来てほしい」であった。そして受診してくれたことを評価した。

次回、夫とともに来院。夫だけにして話を聞いたところ、本人の訴えは妄想の可能性が高いとしたうえで、「隣人は変な人で監視したり嫌がらせしたりはありうる」と言う。そして「車を止めてあるかで自分が家にいるかわかるので、自分がいないときを狙って妻に嫌がらせをすることは可能」と言った。さらに「隣の家と自分たちの家は非常に距離的に近く、隣人が妻の家のなかでの様子をのぞき見ることができたり、本人に隣人の言葉が聞こえたりしても不思議はない」と言った。夫の最終的な結論は「おそらく妄想であろう、ただし断定はできない」であった。もしかしたら感応精神病のように夫は本人の妄想に影響され、本人の訴えが妄想ではないかもしれない根拠をいろいろ思いついたのかもしれない。

筆者も感応されたのか、もしかしたら妄想ではないかもしれないと思ったが、抗精神病薬を投与することに決めた（用量を若干少なめにはしたが）。

本人には「今の時点では証拠に乏しいので残念ながら診断書は書けない。監視のためだいぶまいって精神的に不安定になっているようにみえる。精神的に不安定では解決策をみつけることも難しいだろう。精神的に安定するのに薬が助けになるだろう。また監視されていると精神的に参ってしまって本当に監視されていないときまで監視されているような気がするということがしばしば起こる。処方する薬は本当に監視されているときとそうでないときの区別がつくようになるという効果もある。区別がついたほうが証拠も押さえやすいだろう」と説明した。

本人は「薬を飲んでいいのか？　自分の言っていることが信じてもらえてないのではないか？」と不安を抱えていたようだったが、次回受診時、本人はちゃんと薬を飲んで来ていた。薬の効果不十分だったためか本人は「兄の家のほうにまで隣人が来て後をつけてくる」と述べ、筆者としてはますます妄想であることを確信した。

その後抗精神病薬の増量により妄想を訴えることはなくなった。その後もしばらく通院し、妄想も落ち着いていた。本人に「当時の体験は被害妄想でそれが薬で改善したのでは？」ということを繰り返し伝えるが、本人はそのことを頑なに認めず、隣人が嫌がらせを止めたから楽になったという認識であった。

そのため落ちついているのが続いていたら通院を自己中断。そして断薬がしばらく続いて妄想が再燃。幸いなのは辛くなったときに病院に助けを求めようという気持ちがあることで、通院中断から約半年後に「また隣人から監視されるようになりました」と再び来院した。その後「薬を飲んでいたときは監視がなくて、薬を止めてしばらくして再び監視が始まったことについてどう思う？」「神経が過敏すぎると監視されてなくても監視されているように感じることがある」など疾患教育を重ねていったところ、徐々に「隣人から監視されているというのは被害妄想で薬のおかげでそれが和らいだと思う」と認識するようになった。

なおこの症例において患者の訴えが妄想であることを筆者が確信するのに比較的時間がかかっている。初診の段階で患者の訴えを妄想の可能性が高いと判断しつつも、抗精神病薬を投与せず、次回改めて夫からも情報を得ることとしている。初診時に抗精神病薬を開始したほうが良かったという考え方もできる。結果的に大丈夫であったが、ワンクッション置いたために治療機会を逸するという可能性もあった。

しかしもしかしたらぎりぎりまで「もしかしたら妄想でないかもしれない」という姿勢で本症例の話を聞いていたことが結果的に信頼関係につながった可能性もあるのではないかと筆者は考える。

【症例2】初診時二〇代　女性

症例は不眠、いらいら、生活リズムの乱れで初診。このときは被害念慮はあったがあきらかな幻覚妄想は認めず。一年ほどして一度通院を自己中断した。

その後家事をして過ごしていたが数年後「電線からつぶやきが聞こえてくる」など幻覚妄想出現。まもなく日常生活にも支障をきたすようになり母親に連れられ再び受診し、医療保護入院となった。

抗精神病薬の服薬を開始し、食事摂取や睡眠など最低限の日常生活はできるようになった。本人は病識なく、退院要求が強く、通院服薬を約束し、入院期間二週間弱で早めの退院となった。短期間の入院であり、本人の薬に対する抵抗も強く抗精神病薬は十分な用量を投与できず幻覚妄想は持続していた。

そして退院後服薬をほとんどせず、通院も不定期となっていた。「脳電流を流されていて、テレビも見られないし、生活の邪魔をされる」と訴えるが、それを自分の病状とはとらえず、嫌がらせだから警察に訴えて何とかしてもらおうと考えていた。

退院後数カ月して筆者が担当となった。本人は通院を「福祉担当者に通院するように言われたから」しているとのことであった。嫌がらせの脳電流を止めさせるのに協力してほしいのも通院の動機にあったようなので「話を聞いて一緒に解決策がないか考えること、混乱していると良い考えが浮かびにくいので、混乱を取るため薬を出すことができます」と伝えた。そして服薬を勧めていたが「脳電流が薬を飲むと恐ろしい副作用が出るぞって言われるし、病気じゃないから飲みたくないです」と言い、結局アドヒアランスは不良のままであった。

この段階では病気か否か、幻覚妄想か否かにはふれず、脳電流が事実かは別としても苦痛や混乱をとるために服薬が必要と伝えていた（脳電流について「嫌がらせでそんなことするのって科学的に可能なのかな？　不思議だね」ということは伝えた）。

その後さらに幻覚妄想は活発になり脳電流を流すのを止めさせるよう、警察や市役所職員に頻繁に訴えるようになり、筆者が担当となって数カ月後に再度医療保護入院となった。

入院の際筆者は「こんなに混乱した状態では警察に訴えても解決にならない」「薬には脳の抵抗力を増し、脳電流が減ったりなくなったりする効果がある。今までもあなたと同様のことを訴えた人が何人かいたがみんな薬で脳電流がへった。さらに脳電流によって混乱しているのを落ちつける効果もある」と伝えた。それでも本人が「薬を飲まないほうがいいって脳電流が言っているのです」と服薬に拒否的なため「姿を見せずいろいろ言ってくる者の声より、姿を見せている私達の言葉を信じてみてはどうでしょうか？」と伝えた。本人はそれに対して無言で考えているようであった。

入院に不満を言いつつも入院後拒否せず服薬。徐々に脳電流は減少。本人は「不思議なことだけど入院して薬飲んだころから脳電流が減ったんです」と言う。「それは薬の効果なのでは？」と伝えると「そうなんですかねー？」と納得もしないが否定もせず。「薬には脳の物質のバランスを整える作用がある。それで脳電流が減ったということは脳電流は自分の脳の不調が作り出したものだったのかも？」と伝えると「自分が全然知らないことや言葉が脳電流に出てくるんですけどそれも自分で作り出しているんですかね？」と言うので「そういうケースも少なくないですよ」と伝えた。

「脳電流がだいぶ減ったのでこのくらいなら警察に訴えなくてもよい」「薬飲んでみたけど大丈夫だった。退院後も飲んでいい」との発言もみられるようになった。

あるとき「私は病気なんですか？　普通に生活できるし病気とは思えない」という質問をしてきた。「少なくとも入院前は脳が脳電流を作り出したり、そこから日常生活にも困難をきたしたりして病的であった。退院後も服薬を続けないと同様の状態に戻ると思われる。統合失調症の可能性がある」と伝えた。そして統合失調症について説明した。本人は自分が入院前に病的な状態であったことや退院後も服薬が必要であることについては認めた。ただ自分が統合失調症である可能性については受け入れられないようであった。

症例は入院期間二カ月ほどで退院した。

4. 中立性

一般的に妄想を訴える患者と良好な関係を築くためには、患者の訴える妄想を肯定も否定もせず、中立的に接するのがよいといわれている。たとえば「命を狙われていて怖い」という被害妄想を持った患者に対して、「そうだね、狙われているね」とも「狙われてなんかいないよ」とも言わず、「それは怖いですよね」と返す。つまり狙われていることの真偽には触れず、気持ちに共感しつつ、一緒に解決策を考えていくのがよいということである。

常に肯定と否定の中間に位置する必要はなく患者との関係性の深さや患者の病識，病感の程度により立つ位置を微調整してもよいと思う。関係性ができていて病識や病感がある患者に対しては妄想に対して否定的な発言をしてもよいであろう。「妄想の治療過程③」の疾患教育の段階には患者の訴えが妄想であることを説明していく作業も含まれる。また「病棟内で自分が狙われていて怖い」と言いつつ，「もしかしたらそれは自分の被害妄想かもしれない」と思っている患者は「病棟内に狙っている人はいないようだよ，大丈夫だよ」という保証で不安が和らぐかもしれない。

逆に肯定とは若干意味合いが異なるが，患者の不安を和らげるために相手の土俵（妄想）に乗ることが有用な場合もある。たとえば悪魔に襲われるという妄想でおびえている患者に悪魔よけのおまじないを教えて恐怖を和らげたりする場合である。

5. 説明の正直度

前項で患者の状態や状況により聞き手の立ち位置を微調整することについて述べた。治療者の場合には聞き手にとどまるだけでなく，何らかの治療的介入を選択する必要がある。本項では治療行為を行う際の説明に焦点をあて，さらに掘り下げて述べたい。

病識のない患者を医療につなげるには率直過ぎる説明では治療関係を持つのが難しいことが多々ある。たとえば自分が嫌がらせを受けているのが妄想でなくてまぎれもない事実だと思って，警察などに相談している人に，「あなたの言っていることが妄想なのではないかと考えている。妄想を取るために薬を飲みましょう」と言ってもうまくいかない場合が多いであろう。「夜眠れるようにするための薬」と説明しないと患者が納得して薬を飲まないためやむを得ず抗精神病薬についてそのように説明しているケースもときどきあるのではないか？

治療者の行動の意図をどのくらい正直に患者に説明しているかを正直度とよぶこととする。たとえば妄想状態の人に対する抗精神病薬処方についての説明は正直度の高い順に「幻覚妄想を和らげるための薬」「嫌がらせで辛くなった心を楽にするための薬」「眠れるようにするための薬」「ただの胃薬」となるであろう。正直度の低い最たるものは秘密投薬であろう。

どの程度正直度の高い説明で治療につなげられるかは患者の病識や頑なさの程度などにより変わってくる。治療の初期の段階、①の前処置の段階では患者の主張寄りに正直度の低い説明をせざるを得なかったのが、治療が進むと③の疾患教育の段階となり、現実に即した正直度の高い説明が可能かつ有用となる。

正直度の高い説明は疾患教育につながるが段階を踏まえて説明の正直度を上げていかないと治療関係が困難をきたす。逆にプロセス①の前処置の段階であっても治療関係を重視し過ぎてあまり正直度の低い説明をしてしまうと、後に疾患教育を行うとき矛盾が生じてしまって困難になる場合もある。とかく匙加減が難しい。

注意しておきたいのは、説明の正直度が低いとその場の治療関係には有利で疾患教育には不利、正直度が高いと治療関係には不利だが疾患教育には有利という単純な構図では決してないことだ。

必要以上に正直度の低い説明は逆に治療関係を壊すことがあるし、思い切って正直度の高い説明を試みて結果的に治療関係上良い方向にいくこともある。これは状況や患者側の要因によっても異なるであろう。

たとえば強制入院の際は「あなたはこういう病気だからこういう理由で入院が必要だ」ということを率直に伝えたほうが良い場合が外来治療と比べて多いであろう。あまり患者寄りの正直度の低い説明をしても「わかってくれたのはうれしいけど、じゃあ、なぜ強制入院なの？」と思われる危険性がある。外来と違って来なくなる心配をしなくてよいから率直に言うことのリスクが低いというのもある。

また患者によっては治療初期の段階でも婉曲的なやりとりをせず、率直に「病気である」「妄想である」と言ったほうが治療者を信頼するかもしれない。筆者の印象では素直な患者には率直な説明が比較的うまくいきやすく、プライドが高く、気難しい患者には率直な説明ではうまくいかないことが多いように感じる。

筆者はある患者に対して正直度の高めの説明と低めの説明のどちらを選択しようか迷った際は最終的に高めのほうを選択することが多い。正直であること、それ自体の力というものが大きいと考えている。患者は自分にとって受け入れがたいことを言われても、誠実な治療者を信じてみようという気持ちになるのではないかと思う。

さらに精神療法の技量を磨けば磨くほど、同じ患者に対してより正直度の高い説明で治療関係が保てるようになるのではないかということも考えている。そしてできるだけ正直であるということの意味は疾患教育につながることだけでなく、先ほど述べたように信頼関係につながることであると考える。

症例1での投薬開始時の説明でも少しでも被害妄想ということを説明に盛り込みたくて「本当に監視されているときとそうでないときの区別がつくようになるという効果もある」という説明をつけている。この説明をつけたために「自分の言っていることが信じてもらえてないのではないか？」と思われたのかもしれないが、説明の正直度を上げるためにも必要なことであったと思う。

6. 妄想の成り立ちと意義

「妄想の治療過程③」の疾患教育、受容を行っていく際に以下のことを知っておくことが重要であると考える。

妄想は基本的には症状であり患者に苦痛を与えたり、社会適応や日常生活を妨げるものである。

しかしそれだけではなく妄想にはそれがあることでバランスがとれているという建設的な側面があると考えられる。

松木[5]は「迫害不安（被害妄想）は自分が内部からこわれてしまい、断片化され解体されてしまう破滅―解体不安を和らげる側面がある」ということを述べている。

「破滅―解体不安のように自分のなかに破壊的なものがあり取り出しようがないとしたらそれはどこにも逃れられないが、迫害不安のように破壊的なものが自分の外部にあるならその破壊的なものから身を離すことによって逃れることができる。だから迫害不安は破滅―解体不安よりも和らいだ不安である。安易に迫害不安を取り除くとはるかに恐ろしい破滅―解体の不安を、自己の解体を呼び戻すことになる」ということである。

このような破滅―解体不安を和らげる側面のほかにも妄想には建設的な側面があると考えられる。妄想により辛い現実から目をそむけ、心を守っているケースもあるであろう。

筆者が以前経験した女性患者で他の女性の化粧に対して「死臭がする」と妄想を抱く患者がいた。その患者は皮膚科疾患のために化粧をすることができない患者であった。あるとき女性に対して「死臭がする」と言った後で「私は化粧ができないんだから」と悲しそうにつぶやいた。その患者は化粧を死臭と脱価値化することで自分が化粧をすることができない現実から身を守っているのかもしれない。

また精神病の患者がなかなか病識を得られないのにも意味があると考えられる。

松木[5]は「自分が精神病であることを受け入れることは自らのこころの機能に大きな欠陥があるという事実を受け入れることであり大変な『悲哀の体験』『喪の作業』である。それは当人が受け入れるにはあまりに痛々しく絶望に耐えがたいものとして放棄されやすく、『病気ではなく、自分には特別な力がある（だから監視されたり、襲われそうになったりする）』という迫害不安とその後ろに控えた万能感、誇大感にとって代わられる」ということを述べている。

妄想を持つ患者がなかなか病識を獲得しないことにも本人なりの意味があると考え、あまり病識の獲得を焦り過ぎないほうがよいであろう。時には患者の病気を認めたくない気持ちに付き合うことも必要であろう。

受容の過程は喪失の過程でもあり、喪失の過程に注意を払わずにひたすら疾患教育を勧めていくことは治療関係や病状を悪くする危険がある。

受容の過程で生じるのは自分の病気を認めることの辛さだけではない。

被害妄想には妄想のなかで危害をくわえられているにしても、自分が特別な存在であるというある種の矜持を伴うことがしばしばあり、妄想であると認識することはその矜持を失う喪失感、寂しさを伴う。

受容の過程における治療者の役割は自分の病気を認めることの辛さに共感しつつ、病気であることを前提に今後どうしていくかを本人と一緒に考えていくこと、そして患者が妄想に基づく矜持を失う代わりに、別の形で矜持を持てるようかかわっていくことが重要であろう。

7. 環境調整というアプローチ

妄想のなかには環境の変化で妄想が出現したり、消失したりするものがある。そのようなケースでは環境が妄想の大きな影響因子となっている。その例として老年期において地域社会や家族とのつながりが薄れて妄想が生じるという接触欠損妄想(6)がある。筆者が経験した症例を紹介する。

初診時七〇代女性。独居。次女が本人の家に訪問していたが、次女が町内会の仕事で忙しく、一時的に訪問が激減したころより「夜中に工事をするような金属音や話し声が聞こえる、勝手に水道管をつながれている」などの訴えが出現、筆者を受診した。今まで幻覚妄想のエピソードなし。頭部ＭＲＩは異常なく、ＭＭＳＥも三〇点で記銘力低下もなし。次女が心配し、本当に違法工事が行われていないか確認するのも兼ねて頻繁に訪問するようになった（結局妄想であることが確認できた）。その後妄想は改善していった。少量の抗精神病薬の効果もあったであろうが、娘の訪問が増えたことも妄想の改善に大きく影響していたのではないかと考える。その後友人と旅行に行くなど、対人交流や楽しみが増え妄想は消失した。本症例は環境・状況の変化が妄想の出現、消失に寄与した例ではないかと考える。

見方を変えると妄想により娘の訪問が増えた、つまり妄想が周りを動かし環境を自分にとって良いものに変化させたという側面も指摘できる。

困ったことや辛さ、寂しさなどがあるときに妄想が形を変えた周囲に対するアピールとなり、周囲の援助を引き出すという機能を果たすことがあるのであろう。

いずれにしても妄想を考えるとき、環境というものが大きな意味を持ってくるということはいえるであろう。

本症例は筆者が積極的に働きかけずとも自然と家族の行動が変わったケースであるが、意識して環境調整を行っていくことが妄想の改善に寄与することがあるであろう。環境調整は妄想の治療過程でいえば②の薬物療法に代わるものや効果を増強するものとなる場合があるといえるであろう。

8. まとめ

妄想に対する精神療法として妄想を持ち病識が乏しい患者を医療につなげる過程や薬物療法を行った後の疾患教育や受容の過程を中心に述べた。

妄想に対する治療として薬物療法は重要であるが、上記のような精神療法的かかわりと合わせて十分な効果を発揮するものと考えられた。

妄想に対して精神療法を行っていくうえで大切なことは相手には相手なりの背景があり、妄想や病識がないのにもそれなりに意味や経緯があるということを尊重する姿勢、そして相手の困難に対して医師として自分にできることをしようという真摯な姿勢、そして診ているのは病気自体ではなく病気を抱えた人間であるということを常に忘れないこと。これらが良好な治療関係や治療につながると考えられる。

文献

（1）福田正人、竹吉秀記、米村公江「妄想に薬が効くということ」『こころの科学』126巻、50-55ページ、2006
（2）天野雄平、塩入俊樹「精神科のくすりとのつきあい方」『こころの科学』143巻、40-48ページ、2009
（3）宍倉久里江、上島国利「処方と服薬の心理を考える」『臨床精神薬理』2巻、99-106ページ、1999
（4）中野重行「セロトニン作動性抗不安薬（クエン酸タンドスピロンを中心に）―投与の実際と留意点」『治療学』32巻、258-263ページ、1998
（5）松木邦裕『精神病というこころ』新曜社、東京、2000
（6）谷井久志「老年期と妄想」『こころの科学』126巻、27-31ページ、2006

JCOPY 88002-834

Ⅲ　妄想に対する認知行動療法

桜ケ丘記念病院　満田　大
慶應義塾大学医学部 クリニカルリサーチセンター　中川　敦夫

1. はじめに

認知行動療法（Cognitive Behavior Therapy：CBT）は、出来事や物事に対する見方やとらえ方（「認知」ともいう）が気分や行動に影響を与えるという認知行動モデルに基づき、患者と治療者とが協働して現在抱えている問題を解決することを目的とした構造化された短期精神療法の一つである。ＣＢＴに関しては、うつ病や不安障害などの精神疾患に対する数多くのエビデンスが海外を中心に発表され、これらを背景に我が国では二〇一〇年四月より気分障害のＣＢＴに対する診療報酬の保険点数化がなされ、最近では統合失調症でもその効果が注目を集めている。ＣＢＴの治療技法に関するテキストが近年いくつか刊行されているが(1〜3)、ここでは、統合失調症における妄想への対処を主眼としたストレス・脆弱性（stress-vulnerability）モデルに基づくＣＢＴの基本構造とその治療プロセスを中心に概観する。

2. 統合失調症に対するＣＢＴのエビデンス

統合失調症の治療の中心は抗精神病薬を中心とする薬物療法である。しかし、第二世代抗精神病薬の effect size は中等度であること(4)、副作用の出現頻度が高く、治療アドヒアランスが低いこと(5)、患者の二〇〜三〇％が薬物抵抗性であること[6]など、薬物療法にも限界が示されている。このような背景から、薬物療法を増強する治療法が必要とされ、その一つとして精神療法の一つであるCBTが注目されつつある。さらにコスト・パフォーマンスなど医療経済面からも期待されている。

統合失調症に対するCBT的介入の最初の報告は五〇年前にさかのぼる[7]。妄想や幻覚に対してCBTが適応された初期の研究には、F・N・ワット（Watts FN）ら（一九七三）やG・S・アルフォード（Alford GS）ら（一九八二）などがあるが[8、9]、その後、精神病症状に対する認知心理学的な知見やCBTに関する臨床研究の蓄積がなされ、精神病へのCBTの適応も陽性症状から感情までと拡大していった[10~14]。

妄想について患者に多くを語らせることで妄想がより体系化され、強固なものになるのではないかという懸念や統合失調症に対して「統合失調症患者には認知機能障害があるため心理的なアプローチは困難である」「症状の解釈を意味するノーマライゼーションは患者が病気を否定するのに迎合しているだけだ」といった見方が専門家のなかにもあると指摘されているが[15、16]、昨今の研究によって妄想に焦点化した治療を行っても妄想が悪化したり、問題行動を起こしたりするわけではなく、むしろ妄想が改善されることが明らかになってきた[17~19]。

統合失調症に対するCBTの効果について、G・ジンマーマン（Zimmermann G）ら（二〇〇五）がメタアナリシスを行い検討している[20]。そのメタアナリシスでは、一九九〇年から二〇〇四年までに報告された妄想などの陽性症状を対象とした統合失調症に対するCBTに対照群を設けた臨床試験であり、アウトカムとして一つ以上の標準化された陽性症状に関する評価が実施された研究を解析対象とした。メタアナリシスでは、一四の研究（n＝一四八四）が解析対象となり、effect sizeは〇・三七（95％CI、〇・二三~〇・五二）と中等度で、患者を急性期と慢性期とにわけて解析した場合、急性期では〇・五七（95％CI、〇・三一~〇・八三）、慢性期は〇・二七（95％CI、〇・一一~〇・四二）と示された。このように、エビデンスを概観するとCBTは急性期のほうが慢性期よりeffect sizeは高い傾向が示されたが、統計的な有意差は認められなかった。さらに、ＣＢＴの三～一二カ月後のフォローアップ評価ではeffect sizeは〇・四〇（95％ＣＩ、〇・二四～〇・五七）、一二カ月以上のフォローアップ評価でも〇・三三（95％ＣＩ、〇・一四～〇・五一）であり、ＣＢＴの効果は治療終了後にも持続し、それも少なくとも一年間にわたることが示されている。

3. 統合失調症に対するＣＢＴの基本構造

統合失調症に対するＣＢＴとしていくつかの治療マニュアルがある(15、21～23)。英国のＮＩＣＥ治療ガイドラインでは、すべての統合失調症患者がＣＢＴの適応となり、ＣＢＴは入院も含め、急性期、慢性期問わず実施可能としている(**表１**)(5)。また、同ガイドラインでは、統合失調症に対するＣＢＴは特別に訓練された治療者が少なくとも一〇回の構造化されたセッションを実施すべきとしている。統合失調症患者は、うつや不安の治療よりも、治療の初期からに患者と協働して治療を進めていくのが難しいと考えられており(24)、うつ病や不安障害に対して用いられるプログラムとは異なり、患者がこれ

表１　統合失調症に対するCBTの英国NICE治療ガイドラン（抜粋）

- すべての統合失調症患者にCBTの適応がある
- CBTは入院も含め、急性期・慢性期問わず実施可能である
- CBTは、最低16回の計画されたセッションを、個別面接を基本として行うべきである
- 治療マニュアルに従い、患者が自分たちの思考や感情、行動、そして過去現在の症状との関連に気づくことができることを目標とする
- 患者の知覚や、信念もしく理由づけに対して再評価を行うことで対象となる症状に関連づけることができうる
- 以下のうち少なくとも一つ要素が含まれている必要がある
  症状や症状の再発に関連した思考や感情、行動を観察する
  対象となる症状に対処するための別の方法を促進させる
  ストレスを緩和させる
  機能を改善させる

（NICE：Schizophrenia：the treatment and management of Schizophrenia in adults, Clinical Guideline 82, updated editon. National Institute for Clinical Excellence, London, 2010[5] より引用）

までとは違った見方や考え方を持つことがどのくらい可能かどうかを見極めつつ、焦らずゆっくりと治療を進めていくことが望ましいとされている[25]。たしかに、患者との治療関係の構築とその維持はいかなる精神療法でも欠かせないものであるが[1]、治療者と患者との協働作業を通して問題解決にあたるCBTでは、特に重要となる。患者と治療者が治療関係を構築しようと考える場合、患者の言っていることが正しいか誤っているかは判断せず、まず受け止め、患者に十分な思いやり、気遣い、信頼感、誠実さを示すことが重要である。これは、患者のなかには周囲から精神障害者というスティグマにより拒絶を多く経験している場合が少なくないからである。そのためには、治療者が患者に伝えたいことよりも患者の話したい内容に十分に耳を傾けることが重要で、治療者はその内容を理解しようと努め、治療者がどのように理解したかについて適宜フィードバックしていくことが治療関係の促進に有効とされる。こうした治療関係の構築そのものが、他者や周囲に対する被害妄想をしばしば軽減させることにもつながるともいわれている。こうしたプロセスを経て治療同盟が構築されれば、CBTで用いられる共通の技法を患者との協働作業で実施することが可能となるのである[24]。なお、CBTによる介入は、記憶や注意、集中、情報処理速度や遂行機能といった、統合失調症でよくみられる認知神経科学的なプロセスの変化に焦点をあてた認知リハビリテーションや認知矯正とは区別されている[24]。

毎回のセッションの構造は前回からの橋渡し、セッションで話し合うテーマであるアジェンダの設定、アジェンダについての話し合い、ホームワークの設定、患者からのフィードバックにより構成される。CBTは問題解決を基本とするアプローチであるので、各セッションで何について話し合うのかを明確にすることや、毎回のセッションで患者が主体的に関与できるようその構造を維持することが重要となる[26]。各セッションでのアジェンダに関して最初は治療者が主導しながらも、できるだけ協働的に作りあげるよう努めながら、妄想がアジェンダに挙がるようにする。ホームワークは症状の原因についての説明を検討する良い機会であり、セッション以外の時間を有効に活用するためにも重要である。なお、一回のセッションの長さは、うつ病のＣＢＴセッションが通常四五～五〇分であるのに比べ、統合失調症のＣＢＴでは短いことが多い[18、26、27]。

4．妄想に対するＣＢＴの治療プロセス

Ｄ・ターキングトン（Turkington D）ら（二〇〇四）やＪ・Ｈ・ライト（Wright JH）ら（二〇〇九）は、妄想に対するＣＢＴは以下のプロセスで展開されると示している。①妄想的な考えが非常にありふれたものであることを学ぶ（ノーマライジング、normalizing）、②妄想はストレスによって生じるものであるという理解（ストレス・脆弱性モデルとケース・フォーミュレーション、case formulation）、③妄想が妥当なものであるかどうかの現実検討や証拠の吟味、④対処法の案出と実践である（**図１**）[2、26]。

4-1．ノーマライジング

ノーマライジングは、統合失調症のＣＢＴにおいてもっとも大切な技法の一つで[28]、患者の抱えている問題を現実的に検討していくために不可欠である。ノーマライジングでは、精神病症状とは心理状態が正常か異常かという二元論的なものではなく、連続的（一元論的）であると考えるのが基本コンセプトである[2]。これは精神疾患を重篤な疾患ではないなどと単純に議論しているものではなく、たとえば高血圧などの身体疾患のように正常と異常の間に連続性があり、放置すれば重篤な状態に陥る危険性もあると理解することと類似している[15]。患者は、症状だけではなく、統合失調症という疾患に伴うイメージから常に薬を手放せず、症状が一生続き、精神療法的介入は有効ではないという考えを持ったり、スティグマや恥じらいを持つようになったりなど、より症状が悪化することがある。また、患者は不十分な知識や証拠に基づいて思いこみで結論に至ってしまう（jumping to conclusion）ことも少なくないため、精神病症状の悪化を断ち切り、症状をコントロールするためにはノーマライ

ジングによって円滑に治療を進めていくことが重要であり、NICE治療ガイドラインでもこうした点の重要性を指摘している。したがって、治療者は患者の非日常的な体験に対する破局的な解釈を取り除くため、こうした体験が日常生活のなかでもないかどうかを検討し、患者の病的体験を含む状況をノーマライジングするのをうながすことが重要なのである(5、26)。治療関係の構築を促進する要素の一つとして、患者が十分な希望を抱けていることも挙げられるが、患者が抱く妄想は特異的なものであるというものではなく、このノーマライジン

図1　統合失調症の妄想や幻聴などに対するCBTのプロセス

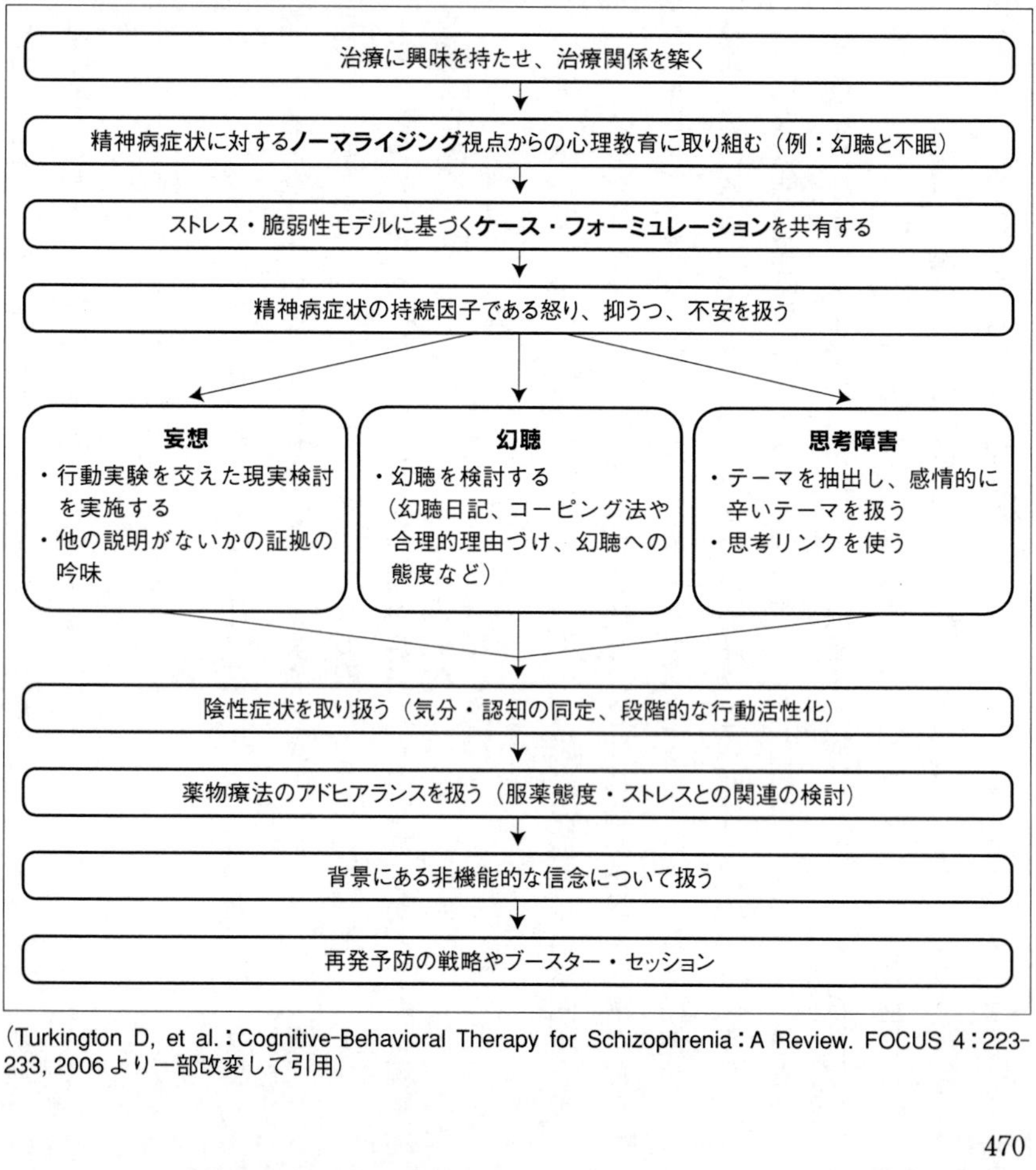
治療に興味を持たせ、治療関係を築く
精神病症状に対するノーマライジング視点からの心理教育に取り組む（例：幻聴と不眠）
ストレス・脆弱性モデルに基づくケース・フォーミュレーションを共有する
精神病症状の持続因子である怒り、抑うつ、不安を扱う
妄想
・行動実験を交えた現実検討を実施する
・他の説明がないかの証拠の吟味
幻聴
・幻聴を検討する（幻聴日記、コーピング法や合理的理由づけ、幻聴への態度など）
思考障害
・テーマを抽出し、感情的に辛いテーマを扱う
・思考リンクを使う
陰性症状を取り扱う（気分・認知の同定、段階的な行動活性化）
薬物療法のアドヒアランスを扱う（服薬態度・ストレスとの関連の検討）
背景にある非機能的な信念について扱う
再発予防の戦略やブースター・セッション

（Turkington D, et al.：Cognitive-Behavioral Therapy for Schizophrenia：A Review. FOCUS 4：223-233, 2006より一部改変して引用）

グを通して妄想は一般の人でも経験しうる症状だと理解されれば、患者自身も症状をコントロールできうるという希望が生まれ、主体的に治療に臨むことが期待されるのである。結果的に、患者の積極的な対処行動が促進されることにもつながってくるのである。これゆえ、ノーマライジングはCBTのプロセスを円滑に進めるうえで重要なのである。

4-2. ストレス・脆弱性モデルとケース・フォーミュレーション

ノーマライジングの理解のもと、症状の発生をストレス脆弱性モデルに沿いながら心理教育が進められていく[29]。このモデルは、側面に穴の開いたバケツ（個人）に水（ストレス）が注ぎ込まれる様子にたとえられ、バケツの水が増えてくると側面の穴から漏れ出すため、できるだけストレスを少なくする工夫や、ストレスと付き合う際の対処法の獲得（バケツの容量を大きくして水が漏れ出すのを防ぐ）することによって症状をコントロールしようとするものである。妄想は特定の人にのみ現れるものではなく、ストレスを感じる状況において、誰でも妄想や妄想的思考を持つことがありうるため、患者がそのような考えを持つことを恥じたり、悲観したりする必要がないことを教育するのである。治療者は、患者が自分の症状や病気を恥ずべきものという感情を抱かないよう留意しながら、患者に精神病症状があると説得し、押しつけるのではなく、患者が診断を受け入れているかどうかよりも、症状を緩和することを目指すことが重要である[30]。

CBTの基本的な特徴の一つは、患者の思考、感情、行動との関連について注目し、思考が現実に基づいたものかどうかに焦点を当てることであり[30]、また現在の症状が思考や感情とどのように相互関係しているのかを検討していくことである[26]。そして、何が症状を増強または持続させているのか、可能な限り問題点を理解するために治療者は患者と話し合い、修正できる可能性の高い認知や行動がないかを検討し、治療の目標を治療者と患者で共有していくことが大切となる[24]。こうした、患者との協働作業を通して患者の理解を進めケース・フォーミュレーションを作成する。

ケース・フォーミュレーションはCBTを進めるための指針となる重要なものであるが、その実施にあたっては、①診断と症状、②形成期の体験、③状況や対人関係に関連した事柄、④生物学的、遺伝学的および医学的要因、⑤患者の長所や強み、⑥思考、感情および行動の一般的パターン、⑦非機能的信念（その人の考えや行動パターンの基盤となる考え方の法則）の七つについての情報を集め、検討する[1]。妄想の場合、一足飛びに結論に至る傾向があり、そのことが妄想の形成や維持につながると考えられている。このため、妄想出現の契機となる出来事を同定し、そのときの非機能的な思考、不快な気分、行動特徴などの関連について検討し、患者自身の問題の成り立ちについて理解を深めていくことが重要とされている[11]。そして、最終的には、患者自身で自分の症状を持続させる因子を上手にコントロールし、日常生活に希望を持って暮らせるように実践的な支援をしていくことになる。

4-3. 現実検討や証拠の吟味

証拠の吟味は、妄想を修正していく技法の一つで、妄想を否定する証拠を並べるよりも、患者が妄想を信じる根拠となっている証拠を挙げてもらい、その内容について患者自身が状況を理解できるように質問を繰り返すソクラテス式問答や、他のCBTの技法を用いながら、患者が的確に現実検討できるよう辛抱強くかかわりを続けていくことが重要とされている。なお、統合失調症の患者に対しては思考記録（コラム法ともよばれる）の使用はできる限り少ないほうがよいとされている。証拠の吟味に際して、患者は、非機能的な思考や妄想などによって一足飛びに結論づけていることがしばしばあるため、十分な情報収集を行いながら患者の挙げた証拠を丁寧に検討していく。治療者は患者の妄想に取り込まれないよう注意しながら、患者の信念を否定しないよう留意し、多くの場合、うつ病や不安障害の患者の場合よりも時間をかけてゆったりしたペースで行っていくことが望ましいとされる[30]。CBTにおける共通の課題は、患者の経験を白か黒かで判断するのではなく、多面的な視点から患者の経験を患者も治療者も受け入れられる理解を深めていくよう援助することにある[24、30]。

証拠の吟味に関する具体的な技法としては、誘導による発見（guided discovery）やperipheral questioningがある[26、31]。これら技法は、なぜ患者が妄想に対して確信を抱くに至ったのかを理解するため患者の信念体系を尋ねていくものである。たとえば、誰かにつけ回されて自分を殺そうとしているとの妄想を抱いている患者に対して、そういった患者の体験に共感的理解を示しながら、自分がつけ回されていることをどのように知ったのかについての検討をホームワークによる行動実験を通して確認していくのである。たとえば、ある三〇代の妄想型統合失調症の女性患者が、学生時代の担任に自分は付け回され、時には自宅に入ってくることもあると確信していたという事例があったとする。この患者とのセッションにおいて、治療者はその状況について丁寧に証拠の吟味を行っていき、患者は学生時代に過ごした実家のある土地を離れて何十年もたっていること、そしてその担任とはまったく連絡を取り合っていないことを明らかにした。さらに、セッションを通して担任自身を目視で確認できたわけではなく、昔のことを思い出しているときにそうした考えが浮かぶこともわかってきたのであった。そのセッション後、旧友に担任の消息を尋ねるという行動実験を行ったところ、現在担任は高齢で外出もままならないことが明らかとなり、その後のセッションのなかで担任に付け回されていることに対する証拠の吟味と行動実験を積み重ねながら、徐々に妄想に基づく彼女の考えは変化していったのであった。

4-4．対処法の案出とその実践

患者に、強固で体系化した妄想がある場合には推定の修正法（inference chaining）とよばれる技法（「そうした考えは、あなたにとってどのような意味を持ちますか？」）を用いて、妄想の背景にある鍵となる特別な意味を探し出す。しかし、妄想によって生じる感情や行動の問題が改善されないこともあり、ターキングトンら[32]は、妄想の修正が難しい場合は、たとえ認知的側面が変化することが治療上必要と思われても、その認知の変化に無理に固執せず、患者のライフスタイルが社交的かつ活動的なものとなることを目指すことで、その後の変化に期待できることもあるとして、認知的側面の変化よりも行動的側面から働きかけていくこともあると指摘している[2]。D・G・キングドン（Kingdon DG）とターキングトン[15]は、妄想に対する対処法として何らかの活動をすることを挙げている（**表2**）。こうした活動を増やしていくことで、妄想への対処能力が増すだけではなく、症状への無力感が減ることや症状へコントロール感が増すことも期待できるのである。また、J・ベンチュラ（Ventura J）ら[33]は、ストレス・脆弱性モデルに自らを守るための要素を加えたストレス・脆弱性・適性モデル（Stress-vulnerability-competence model）を提唱している（**図2**）。患者自らで脆弱性やストレス因子を統制することは難しいかもしれないが、いわゆる対処法であるこれらの防御因子の数を増やしていくことにより、再発予防や日常生活での症状緩和を図ることができるとされている。

表2　妄想に対する対処法

①行動によるコントロール （例）散歩する、音楽を聴く、一休みするなど
②認知によるコントロール （例）注意をそらすために、楽しいことを思い浮かべたり、症状を無視する
③社会との接触によるコントロール （例）社会との接触を増減することによるコントロール
④薬や医療資源の活用 （例）頓服を服用する、医療スタッフに相談する
⑤症状による行動化 （例）一般的には治療の対象となるものだが、行動化により不安が軽減し、その内容が社会的に許容されるものならば、一時しのぎとしては有用である

（Kingdon DG, Turkington D：Cognitive-behavioral therapy of schizophrenia. Guilford Press, New York, 1994（原田誠一 訳『統合失調症の認知行動療法』日本評論社、東京、2002）[15]の238ページより許諾を得て一部改変し転載）

5. おわりに

ここでは、統合失調症における妄想への対処を主眼としたストレス・脆弱性モデルに基づくCBTの基本構造とその治療プロセスを概観した。妄想に対するCBTでは、ノーマライジング、ストレス・脆弱性モデルの理解とケース・フォーミュレーション、現実検討や証拠の吟味、対処法の案出と実践という四つの重要なプロセスはあるが、その前提として患者と治療者の治療同盟の構築があることはたいへん興味深い。

臨床現場においてCBTは精神疾患に対する有効な治療法の一つとして注目を集めているものの、わが国においては残念ながらそのニーズに応えられるだけの十分な治療者が確保できていない現状がある。今後は質の高い治療を提供するためにスーパービジョン体制や定期的なワークショップの開催などの研修体制の整備を図り、治療者の養成に力を入れていくことも重要な課題となっていくと考える。あわせて今後、さらなる臨床研究や脳神経科学研究からの知見も踏まえ、よりeffect sizeの大きいCBTプログラムの開発が望まれる。

図2　ストレス・脆弱性・適性モデル

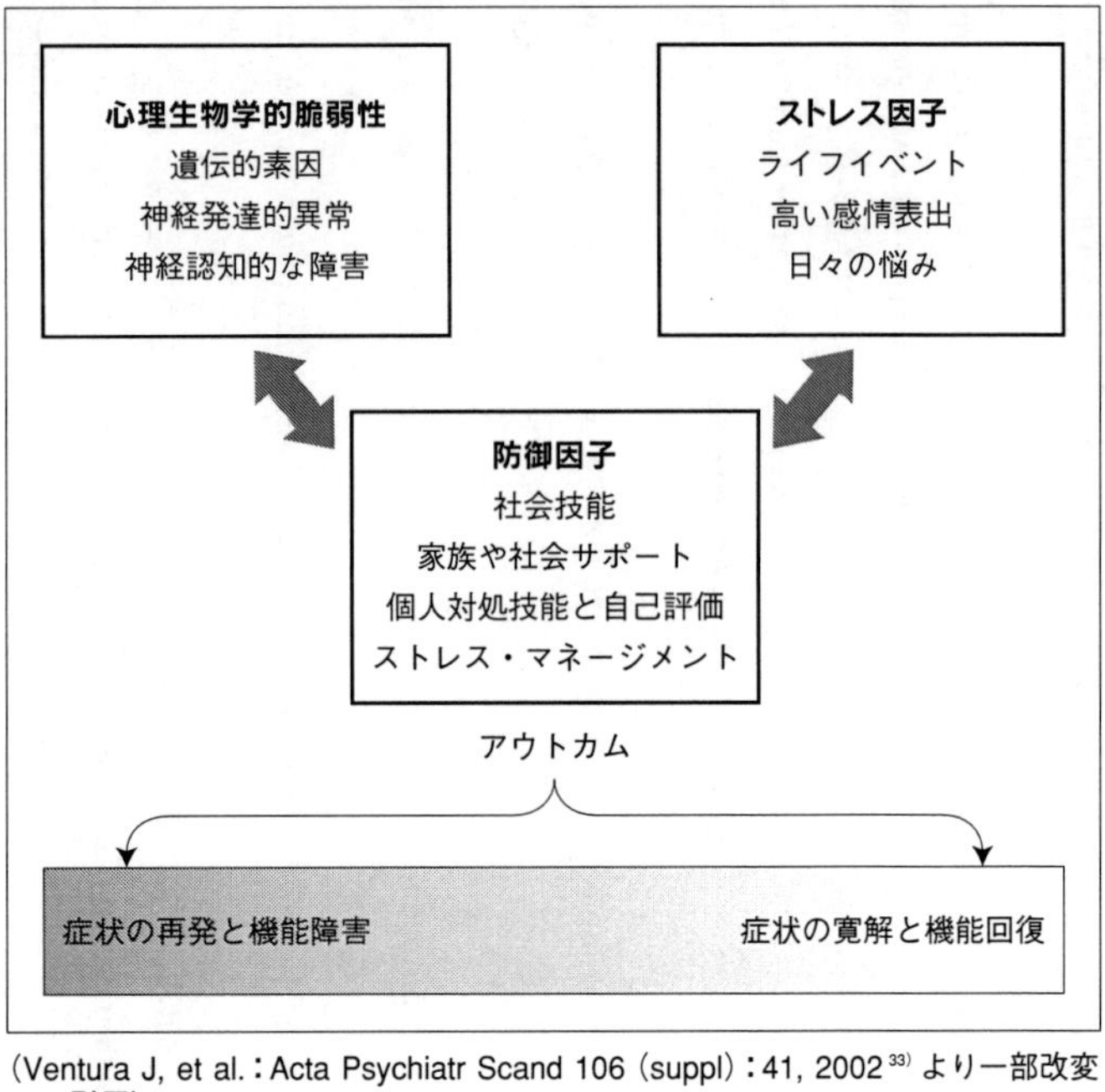

(Ventura J, et al.：Acta Psychiatr Scand 106 (suppl)：41, 2002[33] より一部改変して引用)

文献

(1) Wright JH, Basco MR, Thase ME：Learning cognitive-behavior therapy：An illustrated guide. American Psychiatric Publishing, Virginia, 2006（大野　裕 訳『認知行動療法トレーニングブック』医学書院，東京，２００７）

(2) Wright JH, Turkington D, Kingdon DG, et al.：Cognitive-behavior therapy for severe mental illness：An illustrated guide. American Psychiatric Publishing, Virginia, 2009（古川壽亮 監訳『認知行動療法トレーニングブック 統合失調症・双極性障害・難治性うつ病編』医学書院，東京，２０１０）

(3) Wright JH, Sudak DM, Turkington D, et al.：High-yield cognitive-behavior therapy for brief sessions：An illustrated guide. American Psychiatric Publishing, Virginia, 2010（大野　裕 訳『認知行動療法トレーニングブック 短時間の外来診療編』医学書院，東京，２０１１）

(4) Leucht S, Arbter D, Engel RR, et al.：How effective are second-generation antipsychotic drugs? A meta-analysis of placebo-controlled trials. Mol Psychiatry 14：429-447, 2009

(5) NICE：Schizophrenia：the treatment and management of Schizophrenia in adults, Clinical Guideline 82, updated editon. National Institute for Clinical Excellence, London, 2010

(6) Elkis H：Treatment-resistant schizophrenia. Psychiatr Clin North Am 30：511-533, 2007

(7) Beck AT：Successful outpatient psychotherapy of a chronic schizophrenic with a delusion based on borrowed guilt. Psychiatry 15：305-312, 1952

(8) Watts FN, Powell GE, Austin SV：The modification of abnormal beliefs. Br J Med Psychol 46：359-363, 1973

(9) Alford GS, Fleece L, Rothblum E：Hallucinatory-delusional verbalizations：Modification in a chronic schizophrenic by self-control and cognitive restructuring. Behavior Modification 6：421-435, 1982

(10) Frith CD：The cognitive neuropsychology of schizophrenia. Lawrence Erlbaum Associates, London, 1992

(11) Garety PA, Hemsley DR：Delusions. Investigations into the Psychology of Delusional Reasoning. Psychology Press, London, 1994

(12) Slade D, Bentall P：Sensory Deception： A Scientific Analysis of Hallucination. Croom Helm, London, 1988

(13) Fowler D, Morley S：The cognitive-behavioural treatment of hallucinations and delusions：A preliminary study. Behavioural Psychotherapy 17：267-282, 1989

(14) Chadwick PD, Lowe CF：Measurement and modification of delusional beliefs. J Consult Clin Psychol 58：225-232, 1990

(15) Kingdon DG, Turkington D：Cognitive-behavioral therapy of schizophrenia. Guilford Press, New York, 1994（原田誠一 訳『統合失調症の認知行動療法』日本評論社，東京，２００２）

(16) Weiden P, Havens L：Psychotherapeutic management techniques in the treatment of outpatients with schizophrenia. Hosp Community Psychiatry 45：549-555, 1994

(17) Sensky T, Turkington D, Kingdon D, et al.：A randomized controlled trial of cognitive-behavioral therapy for persistent symptoms in schizophrenia resistant to medication. Arch Gen Psychiatry 57：165-172, 2000

(18) Tarrier N, Beckett R, Harwood S, et al.：A trial of two cognitive-behavioural methods of treating drug-resistant residual psychotic symptoms in schizophrenic patients：I. Outcome. Br J Psychiatry 162：524-532, 1993

(19) Turkington D, Kingdon D, Turner T：Effectiveness of a brief cognitive-behavioural therapy intervention in the treatment of schizophrenia. Br J Psychiatry 180：523-527, 2002

(20) Zimmermann G, Favrod J, Trieu VH, et al.：The effect of cognitive behavioral treatment on the positive symptoms of schizophrenia spectrum disorders：A meta-analysis. Schizophr Res 77：1-9, 2005

(21) Fowler DR, Garety PA, Kuipers L：Cognitive behaviour therapy for psychosis：theory and practice. Wiley, New York, 1995

(22) Chadwick PD, Birchwood MJ, Trower P：Cognitive therapy for delusions, voices and paranoia. John Wiley & Sons, New York, 1996

(23) Nelson HE：Cognitive behavioural therapy with schizophrenia：A practice manual. Stanley Thornes, Cheltenham, 1997

(24) Hirsch SR, Weinberger DR：Schizophrenia, 2nd ed. Blackwell Science, Oxford, 2003

(25) Kingdon DG, Turkington D：Cognitive therapy of schizophrenia. Guilford Press, New York, 2005

(26) Turkington D, Dudley R, Warman DM, et al.：Cognitive-behavioral therapy for schizophrenia：A review. J Psychiatr Pract 10：5-16, 2004

(27) Kingdon DG, Turkington D：The use of cognitive behavior therapy with a normalizing rationale in schizophrenia：Preliminary report. J Nerv Ment Dis 179：207–211, 1991

(28) Dudley R, Bryant C, Hammond K, et al.：Techniques in cognitive behavioural therapy：Using normalising in schizophrenia. Tidsskrift for Norsk Psykologforening 44：562–572, 2007

(29) Zubin J, Spring B：Vulnerability–a new view of schizophrenia. J Abnorm Psychol 86：103–126, 1977

(30) Turkington D, Kingdon D, Weiden PJ：Cognitive behavior therapy for schizophrenia. Am J Psychiatry 163：365–373, 2006

(31) Turkington D, Siddle R：Cognitive therapy for the treatment of delusions. Advances in Psychiatric Treatment 4：235–242, 1998

(32) Turkington D, Kingdon D：Cognitive–behavioural techniques for general psychiatrists in the management of patients with psychoses. Br J Psychiatry 177：101–106, 2000

(33) Ventura J, Nuechterlein K, Subotnik K：Factors influencing coping bahavior during early schizophrenia. Acta Psychiatr Scand 106（suppl）：41, 2002

JCOPY 88002-834

Ⅳ　電気けいれん療法（electroconvulsive therapy：ECT）

慶應義塾大学医学部 精神神経科学教室　冨田　真幸

1．はじめに

電気けいれん療法（electroconvulsive therapy：ECT）は、薬物療法と並んで精神科臨床における身体的治療の主軸を形成するものである。わが国においてはそれが乱用された歴史的経緯によって、一般の人々はもちろん、当の精神科医の間においてさえ未だに忌避感が強い。しかしながら、その効果は周知のとおり強力であり、有害事象も薬物療法に比してむしろ少ないとさえいえる。サイン波からパルス波への治療器の進歩と、麻酔薬と筋弛緩薬を用いる修正型の手法により、さらに安全性が増し、絶対的禁忌は存在しなくなっている。何よりも、薬物療法の効果発現を待てないような緊急の状態や、薬物療法が奏効しない場合、さらには有害事象のために向精神薬が不耐である場合などには欠かせない治療法である。

2．ECTの歴史

抗精神病薬、抗うつ薬、抗不安薬・睡眠薬など、現在日常臨床で使用される向精神薬の多くは一九五〇年代から六〇年代以降に開発されたものである。それ以前の精神科臨床における身体的治療は、ロボトミーなどの精神外科や発熱療法を除けば、いわゆる「ショック療法」全盛の時代であった。五〇年代以降の薬物療法全盛の時代に移ってインスリン・ショック療法など他の治療法が廃れるなか、電気けいれん療法だけが一時の衰退の時期を乗り越えて現代まで残ったわけである。簡便であること、比較的安全性が高いこと、そして効果が確実であることなどがその理由であろう。

一九三〇年代、てんかんと統合失調症が拮抗するのではないかという仮説のもと、患者に人為的にけいれんを起こさせる方法として、カルジアゾル静注によるけいれん誘発などが考案されていた。より確実かつ安全にけいれんを起こす手法として、一九三八年にローマ大学のU・ツェルレッティ（Cerletti U）とL・ビニ（Bini L）により考案されたのが電気けいれん療法である。最初の対象は身元不明の三九歳の統合失調症患者であり、一一〇V、〇・二秒の刺激で強直間代発作を起こした後に劇的に回復、その後計一一回の施行で完全に寛解したという[1]。その後適応は気分障害にも広がり、幅広く用いられるようになる。

わが国でもほぼ同時期に類似の研究が行われていたこともあり、ほとんど時を置かずして臨床の場に浸透して行った。しかし、前述のようにクロルプロマジン（一九五二）を皮切りに、ハロペリドール、イミプラミンなどの画期的薬剤が登場するに及んで、電気けいれん療法は身体的治療の主役の座を明け渡し、懲罰的使用など乱用の歴史も災いして、一時衰退の途をたどることになる。

やがて薬物療法の効果が十分でない患者（薬物治療抵抗性）や、副作用のために薬物療法を用いにくい患者（薬物治療不耐性）が一定の割合で存在することが明らかになるにつれ、電気けいれん療法の役割は見直されるようになっていく。一九八〇年代に入るとそれまでのサイン波治療器（定電圧）に代わってパルス波治療器（定電流）が欧米で導入され、麻酔薬と筋弛緩薬を用いる修正型電気けいれん療法（modified electroconvulsive therapy：mECT）が主流となって、より安全に治療を行うことができるようになった。

わが国においては修正型電気けいれん療法の報告がすでに一九五〇年代からみられるものの[2]、パルス波治療器の導入は遅れに遅れ、ようやく二〇〇二年になって厚生労働省から認可が下りたばかりである。導入が遅れた事情についてはいくつかの理由が考えられるが、電気けいれん療法そのものの負のイメージが強く、大っぴらに施行すること自体が悪のようにとらえられていた面もあって、発展的議論をしづらい雰囲気もあったのであろう。また、わが国の精神医療事情として、電気けいれん療法がもっとも用いられる急性期治療の主体を担っているのが、麻酔科医のいない精神科単科病院（そしてその多くは私立）であることも挙げられよう。二〇一〇年の調査では、電気けいれん療法を施行している医療施設のうち、パルス波治療器を導入しているのは四五％にすぎなかった[3]。依然として精神科単科病院を中心としてサイン波治療器が用いられており、その多くの場合は修正型ではなく、筋弛緩薬を用いない有けいれん性の電気けいれん療法であると推測される。

一方で、わが国における電気けいれん療法に対する社会の目は、ここ一〇年ほどで大きく変わってきているようにみえる。一九九九年にわが国初となる選択的セロトニン再取り込み阻害剤（selective serotonin reuptake inhibitor：SSRI）のフルボキサミンが導入されて以後相次いだ新規抗うつ薬の上市と、うつ病の啓発活動、いわゆる新型（あるいは現代型）うつ病患者の増加といった背景のなかで、難治性（あるいは治療抵抗性）うつ病の治療として電気けいれん療法がにわかに脚光を浴び、患者自らが希望するようになっているのである。こういった社会のニーズに応えるためにも、総合病院精神科を中心とした基幹施設において、より安全なパルス波治療器による修正型電気けいれん療法が広く行われるようになる日が待たれる。

3. サイン波とパルス波

すでに述べたように、欧米では一九八〇年代から、わが国でも二〇〇二年以降、旧式のサイン波治療器からパルス波治療器への置換が進んでいる。

刺激によりいったん脱分極した神経細胞は、しばらく電気的刺激に応じない不応期に入るが、サイン波治療器ではこの不応期にも電流が続くため、無駄が多い。この点、パルス波のほうが効率的に神経細胞を刺激できるため、全体として必要な電気量がサイン波よりも少ない。このことは、結果として生じる健忘などの認知機能障害の多寡に関係する。

さらにいえば、サイン波治療器には、電圧を設定するダイアルしかない（定電圧）。そのほかは術者が通電秒数を決めて時計で測るだけである。たとえば「一一〇V、五秒通電」というようにカルテには記載されるが、電極を当てた部位の抵抗は測定できないので、実際にどれだけの電流が頭蓋内に流れたかは不明である。抵抗が大きければ有効な刺激は得られず、その部位に皮膚熱傷を生ずることもある。また通常、脳波の測定もできないため、有効な刺激が与えられたかどうかは、実際にけいれんの有無を目視で確認する必要がある。サイン波治療器を用いて修正型の手法を行う場合、ターニケットで片足を駆血して筋弛緩薬の流入を防ぎ、その部分だけにみられるけいれんを確認することになる。さもなくば筋弛緩薬を用いない有けいれん性の手法で行うしかない。また、電極を浸す飽和食塩水を毎回用意する必要があり、使用後の電極は水洗いして乾かすなどの手間もかかり、衛生上の問題もある。

一方、パルス波治療器は、刺激電極貼付部位の皮膚抵抗を測定し、その値に応じて自動で電圧を調整、設定した電気量が必ず頭蓋内に流れるようになっているため、サイン波治療器よりも確実である（定電流）。抵抗が大きければ（三〇〇〇Ω以上）電流は流れないため、皮膚熱傷の心配も少ない。脳波を測定しつつ刺激を行うため、けいれんの目視なしに、脳波の変化で発作を確認することができる。電極は使い捨てであり、手間や衛生上の問題もない。

以上のように、サイン波治療器よりもパルス波治療器のほうが優れている点が多い。しかし現在使用できるパルス波治療器は出力が小さく、最大の電気量で刺激しても有効な発作が得られないことがしばしばある。このためにサイン波治療器が使用されることもあることから、より出力の大きいパルス波治療器の導入も望まれる。

4. 適応疾患、病態

電気けいれん療法の適応疾患は主として気分障害（うつ病、双極性障害）と統合失調症である。そのほか、悪性症候群やパーキンソン病、ある種の疼痛などへの応用が報告されている（表1）。

一般的には急性の精神病には非常によく奏効するが、反対にいわゆる神経症圏内の疾患や、精神病圏であっても慢性期の症状には効きにくいとされる。一方で薬物治療抵抗性の統合失調症への効果を示した報告もあり、実際的にはかなり幅広く用いられている。状態像としては昏迷、精神運動興奮、自殺念慮、焦燥などには効きやすい。妄想に関しては、気分障害の病相期にみられるような微小妄想や誇大妄想、緊張病に伴う妄想にはよいが、統合失調症の慢性期の固定化した妄想には効果は薄い印象である。

5. 薬物療法との関係

電気けいれん療法は決して手軽な治療法ではなく、一般的には入院を要するといった問題もあることから、原則的にはファーストラインの治療とはいえない。しかし薬物療法にもさまざまな限界があるため、薬物療法を試みる前に電気けいれん療

表1　電気けいれん療法の適応

■気分障害
　抑うつ気分、自殺念慮、精神運動制止、不安焦燥、妄想、昏迷、興奮など
■統合失調症の急性期症状
　幻覚、妄想、精神運動興奮、昏迷など
■悪性症候群・パーキンソン病の筋強剛
　求心路遮断性疼痛
　（幻肢痛、帯状疱疹後疼痛、視床痛など、知覚神経系の損傷によって生じる疼痛）

法が用いられることがある(**表2**)。特に昏迷、拒絶、妄想などにより飲食を絶ち、脱水や低栄養に陥っている場合、自殺念慮が切迫している場合など、速やかな効果が求められる際は良い適応である。効果発現に二~四週間かかるとされる抗うつ薬を用いるよりも、電気けいれん療法のほうが圧倒的に速い。また、何らかの理由で薬物を用いにくい場合、たとえば悪性症候群の経過中に精神症状が悪化した場合、妊娠初期で催奇形性が問題になる場合なども検討される。

次に、薬物療法の後に電気けいれん療法を考慮すべき状況を挙げる(**表3**)。十分な薬物療法を行っても効果が得られないとき、何らかの有害事象により十分な薬物療法が行えないとき、などである。

また、電気けいれん療法施行にあたっては、けいれん閾値に影響を与えるなどの理由で中止すべき薬剤がある(**表4**)。そのなかには各種

表2　電気けいれん療法の一次的適応

■精神症状・身体症状が重篤であり、迅速かつ確実な改善が必要な場合
■他の治療の危険性が電気けいれん療法の危険性を凌駕する場合
■過去に薬物治療抵抗性であったか、電気けいれん療法が著効した既往のある場合
■患者からの希望

表3　電気けいれん療法の二次的適応

■薬物治療抵抗性の場合
■薬物治療不耐性の場合
■薬物療法の経過中に精神症状・身体症状に悪化がみられ、迅速かつ確実な改善が必要とされる場合

表4　電気けいれん療法施行前に中止すべき薬剤(カッコ内はその理由)

■抗てんかん薬、ベンゾジアゼピン、バルビツール(けいれん閾値上昇)
■炭酸リチウム(せん妄、発作遷延)
■MAO阻害薬(心血管系への影響)
■テオフィリン(発作遷延、重積)、レセルピン(重度の低血圧)、リドカイン(抗けいれん作用)、血糖降下薬(低血糖)、利尿剤(失禁)など

抗てんかん薬や炭酸リチウムなど、気分障害の治療に用いられるものや、不眠や不安をコントロールするために用いられるベンゾジアゼピン系の薬剤も含まれる。電気けいれん療法終了後には維持治療として薬物療法を行うことになるが、再発時にはこれらの薬剤を中止せざるを得ないというジレンマを抱えることになる。なお抗精神病薬、抗うつ薬（ＭＡＯ阻害薬は除く）は基本的に継続可能である。

6. 禁忌と有害事象

電気けいれん療法には、絶対的禁忌は存在しないとされる。相対的禁忌としては、頭蓋内占拠性病変（血腫、腫瘍など）、最近の心筋梗塞や不安定狭心症、脳内出血、不安定な動脈瘤、血管奇形、褐色細胞腫、麻酔危険度の高いものなどが挙げられる。

比較的頻度の高い有害事象は、頭痛、嘔気、筋肉痛、口腔内裂傷、健忘などであり、これらはどれも一時的なものといえる。

注意すべき点を大別すると、心血管系への影響と、中枢神経系への影響である。

電気刺激の直後はいったん副交感神経系が優位になるため、徐脈や洞停止に注意が必要である。特に有効な刺激を与えられずに発作が出現しなかった場合には危険性が高まる。けいれん発作（波）が出現すると、その後は交感神経系が優位になるため、逆に頻脈、高血圧、心室性不整脈、頭蓋内圧上昇などが起こりやすくなる。なお電気けいれん療法に伴う死亡事故の発生率は数万回に一回程度とされるが、その主な原因は不整脈などの心血管系の合併症である。

中枢神経系への影響としては、発作後もうろう状態、せん妄、健忘、躁転、けいれんの遷延、遅発性けいれんなどが挙げられる。また、短時間とはいえ全身麻酔をかけることになるため、悪性高熱などの麻酔科的合併症の可能性も念頭に置く必要がある。

このほか、有けいれん性の手法で行う場合は胸・腰椎の圧迫骨折や関節の脱臼などの整形外科的問題、歯牙損傷などの口腔外科的問題も起こりやすくなる。修正型の手法を行うことでこれらの問題は軽減することができるため、全体としては薬物療法よりも有害事象は少ないと言っても過言ではないだろう。

7. おわりに

てんかんと統合失調症が拮抗するという仮説から生まれた電気けいれん療法は、開発から七〇年以上の時を経て今なお作用機序も解明されないままに、統合失調症のみならず気分障害にもその適応を広げて用いられ続けている。その後の薬物療法の発展のなかで、くしくも抗てんかん薬であるバルプロ酸やカルバマゼピン、ラモトリギンなどの薬剤が気分障害の治療に用いられるようになり、電気けいれん療法もまた施行によってけいれん閾値が上がることから、当初の仮説とは逆に「抗てんかん作用」がその作用機序ではないかともいわれるようになっている[4]。

統合失調症にも気分障害にも奏効するという特性、慢性の症状よりも急性の症状により効果を発揮しやすい点など、電気けいれん療法は疾病分類や病気の経過の理解にもさまざまな示唆を与えてくれている。

文献

（１）本橋伸高『ＥＣＴマニュアル—科学的精神医学をめざして』医学書院、東京、２０００
（２）島薗安雄、森　温理、徳田良仁「電撃療法時におけるSuccinylcholine Chloride（S.C.C）の使用経験」『脳と神経』10巻、１８３-１９３ページ、１９５８
（３）奥村正紀、鮫島達夫、粟田主一、他「電気けいれん療法（ECT）のわが国での現況：全国実態調査の結果から総合病院精神科に求められること」『総合病院精神医学』22巻、１０５-１１８ページ、２０１０
（４）Sackeim HA：The anticonvulsant hypothesis of the mechanism of action of ECT：Current status. J ECT 15：5-26, 1999

あとがき

この精神的なものはわかつことのできないものが次から次へと起こってくる単一な巨大な流れで、その上無数の個々の人間に皆別々に流れて行くのである（ヤスパース『精神病理学原論』より）

この一節は心の本質をよく表現している。心とは部分ではなくて常に全体を意味する、その大きさは宇宙にも匹敵するもので、どのような方法をとっても全体を表現することができない。さらに、心はある瞬間を切り取って、画像のように並べて比較することができない。心そのものは、全体を部分や要素に分解し、比較することで実証性のある法則を見出そうとする自然科学的方法論をそのままあてはめることができない。

「心の時代」といわれているが、どうもすっきりしない。ことに現代精神医学が「心の時代」というフレーズを使うときには、心の解明、つまり心を、脳の活動やパーソナル・ゲノムといった、身体的・物質的次元に還元しようとするもののように思えてならない。やや極端な言い方をするなら、時間的・空間的形式では把握しきれない心を、物質的次元に封じ込めようとする唯物論のように感じられる。脳と心の関連を徹底して追及してゆこうとする自然科学的アプローチ（現代精神医学の志向性）が、そのプロセスで価値あるさまざまな知見をもたらしてくれる可能性については否定しないし、おおいに期待をしたいと思っている。しかし、その究極的な目標である「心を脳に還元すること」はやはり到達不能ではないか。われわれのスタンスは、もちろん唯物論ではないが、かといって唯心論を主張するものでもない。どちらかを、もう一方に還元しようとすること自体が有益ではない。もう少し積極的な言い方をするなら、脳と心、それぞれの描写はひとつの現象の描き方の違いでしかないと考えるものである。

本書の狙いは、「把握しうる」心の次元にこだわって妄想について考察しようとするものである。したがって、伝達物質や脳血流といった脳との関連については、触れることはあっても、あえて積極的には取り上げなかった。妄想は心の次元で把握できるものであるからこそ、その次元で、さまざまな妄想を描き出し、そのほかの心的側面との結びつきに関心を向けている。第1部では、主要な妄想論を取り上げているが、「把握しうる」と注釈をつけたのは、精神分析学や人間学的精神病理学のように、直接的には把握することのできない無意識水準にまで踏み込むことはしなかったということである。その点では本書には了解概念が通底しているといえるかもしれない。「精神病であるか、否か」という鑑別の判定基準となる了解概念を堅持すると、自ずと「パラノイア問題」が浮かび上がってくる。かつての精神病理学の中心的課題であったこの問題を、われわれの視野にとどめておくことは、精神病理学の歴史的連続性を保持することにもつながるだろう。妄想をテーマにするからには、了解概念を越えて、もっと哲学領域での興味深い論考を展開すべきである、それこそが真の妄想あるいは人間理解に通ずるものだという批判もあるかもしれない。しかし、われわれはかつて精神病理学に浴びせられた「はたして臨床に役に立つのか」という批判を忘れてはいない。「妄想の臨床」という本書のタイトルにはそのような想いが込められている。第2部の各論ではライフサイクルと主要な精神障害とを組み合わせて、そこでどのような妄想が、どのように展開されるのかを論じた。ここではとくに症例の描写に力を入れ、それぞれの類型の典型例を紹介するよう心がけた。第3部は妄想の治療論である。われわれの主張からは、妄想の治療学も「心の次元」で展開されるべきかもしれないが、ここではどうしても脳・身体を抜きにすることはできない。治療論は、どうしても妄想よりも疾患という水準でのそれとならざるをえない。

現代精神医学は、心を飛び越え脳に強い関心を寄せている。この傾向は、精神医学の自然科学的側面としてまちがっていないし、ＤＳＭの採用する操作的診断も自然科学的研究にふさわしい方法論である。しかし、患者の脳ではなく心と直接向き合う、実際の臨床は違う。精神科臨床が自然科学的志向性に偏りすぎることには、大きなデメリットがある。心の次元に踏みとどまることでしか、わかり得ないものがある。本書の狙いはまさにそこにある。その立場から患者の心を知ろうとする努力は、価値を失うことはないと信ずる。

編者を代表して　古茶　大樹

—さ—

索　引

欧　文

和　文

第1版発行　2013年6月17日

妄想の臨床

（定価はカバーに表示してあります）

編集　鹿島晴雄
古城慶子
古茶大樹
針間博彦
前田貴記

検印省略

発行者　林　峰子
発行所　株式会社 新興医学出版社
〒113-0033　東京都文京区本郷6丁目26番8号
電話　03 (3816) 2853　FAX　03 (3816) 2895

印刷　株式会社 藤美社　ISBN978-4-88002-834-7　郵便振替　00120-8-191625